Symptom und klinisches Bild
bei chirurgischen Erkrankungen

Symptom und klinisches Bild bei chirurgischen Erkrankungen

Norman L. Browse

Deutsche Übersetzung von Karl Friedrich Klein
298 Abbildungen, 100 Tabellen

1985
Georg Thieme Verlag Stuttgart · New York

Titel der Originalausgabe: An Introduction to the Symptoms and Signs of Surgical Disease
© Norman L. Browse 1978 by Edward Arnold (Publ.) Ltd.
41 Bedford Square, London WC 1B 3DQ

Anschriften:
Norman L. Browse MD, FRCS
Professor of Vascular Surgery, University of London
Dr. med. Karl Friedrich Klein
Chirurg, Chir. Abt. Stadtkrankenhaus Traunstein
8220 Traunstein

CIP-Kurztitelaufnahme der Deutschen Bibliothek

Browse, Norman Leslie:
Symptom und klinisches Bild bei chirurgischen
Erkrankungen / Norman L. Browse. Dt. Übers. von
Karl Friedrich Klein. – Stuttgart; New York:
Thieme, 1985.
    Einheitssacht.: An introduction to the symptoms
    and signs of surgical disease ⟨dt.⟩

Wichtiger Hinweis: Medizin als Wissenschaft ist ständig im Fluß, Forschung und klinische Erfahrung erweitern unsere Kenntnisse, insbesondere was Behandlung und medikamentöse Therapie anbelangt. Soweit in diesem Werk eine Dosierung oder eine Applikation erwähnt wird, darf der Leser zwar darauf vertrauen, daß Autoren, Herausgeber und Verlag größte Mühe darauf verwandt haben, daß diese Angabe genau dem **Wissensstand bei Fertigstellung des Werkes** entspricht. Dennoch ist jeder Benutzer aufgefordert, die Beipackzettel der verwendeten Präparate zu prüfen, um in eigener Verantwortung festzustellen, ob die dort gegebene Empfehlung für Dosierungen oder die Beachtung von Kontraindikationen gegenüber der Angabe in diesem Buch abweicht. Das gilt besonders bei selten verwendeten oder neu auf den Markt gebrachten Präparaten und bei denjenigen, die vom Bundesgesundheitsamt (BGA) in ihrer Anwendbarkeit eingeschränkt worden sind.

© 1985 Georg Thieme Verlag, Rüdigerstraße 14, D-7000 Stuttgart 30
Printed in Germany. Satz: Gulde-Druck GmbH, Tübingen, gesetzt auf Linotron System 3.
Druck: Karl Grammlich, Pliezhausen.

ISBN 3-13-659701-X   1 2 3 4 5 6

Vorwort

Ich glaube, daß das Hauptziel einer Einführung in die medizinische Lehre darin besteht, die Studenten in das ärztliche Gespräch und die klinische Untersuchung des Patienten einzuüben.

Sie sollten letztendlich in der Lage sein, die gesamte Anamnese der Krankheit des Patienten herauszufinden, pathologische-klinische Untersuchungsbefunde zu erkennen, Differentialdiagnosen zu erstellen und schließlich mögliche Behandlungsmethoden zu erarbeiten. Ein weiteres Ziel medizinischer Praxis besteht darin, diese Fähigkeiten durch praktische Erfahrung und Spezialausbildung in Wissen und Verständnis zu erweitern.

Es ist zwar überraschend, doch gibt es Studenten, die ihr Staatsexamen antreten, ohne in der Lage zu sein, eine Anamnese aufzunehmen oder eine klinische Untersuchung so durchzuführen, daß sie pathologische Symptome und Befunde erkennen, geschweige denn, erhobene Befunde zu interpretieren oder in ein Gesamtbild zu integrieren. Ich meine, es gibt zwei wesentliche Gründe für diese Unzulänglichkeiten:

Erstens, und dies scheint mir am wichtigsten, verwenden die Studenten zu wenig Zeit darauf, mit den Patienten umzugehen, um die Kunst der Anamnese und der klinischen Untersuchung zu üben. Dabei ist es von grundlegender Bedeutung, sich am Anfang der Ausbildung darüber klar zu werden, daß der Hauptanteil medizinischer Ausbildung ein Lernprozeß ist. D.h., um bildlich zu sprechen, es handelt sich um eine Lehrzeit.

Ein altes, aber wohl bewährtes System besteht darin, daß der Lehrling einem Erfahreneren zuhört und zusieht und anschließend unter dessen Anleitung sich selbst versucht.

Der zweite Grund besteht darin, daß es nur wenige Bücher gibt, die eine klinische Befunderhebung des Patienten beschreiben und gleichzeitig erklären, wie das Vorhandensein oder Fehlen von speziellen Symptomen und klinischen Erscheinungsbildern den Arzt zur korrekten Diagnose führen.

Ich habe in diesem Buch versucht, die relevanten Punkte der Anamnese im Detail zu beschreiben und die klinischen Bilder der gewöhnlichen chirurgischen Erkrankungen in der Weise darzulegen, daß die Bedeutung der routinemäßigen Anwendung der Techniken, der Anamneseerhebung und -befundung besonders betont werden.

Die Untersuchungstechniken werden ausführlich beschrieben, und Punkte wie Alter, Geschlecht, Symptome, Lage, Größe, Ausdehnung und Oberfläche werden in unaufdringlicher Weise konstant wiederholt. Ich hoffe, daß sich nach der Lektüre dieses Buches diese Punkte so tief in das Gedächtnis eingeprägt haben, daß sie niemals mehr vergessen werden. Wenn das so ist, dann hat, so meine ich, dieses Buch seinen Zweck erfüllt, und man wird immer eine ordnungsgemäße Anamnese erheben und eine korrekte und komplette Krankenuntersuchung durchführen.

Da das Grundziel des Buches darin besteht, die richtige Technik der Anamneseerhebung und klinischen Untersuchung eingehend vorzustellen, habe ich bei der Beschreibung die Bedingungen zugrunde gelegt, mit denen der Chirurg in der ambulanten Krankenuntersuchung konfrontiert ist.

Selbstverständlich wird das ganze Buch in dem Stil präsentiert, wie er von den meisten Lehrern bevorzugt wird, nämlich in Anwesenheit des Patienten. Spezielle Untersuchungs- und Behandlungsmethoden wurden ausgeschlossen. Sie würden den Rahmen einer Anamneseerhebung und eine klinische Untersuchung sprengen.

Um das Buch auch als Repetitorium gebrauchen zu können, habe ich eine Anzahl von Listen und Klassifikationen in speziell graumarkierten Tafeln zusammengefaßt, die, wenn immer möglich, rechtsseitig angebracht sind. Einige Beschreibungen von Techniken und Flußdiagramme zur Diagnosefindung sind in ähnlicher Weise zusammengestellt. Die Fotografien sind, wenn immer möglich, in den Textzusammenhang eingefügt, wobei ihre Legenden bereits so viel Informationen erhalten, daß schon Bild und Legende als Repetitorium zu gebrauchen wären.

Ich hoffe, daß dieses Buch mehr Lehrbuch als Handbuch sein wird, das sowohl vom medizinischen Anfänger als auch dem schon Fortgeschritteneren viele Male gelesen wird. Es gibt ein Sprichwort:

»Ein schlechter Handwerker gibt immer seinem Werkzeug die Schuld.« Ein Arzt kann sich hiermit nicht entschuldigen; denn sein Basiswerkzeug sind seine fünf Sinne. Wenn er diese nicht so wie hier beschrieben übt und sie durch die tägliche Praxis verfeinert, wird er eine schlechte Medizin ausüben und sich immer selbst blamieren.

N. L. Browse

Danksagungen

Dieses Buch verdankt seine Existenz drei Gruppen von Leuten: meinen chirurgischen Lehrern und meinen Patienten, meinen Sekretärinnen und den Mitarbeitern von EDWARD ARNOLD und meiner Familie.

Während meiner eigenen Assistentenausbildung und Facharztkarriere hatte ich das ungemeine Glück, mit Chirurgen zusammen zu arbeiten, deren klinische Fähigkeiten herausragend waren. Dieses Buch ist ein Konzentrat ihrer Lehrtätigkeit und ihres Beispieles, und wie diese stellt es den persönlichen Kontakt am Krankenbett zwischen Arzt und Patienten allen anderen Überlegungen voran und akzentuiert, daß die Patienten Menschen sind, denen Respekt zu zollen ist und denen man immer beistehen muß. Einige meiner Lehrer waren sehr berühmte Leute, andere zwar weniger bekannt, aber eines war ihnen allen gemeinsam, sie alle waren gute Ärzte.

Es ist leicht, Ideen für ein Buch zu haben, aber es ist schwer, sie zu Papier zu bringen. Dies hätte niemals stattfinden können ohne die Hilfe meiner Frau, von Mrs. G. GLEMENSON, L. MASDEN, S. EDGLEY, E. MILES und P. MILTON. Ich danke ihnen von Herzen für ihre harte Arbeit und auch den Mitarbeitern von EDWARD ARNOLD, vor allen Dingen Mr. PAUL PRICE. Dieser war der erste, der mich ermutigt hat, meine Ideen zu realisieren. Ich danke Miss BARBARA KOSTER, die das Manuskript in Buchform umarbeitete.

Die Bilder wurden alle von dem Department für Fotografie am St.-Thomas-Hospital unter der Leitung von Mr. T. BRANDON gemacht. Die meisten Fotografien sind von meinen eigenen Patienten oder von denen von Prof. J. B. KINMONTH. Einige Bilder sind von anderen Kollegen des St.-Thomas-Hospitals, die ihre Zustimmung zur Veröffentlichung gaben.

Lehrer, Patienten, Studenten und Sekretäre haben alle ihren Teil beigetragen – einige wissentlich, andere unwissentlich –, aber eine Person war von Anfang bis Ende dabei – als Schreibkraft, als Kritiker, als Leser, vor allem aber mich ermutigend und unterstützend – meine Frau. Worte können meinen Dank für ihre Hilfe und ihr Verständnis nicht ausdrücken.

Inhaltsverzeichnis

1 Einführung in die Anamneseerhebung und klinische Untersuchung

2 Haut

3 Subkutangewebe

4 Muskeln, Sehnen, Knochen und Gelenke

5 Spezielle Krankheitsbilder der Hand

6 Spezielle Krankheitsbilder des Fußes

7 Arterien, Venen und Lymphgefäße

8 Allgemeines Aussehen und Aussehen des Gesichtes (einschließlich Kopfhaut, Gesicht, Augen, Nase, Ohren und Brustwand)

9 Speicheldrüsen

10 Mund (Lippen, Zähne, Zunge, Tonsillen, Gaumen, Unterkiefer)

11 Hals

12 Mamma

13 Hernien

14 Äußeres Genitale

15 Bauchwand und Nabel

16 Abdomen

17 Nieren, ableitende Harnwege und Prostata

18 Rektum und Analkanal

1 Einführung in die Anamneseerhebung und klinische Untersuchung

Vom ersten Moment an, in dem man den Patienten sieht, ist volle Aufmerksamkeit notwendig; Augen und Ohren sind offen zu halten und die Hände sensibel zu gebrauchen, um systematisch all die Informationen zu sammeln, aus der man eine Diagnose ableiten kann. Die Fähigkeit, eine ungewöhnliche Äußerung oder nur kleinste Unregelmäßigkeiten, die zur korrekten Diagnose führen, richtig einzuschätzen, läßt sich nur durch sehr sorgfältige und häufige Übung in der Routine entwickeln, wie sie in diesem Kapitel niedergelegt sind.

Dem Patienten gehört immer die ganze Aufmerksamkeit. Ein abgekürztes Verfahren ist *niemals* erlaubt.

Bei der ambulanten Vorstellung muß man versuchen, den Patienten bereits beim Betreten des Raumes zu beobachten, bevor man ihn erstmals unbekleidet auf einer Couch oder in einer Untersuchungskabine zu Gesicht bekommt. Eine allgemeine Schwäche und Hinfälligkeit, Atemnot, Zyanose und Schwierigkeiten bei gewissen Bewegungen treten viel eher zutage, wenn sich der Patient betätigt, als wenn er in Ruhe ist.

Es ist auch sehr hilfreich, mit der Person Kontakt aufzunehmen, die den Patienten begleitet. Die Mutter, Ehefrau oder der Freund können oft wichtige Informationen über Veränderungen des Gesundheitszustandes oder das Verhalten beitragen, die der Patient selbst gar nicht bemerkt.

Die Patienten möchten gerne wissen, mit wem sie reden, deshalb erwarten sie, daß man sich namentlich vorstellt. Erwarten sie einen Arzt bestimmten Namens, der dann nicht da ist, sollte man sich erst recht vorstellen und auch begründen, warum man vertritt. Dies ist ein ganz wichtiger Punkt, den gerade Medizinstudenten beachten sollten.

Reden Sie mit dem Patienten oder noch besser, lassen Sie ihn mit Ihnen reden. Die Unterhaltung sollte vom Arzt geführt, aber nicht diktiert werden. Der Patient wird so behandelt wie er ist – ein rational denkender, intelligenter Mensch. Er weiß ja mehr über seine Beschwerden als der Untersucher. Er kann sie lediglich nicht in ihrer Bedeutung interpretieren. Erklären Sie dem Patienten während all der Schritte der Kontaktaufnahme und Untersuchung, was und warum Sie es tun.

In allen Lehrbüchern steht, daß man keine suggestiven Fragen stellen soll, d.h. solche Fragen, die lediglich eine einzige Antwort zulassen. Die Fragen sollen allgemein gehalten sein, damit der Patient in seiner Antwort frei ist. Wenn man z.B. fragt, strahlt der Schmerz nach rechts hin aus, so impliziert man, daß er in diese Richtung ausstrahlen soll, und ein gefälliger Patient wird mit ja antworten, um den Arzt nicht zu enttäuschen. Deshalb sollte die Frage lauten: »Strahlt der Schmerz in eine Richtung aus?« Wenn dann der Patient mit ja antwortet, muß man ergänzend weitergehend fragen, wohin er ausstrahlt. Freilich, wenn eine Kontaktaufnahme sehr schwierig ist, muß man den Patienten in gewisser Weise lenken, daß er mit seiner Antwort die Frage bestätigt oder ablehnt.

Wenn der Patient Schwierigkeiten in der Kommunikation hat, erinnere man sich immer, daß eine Frage, die nach eigenem Ermessen keine suggestive ist, trotzdem vom Patienten als solche empfunden werden kann, wenn er nicht weiß, daß mehrere Antworten möglich sind. Zum Beispiel »Hat sich der Schmerz geändert?« Dies kann eine schlechte Frage sein. Sie wissen natürlich, wie verschiedenartig der Schmerz sich ändern kann – in der Intensität, Art, Richtung usw. –, aber der Patient ist so durch die Schmerzintensität gefangen, daß er lediglich an die Heftigkeit denkt und alle anderen Möglichkeiten einer Schmerzcharakteristik vergißt. In diesen Situationen ist es oft sehr hilfreich, eine mögliche Antwort in die Frage mit einzuschließen, z.B. strahlt der Schmerz nach oben, unten, zur Seite oder sonst wohin aus, oder hat sich der Schmerz verschlimmert oder nachgelassen, ist er unverändert, oder können sie so weit gehen wie immer, ist die Gehstrecke kürzer, oder können sie dieselbe Gehstrecke zurücklegen wie vor einem Jahr. Der Patient wird auf jeden Fall verwertbare Antworten geben, wenn man die Fragen richtig stellt. All diese Dinge dienen nur dazu, um die »Wahrheit« zu entdecken. Aber bewerten Sie die Fragen nicht über, kümmern Sie sich um die Antworten, und finden Sie sich damit ab, daß man manchmal sehr lange braucht und viel Geduld und Wiederholungen notwendig sind, um die richtigen Antworten zu bekommen.

Eine Anamnese sollte, wie unten im einzelnen aufgeführt, aufgenommen werden. Schreiben Sie nicht in der Zeit, in der Sie mit dem Patienten sprechen – Sie werden Fehler machen.

Versichern Sie sich, daß Sie den Namen des Patienten wissen, sein Alter, Geschlecht, seine ethnische Zugehörigkeit, seine Familienverhältnisse und seinen Beruf.

1. Akute Beschwerden

Es empfiehlt sich, den Patienten zu fragen, welche Beschwerden er hat und die Antwort mit den Worten des Patienten niederzulegen. Wenn Sie fragen, »was fehlt Ihnen?« wird der Patient möglicherweise seine Diagnose sagen. Es ist sehr viel besser, weder die Diagnose, die sich der Patient selbst stellt, noch die ein anderer Arzt gestellt hat, zu wissen, da sie möglicherweise falsch ist. Erforschen Sie selbst die Beschwerden des Patienten. Bestehen mehrere, so listen Sie sie nach ihrem Schweregrad auf, wenn möglich, geben Sie an, warum der Patient unter einem Beschwerdebild mehr als unter dem anderen leidet.

2. Verlauf der gegenwärtigen Beschwerden

Legen Sie als nächstes die ganzen Details des Verlaufes der Hauptbeschwerde oder der Hauptbeschwerden nieder. Es ist sehr wichtig, die allerersten Anzeichen seines Unwohlseins aufzudecken. Z.B. ein Patient klagt über eine plötzlich aufgetretene Verdauungsstörung. Wenn sich bei der weiteren Befragung herausstellt, daß bereits ähnliche Attacken Jahre früher vorhanden waren, muß man diese in seine Überlegungen mit einbeziehen.

3. Ergänzende Fragen zu dem betroffenen krankhaften Organsystem

Wenn der Patient über Verdauungsstörungen klagt, ist es sehr sinnvoll, nach Erheben der Anamnese über die aktuelle Verdauungsstörung mit Fragen über Essensgewohnheit, Unverträglichkeiten und Stuhlverhalten fortzufahren, um die Hauptbeschwerden ans Licht zu bringen.

4. Systematische direkte Fragen

Es handelt sich hier um direkte Fragen, die jedem Patienten gestellt werden sollten, wobei die Antworten nicht nur die Kenntnis über die Hauptbeschwerden erweitern, sondern auch oft noch andere Gesundheitsstörungen aufdecken, die der Patient bislang nicht bemerkt hat oder für unwesentlich hielt. Dabei sind negative wie positive Antworten von gleicher Bedeutung. Diese Fragen sind im Detail dargestellt, weil sie so wichtig sind. Es ist unbedingt notwendig, diese Fragen fest im Gedächtnis zu verankern, da man sehr leicht einige von ihnen vergißt. Sollte man zu einem Patienten wegen einer vergessenen Frage zurückgehen, wird man immer wieder feststellen, wie wichtig die Antworten sind.

Die einzige Möglichkeit, sich diesen Komplex von Fragen im Gedächtnis zu behalten, besteht darin, möglichst viele Anamnesen zu erheben, sie exakt niederzuschreiben und jede Frage zu beantworten, sei sie positiv oder negativ.

a) Verdauungssystem

Appetit. Hat der Appetit zugenommen, abgenommen oder ist er unverändert? Wenn er abgenommen hat: Besteht ein Verlangen, weniger zu essen, oder geschieht es aus Furcht, weil nach Einnahme einer Mahlzeit Schmerzen auftreten? Hat der Patient eine Vorliebe für bestimmte Speisen entwickelt? Was sind seine speziellen neuen Lieblingsspeisen oder neuen Abneigungen?

Essensgewohnheiten. Welche Art von Speisen ißt der Patient? Wann nimmt er die Mahlzeiten ein? Wieviel Zeit nimmt er sich für die Mahlzeiten?

Gewicht. Ist eine Gewichtsveränderung eingetreten? Wieviel? Wie schnell? Viele Patienten allerdings wiegen sich nicht, aber sie bemerken sehr wohl, daß ihre Kleider zu eng oder zu weit werden, oder Freunde könnten ihnen gesagt haben, daß sich ihr Aussehen verändert hat.

Zähne und Geschmack. Kann der Patient sein Essen kauen? Hat er echte oder falsche Zähne? Bemerkt er einen schlechten Geschmack im Mund oder sonstige Geschmacksempfindungen? Hat er saures oder galliges Aufzudecken? Hat er eine plötzliche wäßrige oder saure Regurgitation bis in den Mund (Speichel oder Magensäure)?

Schlucken. Wenn der Patient Schluckbeschwerden angibt (Dysphagie), muß man ihn befragen, welche Art von Speisen ihm Schwierigkeiten bereiten, auf welcher Höhe das Essen stecken bleibt, wie lange diese Schluckbeschwerden bestehen, ob eine Verschlimmerung dieser Symptome eingetreten ist und ob das Schlucken schmerzhaft ist.

Regurgitation. Dies bedeutet ein müheloses Wiederauswürgen von Speisen in den Mund. Das hat mit Erbrechen nichts zu tun, da dies immer mit einer kraftvollen, oft unfreiwilligen Kontraktion der Bauchwand verbunden ist. Regurgitiert der Patient? Was kommt hoch? Wie oft passiert dies? Wird es durch irgendetwas provoziert, z.B. beim Bücken oder bei Anstrengung?

Aufstoßen. Hat der Patient oft Aufstoßen? Werden dadurch irgendwelche anderen Symptome beeinflußt?

»Herzbrennen«. In der Regel realisieren die Patienten nicht, daß dieses Symptom vom Gastrointestinaltrakt stammt, und aus diesem Grund muß man sie direkt daraufhin ansprechen. Es handelt sich um eine brennende Sensation hinter dem Sternum, die durch den Reflux von Säure in den Ösophagus bewirkt wird. Wie oft tritt es auf? Wie wird es ausgelöst?

Erbrechen. Wie oft erbricht der Patient? Wie ist die Menge und die Beschaffenheit des Erbrochenen? Handelt es sich um unverändertes Essen von vorausgegangenen Mahlzeiten, angedautes Essen, um Magensäure oder gallige Flüssigkeit? Gehen dem Erbrechen andere Symptome voraus, wie Schmerzen, Kopfweh oder Schwindelgefühl, folgt es nach dem Essen?

Hämatemesis. Der Patient muß immer gefragt werden, ob er jemals Blut erbrochen hat, da dies ein ausgesprochen wichtiges Symptom ist. Altes, angedautes Blut sieht aus wie »Kaffeesatz«. Manche Patienten haben Schwierigkeiten, Erbrochenes und regurgitiertes oder abgehustetes Blut (Hämoptyse) zu unterscheiden. Letzteres ist gewöhnlich rosafarben und schaumig.

Verdauungsbeschwerden oder abdominaler Schmerz. Manche Personen klassifizieren alle abdominalen Schmerzen als Verdauungsstörungen. Der Unterschied zwischen einem Unbehagen nach dem Essen und einem Schmerz ist sehr gering. Man soll sich auf die Schmerzmerkmale, ihren Ort, ihren Beginn, ihren Schweregrad, ihre Natur, auf Schmerzzunahme und Dauer, auf auslösende, verstärkende und abschwächende Faktoren, auf seine Ausstrahlung und den Verlauf konzentrieren.

Blähungen. Hat der Patient zu irgend einer Zeit Blähungen bemerkt? Was lenkte seine Aufmerksamkeit darauf? Wann haben sie begonnen? Wie haben sie zugenommen? Sind sie konstant, oder treten sie unregelmäßig auf? Sind andere Symptome damit verbunden? Sind die Blähungen schmerzhaft? Wird die Atmung dadurch beeinträchtigt? Tritt eine Erleichterung ein nach Aufstoßen, Erbrechen oder nach der Defäkation?

Defäkation. Wie oft hat der Patient Stuhlgang? Wie sieht der Stuhl aus?

Farbe: braun, schwarz, fahl, weiß oder silbrig?

Konsistenz: hart, weich, wäßrig?

Menge: massig, »schafkotartig«, bleistiftdünn oder bandförmig?

Spezifisches Gewicht: schwimmt er, oder sinkt er?

Geruch?

Die Begriffe »Durchfall« oder »Verstopfung« gehören genau definiert. Es handelt sich um Schlagwörter, die bei dem einzelnen Patienten ganz verschiedene Bedeutung haben. Man darf diese Wörter *nie* in den Aufzeichnungen benutzen, ohne gleichzeitig auch die Stuhlhäufigkeit und die Konsistenz genau niederzulegen.

Hat der Patient Blutbeimengungen bemerkt? Wieviel? Ist der Stuhl mit Blut vermischt, oder ist das Blut auf der Oberfläche, oder blutet es erst, nachdem der Stuhl abgesetzt ist? Wurde mit dem Stuhl auch Schleim oder Eiter abgesetzt? Ist die Defäkation schmerzhaft? Wann beginnt der Schmerz, vor, während oder nach dem Stuhlgang, oder besteht kein zeitlicher Zusammenhang?

Hautfarbe. Hatte der Patient jemals eine gelbe Hautfarbe? Zeitpunkt? Dauer? Hatte er begleitende Symptome bemerkt, z. B. Bauchschmerzen oder Appetitlosigkeit, merkte er dabei ein Hautjucken?

b) Atemtrakt

Husten. Wie oft hustet der Patient? Tritt der Husten krampfartig auf? Wann und wodurch wird der Husten ausgelöst? Welche Faktoren führen zum Nachlassen des Hustens? Ist es ein trockener Husten, oder ist er rasselnd?

Sputum. Wie ist die Menge, die Farbe, der Geschmack, der Geruch des Sputums? Manche Patienten klagen lediglich über morgendliches Sputum, oder wenn sie sich in einer ganz bestimmten Position befinden.

Hämoptysen. Hat der Patient Blut gehustet? War es schaumig oder hellrot? Waren rote Fasern im Auswurf oder Blutklumpen? Welche Menge wurde produziert? Wie oft treten die Hämoptysen auf?

Dyspnoe. Wird der Patient kurzatmig? Wie viele Stufen kann er hinaufsteigen? Wie lang kann er gehen, bevor Atemnot auftritt, wie ist es bei körperlicher Betätigung? Besteht eine Ruhedyspnoe? Besteht eine Dyspnoe beim Sitzen oder Liegen? Wieviele Kopfkissen benötigt der Patient nachts? Nimmt die Atemnot zu, wenn der Patient von seinen Kissen herunterrutscht? Wacht er nachts durch Kurzatmigkeit auf? Es ist möglich, die Dyspnoe graduell einzuteilen, aber

es ist besser, die Bedingungen zu beschreiben, unter denen die Dyspnoe auftritt, als einen Grad (entsprechend einer Zahl) niederzulegen. Die Dyspnoe, die beim flachen Liegen auftritt, wird als **Orthopnoe** definiert.

Wird die Atemnot induziert oder verstärkt durch externe Faktoren, z.B. durch eine Allergie gegen Tiere, Pollen oder Staub, treten die Atembeschwerden in beiden Atemphasen oder nur bei Exspiration auf?

Brustschmerz. Man muß die Seite, die Schwere und die Natur des Schmerzes ermitteln. Brustschmerzen können kontinuierlich, pleuritisch (Schmerzzunahme bei Inspiration), schnürend oder stechend sein.

c) Kardiovaskuläres System
Kardiale Symptome

Atemnot. Hier sind zunächst dieselben Fragen wie beim Respirationstrakt zu stellen.

Orthopnoe (Atemnot beim flachen Liegen) und **paroxysmale nächtliche Dyspnoe** (plötzliche Attacken von Dyspnoe mitten in der Nacht, wovon der Patient erwacht, sind gewöhnlich Formen der Atemnot, die mit Herzkrankheiten vergesellschaftet sind).

Schmerz. Herzschmerzen sind gewöhnlich restrosternal lokalisiert, und sie werden oft als schnürend, bandförmig oder drückend beschrieben. Strahlt der Schmerz zum Hals oder in den linken Arm aus?

Herzklopfen. Dies sind Episoden von Tachykardien, die der Patient als plötzliches Flattern oder Stolpern des Herzens im Brustkorb empfindet.

Husten und Sputum. Hier sind wiederum dieselben Fragen zu stellen, wie beim Respirationstrakt.

Schwindel und Kopfschmerz. Diese Symptome werden oft bei Hypertonie beobachtet.

Schwellneigung der Sprunggelenke. Werden Sprunggelenke oder Unterschenkel dick? Wann tritt das auf? Wie stark ist die Schwellung? Welcher Effekt wird bei Bettruhe oder Hochlegen der Beine bezüglich der Schwellung beobachtet?

Symptome der peripheren Gefäße

Verspürt der Patient Muskelschmerzen bei körperlicher Betätigung (Claudicatio intermittens)? Welche Muskelgruppen sind davon betroffen? Wie weit ist die Gehstrecke, bevor die Schmerzen auftreten? Ist der Schmerz so schlimm, daß eine Pause eingelegt werden muß? Wie lange bleibt der Schmerz bestehen? Kann er nach Abklingen desselben die gleiche Gehstrecke zurücklegen?

Leidet er unter einem Ruheschmerz in den Beinen? Welcher Teil des Beines ist schmerzhaft? Führt der Schmerz zu Schlafstörungen? Welche Analgetika verschaffen Schmerzfreiheit? Welche Körperstellung verschafft Schmerzfreiheit? Sind die Gliedmaßenenden kalt? Finden sich Änderungen in der Hautfarbe, vor allen Dingen, wenn sie kalter Umgebungstemperatur ausgesetzt sind? Verspürt er in den Beinen Parästhesien, z.B. ein Prickeln oder Taubheit?

d) Urogenitalsystem
Symptome der harnableitenden Wege

Schmerzen. Sitzt der Schmerz in der Lende, in der Leiste oder suprapubisch? Welche Natur und welchen Schweregrad hat der Schmerz? Strahlt er in die Leiste oder in das Skrotum aus?

Ödem. Bemerkt er eine Schwellneigung oder ein Spannungsgefühl an irgendeiner Körperstelle, jedoch nicht an den Sprunggelenken?

Durst. Besteht ein Durstgefühl? Werden exzessive Mengen an Wasser getrunken?

Wasserlassen. Wie ist die Frequenz dieses Wasserlassens? Es ist notwendig, die Relation zwischen Tag und Nacht festzustellen. Welche Urinmengen werden produziert? Ist das Wasserlassen schmerzhaft? Wie ist die Schmerzcharakteristik und die Lokalisation des Schmerzes? Bestehen Beschwerden beim Wasserlassen? Ist es zum Beispiel nur unter Anstrengung möglich oder nach Zuwarten? Ist der Strahl kräftig? Kann das Urinieren willentlich unterbrochen werden? Besteht ein Tröpfeln nach Beendigung des Wasserlassens?

Urin. Wie ist die Farbe, der Geruch, die Menge? War der Urin blutig? Wann und wie oft war er mit Gasblasen vermischt (**Pneumaturie**)?

Es sollte nach Kopfschmerz, Benommenheit, Sehstörung, Anfällen gefragt werden; Symptome der Urämie!

Symptome des Genitaltraktes

Hoden und Harnröhre. Bestehen Penis- oder Harnröhrenschmerzen in Ruhe, während des Wasserlassens oder während des Geschlechtsverkehrs? Bestehen Schwierigkeiten beim Zurückziehen der Vorhaut oder Ausfluß aus der Urethra? Hat er eine Hodenschwellung bemerkt? Sind Erektion und Ejakulation möglich?

Menstruation. Wann hat sie eingesetzt (Menarche)? Wann hat sie aufgehört (Menopause)? Wie ist die Dauer und Stärke der Menstruationsblutung. Ist die Menstruation schmerzhaft (Dysmenorrhoe)? Wann tritt der Schmerz auf? Wie ist die Schmerzcharakteristik und die Schwere des Schmerzes? Besteht ein abdominaler Mittelschmerz zwischen den Periodenblutungen?

Schwangerschaften. Einzelheiten der Schwangerschaften einer Patientin müssen aufgezeichnet werden, Anzahl, Datum der Schwangerschaft und mögliche Komplikationen.

Geschlechtsverkehr. Ist er schmerzhaft?

Mammae. Verändert sich die Brust während des Menstruationszyklus? Tritt Schmerz- oder Spannungsgefühl auf? Sind die Brüste geschwollen oder Tumoren tastbar? Hat die Patientin ihre Kinder gestillt?

Sekundäre Geschlechtsmerkmale. Wann haben sie sich ausgebildet?

e) Nervensystem

Geisteszustand. Ist der Patient ruhig oder nervös? Hat er irgendwelche Veränderungen in seinem Verhalten bemerkt oder in seinen Reaktionen anderen gegenüber? Die Patienten nehmen diese Veränderungen oft selbst nicht wahr, und es ist besser, diese Fragen den nächsten Familienangehörigen vorzulegen. Ist der Patient depressiv, introvertiert, exzitiert oder extrovertiert?

Gehirn und Hirnnerven. War der Patient irgendwann bewußtlos oder benommen? Hatte er irgendwann *Anfälle*? Was geschah während dieser Anfälle? Traten hier irgendwelche Änderungen in der Geschmackswahrnehmung, im Gesichtsfeld oder im Gehör auf? Ist die Gesichtsmimik glatt oder gelähmt?

Periphere Nerven. Sind irgendwelche Gliedmaßen oder Teile von Gliedmaßen schwach oder gelähmt? Bestehen Störungen der Oberflächensensibilität? Schmerzreiz, Berührung, Temperatur? Bemerkte der Patient irgendwelche Parästhesien in den Gliedmaßen (Kribbeln, »Nadelstiche«)?

f) Muskel- und Skelettsystem

Der Patient muß befragt werden nach **Schmerzen, Schwellneigung** oder **Bewegungseinschränkungen von Gelenken.** Wodurch werden diese Symptome ausgelöst, wann besteht Beschwerdefreiheit?

Hat er in einer Extremität oder in einer Muskelgruppe eine Schwäche oder einen Schmerz?

Kann er normal gehen?

Bestehen angeborene Veränderungen der Muskulatur und des Skelettsystemes?

g) Stoffwechsel

Das Gewicht und der Appetit des Patienten oder irgendwelche Änderungen in einem der beiden Punkte müssen niedergelegt werden.

Er muß gefragt werden, ob das Wachstum normal abgelaufen ist.

Bemerkte der Patient irgendwelche Abnormitäten des Körperwachstums und der Entwicklung?

5. Allgemeinanamnese früherer Erkrankungen, Unfälle oder Operationen

Als Allgemeinanamnese müssen jene Begebenheiten, die in keinem direkten Zusammenhang mit den momentanen Beschwerden stehen, aufgezeichnet werden. Speziell sollte nach Tuberkulose, Diabetes, rheumatischem Fieber, Allergien, Asthma, Tropenkrankheiten, Blutungsneigungen, Diphtherie und Geschlechtskrankheiten gefragt werden.

6. Medikamentenanamnese

Die Einnahme von Medikamenten muß erfragt werden. Dabei sollte speziell die Einnahme von Steroiden, Monoaminoxydasehemmern, Insulin, Diuretika, Antihypertensiva, Ergotaminderivaten, einer Hormonsubstitutionstherapie und nach Kontrazeptiva gefragt werden. Sind dabei Arzneimittelunverträglichkeiten aufgetreten, oder bestehen lokale Unverträglichkeiten wie z. B. bei Pflasterverbänden?

7. Impfungen

Die meisten Kinder sind heutzutage gegen Diphtherie, Tetanus, Keuchhusten und Poliomyelitis geimpft. Danach sollte gefragt werden und zusätzlich noch nach Impfungen gegen Windpocken, Typhus und Tuberkulose.

8. Familienanamnese

Fragen Sie nach dem Gesundheitszustand und nach dem Alter, nach Todesursachen der Eltern, der Großeltern, der Geschwister und der Kinder des Patienten. Notfalls sollte ein Stammbaum erstellt werden. Handelt es sich um ein Kind, benötigt man Informationen über die Schwangerschaft der Mutter. Nahm sie irgendwelche Arzneimittel während der Schwangerschaft? Wie war das Geburtsgewicht des Kindes? Traten Schwierigkeiten während der Entbindung auf? Wie war die physische und geistige Entwicklung im Säuglings- und Kleinkindesalter?

9. Sozialanamnese

Der Familienstand ist von Bedeutung, ebenso wie das soziale Milieu und das Wohngebiet des Patienten. Der Beruf ist wichtig, vor allen Dingen im Hinblick auf den Umgang mit gefährlichen Substanzen. Welcher Freizeitbeschäftigung geht der Patient nach? Hat er Auslandsreisen unternommen? Wenn ja, welche Länder hat er besucht und zu welchem Zeitpunkt?

10. Gewohnheiten

Ist der Patient Raucher? Raucht er Zigaretten, Zigarren oder Pfeife? Wie sind die Rauchgewohnheiten im einzelnen? Wie viele Jahre raucht er? Trinkt der Patient Alkohol? Was, wieviel und seit wann? Hat der Patient außergewöhnliche Eßgewohnheiten?

Übersichtstabelle 1.1   **Synopsis der Anamnese**

1. Name, Alter, Geburtstag, Geschlecht, Familienstand, Beruf, ethnische Zugehörigkeit, Glaubensbekenntnis und Aufnahmenummer des Patienten.
2. *Jetzige Beschwerden.*
   (Mit eigenen Worten des Patienten.)
3. *Anamnese der jetzigen Beschwerden.*
   Eingeschlossen die Antworten auf die direkte Befragung bei Abnormitäten des von der Krankheit betroffenen Organsystems.
4. *Systematische direkte Fragen.*
   a) *Gastrointestinaltrakt und Abdomen.*
      Appetit, Nahrung, Gewicht, Geschmack, Schlucken, Regurgitation, Aufstoßen, »Herzbrennen«, Erbrechen, Hämatemesis, Verdauungsbeschwerden, Bauchschmerzen, Blähungen, Stuhlverhalten, Stuhlbeschaffenheit, »Gelbsucht«.
   b) *Respirationstrakt.*
      Husten, Sputum, Hämoptysen, Dyspnoe, Heiserkeit, Keuchatmung, Tachypnoe, Brustschmerz.
   c) *Kardiovaskuläres System.*
      Dyspnoe, paroxysmale, nächtliche Dyspnoe, Orthopnoe, Herzklopfen, Brustschmerzen, Husten, Sputum, Schwindel, Kopfschmerz, Unterschenkelödeme, Schmerzen in den Gliedmaßen, Gehstrecke, Temperatur und Farbe von Händen und Füßen.
   d) *Urogenitalsystem.*
      Lendenschmerz, Symptome der Urämie: Kopfschmerz, Benommenheit, Anfälle, Sehstörungen, Erbrechen, Ödemneigung der Beine, der Hände oder des Gesichtes, Häufigkeit des Wasserlassens, Harndrang, Harnsediment, schmerzhaftes Wasserlassen, Polyurie, Durst, Flüssigkeitsaufnahme, Harnfarbe, Hämaturie, Probleme beim Geschlechtsverkehr: Schmerz, Impotenz, Zeitpunkt der Menarche oder Menopause. Häufigkeit, Stärke und Dauer der Menstruation, Dysmenorrhoe, vorausgegangene Schwangerschaften und Komplikationen, Symptome von seiten der Brust.

   e) *Nervensystem*
      Nervosität, Exzitiertheit, Tremor, Ohnmachtsanfälle, Synkopen, Anfälle, Bewußtlosigkeit, Muskelschwäche, Lähmungen, sensorische Störungen, Parästhesien, Geschmacksveränderungen, Sehstörungen, Hörstörungen, Kopfschmerz, Veränderung des Verhaltens oder psychische Veränderung.
   f) *Muskel- und Skelettsystem.*
      Muskelkrämpfe, Muskelschmerzen, Knochen- und Gelenkschmerzen, Gelenkschwellungen, Bewegungseinschränkungen der Gelenke, Muskelschwäche, Gangstörungen.
   g) *Stoffwechsel.*
      Veränderungen des Körpergewichtes, Appetit, Körperbau und Habitus, körperliche Entwicklung und Entwicklung der sekundären Geschlechtsmerkmale.

5. *Allgemeinanamnese.*
   Frühere Krankheiten, Operationen oder Unfälle, Diabetes mellitus, rheumatisches Fieber, Diphtherie, Blutungsneigungen, Asthma, Heuschnupfen, Allergien, Tuberkulose, Geschlechtskrankheiten, tropische Erkrankungen.
6. *Medikamentenanamnese.*
   Vor allen Dingen Insulin, Steroide, Monoaminoxydasehemmer und orale Kontrazeptiva.
7. *Impfungen.*
   BCG. Diphtherie, Tetanus, Typhus, Keuchhusten, Masern.
8. *Familienanamnese.*
   Todesursachen der nächsten Verwandten und familiäre Erkrankungen.
9. *Sozialanamnese.*
   Familienstand, Lebensgewohnheiten, Beruf, Auslandsreisen, Freizeitbeschäftigung.
10. *Persönliche Gewohnheiten.*
    Rauchen, Trinken, Essen.

Spezielle Anamnesen

Schmerzanamnese

Wir alle hatten schon unsere Erfahrungen mit Schmerz. Es ist einer der möglichen Wege der Natur, uns zu warnen, daß irgend etwas in unserem Körper nicht stimmt. Es ist eine unangenehme Empfindung verschiedener Intensität. Schmerz kann von allen Organsystemen ausgehen, aber es gibt gewisse gemeinsame Erscheinungsformen aller Schmerzen, die man immer aufzeichnen sollte.

Man muß immer vorsichtig sein mit dem Begriff der Berührungsempfindlichkeit. Dies ist eine Schmerzempfindung, die als Reaktion auf einen Stimulus auftritt, gewöhnlich ausgelöst vom Arzt durch den Druck einer Hand oder durch eine forcierte Bewegung. Für einen Patienten ist es möglich, ruhig dazuliegen, ohne Schmerz und trotzdem Bezirke mit Schmerzempfindlichkeit zu haben. **Der Patient fühlt den Schmerz, der Arzt diagnostiziert Berührungsempfindlichkeit.** Klagen die Patienten über Schmerzen, handelt es sich entweder lediglich um eine spontane vermehrte Empfindlichkeit einer Körperstelle bei Eigenuntersuchung oder einen Schmerzpunkt nach einem Unfall. Dies kann beides sein, ein Symptom oder ein klinisches Zeichen. Die Schmerzanamnese offenbart häufig die Diagnose. Deshalb muß man den Patienten ganz exakt über jedes der folgenden Charakteristika befragen, von denen einige graphisch dargestellt sind in Abb. 1.**1**.

1. Lokalisation

Viele Faktoren weisen auf die Schmerzquelle hin, am verwertbarsten ist jedoch seine Lokalisation.

Es ist wertlos, den Schmerz als »abdominalen Schmerz« zu beschreiben. Man muß ihn mehr spezifizieren. Natürlich wird der Patient die Schmerzlokalisation nicht in anatomischen Begriffen beschreiben, aber er kann den Punkt höchster Schmerzintensität bezeichnen, den man dann in eine exakte anatomische Beschreibung transferieren kann. Wenn der Schmerz von seiner Natur her unbestimmt ist und über einen größeren Bezirk diffus ausgedehnt ist, muß man dieses Areal, in dem er bemerkt wird, und den Punkt (vom Patienten angegeben) der maximalen Schmerzempfindung beschreiben.

Es ist auch sehr wichtig, danach zu fragen, in welcher **Tiefe** der Schmerz empfunden wird. Die Patienten können oft angeben, ob der Schmerz in Nähe der Körperoberfläche oder in der Tiefe von Körperhöhlen sitzt.

2. Zeit und Art des Schmerzbeginns

Manchmal ist es möglich, den Schmerzbeginn auf die Minute genau anzugeben. Ist dies jedoch nicht möglich, so muß man eben den Zeitraum angeben, zu welcher Tages- oder Nachtzeit der Schmerz begann.

Um die Befunddokumentation genau zu halten, muß

das kalendarische Datum, an dem die pathologischen Veränderungen auftraten, niedergelegt werden. Dabei hat es sich als sehr zweckmäßig erwiesen, das Zeitintervall anzugeben zwischen dem Auftreten der pathologischen Veränderung und der klinischen Untersuchung; denn diese Zeitintervalle, nicht die aktuellen kalendarischen Daten sind ja relevanter, um die diagnostischen Probleme zu lösen. Z.B. Am 16. Dez. 73 um 11 Uhr vormittags (vor 3 Tagen) trat ein schwerer, plötzlicher, epigastrischer Schmerz auf. Man muß sich aber darüber im klaren sein, daß diese Kommentare wertlos sind, wenn man vergißt, das kalendarische Datum der Untersuchung aufzuschreiben.

Jedwede Befunddokumentation über einen Patienten, sei sie nur eine kurze Verlaufsnotiz oder die gesamte Anamnese muß sicher identifizierbar sein durch das Niederschreiben des kalendarischen Datums.

Man muß danach fragen, ob der Schmerz allmählich oder plötzlich begann.

3. Schwere

Die Schmerzreaktion ist individuell verschieden. Was der eine als heftigen Schmerz beschreibt, wird vom anderen lediglich als dumpfer Druck empfunden. Aus diesem Grund muß man sehr genau hinhören, mit welchen Adjektiven der Patient die Schwere seines Schmerzes beschreibt. Ein weit besserer Indikator der Schwere besteht darin, wie der Schmerz die Lebensqualität des Patienten beeinflußt. Hat er aufgehört zu arbeiten? Hat er sich ins Bett gelegt? Hat er den Doktor gerufen oder zunächst versucht, durch Einnahme von Analgetika ihn zu beherrschen? Ist er in der Nacht erwacht, oder konnte er überhaupt nicht schlafen? Trat eine Schmerzlinderung auf, wenn er ruhig dagelegen ist oder wenn er sich bewegt hat?

Die Antworten auf diese Fragen wird die Schwere des Schmerzes sehr viel genauer erfassen lassen als Wörter wie leicht, schwer, vernichtend oder furchtbar.

Die Einschätzung, wie der Patient auf einen Schmerz im Laufe der Anamneseerhebung reagiert, dürfte die Behandlung entscheidend beeinflussen.

4. Natur des Schmerzes

Für die Patienten ist es oft sehr schwierig, die Natur ihres Schmerzes zu beschreiben; es gibt aber einige Adjektive, die gewöhnlich gebraucht werden, so wie dumpf, schneidend, brennend, klopfend, schnürend, gebläht, kribbelnd und wellenförmig. Bei den meisten Leuten haben diese Eigenschaften eine ähnliche Bedeutung.

Brennende und klopfende Sensationen haben wir alle schon erfahren. Wir kennen sie durch die Berührung von heißen Gegenständen. Deshalb, wenn der Patient seinen Schmerzcharakter als brennend beschreibt, so ist er glaubhaft. Ebenso haben wir alle Erfahrung mit pulsierenden Schmerzsensationen, so daß man auch eine Beschreibung in dem Sinne glauben muß.

Übersichtstabelle 1.2   Die Schmerzcharakteristika, die man erfragen soll

1. *Lokalisation*
   Die exakte Lokalisation muß man festlegen.
2. *Zeit und Art des Schmerzbeginnes*
   Die Zeit und der Tag des Schmerzbeginnes und wie der Schmerz begonnen hat, sind niederzulegen.
3. *Schweregrad*
   Der Schweregrad ist auf seinen Effekt auf die Lebensqualität des Patienten abzuschätzen.
4. *Die Schmerznatur*
   Dumpf, brennend, stechend, schnürend, pulsierend, spannend, wellenförmig.
5. *Schmerzentwicklung*
   Den Verlauf des Schmerzes muß man beschreiben.
6. *Schmerzende*
   Es sollte beschrieben werden, wie der Schmerz aufgehört hat. Hat er spontan geendet, oder trat dies durch irgendwelche Manipulationen von seiten des Patienten oder des Arztes ein?
7. *Die Dauer*
   Die Zeitdauer des Schmerzes muß man festhalten.
8. *Schmerzlindernde Faktoren*
9. *Schmerzverschlimmernde Faktoren*
10. *Ausstrahlung*
    Die Dauer und Richtung jeglicher Schmerzausstrahlung ist niederzulegen. Man muß daran denken, nach der Schmerznatur zu fragen und ob sie sich während der Zeit der Ausstrahlung geändert hat.
11. *Schmerzursache*
    Man muß die Meinung des Patienten über eine mögliche Schmerzursache berücksichtigen.

Ein **stechender** Schmerz tritt plötzlich auf, ist schwer, scharf und von kurzer Dauer.

Das Adjektiv **schnürend** bezeichnet einen Schmerz, der einen bestimmten Körperteil einschließt (Abdomen, Brustkorb, Kopf oder Gliedmaße) und diesen wie eine Klammer umfängt. Ein Schmerz, der sich wie ein schnürender Panzer um den Brustkorb schließt, ist typisch für die Angina pectoris und das entscheidende diagnostische Kriterium. Spricht ein Patient jedoch von einem Engegefühl in der Brust oder in einer Gliedmaße, so darf man nicht automatisch an einen schnürenden, einengenden Schmerz denken, sondern unter Umständen meint er ein Druckgefühl, bedingt durch einen Dehnungsschmerz.

Dehnungsschmerzen treten an all den Strukturen auf, die umgeben sind von einer zirkulären, bedingt dehnbaren Wand, z. B. der Verdauungstrakt, die Blase, ein eingekapselter Tumor oder die Faszienlogen. Die Spannungen der umgebenden Wandstrukturen bewirken den Schmerz, der vom Patienten als Dehnungsschmerz, Engegefühl oder als Berstungsgefühl beschrieben wird.

Die Kolik. Kolikartige Schmerzen zeichnen sich durch zwei Besonderheiten aus.

Erstens, er kommt und geht wellenförmig. Zweitens, es besteht das Gefühl, als handele es sich um ein fortschreitendes Zusammenziehen der Wand einer Röhre mit dem Versuch, den Inhalt dieser Röhre mit allen Kräften weiter zu transportieren. In Gegenwart des Patienten sollte man nicht von Kolik sprechen, bzw. es ist gefährlich, den Patienten nach Koliken zu befragen, ohne es ihm an einem entsprechenden Beispiel zu demonstrieren. Das bereitet in der Regel keine Schwierigkeiten, weil der Großteil der Patienten damit bereits konfrontiert war, im Zusammenhang mit einer Durchfallserkrankung oder bei den Frauen während der Geburt. Ein immer wiederkehrender, in Zeitabständen auftretender Schmerz ist nicht notwendigerweise eine Kolik. Es gehört immer auch der krampfartige Charakter dazu.

Ich habe Schmerzen, Herr Doktor. Die meisten der Schmerzen haben keine der oben beschriebenen Züge. Sie werden vom Patienten einfach als Schmerzen beschrieben, die an Schwere variieren von einer leichten Unpäßlichkeit oder dumpfem Schmerzempfinden bis hin zur massivsten Steigerung, die den Patienten ans Sterben denken lassen. Kann ein Patient seinen Schmerz nicht beschreiben, so soll man nichts aus ihm herausfragen, denn er wird sich letztendlich bemühen, den ihm vorgeschlagenen Schmerzcharakteristika zuzustimmen und schließlich den Arzt auf eine falsche Fährte setzen.

5. Verlauf des Schmerzes

Einmal begonnen, wird sich der Schmerz in allen möglichen Richtungen weiterentwickeln.

a) Er kann z. B. mit seiner maximalen Intensität beginnen und dies ununterbrochen beibehalten, bis er wieder aufhört.

b) z. B. kann er ganz sachte beginnen und in seiner Intensität bis zu einem Gipfel oder einem Plateau ansteigen oder genauso umgekehrt, mit dem Schmerzgipfel anfangen und langsam an Intensität verlieren.

c) Die Schmerzintensität kann wellenförmig sein. Die Intensität der Schmerzmaxima und -minima, die Häufigkeit der Wellen, der Anstieg und Abfall zwischen Maxima und Minima kann variieren. Der Schmerz kann zwischen den einzelnen Schmerzattacken vollständig verschwinden. Die Möglichkeiten auftretender Schmerzen wurden graphisch dargestellt (Abb. 1.1). Man kann dem Patienten bei der Beschreibung seines Schmerzes oft helfen, wenn man ihm die verschiedenen Schmerzmuster unter Benutzung von Handzeichen demonstriert. Es ist außerordentlich wichtig, daß man die gesamte Schmerzcharakteristik kennt, bevor man eine Entscheidung über seine Natur fällt. Z. B. die Kolik hat zwei entscheidende Züge, einmal die krampfartige Natur und zum anderen das intermittierende Auftreten und Fortdauern.

6. Ende des Schmerzes

Ein Schmerz kann spontan aufhören oder nach Manipulationen von seiten des Patienten oder Doktors. Er endet entweder augenblicklich oder graduell. Dieses Verhalten gibt einen Hinweis auf die Diagnose, oder man kann es als Indikator für die weitere Schmerzentwicklung gebrauchen. Die Patienten denken natürlich immer, daß das Ende des Schmerzes ihre Heilung bedeutet. Gelegentlich mögen sie recht haben, aber nicht immer. Es kann auch den Zustand der Verschlechterung signalisieren.

7. Schmerzdauer

Sie ist definiert als die Zeitspanne vom Einsetzen der Schmerzen bis zum endgültigen Abklingen. Dies sollte aber niemals ein entscheidender Punkt der Anamneseerhebung sein. Vielmehr ist es wichtig, die Perioden der Exazerbation oder des Nachlassens des Schmerzes aufzuschreiben.

8. Faktoren, die ein Nachlassen des Schmerzes bewirken

Wenn es irgendetwas gibt, z. B. eine bestimmte Lage, Bewegung, eine Wärmflasche, Analgetika, Antazida, die ein Nachlassen des Schmerzes bewirken, so weiß der Patient gewöhnlich davon, weil es ja eine natürliche Reaktion ist, nach einer Schmerzbehandlung zu suchen. Manchmal versuchen die Patienten mit geradezu grotesken Heilmitteln eine Therapie, und viele sind davon überzeugt, daß auch schon geringe Änderungen im Verhalten oder ein Hausmittel hilfreich sein

können, so daß man Fragen in dieser Richtung nur mit äußerster Vorsicht stellen sollte.

9. Faktoren, die den Schmerz steigern

Alles, was den Schmerz verschlimmert, kann der Patient in der Regel berichten. Der spezifische Stimulus zur Verschlimmerung hängt ab vom auslösenden Organ und der Ursache des Schmerzes. Z.B. werden Schmerzen im Verdauungstrakt durch das Essen bestimmter Speisen verschlimmert, Schmerzen des Muskel- und Skelettsystemes werden durch Gelenkbewegungen, muskuläre Betätigungen und bestimmte Körperstellungen hervorgerufen. Wenn die anfängliche Schmerzbeschreibung einen Hinweis auf seine Quelle ergibt, so sollte man sich nicht scheuen, direkte Fragen über mögliche Stimuli zu stellen, von denen man denkt, daß sie den Schmerz beeinflussen.

10. Schmerzausstrahlung

Ein Schmerz kann an einer Körperstelle entstehen und an einer anderen erneut auftreten. Diese Schmerzcharakteristik hat jedoch nichts mit Ausstrahlung zu tun. **Schmerzausstrahlung heißt, die Ausbreitung des**

Abb. 1.1   Möglichkeiten, wie sich ein Schmerz ändern kann (man sollte immer Daten und Zeitintervalle eintragen)

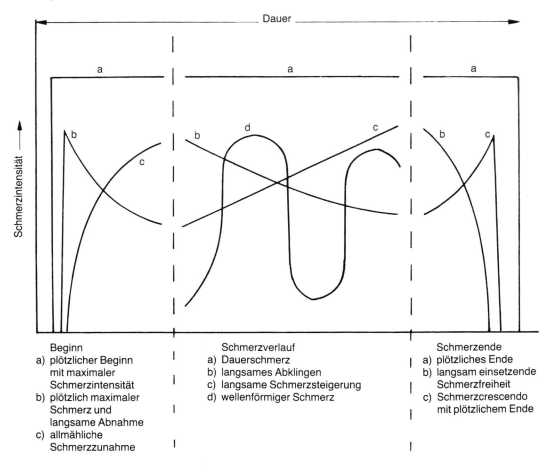

Beginn
a) plötzlicher Beginn
   mit maximaler
   Schmerzintensität
b) plötzlich maximaler
   Schmerz und
   langsame Abnahme
c) allmähliche
   Schmerzzunahme

Schmerzverlauf
a) Dauerschmerz
b) langsames Abklingen
c) langsame Schmerzsteigerung
d) wellenförmiger Schmerz

Schmerzende
a) plötzliches Ende
b) langsam einsetzende
   Schmerzfreiheit
c) Schmerzcrescendo
   mit plötzlichem Ende

Schmerzes zu einer anderen Körperstelle, wobei jedoch der initiale Schmerz bestehen bleibt. Zum Beispiel, ein Patient mit einem penetrierenden Duodenalgeschwür an der Hinterwand hat einen persistierenden Schmerz im Epigastrium, wobei dieser jedoch manchmal durch das ganze Abdomen zum Rücken hin ausstrahlt. Die Schmerzausbreitung hat gewöhnlich dieselbe Charakteristik, wie der initiale Schmerz.

Schmerzausstrahlung hat auch nichts mit dem **weitergeleiteten Schmerz** zu tun. Dies ist ein Schmerz, der in einer bestimmten Entfernung von der Schmerzquelle gespürt wird. Z.B. eine Entzündung im Bereich des Zwerchfelles bewirkt einen Schmerz, der an der Schulter verspürt wird. Dieser weitergeleitete Schmerz hängt mit der Schmerzverarbeitung im zentralen Nervensystem zusammen. Hier kann nicht zwischen den visceralen und den somatischen sensorischen Schmerzimpulsen differenziert werden. Von seiten des Standpunktes des Patienten ist der Schmerz da, wo er ihn fühlt; die Tatsache, daß die Schmerzquelle in einem entfernten Organ lokalisiert ist, wird ihm nicht einleuchten.

11. Schmerzursache

Es ist sehr wichtig, den Patienten danach zu fragen, was er für die Ursache seiner Beschwerden hält. Gerade wenn es dem Patienten sehr schlecht geht, wird man manchmal einen Einblick in seine Sorgen bekommen, und manchmal wird ein Patient von der Ursache seiner Beschwerden gequält, und nur sehr sorgfältiges Befragen kann dann aufdecken, ob er eine Entschädigung oder Versicherungsgelder erreichen will oder verlieren wird. Auch dies gehört in die Überlegungen des Untersuchers.

Aber immer gilt es, den Überlegungen des Patienten mit Sorgfalt und Toleranz zuzuhören.

Tumoranamnese

Bei der Untersuchung eines Tumors sollte man immer versuchen, seine Lokalisation, Umfang, Oberfläche, Ränder, Konsistenz, Berührungsempfindlichkeit, Temperatur und seine Verschieblichkeit auszumachen. Die Ergebnisse zum Untersuchungszeitpunkt müssen nicht unbedingt typisch für den Tumor sein, wenn er das erstemal bemerkt wird. Die meisten Patienten mit einem Tumor bemerken diesen häufig und sind auch in der Regel in der Lage, etwas über die Anamnese seines klinischen Erscheinungsbildes anzugeben. Trotzdem sollte man sich um Antworten auf folgende Fragen bemühen:

1. Wann wurde der Tumor erstmals bemerkt?

Es ist sehr wichtig, kalendarische Daten und die Terminologie exakt darzustellen. Man darf also nicht aufschreiben »der Tumor trat erstmals vor 6 Monaten auf«, wenn man damit ausdrücken will, daß der »Tumor erstmals vor 6 Monaten bemerkt wurde«. Dazwischen liegen Welten. Manche Tumoren existieren bereits monatelang oder jahrelang, bevor sie der Patient selber erstmals bemerkt.

2. Welches Ereignis machte den Patienten auf den Tumor aufmerksam?

Gewöhnlich erhält man auf diese Frage drei Antworten:

1. Ich bemerkte ihn beim Waschen.
2. Ich hatte Schmerzen und tastete den Tumor, als ich die schmerzhafte Stelle fühlte.
3. Irgendjemand bemerkte ihn und sprach mich darauf an.

Das Vorhandensein oder Fehlen von Schmerzen ist wichtig. Vor allen Dingen, weil es sich um einen wesentlichen Punkt handelt. Global gesehen bedeuten Schmerzen gewöhnlich, daß es sich um eine Entzündung handelt und nicht um eine bösartige Geschwulst. Die meisten Patienten glauben, daß Krebs schmerzhaft sei, und so verharmlosen sie einen Tumor sträflich, indem sie ihn ignorieren, solange er ihnen nicht weh tut.

3. Welche Symptome werden durch den Tumor hervorgerufen?

Sollte es sich um eine schmerzhafte Geschwulst handeln, so muß man sehr sorgfältig die Schmerzanamnese, ihre Dauer, ihr Fortschreiten, ihre Charakteristik usw. erfragen, wie das in den vorherigen Kapiteln beschrieben ist. Der charakteristische Wesenszug des Schmerzes eines infektiösen Tumors ist das Klopfen. Eine Geschwulst kann entstellend sein, bei Bewegungen bemerkbar werden, bei der Atmung oder beim Schlucken. Jedes Symptom muß sorgfältig beschrieben werden.

4. Hat sich die Geschwulst, seit sie erstmals bemerkt wurde, verändert?

Hier benötigt man die eigene Kenntnis des Patienten über die Beobachtung klinischer Zeichen. Für den Patienten am augenfälligsten ist die Größe einer Geschwulst. So ist er sicherlich in der Lage, dem Arzt darüber Kenntnis zu geben, ob sie größer oder kleiner geworden ist, oder ob sie eine wechselnde Größe hat. Hat der Patient eine Größenänderung bemerkt, so wird er Änderungen der Form, Konsistenz, der Oberfläche und der Ausdehnung angeben können. Genaue Auskunft wird er über eine Berührungsempfindlichkeit geben können, die sich ebenso wie ein Schmerz ändern kann.

5. Verschwindet die Geschwulst jemals?

Eine Geschwulst kann beim Liegen oder während Bewegungen verschwinden, oder sie kann bei der ärztlichen Untersuchung unauffindbar sein. Der Patient sollte immer genau danach befragt werden, ob die Geschwulst verschwindet, weil eben dieses klinische Zeichen geradezu charakteristisch ist für eine geringe Anzahl von Geschwülsten.

6. Hatte der Patient zu einem anderen Zeitpunkt bereits Geschwülste?

Auch diese Frage muß immer gestellt werden, da es dem Patienten in der Regel nicht gegenwärtig ist, daß irgendeine Verbindung zwischen der jetzt aufgetretenen Geschwulst und früheren oder an anderen Körperstellen vorhandenen Geschwülsten bestehen kann.

7. Welche Ursache gibt der Patient für die Entstehung seiner Geschwulst an?

Gelegentlich treten solche Schwellungen als Folge von Unfällen oder systemischen Erkrankungen auf, die dem Patienten erinnerlich sind.

Ulkusanamnese

Ein Geschwür ist definiert als eine Kontinuitätsunterbrechung in einem Epithel. Wenn es nicht schmerzlos ist und an einem unzugänglichen Körperteil, so wird es der Patient vom ersten Augenblick seiner Entstehung an bemerken, und wenn er es jeden Tag verbindet, so wird er mit großer Sorgfalt sein klinisches Bild beobachten.
Die anamnestischen Fragen bezüglich des Geschwürleidens folgen einem ähnlichen Muster wie die der Geschwulst.

1. Wann wurde das Geschwür erstmals bemerkt?

Man muß den Patienten befragen, ob er das Geschwür bereits in seinen Anfängen bemerkt hat oder nachdem es bereits längere Zeit bestanden hat. Letzteres beobachtet man oft bei neurotrophisch entstandenen Geschwüren an der Fußsohle.

2. Was lenkte die Aufmerksamkeit des Patienten auf das Geschwür?

Die häufigste Ursache ist der Schmerz. Gelegentlich ist es auch eine eitrige Absonderung oder Blutung.

3. Welche Symptome verursacht das Geschwür?

Das Geschwür kann schmerzhaft sein. Es kann die täglichen Aktivitäten beeinträchtigen, z.B. beim Spazierengehen, beim Essen oder beim Stuhlgang. Man muß jedes Symptom beachten.

4. Hat sich das Geschwür verändert seit seinem Auftreten?

Die Beobachtungen des Patienten über Größenänderungen, Änderungen des Umfanges, des Eindringens in die Tiefe, des Ulkusgrundes, der Absonderung und der Schmerzen muß man im Detail aufzeichnen. Den Rhythmus und den Verlauf von Spontanheilung und Wiederauftreten des Geschwürs muß man notieren.

5. Hatte der Patient jemals ein ähnliches Geschwür an derselben Stelle oder anderswo?

Sowie für das momentane Ulkus muß man auch die Anamnese früherer Geschwüre erheben.

6. Was hält der Patient für die Ursache der Ulkusentstehung?

Die meisten Patienten glauben, die Ursache ihres Geschwüres zu kennen und haben auch recht. Die häufigste Ursache ist ein Trauma. Wenn dies zugrunde liegt, so muß man die Schwere und Art der Verletzung erfragen. Resultiert ein großes Ulkus aus einem Bagatelltrauma, so lag sicherlich bereits eine Vorschädigung der Haut zugrunde.

Übersichtstabelle 1.3   **Die Anamnese einer Geschwulst oder eines Geschwüres**

1. *Dauer*
   Wann wurde es erstmals bemerkt?
2. *Erstes Symptom*
   Was lenkte die Aufmerksamkeit des Patienten auf das Geschwür?
3. *Andere Geschwüre*
   Welche Symptome traten sonst noch auf?
4. *Verlauf*
   Traten Änderungen auf, seit es das erste Mal bemerkt wurde?
5. *Krankheitsbild*
   Ist die Geschwulst jemals verschwunden, bzw. ist das Geschwür spontan abgeheilt?
6. *Multilokuläres Auftreten*
   Hat oder hatte der Patient irgendwelche andere Geschwülste oder Geschwüre?
7. *Ursache*
   Was ist nach Meinung des Patienten die Ursache der Entstehung?

Klinische Untersuchung

Jedes Kapitel dieses Buches behandelt eine spezifische Körperregion und ihre chirurgischen Erkrankungen. So sind die Untersuchungsmethoden auf jede einzelne Region ausgerichtet und im Detail in den entsprechenden Kapiteln beschrieben. Das Hauptaugenmerk im Einführungskapitel bezieht sich auf die Bedeutung, eine **exakte und vollständige Anamnese** aufzunehmen, aber sie wäre nicht ausreichend ohne eine Beschreibung eines Basisplanes klinischer Untersuchung, wobei ganz besonders auf jene Regionen eingegangen wird, die in späteren Kapiteln nicht mehr diskutiert werden, wie z.B. Herz, Lunge und Nervensystem. Da hier die klinische Untersuchung nur in groben Zügen vorgestellt wird, ist eine genauere Kenntnis in weiterreichender und vertiefender Literatur angezeigt. Aber das Verständnis und die Fähigkeit, die praktischen Probleme der klinischen Untersuchung zu lösen, können nur durch häufige Übung am Patienten erworben werden. Untersuchen Sie so viele Patienten, wie Sie können; denn nichts kann ohne häufige Praxis erlernt werden. **Wiederholung ist das Geheimnis des Lernens.** Dieses Axiom gilt für den Arzt genauso wie für den Sportler oder den Konzertpianisten. Man wird mit der Interpretation seines visuellen, taktilen und Gehörssinnes bei der Untersuchung des Patienten nur dann vertraut, wenn man diese Sinne durch dauernde Übung schärft.

Ein erfahrener Kliniker beginnt seine routinemäßige klinisch-physikalische Untersuchung kaum jemals, ohne bereits irgendwelche Verdachtsmomente über eine Diagnose aufgrund der Anamnese zu haben. Konsequenterweise modifiziert er deshalb die in diesem Lehrbuch niedergelegte systematische Untersuchung, indem er ganz speziell nach Befunden sucht, die seine Vermutungsdiagnose bestätigen oder widerlegen. Wenn er bemerkt, daß die Befunde gegen seine Vermutungsdiagnose sprechen, wird er zu dem im Lehrbuch niedergelegten routinemäßigen Vorgehen zurückkehren. **Ein Student sollte dies nicht tun.** Obwohl dies eine praktikable und zeitsparende Methode in einer hochfrequentierten Klinik ist und sicherlich auch akzeptabel für jemanden, der jahrelange klinische Erfahrungen hat, der auch in der Lage ist, jene Patienten sofort zu erkennen, auf die er dieses Verfahren anwenden kann, so ist es doch grundlegend falsch. Schlechte Angewohnheiten wachsen schnell ohne äußeres Zutun, und wenn sich der Student nicht selbst diszipliniert, eine standardisierte, lehrbuchmäßige Routine für jede klinische Untersuchung anzuwenden, wird er sehr schnell sicherlich viele Fehler machen und nach kurzer Zeit wichtige Teile der Untersuchung vollständig mit entsprechenden ernsten Konsequenzen vergessen. Der einfachste Weg, jedesmal eine vollständige, fehlerfreie Untersuchung durchzuführen, besteht darin, die einzelnen Schritte auswendig zu lernen und sie bei jeder Patientenuntersuchung zu wiederholen. Wenn man z.B. eine Geschwulst untersucht, sollte man sich immer wieder vorsagen, Lage, Größe, Beschaffenheit usw., usw. Wenn man dies nicht tut, wird man sehr bald herausfinden, daß man bei der schriftlichen Niederlegung seiner Befunde einzelne Punkte vergessen hat, um dann zum Patienten zurückzugehen und sie erneut zu erheben. Man soll sich also immer an das Grundmuster der Betrachtung, des Betastens, des Untersuchens und des Hörens halten, ganz gleich was man untersucht.

Generelle Überlegungen

Der erste Teil der klinischen Untersuchung wird bereits mit dem Aufnehmen der Anamnese durchgeführt. Während man mit dem Patienten spricht, kann man sein allgemeines Verhalten beobachten, seine intellektuelle Fähigkeit und seine Intelligenz, das Verhältnis gegenüber seiner Erkrankung, das Benehmen dem Arzt und einer Behandlung gegenüber und sein Verhältnis zur Gesellschaft im allgemeinen. Diese Beobachtungen haben natürlich Rückwirkungen auf das Vorgehen der eigentlichen klinischen Untersuchung. Die Instruktionen, die man dem Patienten gibt, müssen extrem einfach sein, wenn er unintelligent ist. Man muß ihm zureden und sehr behutsam mit ihm umgehen, wenn er

scheu und befangen sein sollte. Auf diese Wesenszüge muß man bereits am Anfang der Anamnese sein Augenmerk richten.

Man muß den geistigen Zustand des Patienten schriftlich fixieren, ebenso seine Gedächtnisleistung und seinen Wortschatz. Neurologen haben ein ganzes Vokabular, um verschiedene Kommunikationsstörungen zu beschreiben. Einige dieser Grundbegriffe sind zum Beispiel:

Dysarthrie: Sprachstörungen bedingt durch Muskellähmungen.

Dysphasie oder Aphasie: inkomplete oder komplette Sprachfindungsstörung bedingt durch eine neurologische Erkrankung.

Dysgraphie oder Agraphie: inkomplette oder komplette Schreibstörung.

Dyspraxie oder Apraxie: inkomplette oder komplette Störungen zum Ausführen gezielter Bewegungen **bei Fehlen einer Paralyse.** Außerdem kann man eine Menge physikalischer Charakteristika beim Aufnehmen einer Anamnese beobachten, z.B. **Körperhaltung, Beweglichkeit, Gewicht, Hautfarbe, Gesichtsmimik** und **allgemeiner Körperbau.**

Halten Sie die Hand des Patienten und untersuchen Sie ihn

Der Körperkontakt zum Patienten möglichst zu Beginn der Exploration ist sehr wichtig, indem man seine Hand hält und dabei gleichzeitig den Puls zählt. Es ist für den Patienten sehr entscheidend, das Gefühl zu haben, daß man mit ihm körperlichen und geistigen Kontakt aufnehmen will. Gerade der physische Kontakt ist es, der zwischen dem untersuchenden Arzt und dem Patienten eine Intimität herstellt. Gerade dieses Arzt-Patient-Verhältnis ist ja ein ausgesprochenes Privileg des Arztberufes und sollte niemals mißbraucht werden.

Bei dieser Gelegenheit kann man gleichzeitig die Anatomie der Hand studieren.

Puls. Details siehe Seite 19.

Nägel. Schauen Sie auf Farbe und Form der Nägel. Löffelförmige Nägel (Koilonychie) treten bei Anämie auf, Uhrglasnägel findet man bei kardiopulmonalen Erkrankungen, punktförmige Einblutungen unter den Nägeln sprechen für Mikroembolien in den Arteriolen. Furchen und Gruben treten in Zusammenhang mit Hauterkrankungen, wie z.B. Psoriasis, auf. Abgebissene Nägel sprechen für Nervosität und Ängstlichkeit.

Hauttemperatur. Auch diese sollte beachtet werden. – Aber dabei muß man sich darüber klar sein, daß diese durch die Umgebungstemperatur und die Dauer der Exposition beeinflußt ist.

Feuchtigkeit. Hat der Patient übermäßigen Handschweiß?

Hautfarbe. Eine blasse Haut der Hände, besonders in den Hautlinien der Hand und in den Nagelbetten läßt auf eine Anämie schließen. Blaurote Hände findet man bei Polyzythämie oder beim Cor pulmonale. Die Finger können durch Nikotinabusus verfärbt sein.

Schwielen. Die Ausprägung der Handbeschwielung gibt Aufschluß über den Beruf des Patienten.

Untersuchung von Kopf und Hals

Augen. Testen Sie die Reaktion der Pupillen auf Licht und Akkommodation. Untersuchen Sie die Augenbewegungen. Schauen Sie auf Exophthalmus, Korneal- oder Linsentrübung. Testen Sie die Sehschärfe und die Gesichtsfelder. Betrachten Sie die Fundi mit dem Ophthalmoskop.

Ohren und Nase. Vergessen Sie nicht, in die Ohren zu schauen, die äußeren Gehörgänge und das Trommelfell zu inspizieren. Betrachten Sie die Nase. Gerade Ohren und Nase werden bei der Routineuntersuchung oft vergessen, aber dies ist sehr wichtig, vor allen Dingen wenn Krankheitsherde vom Kopf und vom Hals ausgehen.

Mund. Beachten Sie Farbe und Zustand der Lippen. Betrachten Sie die Zungenoberfläche und die Zungenbewegungen auf ihre Symmetrie. Der Zahnstatus und der Gaumen verdienen Beachtung. Bei Inspektion des weichen Gaumens, der Tonsillen und der hinteren Rachenwand, des Oropharynx bedient man sich eines Spatels.

Hals. Leitstrukturen bei der Untersuchung des Halses sind die Jugularvenen, die Trachea, die Schilddrüse und die Lymphknoten.

Untersuchung der Gehirnnerven

I. N. olfactorius. Fragen Sie den Patienten nach seinem Geschmacksempfinden, und testen Sie es mit entsprechenden Geschmacksstoffen (z.B. Pfefferminz, Zitrone, Salz, Zucker usw.).

II. N. ophthalmicus. Überprüfen Sie die **Sehschärfe**, d.h. das Erkennen von Buchstaben aus verschiedenen Entfernungen. Testen Sie die **Gesichtsfelder:** man setzt sich direkt vor den Patienten, bittet ihn, ein Auge zu schließen und geradeaus zu schauen, wobei man mit dem kontralateralen Auge das gleiche macht. Man hält nun die Hand genau in der Mitte zwischen sich und dem Patienten, streckt den Arm, so daß Ihre Hand außerhalb des eigenen und außerhalb des Gesichtsfeldes des Patienten liegt. Nun bewegt man die Hand langsam in die Mittellinie, bis sie im Gesichtsfeld erscheint. Hat der Patient ein normales Gesichtsfeld, muß er sie zur gleichen Zeit sehen wie Sie. Testen Sie das **Farbsehen** mittels Ishihara-Karten.

III. N. oculomotorius. Bis auf zwei innerviert er alle externen **Augenmuskeln**, ebenso den **Levator des Oberlides** und die **Akkommodationsmuskulatur.** Ein Funktionsausfall ist daran zu erkennen, daß das Auge nach unten außen steht, das Oberlid herabhängt (Ptosis) und die Pupille fixiert ist. Allerdings können auch Muskelparesen einzelner Muskeln bestehen, die vom dritten Hirnnerven innerviert werden. Um den M. rectus superior zu überprüfen, bittet man den Patienten, nach oben zu schauen, den M. rectus inferior, nach unten zu schauen, den M. rectus medialis, zu konvergieren und den M. obliquus inferior, nach außen oben zu blicken.

IV. N. trochlearis. Er innerviert den **M. obliquus superior**, der das Auge nach unten außen dreht. Wenn er geschädigt ist, kann der Patient diese Bewegungen nicht ausführen. Das Auge steht nach innen, und er wird Doppelbilder unterhalb der Horizontalen haben.

V. N. trigeminus. Er hat sensorische und motorische Funktionen. Die **sensorische** Innervation betrifft das gesamte Gesicht. Die Aufteilung der sensorischen Innervation seiner drei Äste (R. ophthalmicus, maxillaris und mandibularis – ist in Abb. **1.2** aufgezeichnet).

Der N. trigeminus innerviert ebenfalls die Konjunktiva und die Mundhöhle sensorisch, man überprüft deswegen den Konjunktivalreflex (Einserast), die Berührungsempfindlichkeit der Nasenschleimhaut, des Pharynx, des harten und weichen Gaumens, der Tonsillen, den Schluckreflex (Zweierast), die Sensitivität der Zunge, der unteren Zähne und des Zahnfleisches des Unterkiefers (Dreierast).

Die Geschmacksfasern der vorderen zwei Drittel der Zunge gehören dem N. lingualis an. Er ist ein Zweig des Mandibularastes des N. trigeminus, nachdem er das Ganglion geniculi als Chorda tympani verlassen hat.

Der Geschmack kann getestet werden durch süße, saure, salzige und bittere Substanzen, wie Zucker, Salz, Säure und Chinine.

Die motorischen Anteile des N. trigeminus laufen mit dem R. mandibularis zu den Kaumuskeln – M. masseter, buccinator und die Mm. pterygoidei. Man muß den Patienten auffordern, die Zähne zu fletschen, um den Tonus der Masseteren zu untersuchen.

Übersichtstabelle 1.4   Erinnern Sie sich an die vier Basistechniken

Inspektion	Alle vier können und sollen immer angewendet werden, welchen Teil man auch immer untersucht. Die dritte und vierte Technik werden oft vergessen, wenn man andere Körperteile als den Brustkorb untersucht.
Palpation	
Perkussion	
Auskultation	

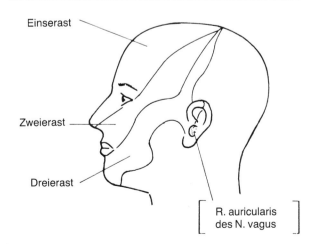

Einserast

Zweierast

Dreierast

R. auricularis des N. vagus

Abb. 1.2   Die Aufteilung der drei Äste der sensorischen Innervation des N. trigeminus

VI. N. abducens. Er innerviert den **M. rectus lateralis**, der das Auge nach auswärts bewegt. Wenn der Patient zur Seite zu blicken versucht, geht das Auge nicht mit, und es resultieren Doppelbilder.

VII. N. facialis. Er ist der motorische Nerv der mimischen Gesichtsmuskulatur. Bei seinem Ausfall ist die entsprechende Gesichtshälfte schlaff, die Augenlider können nicht komplett geschlossen werden, der Mund ist asymmetrisch, wenn der Patient die Zähne zu fletschen versucht. Er kann nicht pfeifen. Der Kern des 7. Gehirnnervens liegt in der Pons Varoli. Die Verletzung des Tractus facialis oder des Nerven nach Verlassen seines Nukleus bewirkt eine Lähmung der gesamten Seite eines Gesichtes, wogegen Verletzungen oberhalb der Ebene des Nukleus sich dadurch auszeichnen, daß die Fasern, die von der Gegenhemisphäre zum oberen Anteil des N. facialis übertreten, erhalten sind. Die motorische Innervation der Stirn und der Augenlider ist intakt. Um den N. facialis zu testen, muß der Patient nach oben sehen und die Stirne runzeln. Er muß die Augen fest schließen (dies dient der Untersuchung der Stärke des M. orbicularis oculi, indem man versucht, die Augen gewaltsam zu öffnen), und er muß die Zähne zeigen (der Mund muß symmetrisch geöffnet sein).

VIII. N. vestibulocochlearis (statoacusticus). Von ihm werden das Innenohr und die sensiblen Organe des Gleichgewichtsorgans innerviert. Die Hörfunktion kann sehr leicht getestet werden, indem man das Hören der Flüstersprache überprüft, oder indem man den Patienten fragt, ob er das Ticken einer Armbanduhr hört. Wenn der Nerv in Ordnung ist und die Schwerhörigkeit durch eine Schalleitungsstörung der Mittelohrknochen bedingt ist, **Mittelohrschwerhörigkeit,** so wird der Ton einer Stimmgabel klar gehört, wenn man diese auf den Processus mastoideus aufsetzt. Sie wird jedoch nicht gehört, wenn man sie vor das Ohr hält. Diese Prüfung heißt Rinne-Test. Setzt man die Gabel auf die Stirne, wird bei bestehender Mittelohrschwerhörigkeit der Ton lauter vernommen, Weber-Test. Bei einer Nervenleitungsstörung wird der Ton nicht gehört, ganz gleich wo man die Stimmgabel positioniert. Die Funktion des N. vestibularis wird durch die Reaktion auf Temperaturänderungen im äußeren Gehörgang geprüft, Temperaturtest. Dies muß jedoch unter sehr sorgfältiger Überwachung der HNO-Abteilung geschehen.

IX. N. glossopharyngeus. Er innerviert das hintere Drittel der Zunge einschließlich der Geschmacksknospen und die Schleimhaut des Pharynx. Er hat motorische Fasern für den mittleren Anteil des M. constrictor pharyngis. Die sensorischen Fasern überprüft man, indem man die Hinterwand des Oropharynx berührt und so den pharyngealen Würgereflex auslöst.

X. N. vagus (pneumogastrischer Nerv). Er bewirkt die motorische Innervation des weichen Gaumens, des Pharynx, Larynx, und er ist der sensorische Nerv für Herz, Lunge und Gastrointestinaltrakt. Man bittet den Patienten, den Mund zu öffnen und »A« zu sagen. Der weiche Gaumen sollte einen nach oben gerichteten symmetrischen Spitzbogen zeigen. Ist eine Seite des Gaumens gelähmt, so wird diese nicht bewegt, und das Zäpfchen wird zur gesunden Seite hin gezogen. Ein Verdacht auf eine Lähmung des N. recurrens (Äste des N. vagus) besteht dann, wenn der Patient eine Veränderung seiner Stimme bemerkt hat oder nicht mehr husten kann. Die Stimmbänder müssen dann mit einem Laryngoskop eingesehen werden, um eine definitive Diagnose zu stellen.

XI. N. accessorius. Er innerviert die Mm. trapezius und sternocleidomastoideus. Seine Funktion wird mittels dieser Muskeln überprüft; man bittet den Patienten, die Schultern hochzuziehen und die Kinnspitze nach unten auf die Hand zu pressen.

XII. N. hypoglossus. Er ist der motorische Nerv der Zunge. Bei einer Lähmung weicht die Zunge zur ipsilateralen Seite ab, wenn der Patient versucht, sie herauszustrecken. Die Zunge zeigt auf dieser Seite auch eine Atrophie.

Untersuchung des Brustkorbes und der Lungen
Inspektion

Die Hautfarbe des Patienten und seine Atemfrequenz sind Indikatoren für eine adäquate Atmung. Zyanose wird durch kardiopulmonale Erkrankungen hervorgerufen und wird sehr leicht an der Lippenfarbe erkannt. Eine Zyanose der Nagelbetten, der Nasenspitze und der Ohren kann bedingt sein durch periphere oder zentrale Kreislaufstörungen. Wenn diese Körperareale tief rot-blau verfärbt sind, das Gesicht des Patienten ebenfalls rot und plethorisch erscheint, so leidet er unter einer Polyzythämie und ist nicht zyanotisch.

Zählen Sie die Atemzüge und achten auf den Atemrhythmus. Ein regelmäßiger Wechsel der Atmungsfrequenz und der Atemhübe mit Perioden der Apnoe zwischen Episoden einer Tachypnoe nennt man Cheyne-Stokessche oder periodische Atmung. Diese tritt dann auf, wenn eine Änderung in der Sensitivität des Atemzentrums für den normalen Stimulus besteht und ist gewöhnlich mit Herzerkrankungen vergesellschaftet oder wird als Folge schwerer zerebrovaskulärer Krankheiten beobachtet. Achten Sie darauf, ob die Atmung unter willentlicher Anstrengung erfolgt, und vergleichen Sie die Zeitspanne der Inspiration mit derjenigen der Exspiration. Man muß den Brustkorb während der Inspiration beobachten, ob irgendwelche Einwärtsbewegungen der interkostalen Räume auftreten (paradoxe Atmung).

Man muß auf abnormale Deformitäten des Brustkorbes achten. Die zwei häufigsten abnormen Veränderungen sind die Trichterbrust (Pectus excavatum) und die Hühnerbrust (Pectus carinatum) (s. Abb. 8.29, S. 175).

Palpation

Trachea. Man muß die Lage der Trachea am Jochbogen kontrollieren.

Expansion des Brustkorbes. Spreizen Sie Ihre Hände um den Brustkorb so, daß sich die Daumen gerade in der Mittellinie berühren. Bitten Sie den Patienten, tief einzuatmen. Die Daumen werden um die Distanz auseinanderweichen, die ungefähr der Hälfte der Brustkorbexpansion entspricht. Ist diese Expansion asymmetrisch, so wird man sie fühlen und sehen. Sie ist definiert als die Differenz zwischen der Zirkumferenz des Brustkorbes bei voller Inspiration und nach voller Exspiration, gemessen in Höhe der Mamillen.

Herzspitzenstoß. Dieser ist der tiefste und lateralste Punkt, an dem man die Herzpulsationen tasten kann. Er wird weiter nach lateral wandern, wenn das Herz vergrößert ist, andererseits wird er medialisiert oder lateralisiert sein, wenn das **Mediastinum** verzogen ist. Das Mediastinum (und die Trachea) werden auf die Seite einer kollabierten und kontrahierten Lunge gezogen, oder sie werden in die entgegengesetzte Richtung abgedrängt, wenn sich in einer Pleurahöhle übermäßig viel Luft oder Flüssigkeit angesammelt hat.

Stimmfremitus bei Berührung. Drücken Sie Ihre Hand fest auf den Brustkorb und bitten den Patienten »99« zu sagen. Die Vibrationen, die man dabei fühlen kann, werden Stimmfremitus genannt. Man muß die Stärke dieser Vibrationen auf jeder Seite überprüfen und vergleichen, zusätzlich aber an der Vorder- und Rückseite des Brustkorbes, über der Lungenspitze, im Mittelgeschoß und an der Lungenbasis. Um diesen Stimmfremitus wahrzunehmen, müssen die Schallwellen durch die Luft in den Bronchien, Bronchiolen und Alveolen zum Brustkorb übertragen werden. Ein verschlossener Bronchus (Atelektase), Flüssigkeit oder Luft zwischen dem viszeralen und parietalen Pleurablatt werden diese Schallwellenleitung unterbrechen und die Intensität des palpablen Fremitus reduzieren. Ein verdicktes Lungengewebe mit offenen Luftwegen – wie zum Beispiel bei Beginn einer Pneumonie – verstärkt die Schallleitung durch die Lungen und damit den palpablen Stimmfremitus.

Palpieren Sie beide Axillen.

Perkussion

Die gesamte Lungenoberfläche muß perkutiert werden. Die Oberflächenbegrenzungen der Lunge sind in Abb. 1.3 aufgezeigt. Legen Sie eine Hand flach auf den Brustkorb und drücken den Finger, auf den Sie klopfen wollen, fest auf die Brustkorbwand. Klopfen Sie auf das Zentrum der Mittelphalanx dieses Fingers mit der Spitze des Mittelfingers der anderen Hand. Hören Sie sehr sorgfältig auf den Ton und vergleichen ihn mit demjenigen, den Sie an einem identischen Punkt auf der kontralateralen Seite auslösen können.

Die zwei Areale, die meistens bei der Lungenperkussion vergessen werden, sind die lateralen Zonen hoch in den Axillae und die Vorderwand der Spitzen hinter den Klavikeln. Perkutieren Sie letztere durch direktes Beklopfen der Klavikula mit dem perkutierenden Finger. Bei normalen Lungen hört man einen sonoren Klopfschall. Er entspricht in etwa dem Ton, den man auch hört bei einer normalen Lunge bei der Auskultation. Befindet sich irgendein solides Medium im Pleuraspalt oder eine Verdichtung im Lungengewebe, wird der Klopfschall verkürzt und klingt dumpf. Vermehrte Luft, sei sie im Pleuraspalt (Pneumothorax) oder in der Lunge selbst (Emphysem), verlängert den Klopfschall (**hypersonorer Klopfschall**), (s. Abb. 1.5).

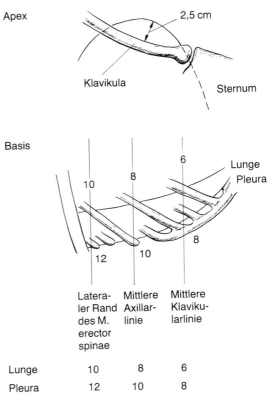

	Lateraler Rand des M. erector spinae	Mittlere Axillarlinie	Mittlere Klavikularlinie
Lunge	10	8	6
Pleura	12	10	8

Abb. 1.3   Die Oberflächengrenzen der Lunge und Pleura

Ein spezifisches Zeichen für einen großen Pneumothorax ist eine klingende Resonanz, die man durch das Stethoskop hören kann, wenn man zur Perkussion zwei Geldmünzen auf der Brustwand aufeinanderschlägt.

Auskultation

Normale Atemgeräusche hört man über allen Abschnitten des Brustkorbes mit Ausnahme über dem Herzen und der Wirbelsäule. Sie bestehen aus einem Inspirationsgeräusch, das unmittelbar von dem kürzeren und weicheren Exspirationsgeräusch gefolgt wird. Es besteht **keine Pause** zwischen den beiden Atemphasen. Man bezeichnet es als **Vesikuläratmen.** Es entsteht durch die Bewegungen der Luft in den kleinen Bronchiolen und Alveolen.

Ist die Lungenperipherie verdichtet, z.B. bei der Pneumonie, so hört man die Luftbewegungen in den größeren Bronchiolen und Hauptbronchien. Dieser Ton ist härter und lauter als das vesikuläre Atmen. **Die inspiratorische und exspiratorische Phase sind gleich lang und getrennt durch eine kurze Atempause.** Man nennt dies **Bronchialatmen.** Die Qualität der Töne und die Atempause sind zwei entscheidende Merkmale.

Die Tonhöhe des Bronchialatmens bewegt sich zwischen hohen oder tiefen Tönen. Die hohe Tonlage wird manchmal auch als **röhrendes** Bronchialatmen bezeichnet. Die tiefe Tonlage, die so klingt, als ob man

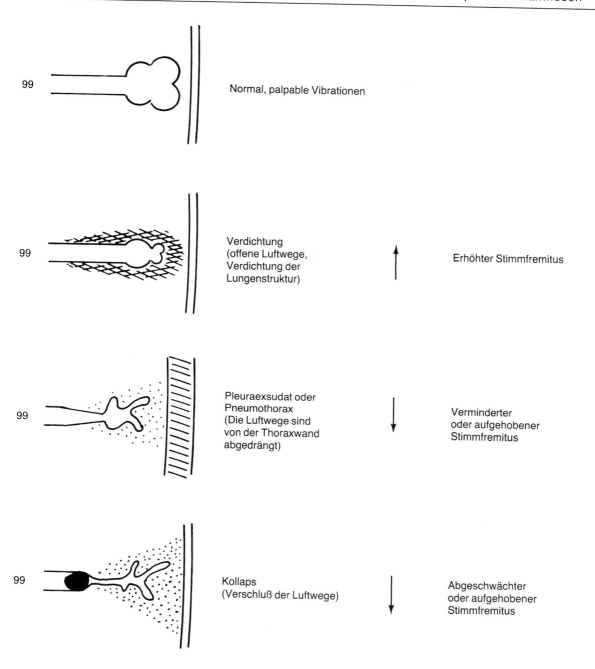

Abb. 1.4 Palpabler Stimmfremitus
Palpabler Stimmfremitus wird nur bei bis in die Peripherie offenen Luftwegen verspürt

über ein Gefäß bläst, wird als **amphorisches** Bronchialatmen bezeichnet. Letzteres hört man bei Luftbewegungen in einem Hohlraum in den Lungen, z. B. wie bei einer tuberkulösen Kaverne. Der Typ des Atemgeräusches, der zwischen dem vesikulären und Bronchialatmen liegt, wird als **bronchovesikuläres** Atemgeräusch bezeichnet. Bei dieser Form sind die Inspiration und Exspiration von gleicher Länge. Es klingt etwas härter als das Vesikuläratmen, aber es besteht **keine Pause**

zwischen den beiden Phasen. Bronchovesikuläres Atmen hört man sehr oft auch bei normalen Menschen an der Vorderseite des Oberlappens, da hier die größeren Bronchien nahe an der Lungenoberfläche liegen. Die Atemgeräusche sind total aufgehoben oder vermindert bei jedem krankhaften Prozeß, der die normale Geräuschübertragung in der Lungenstruktur und an der Brustwand vermindert. Normalerweise gibt es dafür zwei Gründe. Einmal eine bronchiale Obstruktion (sie

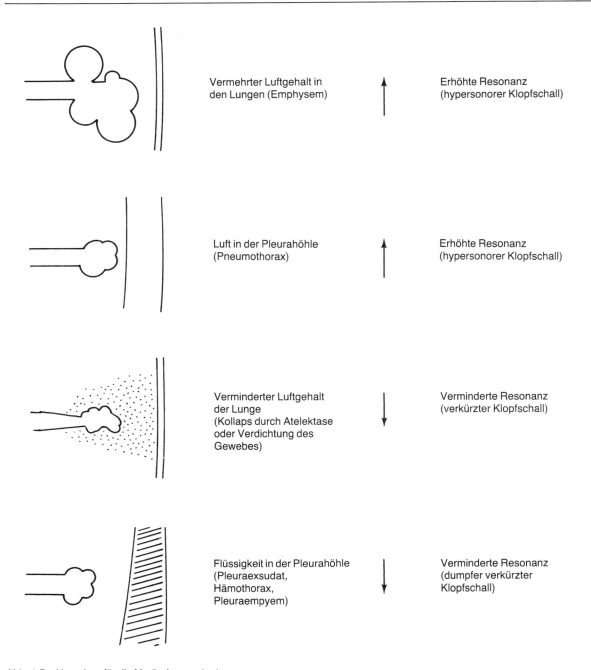

Vermehrter Luftgehalt in den Lungen (Emphysem)	Erhöhte Resonanz (hypersonorer Klopfschall) ↑
Luft in der Pleurahöhle (Pneumothorax)	Erhöhte Resonanz (hypersonorer Klopfschall) ↑
Verminderter Luftgehalt der Lunge (Kollaps durch Atelektase oder Verdichtung des Gewebes)	Verminderte Resonanz (verkürzter Klopfschall) ↓
Flüssigkeit in der Pleurahöhle (Pleuraexsudat, Hämothorax, Pleuraempyem)	Verminderte Resonanz (dumpfer verkürzter Klopfschall) ↓

Abb. 1.**5**   Ursachen für die Veränderung der Lungenresonanz.

bewirkt einen Kollaps des distalen Anteiles der Lunge jenseits der Obstruktion) und Flüssigkeit im Pleuraspalt oder ein Pneumothorax (s. Abb. 1.7).

Wenn das Lungengewebe verdichtet ist (Konsolidation), die Luftwege selbst aber offen sind, überträgt das verdichtete Lungengewebe die Atemgeräusche aus den größeren Bronchien. Also Bronchialatmen wird über Bezirken einer verdichteten Lungenstruktur gehört, aber über Anteilen einer kollabierten Lunge hört man kein Atemgeräusch.

Zusätzliche Atemgeräusche. Es gibt drei verschiedene Möglichkeiten von zusätzlichen Atemgeräuschen: Giemen, Rasseln und Knistern.

Giemen (Rhonchi) sind pfeifende Geräusche, die hervorgerufen werden, wenn die Luft stenosierte Atemwege passiert. Man hört sie gewöhnlich bei Asthma oder chronischer Bronchitis. Ihre Tonhöhe hängt ab von der Strömungsgeschwindigkeit der Luft und vom Durchmesser der Bronchiolen, in denen sie entstehen. Sie sind unverwechselbar.

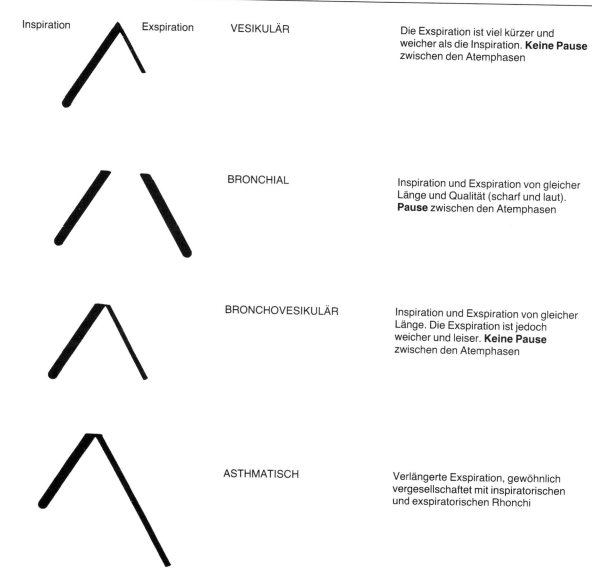

| | | VESIKULÄR | Die Exspiration ist viel kürzer und weicher als die Inspiration. **Keine Pause** zwischen den Atemphasen |

Inspiration   Exspiration

BRONCHIAL — Inspiration und Exspiration von gleicher Länge und Qualität (scharf und laut). **Pause** zwischen den Atemphasen

BRONCHOVESIKULÄR — Inspiration und Exspiration von gleicher Länge. Die Exspiration ist jedoch weicher und leiser. **Keine Pause** zwischen den Atemphasen

ASTHMATISCH — Verlängerte Exspiration, gewöhnlich vergesellschaftet mit inspiratorischen und exspiratorischen Rhonchi

Abb. 1.6   Atemgeräusche.

Rasseln. Es handelt sich um grobblasige Geräusche, die hervorgerufen werden, wenn die Luft Bronchiolen passiert, die teilweise mit Sekret, Schleim oder Eiter gefüllt sind. Diese Atemgeräusche sind ähnlich denen, die erzeugt werden, wenn Luft durch Wasser geleitet wird. Nach Entfernung der Flüssigkeit verschwinden diese Geräusche, deshalb muß man den Patienten bitten, tief Luft zu holen, zu husten und dann erneut abzuhören. Sind dann diese Atemgeräusche verschwunden, so handelt es sich tatsächlich um grobblasige Atemgeräusche; denn Knistern kann auf diese Weise nicht beseitigt werden.

Krepitationen sind feinknisternde Atemgeräusche. Sie gleichen denen, wenn man Haarbüschel zwischen den Fingern reibt. Man nimmt an, daß sie dadurch zustande kommen, daß die Alveolen sich platzend öffnen mit dem Eintritt von Luft bei einem in der Umgebung verdickten Lungenparenchym. Die Krepitationen werden über Gebieten von verdichteter Lungenstruktur gehört, wie zum Beispiel bei der Pneumonie, und sie

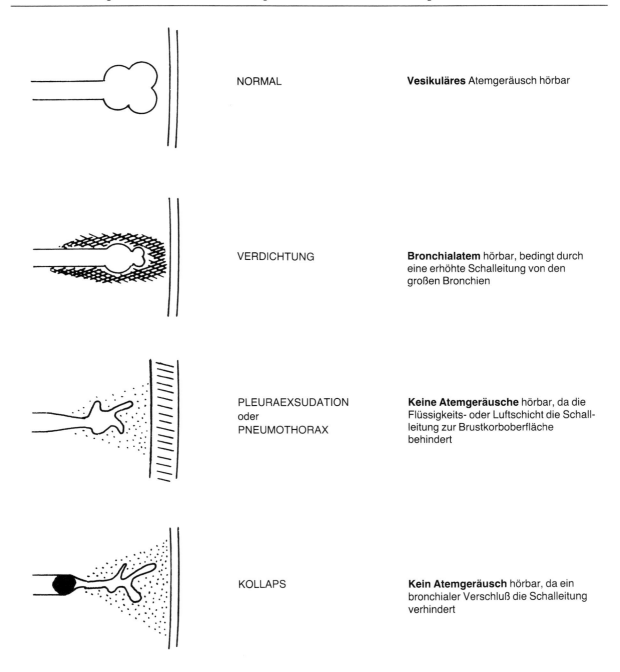

NORMAL	**Vesikuläres** Atemgeräusch hörbar
VERDICHTUNG	**Bronchialatem** hörbar, bedingt durch eine erhöhte Schalleitung von den großen Bronchien
PLEURAEXSUDATION oder PNEUMOTHORAX	**Keine Atemgeräusche** hörbar, da die Flüssigkeits- oder Luftschicht die Schalleitung zur Brustkorboberfläche behindert
KOLLAPS	**Kein Atemgeräusch** hörbar, da ein bronchialer Verschluß die Schalleitung verhindert

Abb. 1.**7**   Ursachen für veränderte Atemgeräusche.

spielen eine bedeutende Rolle beim Linksherzversagen. Sie sind durch Husten nicht zu beseitigen.

In manchen Lehrbüchern wird nicht zwischen grobblasigen Atemgeräuschen und dem Entfaltungsknistern unterschieden. Es wird hier eine gemeinsame Bezeichnung von **feuchten Atemgeräuschen** gebraucht.

Pleurales Reiben. Dieses entsteht bei entzündeter Pleura, wenn das viszerale und parietale Blatt nicht widerstandslos aneinander gleiten können. Wenn die rauhen Pleurablätter aufeinanderreiben, erzeugen sie ein Geräusch, das demjenigen gleicht, wenn man einen Finger fest auf die Glasscheibe drückt und auf dieser damit entlang fährt. Es ist eine Mischung aus Kratzen und quietschenden Geräuschen. Pleurales Reiben kann man nur bei Bewegungen des Brustkorbes hören, also während In- oder Exspiration. Der Patient klagt oft über pleuralen Schmerz über dem Bezirk, in dem das Reiben zu hören ist.

Die Untersuchung von Herz und Kreislauf

Die ersten Beobachtungen am Patienten über seine Hautfarbe, Atemfrequenz und seine allgemeine Aktivität haben bereits Aufschluß gegeben über seinen Kreislauf. Es ist am leichtesten und entspricht der gewöhnlichen Praxis, den Puls zu fühlen, indem man den Patienten beim Beginn der Untersuchung an die Hand nimmt.

Der Puls

Folgende Charakteristika sollen beachtet und festgehalten werden.

Frequenz. Sie wird in Schlägen pro Minute ausgedrückt. Es ist eine schlechte Praxis, den Puls 5 Sekunden zu zählen und das Ergebnis mit 12 zu multiplizieren. Man sollte mindestens 15 Sekunden lang bei regelmäßigem Puls und über einen längeren Zeitraum bei unregelmäßigem Puls zählen.

Rhythmus. Der Pulsschlag kann regulär oder irregulär sein. Wenn er unregelmäßig ist, so kann auch dabei ein festes Schema existieren, oder es besteht eine totale Irregularität. Letzteres bezeichnet man manchmal auch als absolut irregulären Puls. Er ist ein Hinweis für Vorhofflimmern. Die verschiedenen Möglichkeiten eines unregelmäßigen Pulses sind in Abb. 1.8 aufgezeigt.

Volumen. Der prüfende Finger kann die Expansion der Arterie mit jedem Schlag abschätzen, und in Konsequenz davon erhält man einen Eindruck über das Blutvolumen, das die Arterie passiert. Ein Patient mit einem hohen Herzzeitvolumen hat einen gut gefüllten Puls. Ein Patient im hämorrhagischen Schock hat einen schwachen, weichen, »fadenförmigen« Puls.

Die Beschaffenheit der Pulswelle. Jede Druckwelle hat definierte Charakteristika, bestehend aus der Steilheit des Anstieges, Druckabfall, Höhe des Anstieges und möglichen regulären Schwankungen. Die Form der Pulswelle kann mit den Fingern abgeschätzt werden. Ein steiler Anstieg gefolgt von einem schnellen Abfall mit einem hohen Pulsdruck (hoher Gipfel) wird als »hämmernder Puls« bezeichnet und ist typisch für eine Aorteninsuffizienz. Im Gegensatz dazu zeichnet sich die Aortenstenose durch einen langsamen Anstieg und Abfall aus. Abb. 1.9 zeigt das typische Verhalten der Pulswellen.

Beschaffenheit der Arterie. Es ist sehr einfach, den Durchmesser der A. radialis und ihre Wandstärke abzuschätzen, wobei dies jedoch in keinster Weise ein Indikator für die Beschaffenheit anderer Blutgefäße im Körper ist.

Blutdruckmessung

Der Blutdruck wird gewöhnlich über der Brachialarterie mit einem Sphygmomanometer gemessen. Die Manschette soll fest um die Mitte des Oberarmes angelegt werden. Den Beginn des Blutflusses unter der Manschette, wenn man die Luft ausläßt, kann man über der Brachialarterie im Ellbogen mit dem Stethoskop hören oder durch das Tasten des Pulses am Handgelenk fühlen. Diese Pulswellengeräusche, die man bei Beginn des Blutflusses über der Brachialarterie mit

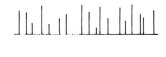

Vorhofflimmern oder -flattern. Der Rhythmus und der Puls sind absolut unregelmäßig

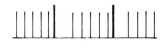

Extrasystolen. Ein verfrühter heftiger Schlag wird von einer Pause gefolgt

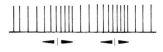

Sinusarrhythmie. Beschleunigung der Schlagfolge während der Inspiration

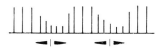

Pulsus paradoxus. Schwächer während der Inspiration

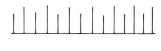

Pulsus alternans. Regelmäßiger Wechsel zwischen einem kräftigen und einem schwachen Schlag

Abb. 1.8   Typische Veränderungen von Rhythmus und Pulsfüllung

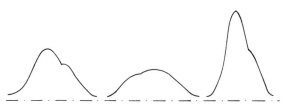

Normal
Der dikrote Knoten ist normalerweise nicht palpabel

Abgeflacht
Langsamer Anstieg und Abfall, **Anakrotie** bezeichnet, Ursache ist die Aortenstenose

Akzentuiert
Abfall als **hämmernder Pulsschlag** bezeichnet, bedingt durch Aorteninsuffizienz oder einen offenen Ductus arteriosus Botalli

Abb. 1.9   Änderungen der Pulswelle

dem Stethoskop hört, wurden erstmals von KOROTKOFF beschrieben und werden ihm zu Ehren Korotkoff-Geräusche genannt.

Pumpen Sie die Manschette bis zu einem hohen Druck auf (250 mmHg) und lassen Sie dann langsam die Luft aus, bis man die ersten Töne hört. Dieser Punkt entspricht dem systolischen Druck. Man muß fortfahren, den Manschettendruck abzulassen. Der Punkt, an dem die Korotkoff-Geräusche plötzlich leiser oder häufiger überhaupt unhörbar werden, kennzeichnet den diastolischen Druck. Die Manschette muß eng anliegen und mindestens 10 cm lang sein. Eine zu schmale Manschette ergibt falsche Werte. Handelt es sich um einen sehr großen Armumfang, sind die gemessenen Drucke fälschlicherweise bis zu 10 mmHg höher.

Wenn man irgendeine Erkrankung der Aorta oder ihrer großen Äste vermutet, **muß man den Blutdruck an beiden Armen messen.**

Inspizieren Sie den Kopf und den Hals erneut

Bereits zu Beginn der Untersuchung hat man die Haut des Patienten, sein Gesicht und sein generelles Verhalten beachtet. Jetzt muß man erneut nach Zeichen sehen, vor allen Dingen solchen, die als Indikatoren für kardiovaskuläre Erkrankungen gelten: **Zyanose, Plethora** und **Dyspnoe.**

Xanthome. Es handelt sich hier um graugelbe Flecken von Lipiden in der Haut. Man findet diese häufig in der Haut des Oberlides. Bei ihrem Vorhandensein **muß** man an einen krankhaften Fettstoffwechsel denken, z.B. Hyperlipidämie. Allerdings können sie auch bei Patienten mit normalem Blutfettgehalt vorhanden sein.

Arcus senilis. Dies ist ein weißer Ring am Übergang der Iris zu den Skleren. Er gilt gemeinhin als Hinweiszeichen fortgeschrittener Arteriosklerose. In praxi ist er jedoch kein verläßliches Hinweiszeichen auf das Vorliegen einer Gefäßerkrankung. Findet man ihn jedoch bei einem Patienten, der jünger als 40 Jahre ist, so sollte man immer eine Hyperlipoproteinämie abklären.

Jugularvenendruck. Der Druck in den großen Venen ist nur geringgradig höher als der im rechten Vorhof. Dieser ist wiederum der wichtigste Kontrollparameter der Herzdynamik. Ein Anstieg des rechten Vorhofdruckes bewirkt eine erhöhte Auswurfleistung des Herzens durch reflektorische Steigerung der kardialen Kontraktilität und der Herzfrequenz.

Man könnte auch sagen, daß der Druck im rechten Vorhof das Herz »steuert«. Der Druck im rechten Vorhof kann klinisch abgeschätzt werden über das Druckverhalten in den Jugularvenen. Beim Gesunden sind die großen Venen am Hals bei 45 Grad Rückneigung kollabiert. Es sind keine venösen Pulsationen in Höhe des Jugulum sterni sichtbar, d.h. die Klavikeln befinden sich in gleicher Höhe wie das Jugulum (Abb. 1.10).

Sieht man Pulsationen im Bereich der V. jugularis interna bei einem Patienten in 45-Grad-Neigung, spricht dies für einen erhöhten Druck im rechten Vorhof. Das Lot zwischen der oberen Begrenzung der venösen

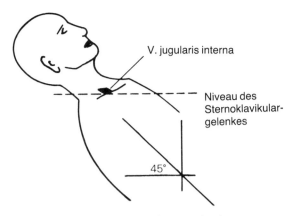

Abb. 1.**10**   Messung des Jugularvenendruckes

Auskultationspunkte:

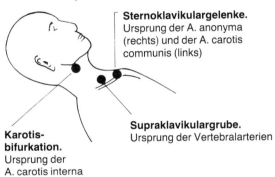

Sternoklavikulargelenke. Ursprung der A. anonyma (rechts) und der A. carotis communis (links)

Karotisbifurkation. Ursprung der A. carotis interna

Supraklavikulargrube. Ursprung der Vertebralarterien

Abb. 1.**11**   Auskultationspunkte von Gefäßgeräuschen am Hals

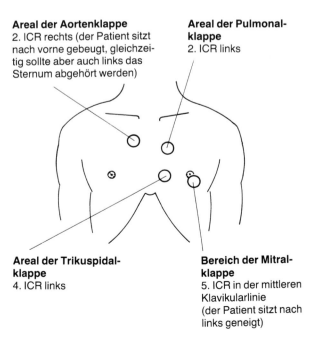

Areal der Aortenklappe 2. ICR rechts (der Patient sitzt nach vorne gebeugt, gleichzeitig sollte aber auch links das Sternum abgehört werden)

Areal der Pulmonalklappe 2. ICR links

Areal der Trikuspidalklappe 4. ICR links

Bereich der Mitralklappe 5. ICR in der mittleren Klavikularlinie (der Patient sitzt nach links geneigt)

Abb. 1.**12**   Bereiche der Herzauskultation

Stauung und dem Niveau der Schlüsselbeine sollte in Zentimetern bestimmt werden.

Eine Stenose der großen Venen im oberen Mediastinum ruft ebenfalls eine venöse Stauung der Halsvenen hervor. Hier fehlt jedoch die venöse Pulswelle.

Hals. Man tastet ihn nach dem arteriellen Puls ab und auskultiert ihn in der ganzen Länge, vor allen Dingen im Bereich des Sternoklavikulargelenkes in der Supraklavikulargrube und in Höhe des Zungenbeines gerade unterhalb des Unterkieferwinkels. Diese Stellen korrespondieren mit dem Ursprung der Aa. subclavia, vertebralis und carotis interna (Abb. 1.11).

Trachea. Verdrängungen der Trachea aus der Mittellinie können durch Palpation der Vorderkante im suprasternalen Bereich palpiert werden.

Untersuchungen des Herzens

Inspektion. Man kann das Herz schlagen sehen bei rascher Schlagfolge oder durch das Heben des Brustkorbes bei jedem Schlag.

Dys- und Tachypnoe können Folgen von Herzerkrankungen sein.

Palpation. Man plaziert die ganze Hand fest am Brustkorb unmittelbar unterhalb der linken Brustwarze und kann somit die Herzpulsationen tasten. Diese können weich, normal oder hebender Natur sein. Der **Herzspitzenstoß** ist der tiefste, lateralste Punkt, an dem Herzpulsationen getastet werden können. Er sollte in Höhe des 5. Interkostalraumes nahe der mittleren Klavikularlinie liegen (es handelt sich um eine imaginäre, vertikale Linie, die durch die Mitte des Klavikelschaftes gezogen wird). Bei Herzvergrößerungen wandert der Herzspitzenstoß nach lateral und wird weit außerhalb bis in die Nähe der mittleren Axillarlinie getastet. Zusätzlich können auch Vibrationen, ein sogenanntes **Schwirren**, gefühlt werden, welches mit hörbaren Herzgeräuschen korrespondiert.

Das Schwirren kann entweder während der Systole, der Diastole oder während der gesamten Herzaktion palpiert werden.

Man sollte auch nicht vergessen, die Thoraxrückwand zu palpieren. Schwirren durch pathologische Veränderungen an der Aorta, z.B. offener Ductus Botalli oder Aortenisthmusstenose, wird zur hinteren wie zur vorderen Thoraxwand fortgeleitet.

Perkussion. Die Areale der Herzdämpfung kann man mittels der Perkussion festlegen. Vergrößerungen der Vorhöfe bewirken eine Herzdämpfung auch rechts des Sternums.

Auskultation. Die gesamte Herzvorderfläche sollte mit dem Stethoskop abgehört werden. Die Bereiche, in denen man die Herzklappen am besten abhört, sind in Abb. 1.12 dargestellt.

Die Auskultation sollte man über der Herzspitze beginnen, dem Areal der Mitralklappe. Der erste und der zweite Herzton sind zu identifizieren. Die Herztöne werden traditionsgemäß mit lautmalerischen Begriffen »lum-dumm« beschrieben. Dabei ist der erste Herzton länger und weicher als der zweite. Dies ist jedoch nicht immer der Fall. Es ist sehr sinnvoll, um sicher zu sein, um welchen Herzton es sich handelt, gleichzeitig den Subklavia- oder den Karotispuls zu beobachten. Hat man nun einen der beiden Herztöne sicher identifiziert, muß man sehr sorgfältig auf den zweiten hören.

Letzterer kann schärfer und kürzer als normal sein – also wie ein Klick –, oder er kann gesplittert sein. Ein gedoppelter oder gesplitterter zweiter Herzton besteht, wenn die Aorten- und Pulmonalklappen asynchron schließen. Ein doppelter Herzton wird dann vernommen, wenn sie 0,2 oder mehr Sekunden voneinander getrennt auftreten.

Als nächstes muß man den Intervallen zwischen den beiden Herztönen seine Aufmerksamkeit schenken, ob in der Diastole oder Systole zusätzliche Herzgeräusche hörbar sind.

Herzgeräusche treten bei turbulentem Fluß oder bei Vibrationen von Herzteilen auf, wobei sie in ihrer Erscheinungsform variieren von einem Rumpeln in tiefen Tonlagen bis zu einem hochfrequenten Zischen. Man muß weiterhin darauf achten, ob diese Herzgeräusche über die gesamte Diastole und Systole anhalten oder nur kurzfristig während dieser Herzaktionen auftreten und ob sie sich in ihrer Intensität ändern.

Überlegen Sie sich, wie Sie die wahrgenommenen Geräuschphänomene schriftlich fixieren (s. Abb. 1.13); zwei Blöcke für die Hauptherztöne (M_1 und A_2) und eine Zickzacklinie für Herzgeräusche. Versuchen Sie das Gehörte in eine Zeichnung zu transferieren und gleichzeitig eine zeitliche Beziehung zwischen den Herztönen und den -geräuschen herzustellen. Eine detaillierte Beschreibung anderer Herztöne oder Interpretationen von Herzgeräuschen würde den Rahmen dieses Buches sprengen. Dazu sollte der Student spezielle Lehrbücher der Kardiologie heranziehen. Abb. 1.13 illustriert die gewöhnlich auftretenden Geräusche und ihre Ursachen.

Das eben beschriebene Vorgehen muß natürlich über allen drei anderen Regionen der Aorten-, Pulmonalis- und Trikuspidalklappe wiederholt werden und zwar an dem Punkt, wo man sie am besten hört. Manche Geräusche sind über verschiedenen Klappen hörbar. Dann muß man das Maximum der Intensität des entsprechenden Geräusches ausmachen, indem man das Stethoskop millimeterweise über die Thoraxwand zwischen jedem Areal hin und her bewegt. Gleiches sollte man tun bei Aortengeräuschen, ob sie bis in den Hals fortgeleitet werden.

Die Mitralklappe kann besser gehört werden, wenn man den Patienten bittet, sich nach links zu beugen, die Aortenklappe, wenn der Patient nach vorne gebeugt dasitzt.

Die Herztöne sollten immer auch auf der hinteren Brustwand abgehört werden. Das Geräusch eines offenen Ductus oder einer Aortenisthmusstenose kann man häufig entlang des ganzen Aortenverlaufes an der Thoraxrückwand unmittelbar links neben der Wirbelsäule hören.

Tasten Sie die Femoralpulse.

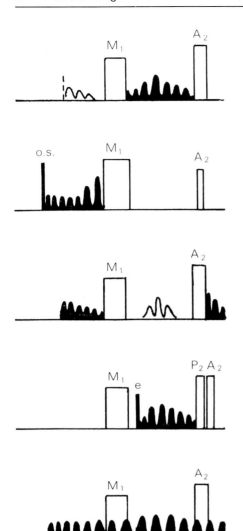

Mitralinsuffizienz
Ein pansystolisch murmelndes Geräusch, ein weicher erster Ton. Manchmal hört man auch ein kurzes, murmelndes Geräusch in der Mitte der Diastole, dem ein dritter Herzton vorausgeht.

Mitralstenose
Diastolisches murmelndes Geräusch mit einem präsystolischen Crescendo, dem ein Öffnungsklick vorausgeht. Lauter erster Ton.

Aorteninsuffizienz
Frühdiastolisches murmelndes Geräusch, manchmal ein weiches, murmelndes Geräusch in der Mitte der Diastole.

Aortenstenose
Systolisch murmelndes Geräusch, dem ein Auswurfklick vorausgeht. Doppelter, zweiter Herzton.

Ductus arteriosus Botalli
»Maschinengeräusch«, dieses hört man kontinuierlich während der Systole und Diastole.

Abb. 1.13   Geräusche bei einigen häufigen Herzfehlern

Untersuchung des Abdomens (s. Kap. 16)

Die Untersuchung des Abdomens ist im Detail im Kapitel 16 beschrieben. Sie wird hier nur in der Hoffnung erwähnt, daß dieses Kapitel gelesen wird, wenn es als Bezugspunkt für andere Teile des jetzt abgehandelten Kapitels notwendig ist. Ein großer Anteil chirurgischer Erkrankungen spielt sich intraabdominal ab, und deshalb ist eine gute Untersuchungstechnik des Abdomens von äußerster Wichtigkeit.
Auch sie folgt dem Grundmuster.
Inspektion: Asymmetrie, Trommelbauch, Tumoren, sichtbare Peristaltik und Hautverfärbungen.
Palpation: Oberflächliche und tiefe Abwehrspannung, normale Organe (Leber, Milz und Niere) und pathologische Resistenzen.
Perkussion: Das Gebiet der Leber und der Milz und anderer Tumoren.
Auskultation: Darmgeräusche und Gefäßgeräusche.
Rektale Untersuchung; vaginale Untersuchung.

Vier Dinge werden besonders leicht vergessen. Führen Sie sie aus, bevor Sie mit der generellen Palpation beginnen.

1. Tasten Sie nach den supraklavikulären Lymphknoten.
2. Tasten Sie nach den Bruchlücken.
3. Tasten Sie nach den Femoralpulsen.
4. Untersuchen Sie das Genitale.

Zwei andere Punkte werden ebenfalls oft vergessen, nämlich die Auskultation und die rektale Untersuchung. Dies sollte man aber zum Schluß machen.

Untersuchung der Extremitäten

An den Extremitäten müssen vier Organgruppen untersucht werden: die Knochen und Gelenke, die Muskeln und das Bindegewebe, Gefäße und die Nerven. Bei den drei ersten finden sich sehr häufig chirurgische Erkrankungen. Ihre Untersuchung ist beschrieben in Kapitel 4 und 7. Lediglich die Untersuchung der peripheren Nerven ist hier herausgenommen.

Übersichtstabelle 1.**5**   **Die Nerven und Spinalsegmente, die größere Muskelgruppen innervieren**

Muskelgruppen		Spinalsegmente	Nerven
Schulter:	Flexion	C5, 6	Nerven zum M. pectoralis major, N. circumflexus
	Extension	C5, 6	Subskapularnerv
	Abduktion	C5, 6	N. circumflexus
Ellbogen:	Flexion	C5, 6	N. musculocutaneus
	Extension	C6, 7, 8	N. radialis
Handgelenk:	Flexion	C6, 7, 8	N. medianus, N. ulnaris
	Extension	C6, 7, 8	N. radialis
Handbinnenmuskulatur		C8, D 1	N. medianus, N. ulnaris
Hüfte:	Flexion	L2, 3, 4	Lumbalnerven und N. femoralis
	Extension	L5, S1, 2	N. glutaeus inferior
	Abduktion	L4, 5, S1	N. glutaeus superior
	Adduktion	L2, 3, 4	N. obturatorius
	Rotation	L5, S1, 2	—
Knie:	Flexion	L4, 5, S1, 2	N. ischiadicus
	Extension	L4, 5, S1, 2	N. femoralis
Sprunggelenk:	Flexion	L5, S1, 2	N. fibularis und N. tibialis posterior
	Extension	L4, 5, S1	N. tibialis anterior
Fuß:	Inversion	L4, 5	N. tibialis anterior und posterior
	Eversion	L5, S1	N. fibularis superficialis

Muskel- und Skelettsystem

Siehe Kapitel 4, Seite 70.

Arterien und Venen

Siehe Kapitel 7, Seite 129.

Periphere Nerven

Die Nerven an den Extremitäten erfüllen drei Funktionen: erstens Motorik, zweitens Sensibilität und Sensorik und drittens Reflexe. Jede der Funktionen gehört getrennt für sich untersucht.

Motorische Innervation

Willkürliche Bewegung. Fordern Sie den Patienten auf, jedes Gelenk in allen Gelenkebenen so weit wie möglich zu bewegen. Dabei werden Einschränkungen der willkürlichen Muskelfunktion und krankhafte Veränderungen der Muskeln und des Skelettes aufgedeckt, z.B. Muskelkontrakturen, die die Bewegung einschränken.

Muskeltonus. Der Muskeltonus muß bei jedem Gelenk entsprechend den Gelenkebenen überprüft werden. D.h., man bittet den Patienten, das Gelenk gegen Widerstand zu bewegen, oder er möge das Gelenk muskulär fixieren, und man versucht, es zu bewegen. Letztere Methode ist einfacher, da der Patient nur die Extremität in einer bestimmten Lage stillhalten muß. Üblicherweise wird der Muskeltonus in fünf Grade eingeteilt:

0: Komplette Lähmung.
1: Kaum wahrnehmbare Kontraktionen.
2: Aktive Muskelbewegungen möglich, jedoch nicht gegen die Schwerkraft.
3: Aktive Bewegungen gegen die Schwerkraft sind möglich, jedoch nicht gegen einen größeren Widerstand.

4: Ausreichender Muskeltonus.
5: Normaler Muskeltonus.

Es ist jedoch besser, den Muskeltonus zu beschreiben als einen Zahlencode zu benutzen.
Die Segmente des Rückenmarkes und die entsprechenden Segmentnerven sind in der Übersichtstab. 1.5 aufgelistet.

Sensorische Nervenfunktion

Die peripheren Nerven haben Fasern für die Empfindung der Oberflächensensibilität, von Berührung und Schmerz, Temperatur, Vibration, für die Tiefensensibilität und Muskelkoordination.

Die Oberflächensensibilität für Berührung wird mit einer Wollfaser getestet. Man muß jedoch sicher sein, daß der Patient die Augen geschlossen hält. Man fährt über die Extremität in kreisenden Bewegungen. Um ein Areal mit Hypästhesie einzugrenzen, muß man die Bewegungen von den Bezirken normaler Oberflächensensibilität zu den pathologischen hin durchführen. Die wichtigen Dermatome sind in Abb. 1.14 aufgezeichnet.

Die Empfindlichkeit für feste Berührung und Druck wird dadurch geprüft, daß man auf die Haut einen stumpfen Gegenstand fest drückt. Dabei ist es unwahrscheinlich, daß diese Sensation pathologisch ist, wenn die Oberflächensensibilität für leichte Berührung normal ist.

Schmerz. Der beste Test, um die Schmerzempfindung zu überprüfen, besteht in der Anwendung einer Nadelspitze. Man nimmt eine normale Nadel und bittet den Patienten, die Qualitäten zu differenzieren, indem er mit scharf oder stumpf antwortet.

Temperatur. Der Patient muß zwischen einem heißen und kalten Objekt unterscheiden. Dies geht am einfachsten, indem man zwei Gläser mit heißem und kaltem Wasser füllt und sie auf die Haut hält.

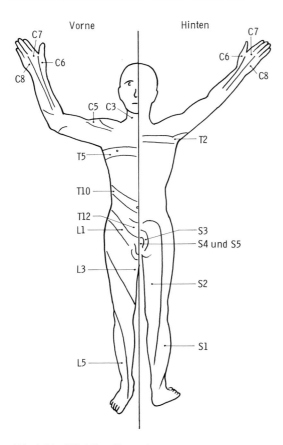

Abb. 1.14   Wichtige Dermatome
(Die übrigen können aus den hier beschriebenen abgeleitet werden)

Vibrationsempfindung. Dazu benützt man eine Stimmgabel. Man plaziert sie auf Knochenvorsprünge, wie z.B. Außen- oder Innenknöchel und bittet den Patienten, die Empfindungen zu beschreiben. Hat er ein normales Vibrationsempfinden, so wird er dies als Kitzeln oder ein Vibrieren beschreiben. Man sollte jedoch den Patienten diese Empfindungen frei äußern lassen und nichts in ihn hineinfragen.

Tiefensensibilität. Die propriozeptiven Nervenendigungen in den Gelenken leiten die jeweiligen Gelenkstellungen in das zentrale Nervensystem. Man überprüft dies, indem man die große Zehe oder den Daumen in verschiedene Richtungen bewegt, flektiert oder extendiert und den Patienten die jeweilige Gelenkstellung identifizieren läßt. Dies läßt sich um so leichter durchführen, wenn man den Patienten fragt, in welcher Richtung steht der Finger, als ungebräuchliche anatomische Begriffe zu gebrauchen, z.B. zeigt der Finger nach oben oder unten. Bei dieser Untersuchung muß der Patient allerdings die Augen geschlossen halten.

Muskelkoordination. Dies überprüft man an den oberen Extremitäten, indem man den Patienten bittet, mit

geschlossenen Augen die Zeigefingerspitzen auf die Nasenspitze zu führen. An den unteren Extremitäten kann man dies überprüfen, indem man den Patienten bittet, mit geschlossenen Augen die Ferse auf die gegenseitige Kniescheibe aufzustellen.

Die Extremitätenreflexe sind alle **Spannungsreflexe** und testen die Integrität der Spinalsegmente und der motorischen und sensorischen Nerven, die die Muskeln bei Anspannung innervieren.

Um einen guten Spannungsreflex auszulösen, muß man die entsprechende Sehne plötzlich anspannen, indem man mit einem Gummihammer draufschlägt. Ist der Reflex sehr schwach, so kann man ihn verstärken, indem man den Patienten auffordert, die Zähne zu fletschen oder die Finger zu verschränken und sie auseinanderzuziehen. Die betroffenen Spinalsegmente der normalen Spannungsreflexe sind in der Übersichtstab. 1.6 dargestellt.

Übersichtstabelle 1.6   Die Segmente, die bei den normalen Spannungsreflexen beteiligt sind:

Bizepsreflex	C5, 6
Trizepsreflex	C6, 7
Fingerreflex	C8
Patellarsehnenreflex	L2, 3, 4
Achillessehnenreflex	S1, 2

Klonus. Ein vermehrter Muskeltonus tritt bei Läsionen übergeordneter motorischer Neuronen auf. Hier steigt die Empfänglichkeit der Sehnen gegenüber den Spannungsreflexen. Ein plötzliches und wiederholtes Anspannen bewirkt wiederholte Muskelkontraktionen, die man als Klonus bezeichnet.

Der Plantarreflex. Das Bestreichen der lateralen Fußsohle bewirkt einen Fluchtreflex und eine **Flexion der Großzehe.** Besteht eine Verletzung des übergeordneten motorischen Neurons, so wird die Großzehe gestreckt. Dieser Reflex wird über die Spinalsegmente L5, S1 und 2 geschaltet.

Abdominalreflexe. Schlag auf den Ober- und Unterbauch bewirkt eine Kontraktion des M. rectus abdominis. Dieser Test dient der Überprüfung der Segmente D8–10 bzw. D11 und 12.

Kremasterreflex. Das Bestreichen der Innenseite der Oberschenkel ruft eine Kremasterkontraktion hervor. Er wird über das Segment L1 geschaltet.

Urinstatus

Es gibt eine Menge von einfachen modernen Methoden, um eine Urinuntersuchung auf Zucker, Blut, Azeton und Protein durchzuführen. Diese Testmethoden sollte man sich über ein Standardlehrbuch klinischer Chemie aneignen. Man sollte nicht vergessen, das **spezifische Gewicht** zu messen und das Urinsediment nach der Zentrifugation unter dem Mikroskop anzusehen. **Schauen Sie sich den Stuhl an,** besonders dann, wenn der Patient angibt, er sei abnorm.

Die Untersuchung einer Geschwulst

Viele der hier in den folgenden Abschnitten angesprochenen Punkte werden im Verlauf des Buches wiederholt, da Geschwülste, Beulen und Geschwüre einen wichtigen Teil in der täglichen chirurgischen Praxis ausmachen. Hier soll ein genereller Fahrplan der Untersuchung vorgestellt werden. Diese Liste physikalischer Zeichen sollte immer wiederholt werden.

Lage

Die Lokalisation muß mit exakten anatomischen Begriffen beschrieben werden, wobei als Bezugspunkte der Entfernungsmessung Knochenvorsprünge dienen. Die Entfernungen sollten nicht geschätzt, sondern mittels Metermaß bestimmt werden.

Farbe

Temperatur

Hat eine Geschwulst eine erhöhte oder eine normale Temperatur? Es besteht kein Unterschied zwischen der Sensitivität der Handfläche oder des Handrückens des Untersuchers bezüglich Temperaturempfindungen, aber die Streckseite der Finger ist gewöhnlich trocken (schweißfrei und kalt). Auf diese Weise ist es sehr viel leichter, Hauttemperaturen abzuschätzen, als mit der Handfläche oder den Fingern.

Schmerzhaftigkeit

Ist die Geschwulst schmerzhaft? Welche Teile von ihr? Man sollte immer bei der Untersuchung zunächst die nichtschmerzhaften Teile vor den schmerzhaften aufsuchen.

Form

Man muß sich immer im klaren darüber sein, daß Geschwülste dreidimensional sind. Man kann also keine kreisförmige Geschwulst haben, da ein Kreis eine zweidimensionale Figur ist. Der korrekte Ausdruck wäre also kugelförmig. Viele Geschwülste haben jedoch keine reguläre, sphärische oder Halbkugelform, sondern sind meistens asymmetrisch gestaltet. Unter solchen Umständen ist es erlaubt, beschreibende Ausdrücke wie perlen- oder nierenförmig zu gebrauchen.

Größe

Ist die äußere Form erfaßt, so ist es möglich, die verschiedenen Dimensionen zu messen. Bitte erinnern Sie sich daran, daß alle Tumoren dreidimensional sind. Sie haben also eine Breite, Länge, Höhe oder Tiefe. Bei asymmetrischen Tumoren muß man mehrere Messungen durchführen, um sie genau zu beschreiben. Gelegentlich erläutert eine skizzenhafte Zeichnung den beschreibenden Befund.

Oberfläche

Das erste, was man bei einer Geschwulst wahrnimmt, ist seine Oberfläche. Sie kann glatt oder unregelmäßig sein. Eine unregelmäßige Oberfläche kann bedeckt sein mit glatten Höckern, ähnlich wie Pflastersteine. Man bezeichnet dies als höckrig, oder sie kann unregelmäßig sein, zerklüftet oder rauh. Bei großen Geschwülsten findet sich eine Mischung aus allen möglichen Oberflächenformen.

Abgrenzung

Ein Tumor kann entweder klar von der Umgebung abgegrenzt sein oder diffus infiltrierend in diese ohne klare Grenzen übergehen.

Zusammensetzung

Ein Tumor kann aus mehreren Anteilen bestehen: **Zellreich**, dann ist er solide. **Flüssigkeitsgefüllt** – z.B. Urin, Serum, Liquor, Synovialflüssigkeit, Hämatom – dann ist er **zystisch. Gasgefüllt. Aneurysmatisch bei Gefäßanschluß.** Die physikalischen Zeichen, die einem zur Entscheidung über die Zusammensetzung einer Geschwulst helfen, sind wie folgt: Konsistenz, Fluktuation, Schwirren von Flüssigkeit, Diaphanie, Pulsation, Kompressibilität und Geräusche.

Konsistenz

Die Konsistenz einer Geschwulst bewegt sich von weich bis zu steinhart. Da es sehr schwierig ist, die Härte zu beschreiben, vergleicht man in der täglichen Praxis die Konsistenz eines Tumors mit bekannten Gegenständen. Eine einfache Einteilung für die Konsistenz ist folgende:
Steinhart: nicht eindrückbar.
Prall-elastisch: fest, aber geringgradig eindrückbar wie ein Gummiball.
Schwammig: weich und leicht eindrückbar, aber von mäßiger Elastizität.
Weich: eindrückbar und ohne Elastizität.
Die Konsistenz eines Tumors hängt nicht nur ab von seiner Struktur, sondern auch von seiner inneren Spannung. Einige flüssigkeitsgefüllte Tumoren sind hart, einige solide Tumoren weich. Letztendlich hängt die Entscheidung darüber, ob es sich um einen flüssigkeitsgefüllten oder soliden Tumor handelt, kaum von der Beschaffenheit der Konsistenz ab. Es sind andere Charakteristika, die einen flüssigkeitsgefüllten Tumor kennzeichnen.

Fluktuation

Übt man einen Druck auf der einen Seite der flüssigkeitsgefüllten Höhle aus, so treten die übrigen Anteile der Oberfläche hervor. Dies liegt daran, daß bei einem Druckanstieg innerhalb einer Höhle dieser sich gleichmäßig auf alle übrigen Wandteile verteilt. Wenn man dasselbe Manöver bei einem soliden Tumor ausführt, so wird er sich in irgendeiner anderen Richtung hervorwölben, aber er wird es nicht gleichmäßig über die gesamte Oberfläche tun.
Sichern kann man die Fluktuation aber nur dadurch, daß man an einer Stelle Druck ausübt und an zwei

anderen Stellen das Verhalten der Höhle überprüft. Wenn man an den zwei Stellen bei Druck auf eine dritte eine Vorwölbung verspürt, so handelt es sich um eine fluktuierende Geschwulst, d. h. sie enthält Flüssigkeit.

Flüssigkeitsbedingte Vibration

Eine Perkussionswelle wird leicht in einer Flüssigkeit weitergeleitet, aber nicht in einer soliden Masse. Dieses Phänomen kann man auslösen, indem man an einer Stelle kurz aufschlägt und an einer anderen fortgeleitete Vibrationen fühlt. Handelt es sich um eine sehr große Flüssigkeitshöhle, so wird die Vibration an der Oberfläche derselben weitergeleitet. Diese Erscheinung kann man jedoch unterdrücken, wenn man an einem anderen Punkt der Oberfläche des Tumors die Hand des Patienten oder die Hand eines Assistenten genau in der Mitte zwischen der perkutierenden und der fühlenden Hand fest auflegt.

Bei kleinen Geschwülsten können diese Perkussionswellen nicht ausgelöst werden, da sie sich so schnell fortbewegen, daß das Zeitintervall zwischen Auslösen und Fortleiten nicht bemerkt wird, bzw. keine Unterscheidung zwischen der mechanischen Schwingung des Umgebungsgewebes und des flüssigkeitsgefüllten Tumors möglich ist. Das Auslösen einer Vibration ist ein diagnostisches und sehr brauchbares physikalisches Zeichen.

Diaphanie

Licht durchdringt leicht eine klare Flüssigkeit, aber nicht solides Gewebe. Ist ein Tumor durchscheinend, dann muß er entweder Wasser, Serum, Lymphe, Plasma oder hochbrechendes Fett enthalten. Blut und andere semiopaleszierende Flüssigkeiten lassen kein Licht durch. Die Diaphanie erfordert eine sehr helle punktförmige Lichtquelle in einem verdunkelten Raum. Versuche, die Diaphanie mit einer schwach brennenden Lampe in einem hellen Raum durchzuführen, müssen fehlschlagen und führen zu Fehlergebnissen.

Resonanz

Solide und flüssigkeitsgefüllte Geschwülste haben einen dumpfen, verkürzten Klopfschall. Gasgefüllte Hohlräume dagegen klingen hohl (Resonanz).

Pulsationen

Viele Tumoren pulsieren, wobei es sich bei der Mehrzahl um fortgeleitete Pulsationen handelt, da sie in der Nähe von großen Arterien liegen. Man sollte immer die Hand für einen kurzen Moment auf einen Tumor auflegen, um eine Pulsation zu fühlen. Wenn das so ist, so muß man herausfinden, ob die Pulsationen fortgeleitet sind oder ob der Tumor selbst pulsiert. Dies macht man dadurch, daß man die Finger jeder Hand auf gegenüberliegende Seiten des Tumors auflegt und darauf achtet, ob die Finger gegensinnig mit der Pulsation voneinander wegbewegt werden. Dann handelt es sich tatsächlich um echte Pulsationen. Weichen die Finger beider Hände in die gleiche Richtung ab (ge-

wöhnlich nach oben), so handelt es sich um fortgeleitete Pulsationen. Bei pulsierenden Tumoren handelt es sich um Aneurysmen oder um Gefäßtumoren.

Zusammendrückbarkeit

Manche flüssigkeitsgefüllten Geschwülste können bis zum vollständigen Verschwinden zusammengepreßt werden. Läßt man los, so erscheinen sie wieder. Dieses Bild findet man gewöhnlich bei Venektasien, bei denen der intravaskuläre Druck sehr niedrig ist. Zusammendrückbarkeit darf jedoch nicht verwechselt werden mit Verschieblichkeit. Ein Tumor, der verschieblich ist, z. B. eine Hernie, kann an eine andere Stellen hin verschoben werden, er wird jedoch niemals wieder von alleine an den Ausgangspunkt zurückkehren, es sei denn unter Anwendung entgegengesetzter Kräfte. Z. B. wird die Hernie wieder hervortreten durch Husten oder durch die Schwerkraft.

Geräusche

Ein Tumor sollte immer auskultiert werden. Gefäßtumoren zeichnen sich durch systolisches Rauschen aus. Hörbare Darmgeräusche bedeuten, daß in dem Tumor Teile des Gastrointestinaltraktes sind.

Verschieblichkeit und Reposition

Man muß immer untersuchen, ob ein Tumor verschieblich oder reponibel ist durch leichten Druck. Verschieblichkeit, bzw. Reponierbarkeit sind ein Wesenszug der Hernien. Diesen Vorgang kann man sehr deutlich wahrnehmen. Fordert man den Patienten auf zu husten, so wird die Hernie ihren ursprünglichen Zustand wieder einnehmen. Dies nennt man **Hustenimpuls** und ist ein Charakteristikum der Hernien und einiger Gefäßtumoren. Manchmal hat der Unterschied zwischen Zusammendrückbarkeit und Verschieblichkeit lediglich semantische Bedeutung.

Beziehungen zu umgebenden Strukturen

Bei sehr sorgfältiger Palpation kann man gewöhnlich die Strukturen, die den Inhalt eines Tumors ausmachen, feststellen und seine Beziehung zu darüberliegenden und darunter befindlichen Strukturen. Die Verbindung zur Haut oder anderen oberflächlichen Strukturen kann sehr leicht festgestellt werden, weil beide für den Untersucher unmittelbar zugänglich sind und jede Begrenzung ihrer Beweglichkeit leicht bemerkt wird. Die Zugehörigkeit zu tieferen Strukturen kann man nur sehr schwer entscheiden. Darunterliegende Muskeln müssen angespannt werden, um zu sehen, ob die Beweglichkeit dadurch eingeschränkt wird oder ob die Tastbarkeit des Tumors abnimmt. Dies ist ein Zeichen dafür, ob die Geschwulst in der Tiefe liegt oder der Muskulatur angehört.

Zustand der regionalen Lymphknoten

Man darf niemals vergessen, die Lymphknoten zu palpieren, die normalerweise die Lymphe aus der Region, in der sich der Tumor befindet, drainieren. Die Haut,

Muskeln und Knochen der Extremität und des Stammes drainieren zu den axillären und inguinalen Lymphknoten, Kopf und Hals zu den zervikalen und die intraabdominalen Strukturen zu den prä- und paraaortalen Lymphknoten.

Zustand des lokalen Gewebes

Es ist ausgesprochen wichtig, die darüberliegende und in der Umgebung befindliche Haut, das Subkutangewebe, die Muskeln, Knochen und die lokale Blutzirkulation sowie die Innervation zu untersuchen. Dies ist vor allen Dingen dann von Bedeutung, wenn man ein Ulkus untersucht; denn manche Geschwülste sind vergesellschaftet mit lokalen, vaskulären oder neurologischen Veränderungen, oder sie bewirken eine Veränderung dieser Systeme. Deshalb darf man diesen Untersuchungsschritt nicht vergessen.

Vollständige Untersuchung

Man ist oft versucht, lediglich den Tumor, über den der Patient klagt, zu untersuchen, sonst nichts weiter. Das kann natürlich zu einer Reihe von Fehldiagnosen führen.
Man muß immer den ganzen Patienten untersuchen.

Übersichtstabelle 1.**7   Die Untersuchung einer Geschwulst oder eines Geschwüres**

1. *Lokale Untersuchung*	
Lage	
Farbe	
Temperatur	
Empfindlichkeit	
Umfang	
Größe	
Oberfläche	
Abgrenzbarkeit	(*Ulkus:* Ränder
	Grund
	Tiefe
	Absonderung)
Beschaffenheit:	
Konsistenz	Solid
Fluktuation	oder
Vibration	flüssig
Diaphanie	oder
Resonanz	gasförmig
Pulsation	
Zusammendrückbarkeit	gefäßbedingt
Geräusche	
Verschieblichkeit oder Reponierbarkeit	
Beziehungen zu umgebenden Strukturen	
Regionale Lymphknoten	
Zustand des lokalen Gewebes:	
Arterien	
Nerven	
Knochen und Gelenke	
2. *Vollständige Untersuchung*	

Untersuchung eines Geschwürs

Die Untersuchung eines Ulkus erfolgt nach demselben Muster wie die einer Geschwulst. Hat ein Ulkus eine unregelmäßige Begrenzung, die schwer zu beschreiben ist, sollte man in seinen Aufzeichnungen eine Skizze machen und die Dimensionen eintragen. Wenn eine exakte Aufzeichnung der Größe und des Umfanges notwendig ist, sollte man sich einer sterilen Kompresse bedienen, die man auf das Ulkus drückt und den Abdruck dann ausschneiden und nachzeichnen. Als Alternative bietet sich auch eine dünne Polyäthylenfolie an. Nachdem man die Lage, die Farbe, Empfindlichkeit, Temperatur, den Umfang, die Größe festgestellt hat, muß man den Ulkusgrund, die Ränder, die Tiefe, die Absonderung und das umgebende Gewebe untersuchen, ebenso wie den Lymphknotenstatus, die lokale Gewebsreaktion, um schließlich eine komplette Untersuchung des Patienten anzuschließen.

Ulkusgrund

Der Ulkusgrund ist in der Regel schmierig belegt oder zeigt Granulationsgewebe. Manchmal kann man auch darunterliegende Strukturen, wie Sehnen oder Knochen, erkennen. Die Beschaffenheit dieses Ulkusgrundes gibt gelegentlich Hinweise auf die Entstehung. Dunkelbraunes oder graues, abgestorbenes Gewebe bedeutet eine vollständige Hautnekrose. Das syphilitische Ulkus hat einen schmierigen Grund und sieht aus wie Waschleder. Ein tuberkulöses Ulkus zeigt ein bläuliches, ungesund ausschauendes Granulationsgewebe. Ischämische Ulzerationen enthalten oft gar kein Granulationsgewebe, und Sehnen oder andere Strukturen liegen offen am Ulkusgrund zutage. Die Rötung des Granulationsgewebes reflektiert die Durchblutung und ist ein Indikator für die Heilungsneigung.

Ulkusrand

Man unterscheidet fünf Typen (Abb. 1.**15**).
Ein flach absinkender Rand bedeutet ein flaches Ulkus und ist ein Zeichen dafür, daß vom Rand her frisches Epithel einwächst, das Ulkus heilt ab. Es handelt sich gewöhnlich um ein oberflächliches Geschwür, das maximal in die Hälfte der Hautdicke eindringt. Ein typisches Beispiel sind die venösen Ulzera. Die neugebildete Haut an den Rändern ist rötlich blau und meistens durchsichtig.
Ein ausgestanztes Ulkus bedeutet eine rasch fortgeschrittene Nekrose und den Verlust der gesamten Hautdicke, ohne daß Reparationszeichen in der Umgebung zu erkennen sind. Diese Art findet man sehr häufig an der Fußsohle. Sie entstehen durch Druck in tauben Hautbezirken. Ein Beispiel ist das trophische Ulkus bei Störung der Oberflächensensibilität. Das klassische Beispiel in den Lehrbüchern ist das ausgestanzte Geschwür bei Syphilis im Stadium III, jedoch sind diese Läsionen im heutigen Europa sehr selten.
Der unterminierte Rand. Dieses Bild tritt dann auf, wenn sich die Infektion im subkutanen Gewebe mehr

als in der Haut selbst ausbreitet. Diese Form findet man gewöhnlich am Gesäß als Ergebnis einer Druckneurose. Da das subkutane Fettgewebe empfindlicher auf Druck reagiert als die Haut. Das klassische Beispiel in den Lehrbüchern ist jedoch das tuberkulöse Ulkus – ausgesprochen ungewöhnlich heutzutage in Europa –.
Der erhabene Rand entwickelt sich dann, wenn es zu einem langsamen Gewebswachstum an den Rändern des Ulkus kommt. Der Rand sieht aus wie ein aufgeworfener Wall, vergleichbar dem Randwall nach einem Erdbeben.
Diese Art ist typisch und dient als diagnostisches Kriterium beim **Balsalzellkarzinom** (Ulcus rodens). Der Rand ist gewöhnlich hellrosa oder weiß mit Zellhaufen, die man durch die papierdünne oberflächliche Zellage sehen kann.
Der ausgekrempelte Rand entsteht dadurch, daß das Randgewebe sehr schnell wächst, sich ausstülpt und die umgebende normale Haut überlappt. Ein ausgestülpter Rand ist typisch für ein **Karzinom** und tritt immer da auf, wo Karzinome entstehen, auf der Haut, im Darm, in der Blase und im Respirationstrakt.

Tiefe

Die Tiefe des Ulkus mißt man in Millimetern aus, und man beschreibt die anatomische Struktur, in die das Ulkus penetriert oder hineinreicht.

Absonderung

Die Absonderung eines Ulkus kann serös, blutig, serosanguinös und eitrig sein. Die Menge kann groß sein und ist leicht durch die Betrachtung des Verbandes zu sehen.
Man muß immer einen **bakteriologischen Abstrich** eines Ulkus machen.
Man kann niemals den Rand, den Grund oder die Absonderung sehen, wenn es mit ausgetrockneter Körperflüssigkeit bedeckt ist (abgedeckt). Dann muß man unbedingt diesen Deckel entfernen und das eigentliche Ulkus untersuchen. Studenten sollten dies niemals ohne Erlaubnis eines Arztes mit Einwilligung des Patienten tun.

Umgebungsreaktion

Die Reaktion des umgebenden Gewebes muß man vor allen Dingen bei tiefreichenden Ulzerationen beachten. Es ist sehr wichtig zu wissen, ob das Ulkus an tieferen Strukturen adhärent ist.

Lokale Lymphknoten

Die lokalen Lymphknoten müssen sorgfältig untersucht werden. Sie können vergrößert, bedingt durch eine Sekundärinfektion oder durch metastatische Tumorabsiedelungen, und sie können schmerzempfindlich sein.

Zustand des lokalen Gewebes

Spezielle Aufmerksamkeit muß man der lokalen **Blutversorgung** und der **Innervation** schenken. Viele Ge-

schwüre an den Extremitäten sind Sekundärfolgen von vaskulären oder neurologischen Erkrankungen.
In diesen Fällen findet man Zeichen früher bestehender und abgeheilter Ulzerationen.

Allgemeinuntersuchung

Dies ist sehr wichtig, da viele systemische Erkrankungen mit Hautläsionen und Ulzerationen einhergehen. Untersuchen Sie den ganzen Patienten sehr sorgfältig.

Übersichtstabelle 1.**8   Klassifikation der Ätiologie einer Erkrankung**

1. *Kongenital*
2. *Erworben:*
   traumatisch
   entzündlich
   physikalisch
   chemisch
   infektiös:
      viral
      bakteriell
      durch Rickettsien
      durch Spirochäten
      Parasitosen
      durch Pilze
   neoplastisch:
      benigne
      maligne
   degenerativ
   proliferativ
   metabolisch
   hormonal
   durch Kollagenosen
   Autoimmunerkrankung
   psychosomatisch

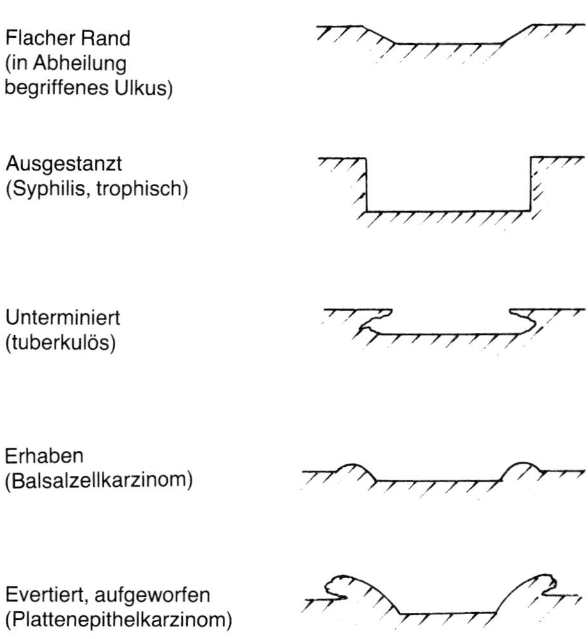

Flacher Rand
(in Abheilung
begriffenes Ulkus)

Ausgestanzt
(Syphilis, trophisch)

Unterminiert
(tuberkulös)

Erhaben
(Balsalzellkarzinom)

Evertiert, aufgeworfen
(Plattenepithelkarzinom)

Abb. 1.15   Die Varianten des Ulkusrandes

2 Haut

Es gibt sehr viele Hautläsionen, die eine chirurgische Behandlung erfordern. Sie bilden einen bedeutenden Anteil der allgemeinchirurgischen Praxis. In diesem Kapitel werden nur die häufigen und gefährlichen Veränderungen beschrieben.

Es ist sehr schwierig, eine Reihe von einfachen diagnostischen Wegen aufzuzeichnen, die auf alle Hautläsionen anwendbar sind, weil sie ganz verschiedenartige Wesenszüge haben. Z.B. kann ein Basalzellkarzinom nodulär wachsen oder als flache Plaque oder als Ulkus imponieren. Die Haut kann perlweiß, braun oder rosa verfärbt sein. Die Lösung liegt darin, alle klinischen Erscheinungsbilder jeder Läsion zu lernen, und der beste Weg dazu ist, möglichst viele krankhafte Veränderungen zu untersuchen.

Wenn man mit den klinischen Erscheinungsbildern der normalen Hautläsionen vertraut ist, sollte man sich auf keinen Fall zur Blick- und damit Anhiebsdiagnose verführen lassen. Das ist sehr gefährlich und führt leicht zu Fehlern. Auch wenn man noch so vertraut ist mit einer krankhaften Veränderung, sollte man sie immer genauestens untersuchen, um eine exakte Diagnose zu stellen.

Hautveränderungen haben zwei grundlegend verschiedene Eigenschaften. Einmal ihre Farbe und zum anderen ihre Beziehung und ihren Effekt auf die darüberliegende Epidermis.

Liegt der pathologische Befund in den oberflächlichen Schichten der Dermis, so ist die darüberliegende Epidermis erhaben und schaut pathologisch aus. Bei Zerstörung der Epidermis resultiert ein Ulkus. Liegt der pathologische Befund in den tiefen Hautschichten, erscheint die darüberliegende Epidermis zwar gedehnt, ansonsten aber normal. Es ist daher möglich, alle Hautveränderungen in drei Kategorien zu unterteilen:

1. solche mit intakter, aber abnormer Epidermis,
2. solche mit zerstörter Epidermis (Ulzerationen) und
3. solche, die von normaler Epidermis überzogen sind.

Bei letzteren ist die Masse der Läsion im Subkutangewebe, und selbst wenn ihr Ursprung von Hautstrukturen ausgeht (z.B. Atherom), klassifiziert man die Läsion als subkutane Veränderungen. Diese klinischen Erscheinungsbilder werden im nächsten Kapitel diskutiert. Die Hautfarbe kann hilfreicher sein. Hautveränderungen können schwarz, braun, gelb, rot oder von unauffälliger Hautfarbe sein. Die folgende Klassifikation fußt auf den Veränderungen der darüberliegenden Epidermis, und ihre Farbe ergibt einen Hinweis auf die große Anzahl von Veränderungen, die man kennenlernen muß, obwohl diese Klassifikation auch als Hilfe zur Diagnosestellung von nur geringem praktischen Wert ist.

Epidermis intakt, aber auffällig

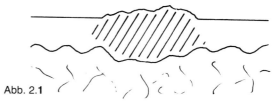

Abb. 2.1

Schwarz: Gangränöse Haut. Frühes Pyoderma gangraenosum, beginnende Milzbrandpusteln.
Braun: Nävi verschiedenster Art. Malignes Melanom. Pigmentiertes Basal- oder Spindelzellkarzinom. Café-au-lait-Flecken. Pigmentierung bedingt durch eine Quetschung. Thrombophlebitis. Venöse Stauung (die Epidermis erscheint bei den letzten drei Veränderungen normal).
Graubraun: Warze. Seborrhoische Keratose. Keratoakanthom. Schwielen.
Gelblich-Weiß: Xanthome, Lymphangiome, Furunkulose und Hidradenose.
Rot-Blau: Erdbeerflecken. Portweinfarbe. Spidernävi, Sommersprossen, Teleangiektasien, eitriges Granulom.
Hautfarben: Papillome. Beginnendes Basal- und Spindelzellkarzinom. Keloidnarbe, Keratoakanthom, pyogenes Granulom.

Zerstörung der darüberliegenden Epidermis: Ulzeration

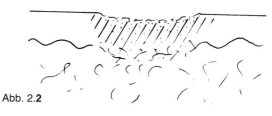

Abb. 2.2

Leicht eingesunkener Rand. Ein in Heilung begriffenes Geschwür.
Ausgestanzter Rand. Ischämisches, trophisches oder syphilitisches Ulkus.
Unterminierter Rand. Chronische Infektion (Tuberkulose, Karbunkel).
Erhabener oder ausgestülpter Rand. Maligne Ulzeration.

Darüberliegende Epidermis normal

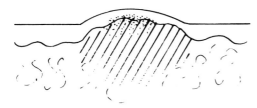

Abb. 2.**3**

Obwohl diese Veränderungen von Hautstrukturen entstanden sind, liegt die Geschwulst unterhalb der Haut und beeinträchtigt nicht ihre Struktur. Sie werden gewöhnlich als subkutane Veränderungen klassifiziert und sind im nächsten Kapitel beschrieben.

Über das ganze Buch hin wird jede einzelne Erkrankung mittels des standardisierten Planes der Anamneseerhebung und der Untersuchung, wie sie in Kapitel 1 niedergelegt sind, beschrieben. Ich entschuldige mich

Übersichtstabelle 2.1   **Die Charakteristika der Anamnese und Untersuchung eines Tumors oder einer Hautkrankheit, die es zu diagnostizieren gilt**

Anamnese
    Alter Geschlecht, ethnische Zugehörigkeit, Beruf
    Erstes Symptom
    andere Symptome
    Dauer der Symptome
    zeitliche Entwicklung der Symptome
    Anhalten der Symptome
    Mehrfach- oder Einzelveränderungen
    Ursache
    systemische Wirkungen (direkte Fragen)
    Familienanamnese
    Sozialanamnese

Lokale Untersuchung
    Lage
    Farbe
    Temperatur
    Schmerzhaftigkeit
    Ausdehnung
    Größe
    Oberfläche
    Abgrenzbarkeit
    (Ulkus:
        Rand, Grund, Tiefe, Absonderung, umgebendes
        Gewebe)
    Zusammensetzung und Inhalt:
        – Konsistenz
        – Fluktuation
        – Resonanz
        – Diaphanie
        – Pulsation
        – Zusammendrückbarkeit
        – Geräusch
    Reponierbarkeit
    Beziehungen zu umgebenden Strukturen
    Lymphdrainage
    Zustand des lokalen Gewebes (Arterien, Nerven, Knochen, Gelenke)

Allgemeine Untersuchung

auch nicht für die dauernden Wiederholungen, in denen die Überschriften erscheinen – Repetitio est mater studiorum –. Wiederholen Sie die Anamneseerhebung und die klinische Untersuchung, die in der Wiederholungstab. 2.1 zusammengestellt sind.

Benigne Papillome

Das benigne Papillom der Haut besteht aus einem überschießenden Wachstum aller Hautschichten. Das Wort Papillom läßt auf eine gutartige Veränderung schließen, aber das ist nicht der Fall. Es würde besser bezeichnet mit Hamartom oder eben einfach Hautanhängsel genannt.

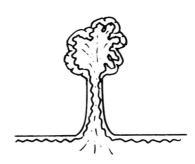

Abb. 2.**4**   Ein Papillom ist ein überschießendes Wachstum aller Hautschichten mit einem vaskulären Kern im Zentrum

Anamnese

Alter. Papillome können in jedem Alter auftreten. Ein paar sind kongenital.
Symptome. Die häufigsten Beschwerden bestehen darin, daß dieser gestielte Tumor in Kleider eingeklemmt ist oder gegen andere Körperteile reibt. Bei Verletzungen wird er rot, schwillt an und ulzeriert oder er infarziert sich. Eine spontane Ulzeration ist selten. Die Haut, aus denen die Papillome entstehen, enthält Schweißdrüsen, Haarfollikel und Talgdrüsen. Jede einzelne dieser Strukturen kann sich infizieren, und das Papillom schwillt schmerzhaft an. Kommt es zu einem überschießenden Granulationsgewebe als Antwort auf die Infektion, imponiert die Schwellung wie ein Karzinom.

Untersuchung

Lage. Papillome treten überall an der Haut auf.
Farbe. Sie haben die Farbe der normalen Haut.
Größe und Ausdehnung. Die Größe kann variieren von einer gerade erhabenen Plaque bis zum papilliformen und pendelnden Polypen. Die Ausdehnung kann in gleicher Weise variieren.
Zusammensetzung. Papillome sind weich, solide und nicht zusammenpreßbar.
Lymphknoten. Die regionalen Lymphknoten sind nicht vergrößert.
Lokales Gewebe. Die lokale Innerveration und Blutgefäße sind normal.

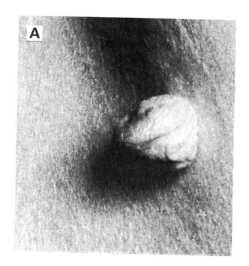

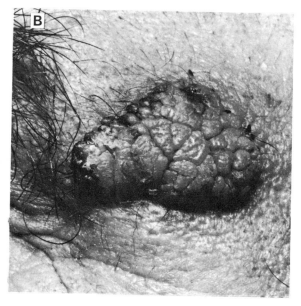

Abb. 2.5 (A) Ein glattes Papillom mit einem schmalen Stil, meist ist es ein fibrolipomatöser Polyp. (B) Ein sessiler Polyp mit einem überschießenden Epithelüberzug mit Spalten und Runzeln.

Warzen

Warzen sind Flecken hyperkeratotisch überschießend wachsender Haut viraler Genese.

Anamnese

Alter. Warzen treten in jedem Alter auf, bevorzugt befallen sie jedoch Kinder, Heranwachsende und junge Erwachsene.

Dauer. Sie wachsen in wenigen Wochen zu ihrer vollen Größe heran, bestehen über Monate und Jahre, bevor sie dem Patienten Beschwerden machen und er zum Arzt geht, da er gewöhnlich seine eigene Diagnose gestellt hat und diese Hautveränderung nicht für wichtig hält.

Symptome. Warzen sind entstellend. Multiple Warzen an den Fingern können die Feinbeweglichkeit stören. Sie sind nur dann schmerzhaft, wenn sie gerieben oder infiziert werden.

Verlauf. Einmal vorhanden, bestehen sie für mehrere Jahre unverändert oder bilden sich zurück oder verschwinden spontan. »Abklatschveränderungen« erscheinen an gegenüberliegenden Hautstrukturen, die häufigen Kontakt miteinander haben.

Familienanamnese. Oft haben auch andere Familienmitglieder Warzen.

Untersuchung

Lage. Man findet die Warzen gewöhnlich an den Händen. Sie treten jedoch auch an anderen Körperstellen auf, die häufig mit den Händen berührt werden, wie z.B. Gesicht, Arme und Knie.

Farbe und Aussehen. Die Warzen sind grau-braun und linsenförmig oder halbkugelig.

Oberfläche. Die Oberfläche ist rauh und hyperkeratotisch und ist oft bedeckt mit feinen filiformen Auswüchsen.

Beschaffenheit. Warzen sind in der Regel hart und nicht zusammenpreßbar.

Lymphdrainage. Die regionalen Lymphknoten sind nicht vergrößert.

Warzen an den Fußsohlen (Plantarwarzen) sind absolut identisch mit anderen Warzen, aber sie haben ein differentes Erscheinungsbild, weil sie in die Haut hineingedrückt werden. Sie sind beschrieben in Kapitel 6, Seite 121.

Seborrhoische Keratose

Diese Veränderung wird auch als senile Warze, seborrhoische Warze, Verruca senilis oder Basalzellpapillom benannt. Es handelt sich um ein benignes überschießendes Wachstum der Epidermis mit geschwollenen, abnormen epithelialen Zellen, die sich über das Niveau der normalen Haut erheben und ihr ein transparentes, öliges Aussehen geben.

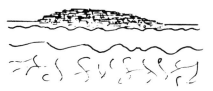

Abb. 2.6 Eine seborrhoische Keratose. Die Plaque besteht aus einer überschießenden Anzahl von geschwollenen epithelialen Zellen, die sich abschälen.

Anamnese

Alter. Senile Warzen treten bei beiden Geschlechtern auf, aber wie der Name schon sagt, sind sie häufiger im höheren Alter. Die meisten Leute im Alter von 70 haben eine oder mehrere davon.

Wachstum. Sie wachsen langsam, ihr Ursprung besteht

in einem kleinen Fleck, der graduell über einen größeren Bezirk heranwächst.

Der Patient bemerkt die frühen Veränderungen der Haut nicht, hat gewöhnlich diese Veränderungen bereits über Monate oder Jahre, bevor sie ihm Beschwerden machen.

Symptome. Wenn diese Veränderungen größer werden, sind sie **entstellend** und beginnen an den **Kleidern zu kneifen.** Sie bluten selten, infizieren sich jedoch gelegentlich. Manchmal sind sie so stark pigmentiert, daß der Patient denkt, es handelt sich um einen Nävus.

Verlauf. Senile Warzen breiten sich graduell flächenmäßig in einem Gebiet aus, nehmen aber nicht an Dicke zu. Sie können spontan abfallen und hinterlassen einen hellrosa Hautfleck.

An den Körperstellen, die man nicht regelmäßig und fest wäscht, werden sie prominent. Deshalb sind seborrhoische Warzen häufiger am Rücken zu finden.

Untersuchung

Lage. Seborrhoische Warzen treten an allen Hautkörperstellen auf mit Ausnahme der Gebiete, wo es zu einem regelmäßigen Abrieb kommt, wie an den Handflächen und an den Fußsohlen. Überwiegend findet man sie am Rücken.

Farbe. Die Farbe variiert von normaler Hautfarbe bis hin zu grau und braun, abhängig von der epithelialen Dicke und der Menge der darunterliegenden pigmentierten Haut.

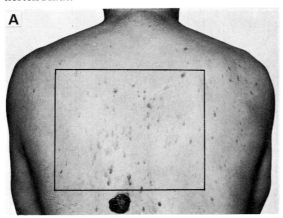

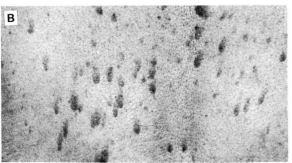

Abb. 2.7 Ein Patient, dessen Rücken mit seborrhoischen Keratosen bedeckt ist. Der im Bild A begrenzte Bezirk ist in Bild B vergrößert. Bei der großen Läsion handelt es sich um ein malignes Melanom.

Form, Größe und Oberfläche. Sie bilden ein erhabenes Plateau von hypertrophischer, leicht fettiger Haut mit scharfen Kanten und scharfer Begrenzung. Sie haben eine rauhe, manchmal papilliforme Oberfläche und variieren in ihrer Größe von wenigen Millimetern bis zu zwei, drei Zentimetern im Durchmesser.

Traumatisch bedingte Blutungen in der Keratose bringen die Läsion zum Anschwellen und verfärben sich braun. Diese Veränderungen werden fälschlicherweise als maligne Veränderungen im Sinne eines Melanomes gedeutet.

Eine infizierte Keratose schwillt an und ist schmerzhaft. Sie kann verwechselt werden mit einem pyogenen Granulom oder mit einem Epitheliom.

Konsistenz. Die senilen Warzen sind ein bißchen härter und steifer als normale Haut.

Das umgebende Gewebe ist gesund, aber es finden sich in der Umgebung andere seborrhoische Warzen. Die regionalen Lymphknoten sind nicht vergrößert.

Spezielle diagnostische Merkmale. Da seborrhoische Keratosen Plaques von verdicktem Pflasterepithel sind, **können sie abgezupft werden.** Ist man sich in seiner Diagnose sicher, so sollte man versuchen, die Begrenzung dieser Flecken mit einer stumpfen Pinzette abzuheben. Man sollte aber **niemals hart an den Rändern irgendeiner Läsion anpacken,** um sie nicht zu verletzen. Handelt es sich nämlich um einen malignen Tumor, so kann man möglicherweise die lokale Ausbreitung beschleunigen. Man sollte nur versuchen, die Spitze abzuzupfen, wenn man sicher ist, daß es sich um eine senile Warze handelt.

Schält man eine seborrhoische Warze ab, so hinterläßt sie einen Fleck von hellrosa Haut, und eine oder zwei feine oberflächliche Kapillaren bluten leicht. Keine andere Hautveränderung verhält sich so.

Muttermal

(Synonyme: Melanom, Pigmentnävus, Sommersprossen)

Die Bezeichnung »Nävus« bedeutet eine Veränderung, die man seit der Geburt hat. Obwohl viele Melanome bereits bei der Geburt vorhanden sind, erscheinen andere später, deshalb erscheint es am besten, alle Hautveränderungen, die einen überschießenden Anteil an Melanin enthalten, und damit von den Melanozyten abstammen, als Melanome zu bezeichnen und nicht als Nävus. Unter dem Begriff »Melanom« versteht man eine benigne Gewebsneubildung. Es handelt sich um eine Läsion, die Zellen enthält, die nicht von dem wachstumslimitierenden Faktor kontrolliert werden. Aber diese Charakteristika unkontrollierten Wachstums findet man nicht in einem reifen benignen Melanom des Erwachsenen. Das histologische Erscheinungsbild des Erwachsenenmelanomes ist das einer kontrollierten Gewebsneubildung, d. h. das Wachstum wird eher durch einen exzessiven Stimulus bewirkt, als daß das exzessive Wachstum als Antwort auf einen normalen Stimulus erfolgt. Aus diesem Grunde sollte das ausgereifte Melanom besser als Hamartom von Melanozyten bezeichnet werden.

Aus diesem Grund und aufgrund der Abstammung und der Natur der pathologischen Zellen denke ich, ist es am besten, ganz unverbindlich zu bleiben und die gutartigen melaninproduzierenden Veränderungen als **Leberflecke** zu bezeichnen und die malignen Veränderungen als **maligne Melanome**. Damit vermeidet man Verwirrung und jedermann weiß, über was man spricht.

Anamnese

Alter. Jeder (mit Ausnahme von Albinos) hat ein paar Leberflecken bei der Geburt, wobei die Anzahl während des Lebens zunimmt. Schätzungsweise sind die Kaukasier am meisten davon betroffen. Sie haben 80–100. Während der Kindheit und Adoleszenz kommt es zu einer vermehrten Pigmentierung oder zur kompletten Regression der Leberflecken. Werden sie größer und dunkler, so sind die »juvenilen« Leberflecken histologisch nicht von malignen Melanomen zu unterscheiden, aber der Wechsel zur Malignität (invasives Wachstum) ist vor der Pubertät ungewöhnlich.

Ethnische Gruppen. Leberflecke treten vermehrt bei Kaukasiern auf, die in sonnigen Landstrichen wohnen, z.B. Australien, da die Haut einem größeren Anteil von ultraviolettem Licht ausgesetzt ist. Leberflecke werden auch bei Negern beobachtet, aber hier ist der Wechsel zur Malignität ausgesprochen selten.

Symptome

Lage. Obwohl die Nävi an jeder Stelle des Körpers auftreten können, findet man sie am häufigsten an den Extremitäten, im Gesicht und an den Nahtstellen von Schleimhaut und Haut (Mund und Anus).

Farbe. Die Farbe variiert von hellbraun bis schwarz. Es gibt auch amelanotische Nävi; da sie jedoch farblos sind, werden sie nicht erkannt.

Die Farbe ändert sich nicht, wenn man darauf drückt.

Größe. Meistens schwankt sie zwischen 1–3 mm Durchmesser.

Aussehen und Oberfläche. Es gibt vier verschiedene Variationen.

1. Muttermal. Es ist nicht außergewöhnlich, entweder ist es flach oder leicht erhaben über das Niveau der umgebenden Haut. Es hat eine glatte oder leicht wellige Epidermis und ist behaart. Das ist ein Hinweis, daß der Nävus auch Talgdrüsen enthält und sich somit entzünden kann, Änderungen erfährt, wie Schwellung, Schmerzhaftigkeit. In diesem Zustand ist es nicht von einer malignen Veränderung zu unterscheiden.

2. Der nichtbehaarte oder glatte Nävus. Auch hier handelt es sich um nichts Außergewöhnliches. Das Epithel ist glatt, nicht erhaben, und das braune Pigment erscheint tiefer in der Haut liegend, und zwar tiefer als beim Muttermal. Es handelt sich jedoch nur um eine optische Täuschung. An der Oberfläche ist kein Haarwuchs zu beobachten.

3. Der blaue Nävus. Er findet sich in der Tiefe der Dermis. Die darüberliegenden Hautschichten und die Epidermis bewirken eine Farbveränderung von braun zum blauen Aussehen. Die bedeckende Haut ist oft glatt und durchscheinend. Er ist sehr viel seltener und wird meistens bei Kindern beobachtet.

4. Hutchinson-Lentigo. Mit diesem Begriff beschreibt man einen großen Bezirk dunkler Pigmentierung. Er erscheint gewöhnlich im Gesicht oder am Hals im späten Erwachsenenalter. Die Oberfläche ist glatt, sie kann jedoch auch aus rauhen Knötchen bestehen. Dabei handelt es sich um Areale kritischer Wachstumsaktivität, die ins Maligne wechseln können. Weil die Untergrundpigmentation sehr dunkel ist, erkennt man den Wechsel zur Malignität an einem weiteren Zunehmen der Pigmentation, wobei dies unbemerkt vor sich gehen kann.

Aus gutem Grund wird dieses Eponym gebraucht, da es zwei spezielle Charakteristika dieses Nävus bezeichnet: einmal sein spätes Entstehen und zweitens seine hohe Inzidenz maligner Entartung. Manche Pathologen halten die Hutchinson-Lentigo für eine präkanzeröse Veränderung oder von vornherein für den Anfang eines malignen Nävus.

Es gibt noch zwei andere Varianten melanotischer Hautpigmentation – der »Café-au-lait-Fleck« und die zirkumoralen Flecken des Peutz-Jeghers-Syndroms –, aber diese genügen nicht den allgemeinen Bedingungen der Nävi oder der malignen Melanome, sie werden später gesondert abgehandelt.

Beschaffenheit. Die Pigmentflecken sind gewöhnlich von weicher Konsistenz und unterscheiden sich bei der Palpation nicht vom umgebenden Gewebe.

Lymphknoten. Die regionalen Lymphknoten sind nicht vergrößert.

Pathologie

Während das klinische Erscheinungsbild von Nävi ungemein vielfältig und meist unklassifizierbar ist, sind sie aber mikroskopisch einwandfrei zu definieren. Unglücklicherweise gibt es kein makroskopisches Äquivalent zum histologischen Bild, weil nur die feingewebliche Untersuchung einen Wechsel in die maligne Entartung aufdeckt.

Es gibt zwei Möglichkeiten der Ansammlung von Melanozyten. Normalerweise findet man sie in geringer Zahl in den Zellen der Basalschicht der Epidermis eingestreut. Wenn sie proliferieren, ist das erste Ausbreitungsgebiet die Epidermis, von der aus sie in die Dermis wandern.

Der ausgereifte Pigmentfleck besteht aus Melanozytennestern in der **Dermis** und wird deshalb auch **intradermaler Nävus** genannt. Makroskopisch erscheint diese entweder flach, leicht erhaben, weich oder warzenähnlich, kann behaart und nicht behaart sein. Diese Erscheinungsbilder finden sich vor allen Dingen an den Armen, im Gesicht und am Stamm. Eine maligne Entartung wird kaum beobachtet.

Sind Wachstum und Wanderung der Melanozyten beendet, bevor sie in die Dermis gelangen, finden sich Zellhaufen mit verschiedenen Reifungsstadien in der Epidermis und in der Dermis. Diese Läsionen werden **Junktionsnävi** bezeichnet, weil sie sich um die basale Schicht der Epidermis lagern. Diese Junktionsnävi sind nicht ausgereift, sind instabil und können maligne ent-

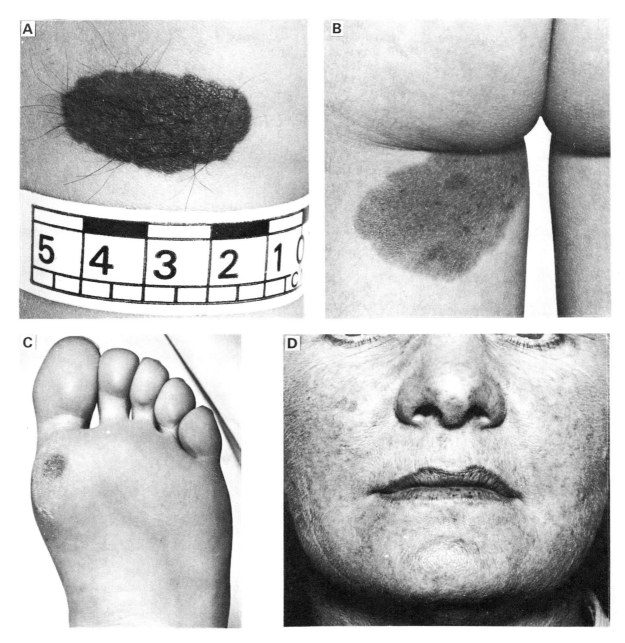

Abb. 2.8 Nävi (benigne Melanome). (A) ein behaarter Nävus. Die Oberfläche ist leicht erhaben und verdickt. Ein großer behaarter Nävus im Bereich des Sakrum ist oft ein Hinweis für eine Spina bifida. (B) Ein glatter Nävus. Die Oberfläche liegt im Hautniveau, er hat keine Haare, und die Tiefe der Pigmentation variiert. (C) Eine pigmentierte Läsion am Fußballen. Er sieht einem Junktionsnävus sehr ähnlich und könnte maligne entarten. Tatsächlich aber ist es ein Hämatom. (D) Multiple zirkumorale Pigmentflecken beim Peutz-Jeghers-Syndrom.

arten. Die Mehrzahl der malignen Melanome entsteht aus den Junktionsnävi.

Die Hauptmanifestationsstellen sind die Handflächen, Fußsohlen und das äußere Genitale, folglich resultiert eine höhere Inzidenz von malignen Melanomen an diesen Körperstellen.

Man sollte nun erwarten, daß es lediglich diese zwei Arten von Melanomen, nämlich den intradermalen und den Junktionsnävus gibt, aber zwischen diesen beiden Läsionen findet sich histologisch ein weites Spektrum. Finden sich Anteile beider Läsionen in einem einzigen Nävus, so wird er als **Compound** (zusammengesetzter) – **Nävus** bezeichnet.

Zeigt ein Leberfleck junktionale Aktivität vor der Pubertät, so wird er als **juveniler Nävus** bezeichnet. Der Grund, daß man diese besonders heraushebt, besteht darin, daß sie zwar mikroskopisch ausgesprochen aktiv erscheinen und oft für maligne gehalten werden, letztendlich jedoch zu intradermalen Nävi ausreifen. Wandern Melanozyten aus der Dermis in das subku-

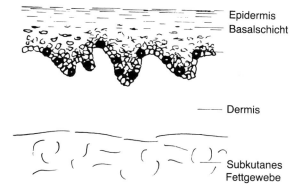

(A) Normale Haut
In die Basalschicht der Epidermis verstreut eingelagerte Melanozyten

Epidermis
Basalschicht

Dermis

Subkutanes
Fettgewebe

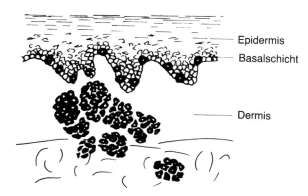

Epidermis

Basalschicht

Dermis

(B) Ein intradermaler Nävus
Melanozyten (Nävozyten) in der Dermis

Klinisches Erscheinungsbild:
Glatt oder warzen-förmig, im Hautniveau oder leicht erhaben, behaart oder nicht behaart. Benigne

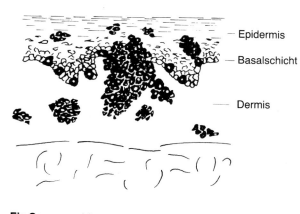

Epidermis

Basalschicht

Dermis

(C) Ein Junktionsnävus
Melanozyten in der Epidermis und der Dermis

Klinisches Erscheinungsbild:
Glatt oder warzen-förmig, im Hautniveau oder erhaben, nicht behaart, mögliche maligne Entartung

Ein Compound (zusammengesetzter) Nävus = eine Kombination eines intradermalen und eines Junktionsnävus
Ein juveniler Nävus = ein präpuberaler Junktionsnävus, der sich regressiv verändert
Ein blauer Nävus = ein tief gelegener, intradermaler Nävus

Abb. 2.**9**   Pathologische Erscheinungsbilder von Nävi.

tane Gewebe, so erscheinen sie blau, und man nennt sie **blaue Nävi**. Sie unterscheiden sich jedoch mikroskopisch nicht von den vorher genannten. Es handelt sich lediglich um einen sehr tief gelegenen intradermalen Nävus.

Obwohl es manche für sehr unglücklich halten, daß das klinische Erscheinungsbild keinen Bezug zum mikroskopischen Aussehen hat, treten sehr oft Probleme auf im klinischen Vorgehen, weil es trotz aller Statistik eine falsche Annahme ist, alle intradermalen Nävi für benigne zu halten, bzw. alle Junktionsnävi als potentiell maligne anzusehen. Als vernünftiges klinisches Vorgehen hat sich erwiesen, einige Nävi zu exzidieren und sie auf ihre Dignität hin histologisch zu untersuchen. Nur auf diese Weise ist es letztendlich möglich, Veränderungen zu erkennen.

Malignes Melanom

Um eine Verwirrung zu vermeiden beim Gebrauch des Wortes »Melanom« in der Beschreibung einer benignen Veränderung und »malignes Melanom« in der Beschreibung eines malignen Pigmentflecks, habe ich bewußt die Begriffe **Pigmentfleck** und **malignes Melanom** gebraucht.

Die Melanozyten entstehen aus der Neuralleiste und sind primär epidermale Zellen. Man könnte glauben, daß maligne Veränderungen bei den Melanozyten als Karzinome bezeichnet werden müßten, also z.B. »Melanokarzinom« oder auch »Melanosarkom«. Aber dies würde eine noch größere Verwirrung hervorrufen. Es ist einfacher, die gut eingeführten und unverwechselbaren deskriptiven Bezeichnungen des »malignen Melanomes« zu gebrauchen.

Kardinalsymptome maligner Veränderungen beim Pigmentfleck

1. Größenzunahme. Gewöhnlich berichtet der Patient, daß ein bereits seit langem bekannter Pigmentfleck oder ein erst kürzlich entstandener Leberfleck über mehrere Wochen oder Monate eine Wachstumstendenz gezeigt hat. Ein plötzliches Wachstum in wenigen Tagen ist atypisch.

Ein malignes Wachstum erfolgt in alle Richtungen. Der gesamte oder nur ein Teil des Nävus breitet sich weiter aus und zeigt eine Dickenzunahme, ein im Hautniveau befindlicher Fleck zeigt eine nodöse Veränderung.

2. Farbveränderung. Maligne Melanozyten produzieren gewöhnlich mehr Melanin, so daß die Nävi dunkler werden. Diese Farbveränderungen sind oft punktförmig, so daß nur Anteile schwarz erscheinen, andere erscheinen plötzlich tiefblau mit Zunahme der Gefäßinjektion, während einige Teile auch keine Veränderung zeigen. Ganz selten produzieren maligne Melanozyten keinen schwarzen Farbstoff, so daß das Größenwachstum farblos erfolgt.

3. Blutung. Wenn sich Tumorzellen vervielfältigen, wird das darüberliegende Epithel anoxisch, und es kommt zur spontanen Ulzeration, oder diese tritt auf nach einem nicht adäquaten Trauma. Die nachfolgende Blutung ist minimal. Sie tritt aber jedesmal dann wieder auf, wenn man am Wundschorf reibt.

4. Das Auftreten von lokaler oder entfernter Ausbreitung. Das von den malignen Melanozyten produzierte Pigment breitet sich entweder diffus in der umgebenden Haut aus, und es erscheint ein brauner **Hof** um die Primärläsion.

Andererseits können die malignen Zellen sich durch die intradermalen Hautlymphspalten ausbreiten. Bei einem Stopp der Wanderung vervielfältigen sie sich an dieser Stelle, und es erscheinen kleine intradermale Knötchen. Diese kleinen Knötchen um die Primärläsion herum werden als **Satelliten** bezeichnet.

Die malignen Melanozyten breiten sich gewöhnlich über die Lymphbahnen in die **lokalen Lymphknoten** aus. Die Kombinationen von vergrößerten Lymphknoten und einer Veränderung des Nävus in seinem Drainagegebiet sind hoch signifikant.

Andere Charakteristika von malignen Melanomen

Anamnese

Alter. Maligne Melanome sind sehr selten vor der Pubertät, können aber auch bei Kindern auftreten. Das Hauptmanifestationsalter liegt bei Patienten zwischen dem 20. und 30. Lebensjahr oder darüber.

Geschlecht. Man findet sie zwei- bis dreimal häufiger bei Frauen als bei Männern.

Ethnische Zugehörigkeit. Bevorzugt sind Kaukasier, und selten findet man sie bei Negern.

Beruf. Melanozyten werden durch ultraviolettes Licht stimuliert. Weißhäutige Menschen, die in Gegenden mit hoher Sonneneinstrahlung leben, z.B. Australien oder die Westküste von Amerika, zeigen eine hohe Inzidenz von malignen Melanomen. Besonders gefährdet sind Berufe in diesen Gegenden, die im Freien ausgeübt werden.

Symptome. Die Kardinalsymptome oder klinischen Zeichen wurden schon beschrieben – Änderung in der Größe, der Farbe, Blutung und das Auftreten eines braunen Hofes oder von Satelliten –. Gewöhnlich führt die **kosmetische Entstellung** den Patienten zum Arzt.

Maligne Melanome **jucken oft**, sind aber **nicht schmerzhaft**.

Manchmal bemerken die Patienten die Veränderungen des Pigmentfleckens selbst. Sind diese jedoch an der Fußsohle oder am Rücken, wissen sie häufig nichts von ihrer Existenz, bemerken erst eine Vergrößerung der Lymphknoten oder die Symptome, die entfernt auftretende Metastasen verursachen, wie z.B. **Gewichtsverlust, Dyspnoe** oder **Ikterus**.

Multilokuläres Auftreten. Mehrere maligne Melanome sind sehr selten. Obwohl oft multiple sekundäre Pigmentflecken um die primäre Läsion auftreten, gehören mehrere gleichzeitig entstehende maligne Melanome zu den Raritäten.

Lokale Untersuchung

Lage. Die Mehrzahl der malignen Melanome findet man an den Extremitäten, am Kopf und am Hals. An den Extremitäten treten sie meistens an den Handflächen, an den Fußsohlen und unter den Nägeln auf. Maligne Melanome finden sich auch an den Grenzen verschiedener Hautflächen, am Mund und am Anus.

Farbe. Man findet Farbvariationen vom blassen hellbraun bis schwarz. Haben sie eine hohe Vaskularisierung, zeigen sie einen purpurnen Farbton.

Temperatur und Berührungsempfindlichkeit. Ein malignes Melanom fühlt sich nicht wärmer an als die umgebende Haut trotz seiner zellulären Aktivität und ist auch nicht berührungsempfindlich.

Ausdehnung und Größe. Wenn man es erstmals bemerkt, so ist das Areal der malignen Veränderungen gewöhnlich sehr klein, 0,5–2 cm im Durchmesser, wobei diese Veränderung bei einem Nävus jeglicher Größe auftreten kann. Mißt man dem malignen Melanom keine Bedeutung bei, führt es zu einem großen floriden Tumor, der deutlich hervortritt und die umgebende Haut überlappt.

Oberfläche. Der kleine Tumor wird von glattem Epithel überzogen. Geht dieses zugrunde durch eine ischämische Nekrose, so resultiert ein Ulkus, das von Blutkruste und Serum bedeckt ist. Blutung und subakute Infektion lassen die Oberfläche feucht und ödematös erscheinen.

Zusammensetzung. Der Primärtumor hat eine derbe, solide Konsistenz. Kleine Satelliten fühlen sich hart an.

Umgebungsreaktionen. Das maligne Gewebe ist fest mit der Haut fixiert.

Lymphdrainage. Die lokalen Lymphknoten erscheinen vergrößert.

Umgebendes Gewebe. Man findet entweder einen **Hof** von brauner Farbe in der umgebenden Haut des Tumors und **Satellitenknoten** in der Haut und im Subkutangewebe zwischen dem Primärtumor und den Drainagelymphknoten. Es ist deshalb wichtig, das Subkutangewebe entlang der drainierenden Lymphspalten zu untersuchen und zu betasten. Löst der Tumor einen Juckreiz aus, so finden sich in der umgebenden Haut Kratzspuren.

Allgemeine Untersuchung

Maligne Melanome breiten sich über die Lymphwege und hämatogen aus und siedeln sich in der Lunge, der Leber und im Gehirn ab. Pleuraergüsse, Hepatomegalie, Ikterus und neurologische Symptome sind allgemeine Erscheinungsbilder einer generalisierten Metastasierung.

Hautpigmentationen in Verbindung mit anderen Erkrankungen

Café-au-lait-Flecken

Unter Café-au-lait-Flecken versteht man zirkumskripte Hautareale mit hellbrauner Pigmentierung. Sie sind angeboren und finden sich häufig vergesellschaftet mit

Übersichtstabelle 2.2   Die klinischen Erscheinungsbilder von Nävi

Klinische Erscheinung	Pathologische Typisierung
Behaarte Nävi	Intradermaler Pigmentfleck
Nichtbehaarte Nävi	Intradermaler, junktionaler* oder Compound (zusammengesetzter)-Nävus (bevorzugte Lokalisation an der Handfläche, an der Fußsohle und am äußersten Genitale)
Blauer Nävus	Tief gelegener intradermaler Pigmentfleck
Hutchinson-Lentigo	Junktionaler* und Compound-Nävus
Juveniler Nävus	Junktionale Aktivität mit Regression in der Pubertät

*Hier handelt es sich um mögliche Präkanzerosen

Übersichtstabelle 2.3   Veränderungen, die an eine maligne Entartung des Nävus denken lassen

Änderungen der Größe
in der Farbe
Blutung/Ulzeration
Juckreiz
lokale Ausbreitung
    Halo
    Satelliten
Generalisierte Ausbreitung:
    Lymphknotenveränderungen

Neurofibromatose und manchmal auch beim Phäochromozytom. Die hellbraune, milchkaffeeähnliche Farbe ist ein Hinweis für einen geringen Anteil von Melanom in der Läsion im Vergleich zum normalen Nävus. Hier kommt es niemals zu malignen Entartungen.

Multiple zirkumorale Pigmentflecken beim Peutz-Jeghers-Syndrom

Beim Peutz-Jeghers-Syndrom handelt es sich um eine multiple Polypose des Endothels im Magen und Dünndarm und multiplen kleinen Nävi der Gesichtshaut, vor allen Dingen um den Mund, an den Lippen und an der Wangenschleimhaut. Diese Nävi zeigen keine maligne Entartung.

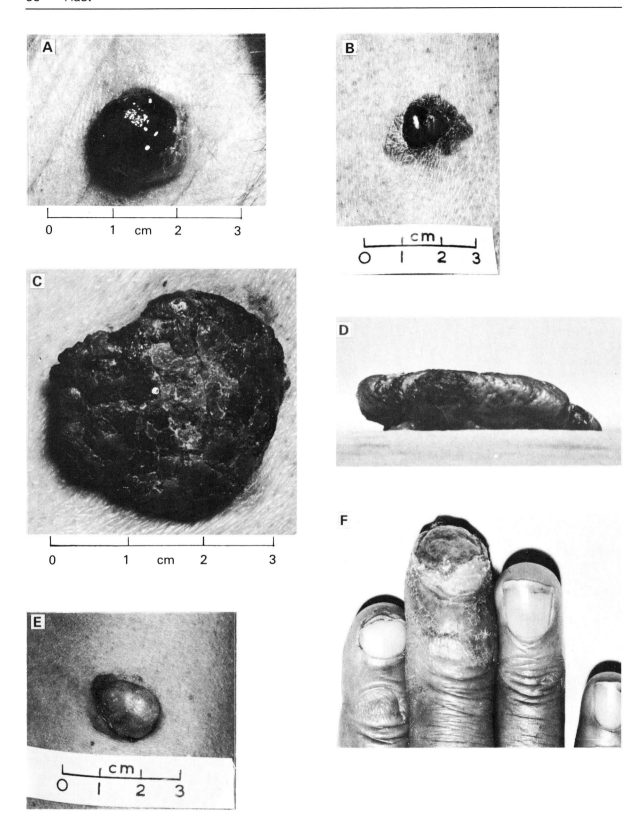

Abb. 2.**10**   Maligne Melanome. Beschreibung auf der anderen
Seite.

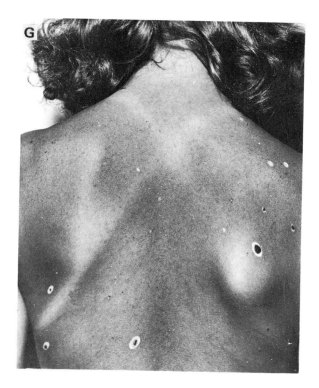

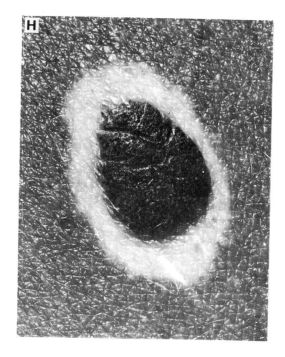

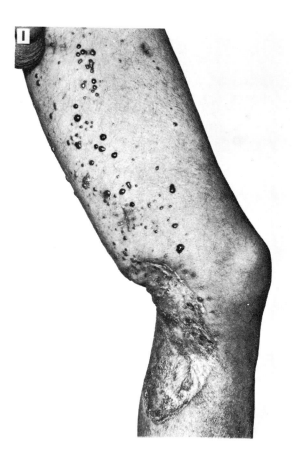

Abb. 2.**10** Fortsetzung   Maligne Melanome (A). Ein schnell wachsendes, ulzeriertes malignes Melanom, das blutet. (B) Frühe maligne Veränderungen in einem vorbestehenden Nävus, die gut sichtbar sind.
(C und D) Ein großes, ulzerierendes malignes Melanom, das die umgebende Haut überlappt.
(E) Ein farbloser Knoten, der in einem lange vorbestehenden Nävus aufgetreten ist. Ein sog. amelanotisches Melanom.
(F) Ein subunguales Melanom, das über Monate hin als chronische Infektion behandelt wurde. (G und H) Umgekehrte Veränderungen zur malignen Entartung, spontane Regression. Die weißen Höfe um die Nävi sind Gebiete der Depigmentation. Diese Pigmentflecken verschwanden in einem Zeitraum von 6 Monaten und hinterließen blasse Hautflecken. (I) Multiple Satelliten entlang der drainierenden Lymphspalten.

Hämangiom

Es gibt viele Formen von kutanen Hämangiomen – Erdbeernävus, Portweinfleck, Spidernävus, sklerosierendes Angiom, Vin-rosé-Fleck, Morbus Osler und Campbell-de-Morgan-Flecke. Es handelt sich um verschiedene Schattierungen von rosa bis rot, aber jeder einzelne hat ganz unterschiedliche Züge. Wenn man sie einmal gesehen hat, wird man diese Veränderungen immer wieder erkennen können. Das einzig sichtbar Gemeinsame ist ihre rote Farbe.

Erdbeernävus

Wie der Name sagt, handelt es sich um eine genaue Beschreibung, weil die knallrote Läsion sich von der Hautoberfläche erhebt, als handele es sich um eine

Erdbeere. Der Begriff »Nävus« ist korrekt, weil es sich um eine angeborene Veränderung handelt. Aus pathologischer Sicht sind es kongenitale intradermale Hämangiome.

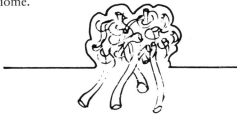

Abb. 2.11   Ein Erdbeernävus ist eine intra- und subdermale Ansammlung von dilatierten Blutgefäßen.

Anamnese

Alter. Erdbeernävi sind angeboren.
Geschlecht. Sie treten in gleicher Verteilung bei beiden Geschlechtern auf.
Verlauf. Es kommt zur spontanen Regression wenige Monate oder Jahre nach der Geburt.
Symptome. Das Kind wird oft von seinen Eltern zum Arzt gebracht, um die Diagnose zu stellen, weil der rote Tumor entstellend ist oder als gefährlich angesehen wird. Sind die Pigmentflecken an Körperstellen, an denen gerieben wird oder sie Schlag ausgesetzt sind, so können sie ulzerieren und bluten. Läsionen am Gesäß werden feucht und infizieren sich.
Gelegentlich haben die Kinder mehrere Erdbeernävi.

Untersuchung

Lage. Der Erdbeernävus kann an allen Körperstellen auftreten. Am häufigsten findet man ihn jedoch am Kopf und am Hals.
Farbe. Sie ist hell- oder dunkelrot.
Form. Sie erheben sich über die Hautoberfläche. Kleine Nävi sind sessil und halbkugelig, wenn sie aber an Wachstum zunehmen, werden sie gestielt.
Umfang. Die Erdbeernävi haben gewöhnlich 1–2 cm im Durchmesser. Sie können jedoch auch größer werden (5–10 cm im Durchmesser).
Oberfläche. Diese ist unregelmäßig. Es handelt sich um ein glattes, aber von kleinen Grübchen durchsetztes Epithel. Gelegentlich treten kleine Areale mit Ulzerationen auf, die mit Wundschorf bedeckt sind.
Konsistenz. Der Erdbeernävus ist weich und **kompressibel, aber nicht pulsierend.** Hält man einen sanften Druck aufrecht, kann man das meiste Blut aus diesen Läsionen herausdrücken, und sie erscheinen dann kollabiert, faltig und farblos. Abhängig von der Anzahl der zuführenden Arterien ist der Zeitraum bis der ursprüngliche Zustand wieder hergestellt ist.
Umgebungsreaktion. Die Nävi sind scharf abgegrenzt und sind frei beweglich über darunter liegenden Gewebsstrukturen.
Lymphdrainage. Die regionären Lymphknoten sind nicht vergrößert.
Umgebendes Gewebe. Die Blutversorgung der umgebenden Haut ist absolut normal. Dieses kongenitale Leiden ist nicht mit anderen kongenitalen Gefäßanomalien vergesellschaftet.

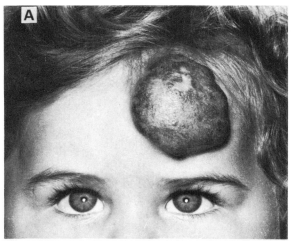

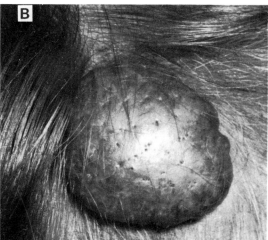

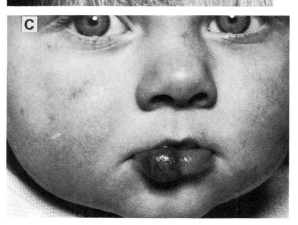

Abb. 2.12   Drei Erdbeernävi. (A) Ein großer sessiler Nävus an der Stirn. (B) Nahaufnahme. Auf der sonst glatten Oberfläche finden sich kleine Grübchen, die im Zusammenhang mit der roten Farbe diese Läsion einer Erdbeere ähneln lassen. (C) Ein Erdbeernävus an der Unterlippe.

Portweinnävus (Naevus flammeus)

Es handelt sich um ein ausgedehntes intradermales Hämangiom, meist venösen Ursprungs, wobei jedoch alle Arten von Hautblutgefäßen involviert sind. Die Haut ist verfärbt in einer tief dunkelroten Farbe, daher auch der Name.

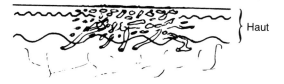

Abb. 2.**13** Ein Naevus flammeus ist eine Ansammlung von dilatierten intradermalen Venolen.

Anamnese

Alter. Der Naevus flammeus ist kongenital, ändert seine Größe bezogen auf die spätere Körpergröße nicht, jedoch ändert sich seine Farbe.
Symptome. Diese Verfärbung beunruhigt die Mutter des Patienten, und später ist der Patient selbst ganz und gar auf die Farbe fixiert. Gewöhnlich treten sie im Gesicht auf und werden hier vor allen Dingen bemerkt und als entstellend empfunden. Gelegentlich treten kleine Gefäße innerhalb des Farbflecks hervor und fangen das Bluten an.
Der Naevus flammeus kann ein Hinweis auf eine extensivere Gefäßanomalie sein.

Untersuchung

Lage. Der Naevus flammeus tritt gewöhnlich im Gesicht auf oder an den Verbindungsstellen zwischen Extremitäten und Stamm, z.B. Schulter, Hals, Gesäß. Manchmal erscheinen sie streng begrenzt auf ein Dermatom, besonders dann, wenn sie ein Teil einer generalisierten Gefäßerkrankung sind. Sie sind jedoch niemals mit neurologischen Veränderungen vergesellschaftet.
Farbe. Charakteristisch ist die tief purpurrote Farbe. An den Grenzen finden sich auch hellere Bezirke.
Die Farbe blaßt bei lokalem Druck ab, wobei es jedoch niemals gelingt, eine normale Hautfarbe dadurch hervorzurufen, weil alle den Pigmentfleck versorgenden Gefäße krankhaft verändert sind.
Umgebendes Gewebe. In der Nähe und auch rings um die Läsion findet man gelegentlich erweiterte subkutane Venen. Die sensorische Innervation des Pigmentfleckes ist normal.

Spidernävus

Beim Spidernävus handelt es sich um eine solitäre erweiterte Hautarteriole, die eine große Zahl kleiner Äste versorgt, die radial abgehen. Es handelt sich um eine **erworbene** Veränderung. Sie ist Ausdruck eines generalisierten Leidens.

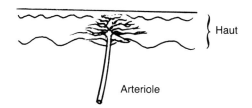

Abb. 2.**14** Ein Spidernävus ist eine solitäre erweiterte Arteriole mit sichtbaren, zentrifugal radiär abgehenden Ästen.

Anamnese

Spidernävi werden in der Regel nicht von den Patienten bemerkt, es sei denn, sie befinden sich an prominenten Stellen im Gesicht; sie verursachen keine Symptome. Sie treten multipel auf und vermehren sich im Lauf der Jahre. Es ist sehr wichtig, den Patienten nach seinem Alkoholkonsum zu befragen, weil sie meistens bei chronischen Lebererkrankungen anzutreffen sind.

Untersuchung

Lage. Man findet sie in der oberen Hälfte des Körperstammes, im Gesicht, an den Armen, d.h. sie finden sich im Einzugsgebiet des Abflusses der V. cava superior, obwohl es sehr zweifelhaft ist, dies als eine signifikante Beobachtung zu deuten.
Farbe. Die zentrale Arteriole ist hellrot, und die radiär abgehenden Gefäße haben zwar eine ähnliche Farbe, jedoch nicht so leuchtend.
Temperatur. Man findet bei ihnen keine Änderung der Hauttemperatur, sie sind auch nicht schmerzhaft.
Größe. Die zentrale Arteriole mißt 0,5–1 mm im Durchmesser. Die radiär abgehenden Gefäße haben verschiedene Länge, gewöhnlich 1–2 mm.
Kompressibilität. Die Spidernävi verschwinden total, wenn man mit dem Finger darauf drückt. Man sollte dies bevorzugt mit einem Glasspatel tun. Sie füllen sich wieder auf, sobald der Druck nachläßt.
Lokales Gewebe. Es finden sich keine anderen Veränderungen in der lokalen Zirkulation.

Generelle Untersuchung

In diesem Zusammenhang ist eine Allgemeinuntersuchung des Patienten von besonderer Bedeutung, da oft schwere Erkrankungen damit verbunden sind, wie z.B. Leberzirrhose, Lebertumoren oder östrogenproduzierende Geschwülste.

Vin-rosé-Fleck

Es handelt sich hier um eine kongenitale intradermale Gefäßveränderung, und zwar um eine Erweiterung der im subpapillären dermalen Plexus gelegenen Gefäße, die der Haut nur eine hellrosa Färbung geben. Man findet sie häufig im Zusammenhang mit anderen Gefäßabnormitäten, z.B. großen Hämangiomen, riesenhaftem Extremitätenwuchs, bei arteriovenösen Fisteln und beim Lymphödem.
Der Vin-rosé-Fleck kann überall auftreten und ist

asymptomatisch. Er ist nicht so dunkel, daß er entstellend wirkte, und der Patient findet ihn in der Regel nicht als krankhaft, er wird als Geburtsmal akzeptiert und meistens darüber vergessen.

Campbell-de-Morgan-Fleck

Diese Läsion ist hellrot, klar umgrenzt, es handelt sich um dilatierte Kapillaren, die von einer einzelnen oder von mehreren Arteriolen gespeist werden. Die Ätiologie ist unbekannt, sie sind **nicht** vergesellschaftet mit anderen Erkrankungen.

Anamnese

Alter. Campbell-de-Morgan-Flecken nehmen mit steigendem Alter an Häufigkeit zu, man findet sie selten bei Leuten jünger als 45 Jahre.
Verlauf. Sie treten plötzlich auf und gewöhnlich einzeln, allerdings können auch mehrere mit einem Mal, vor allen Dingen am Brustkorb auftreten.
Symptome. Sie sind nicht schmerzhaft oder berührungsempfindlich und sind auch nicht entstellend. Es sei denn, sie treten multipel auf und sind sehr groß.

Untersuchung

Vorkommen. Altersnävi erscheinen an der Vorder- und Hinterseite des Stammes, mehr in der oberen als in der unteren Hälfte. Gelegentlich treten sie auch an den Extremitäten und selten im Gesicht auf.
Aussehen und Größe. Sie schwankt zwischen 1 bis 3 mm im Durchmesser. Sie sind rund, haben eine scharfe Begrenzung und sind manchmal leicht erhaben.
Farbe. Ihre Farbe ist ein wesentliches diagnostisches Charakteristikum. Sie erscheinen uniform tiefrot oder purpur, was ihnen ein Aussehen verleiht, wie wenn ein Tropfen dunkelroter Farbe oder Siegelwachses gerade unter der Haut läge.
Kompressibilität. Obwohl es sich um eine Ansammlung von erweiterten Kapillaren handelt, entleeren sie sich nicht immer, wenn man darauf drückt, sondern sie blassen immer ein wenig ab.

Sklerosierendes Angiom

Diese Läsion erscheint nicht wie eine Gefäßmißbildung. Es handelt sich jedoch um ein kleines Angiom, das unter der Hautoberfläche entsteht, rupturiert und blutet, um dann mit überschießendem fibrösen Gewebe abzuheilen, so daß ein derber Knoten mit zentraler Narbe entsteht.

Anamnese

Alter. Die sklerosierenden Angiome werden in jedem Alter beobachtet, sind jedoch selten vor der Pubertät.
Symptome. Die Patienten bemerken meistens einen über Wochen und Monate bestehenden Wundschorf, bis sie dann das Hautknötchen wahrnehmen, aber in der Regel handelt es sich um eine schmerzlose Geschwulst ohne Symptome.

Untersuchung

Das Knötchen ist hautfarben und hat eine Größe von 1–10 mm. Im Zentrum befindet sich eine Narbe. Es ist in der Haut und ist derb. Man kann es nicht zusammenpressen und findet keinen Hinweis auf seinen vaskulären Ursprung.
Die Diagnose ist schwierig. Es wird meistens entfernt, um die histologische Diagnose zu sichern.

Lymphangiom

(Lymphangioma circumscriptum)
Es handelt sich hierbei um eine lokalisierte Ansammlung von erweiterten Lymphgefäßen in der Haut und im Subkutangewebe, die keine Verbindung mit dem normalen Lymphgefäßsystem haben. Die Ätiologie dieser Blindsäcke ist unbekannt, außer daß sie angeboren sind und es sich um Ansammlungen von Lymphsäckchen handelt, die keine Verbindung zum Lymphsystem während ihrer Entwicklung erhalten haben. Sind sie groß, zystisch, durchscheinend und auf das subkutane Gewebe beschränkt, so werden sie als zystische Hygrome bezeichnet (s. S. 212).

Anamnese

Alter. Die Lymphangiome sind bereits bei der Geburt vorhanden, aber treten erst Jahre später in Erscheinung, wenn sich die Bläschen aus der Haut hervorwölben.
Symptome. Gewöhnlich werden sie von den Eltern des Kindes bemerkt, die den Arzt aufsuchen, die Diagnose zu sichern und wegen der Entstellung. Gewöhnlich enthalten die Hautbläschen geronnenes Blut, das ihnen eine braune Farbe verleiht. Manchmal befindet sich auch klare Flüssigkeit in ihnen. Bei sehr großen Ausmaßen werden sie aufgerieben, und es kommt zu schmerzhaften Infektionen.
Entwicklung. Im Laufe der Jahre füllen sich diese Zysten mit Flüssigkeit, werden prominent und nehmen an Zahl und Ausmaß zu.

Untersuchung

Vorkommen. Das Lymphangioma circumscriptum tritt gewöhnlich an den Verbindungsstellen zwischen Körperstamm und Extremitäten sowie Hals und Stamm auf, d.h. im Schulterbereich, der Axilla, am Gesäß und in der Leiste.
Farbe. Die Hautbläschen enthalten farblose oder gelbe, wäßrige Flüssigkeit. Findet sich Blut darin, erscheinen sie braun oder schwarz.
Gesamterscheinungsbild. Die subkutanen Zysten lassen das Areal leicht höckrig erscheinen mit unscharfer Begrenzung der Schwellung. Die Haut enthält Vesikel verschiedener Größe und Farbe mit einem Durchmesser von 0,5 bis 3 oder 4 mm.
Ausdehnung. Es können große Hautareale betroffen sein, z.B. das gesamte Gesäß oder die Schulter. Aber meistens handelt es sich um Areale von 5–20 cm Ausdehnung, wenn sie zur Behandlung kommen.
Zusammensetzung. Die gesamte Läsion ist weich und schwammartig. Wenn es sich um mehrere Zysten han-

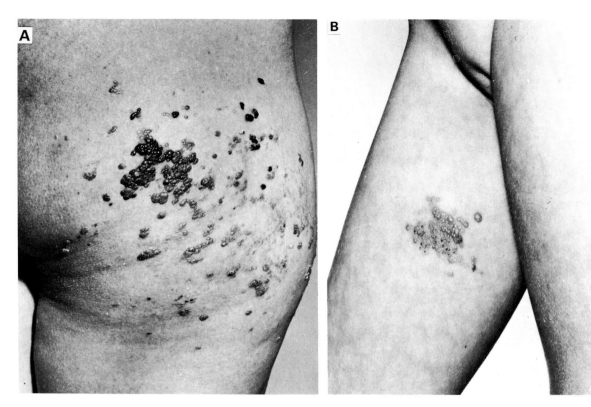

Abb. 2.**15** Zwei Beispiele eines Lymphangioma circumscriptum. (A) Viele der Bläschen am Gesäß sind schwarz oder braun, weil sie altes Blut enthalten. Die subkutane Schwellung kann man an der Lateralseite des Oberschenkels sehen. (B) Die Vesikel dieser frühzeitigen Veränderung enthalten klare Flüssigkeit.

delt, ist keine Fluktuation tastbar. Liegen dagegen nur eine oder zwei große Zysten vor, so finden sich die typischen Zeichen einer Flüssigkeit (Fluktuation, Undulation, Diaphanie). Sie sind nicht zusammendrückbar. Die dunkelroten oder braunen Bläschen **blassen nicht** auf Druck ab.

Lymphdrainage. Die lokalen Lymphknoten sind gewöhnlich normal, es sei denn, die Zysten haben sich infiziert.

Der Zustand des lokalen Gewebes. Die Blut- und Nervenversorgungen des Areales des Lymphangioma circumscriptum sind normal. Das Gewebe zwischen den Zysten und Vesikeln hat eine normale Lymphdrainage, so daß kein Ödem vorhanden ist.

Pyogenes Granulom

Alle Wunden heilen mit der Ausbildung von kleinen kapillären Schlingen, die die Wunde aneinanderkleben und somit als Versorgungsbasis für das darüber wachsende Epithel dienen. In einem Ulkusgrund bilden diese Kapillarschlingen eine Lage von leuchtend rotem Gewebe, das als **Granulationsgewebe** bekannt ist. Wenn chronische Infektionen diese Kapillarschlingen zu einem überschießenden Wachstum anregen, bilden sie einen hervorquellenden Gewebstumor, der mit Epithel bedeckt wird. Dies nennt man ein pyogenes Granulom.

Anamnese

Alter. Pyogene Granulome sind bei Kindern ungewöhnlich.

Symptome. Gewöhnlich handelt es sich um Bagatelltraumen, entweder einen Schnitt oder einen Kratzer, wobei sich der Patient jedoch in der Regel nicht an das Ausgangstrauma erinnern kann. Manchmal entstehen die pyogenen Granulome auch als Reizantwort auf chronische Infektionen, wie z.B. Paronychien. Der Patient berichtet über einen **schnell wachsenden Tumor** der Haut, der leicht blutet und seröse oder purulente Flüssigkeit absondert. Das Wachstum geht so schnell vor sich (es kann sich innerhalb weniger Tage in der Größe verdoppeln), daß die meisten Patienten fürchten, es handele sich um einen malignen Tumor. Wenn es vollständig mit Epithel bedeckt ist, tritt keine Blutung oder Absonderung mehr auf.

Pyogene Granulome sind nicht schmerzhaft.

Untersuchung

Vorkommen. Die pyogenen Granulome treten meistens an jenen Körperstellen auf, die leicht verletzlich sind, wie Hände oder Gesicht.

Farbe. Anfänglich zeigen sie die leuchtend rote Farbe von gesundem Granulationsgewebe, aber bei zunehmendem Wachstum nimmt die Durchblutung ab, und sie blassen zu einem fahlen Hellrot ab. Sind sie vollständig mit Hautepithel überzogen, so nehmen sie die Farbe der Haut an oder werden weiß.

Berührungsempfindlichkeit. Obwohl sie nicht schmerzhaft sind, findet man manchmal eine vermehrte Berührungsempfindlichkeit.

Form und Umfang. Das Wachstum beginnt in der Regel hemisphärisch mit Ausdehnung in die Höhe und in die Breite. Die Geschwulst erreicht kaum mehr als einen Zentimeter, da sonst die Blutversorgung inadäquat wird. Das Wachstum von wenigen Millimetern zur vollen Größe kann in wenigen Tagen vonstatten gehen.

Oberfläche. Bevor die Oberfläche epithelisiert ist, ist der Tumor von getrocknetem Blut oder Plasma bedeckt. Wenn man daran reibt, blutet es.

Zusammensetzung. Pyogene Granulome sind weich, leicht zusammendrückbar, pulsieren aber nicht.

Umgebungsreaktion. In der Regel haben sie Beziehung zur Haut, weil diese diejenige Struktur ist, die am meisten Mikrotraumen ausgesetzt ist. Die Basis ist immer an dem Gewebe fixiert, von dem die Granulation ausgeht.

Lymphdrainage. Die lokalen Lymphknoten sind lediglich dann vergrößert, wenn die Granulome schwer infiziert sind.

Komplikationen. Die Geschwülste bluten leicht, schon bei der geringsten Berührung. Wenn man an ihnen fest reibt, lösen sie sich an der Basis ab mit einer nur geringen Blutung, worauf sie jedoch in den nächsten Tagen erneut entstehen.

Verlauf. Sind die Granulome vollständig mit Epithel bedeckt, wird der Knoten kleiner, wobei er jedoch nicht ganz verschwindet.

Differentialdiagnose. Die wichtigste Differentialdiagnose ist das Spindelzellkarzinom. Ein Trauma in der Vorgeschichte und das sehr schnelle Wachstum sind zwar wesentliche Charakteristika des pyogenen Granulomes, aber eine ausgedehnte Biopsie ist normalerweise notwendig, um die Diagnose zu bestätigen.

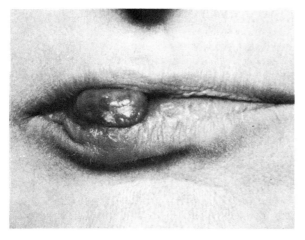

Abb. 2.**16** Ein pyogenes Granulom auf der Lippe. Die Geschwulst wuchs in 6 Tagen nach einem Mikrotrauma der Lippe. Zum Zeitpunkt der Aufnahme war der Tumor mit Epithel bedeckt.

Keratoakanthom

(Adenoma sebaceum, Molluscum pseudocarcinomatosum)

Es handelt sich hier um ein limitiertes überschießendes Wachstum und eine sich daraus ergebende Nekrose einer Talgdrüse. Da dieses Wachstum oft sehr schnell vor sich geht, wird diese Läsion fälschlicherweise oft als Plattenepithelkarzinom angesehen.

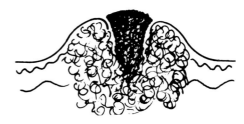

Abb. 2.**17** Ein Keratoakanthom ist ein überschießendes Wachstum einer Talgdrüse mit spontan auftretender Nekrose.

Anamnese

Das Keratoakanthom ist eine Erkrankung des Erwachsenen. Der Patient bemerkt eine rasch wachsende Geschwulst in der Haut, die im Zentrum eine dunkelbraune Verfärbung entwickelt. Die Geschwulst ist nicht schmerzhaft, kann jedoch sehr unansehnlich sein. Die Wachstumsperiode erstreckt sich über 2–4 Wochen, die Rückbildung über 2–3 Monate.

Die Ursache ist unbekannt. Es existieren keine systemischen Symptome.

Untersuchung

Lage. Gewöhnlich sind Keratoakanthome im Gesicht lokalisiert. Sie können jedoch überall da auftreten, wo Talgdrüsen vorkommen. Ungewöhnlich ist ein multilokuläres Auftreten.

Farbe. Die Geschwulst hat die normale Hautfarbe. Im nekrotischen Zentrum erscheint sie jedoch braun oder schwarz.

Größe. Die Nekrose des Zentrums setzt dann ein, wenn der Knoten einen Durchmesser von 1–2 cm erreicht.

Aussehen. Der Tumor ist halbkugelig oder konisch und wenn im Zentrum die nekrotische Öffnung erscheint und einsinkt, ähnelt das Aussehen einem Krater.

Konsistenz. Die Masse der Läsion ist fest und von gummiartiger Konsistenz, während das Zentrum hart ist.

Umgebungsreaktionen. Die Geschwulst ist auf die Haut beschränkt und ist frei beweglich über dem Subkutangewebe. Es findet sich niemals eine Ausdehnung über ein größeres Hautareal oder in die umgebenden Gewebestrukturen.

Lymphdrainage. Die lokalen Lymphknoten sind nicht vergrößert.

Spontaner Verlauf. Wird das Keratoakanthom nicht behandelt, so kann sich der zentrale Pfropf entleeren, und die Geschwulst kollabiert, um eine tiefe, eingezo-

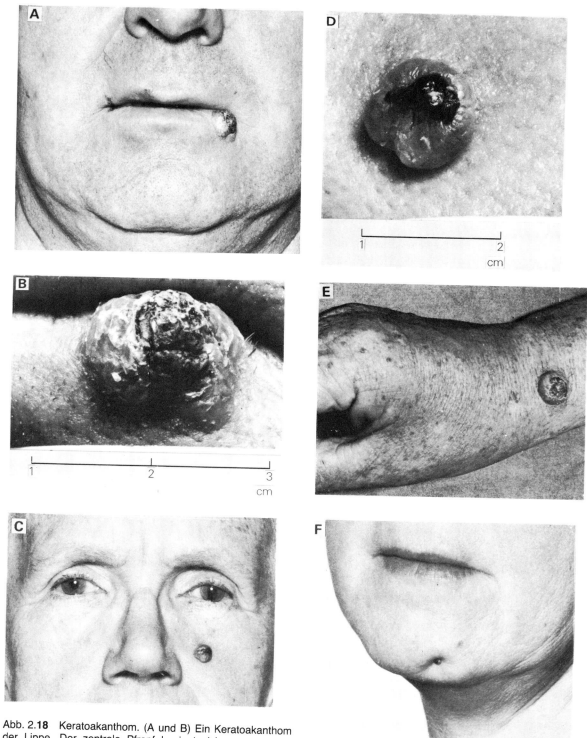

Abb. 2.18   Keratoakanthom. (A und B) Ein Keratoakanthom der Lippe. Der zentrale Pfropf beginnt sich zu entleeren. Keratoakanthom. (C und D) Keratoakanthom des Gesichtes. Es handelt sich um eine frühe Läsion mit gerade beginnender Nekrose. (E) Ein Keratoakanthom kann überall da entstehen, wo Talgdrüsen existieren. Hier eines am Handgelenk. (F) Nach Spontanheilung eines Keratoakanthomes eine tiefe eingezogene Narbe.

gene Narbe zu hinterlassen. Trotz dieses Verlaufes wird das Keratoakanthom in der Regel exzidiert, um die Diagnose zu sichern und um einer entstellenden Narbe vorzubeugen.

Differentialdiagnose. Die wichtigste Läsion, die dem Keratoakanthom ähnelt, ist das Plattenepithelkarzinom. Letzteres wächst ein wenig langsamer, hat aber keine zentrale Nekrose, sondern exulzeriert im Zentrum gelegentlich. Die Diagnose sollte jedoch immer histologisch nach Exzision gestellt werden.

Histiozytom

Ein Histiozytom ist eine überschießende Neubildung der Haut und des subkutanen Gewebes durch Infiltration von Histiozyten, die Ursache ist unbekannt.

Anamnese

Alter. Histiozytome werden auf der Haut junger Erwachsener und Erwachsener mittleren Lebensalters beobachtet.

Geschlecht. Beide Geschlechter sind in gleicher Weise betroffen.

Symptome. Der Patient klagt über eine **langsam wachsende Geschwulst** der Haut. Die Wachstumsrate ist so gering, daß der Tumor Jahre benötigt, um eine Größe zu erreichen, daß er dem Patienten auffällt oder ihn behindert.

Generelle Symptome sind nicht damit verbunden.

Untersuchung

Auftreten. Histiozytome können überall entstehen. Bevorzugte Stellen sind jedoch die Extremitäten.

Farbe. Die Oberfläche zeigt eine normal gefärbte Haut.

Berührungsempfindlichkeit. Es besteht keine vermehrte Berührungsempfindlichkeit.

Aussehen. In der Wachstumsphase ist die Geschwulst hemisphärisch, um sich dann in eine dicke Scheibe umzubilden. Die Ränder überragen die Basis.

Größe. Die meisten Patienten bemerken die Tumoren, wenn sie einen Durchmesser von 1–2 cm erreichen, sie können jedoch zu einer beträchtlichen Größe heranwachsen, wenn man sie nicht beachtet.

Oberfläche. Die bedeckende Haut ist oft locker verschieblich oder leicht gerunzelt, wobei sie jedoch nicht von der Geschwulst abhebbar ist.

Zusammensetzung. Die Tumoren haben in der Regel eine weiche, solide Konsistenz, die sie schwammig erscheinen läßt. Sie fluktuieren nicht und sind nicht durchscheinend.

Umgebungsreaktionen. Es handelt sich um intradermale Geschwülste, die von tieferliegenden Gewebeschichten separiert und frei beweglich sind.

Lymphdrainage. Die lokalen Lymphknoten sind nicht vergrößert.

Zustand des umgebenden Gewebes. Das umgebende Gewebe ist normal.

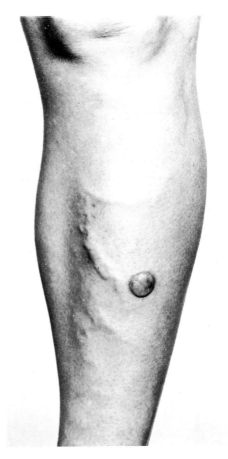

Abb. 2.**19**   Ein Histiozytom am Unterschenkel.

Keloid und hypertrophische Narben

Eine Wunde heilt in drei Stadien. Als erstes wird die Gewebslücke mit Blut und Fibrin angefüllt. Dieses wird dann durch Kollagen und fibröses Gewebe ersetzt, die das Gewebe verknüpfen. Das fibröse Gewebe organisiert sich dann so, daß eine maximale Reißfestigkeit der Wunde erzielt wird. Dieser Prozeß ist erstaunlich gut kontrolliert. Die meisten Hautnarben sind dünne Striche mit minimal ausgebildetem Narbengewebe. Manchmal allerdings kann man eine exzessive Reaktion des fibrösen Gewebes beobachten, und das Ergebnis ist eine hypertrophische Narbe oder ein Narbenkeloid. **Eine hypertrophische Narbe** zeichnet sich durch einen überschießenden Anteil an fibrösem Gewebe aus, wobei dies jedoch auf die Narbe beschränkt ist, d.h. nur im Gebiet der ehemaligen Wunde. Hypertrophische Narben sind nichts Außergewöhnliches und treten da auf, wo fibröses Gewebe besonders stimuliert wird während des Heilungsprozesses, etwa bei Wundinfektionen oder an Stellen ausgeprägter Spannung. Narben, die die Hautlinien kreuzen, sind Prädilektionsstellen für diese beiden Komplikationen.

Das Narbenkeloid zeichnet sich durch eine Hypertrophie und ein überschießendes Wachstum des Bindegewebes aus, wobei jedoch die Wundränder überschritten werden und das vermehrte fibröse Gewebe in die normalen Gewebsschichten eindringt. Diese Narben haben Charakteristika einer lokalen malignen Entartung. Die Tendenz zum Narbenkeloid erscheint angeboren. Man findet sie vor allem bei der schwarzen Bevölkerung. Einige primitive Volksstämme nützen dies aus, um sich mit dekorativen Narben im Gesicht und am Stamm zu schmücken.

Ein Narbenkeloid kann sehr **unansehnlich** im Laufe des Wachstums werden. Es zeichnet sich durch **vermehrte Berührungsempfindlichkeit** und durch **Juckreiz** aus.

Die kosmetische Entstellung einer hypertrophischen Narbe und eines Narbenkeloides sind gleich, aber es ist von großer Bedeutung, diese beiden pathologischen Formen zu unterscheiden, weil hypertrophische Narben nach der Exzision und Beseitigung der auslösenden Faktoren nicht wieder auftreten, während Narbenkeloide, ganz gleich was man therapeutisch versucht, rezidivieren.

Normale Narbe

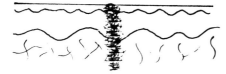

Hypertrophische Narbe

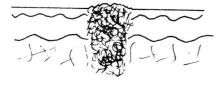

Keloidnarbe

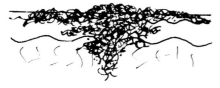

Abb. 2.**20**   Normale, hypertrophische und Keloidnarben.

Schwielenbildung und Hühneraugen

(s. auch S. 123)
Diese Erscheinungen kennt jeder. Es sind Areale von Hautverdickungen und Hyperkeratosen bedingt durch Druck und rezidivierende Mikrotraumen. Das Hühnerauge zeichnet sich dadurch aus, daß sich die zirkumskripte Verdickung in die Haut drückt und somit sehr schmerzhaft ist.

Anamnese

Alter. Hühneraugen und Schwielen treten gewöhnlich bei älteren Menschen auf, nicht weil sich das Hautwachstum verändert, sondern weil Skelettveränderungen auftreten mit einer Umverteilung und pathologischen Verteilung der gewichttragenden Anteile.
Symptome. Schwielen können sich wundreiben und entzünden, sind aber in der Regel schmerzlos. Hühneraugen sind schmerzhaft auf Druck, da sie sehr umschrieben sind und in die Tiefe reichen.

Untersuchung

Eine Schwiele ist ein umschriebenes verdicktes Hautareal mit graubraun-hyperkeratotischer Haut in Bereichen exzessiven Verschleißes und Druckes. Sie sind normal an Händen und Füßen, variieren jedoch in ihrer Ausdehnung je nach Beruf und Körperstruktur des Patienten.
Wo sie eine Schutzfunktion ausüben, sollte man sie in Ruhe lassen. Die Diagnose kann jedoch gesichert werden durch sorgfältiges Abschneiden der obersten Schichten der aufgerauhten Haut, um die darunterliegenden, homogenen, durchscheinenden, zarten, obersten Epithelschichten darzustellen.
Ein Hühnerauge ist ähnlich strukturiert. Es handelt sich um eine kleinere Veränderung, die zudem unter das Hautniveau eingedrückt ist. Es bildet einen palpablen Knoten mit einem gelblich-weißen zentralen Kern oder Hornhaut. Man findet sie an den Fußsohlen, Zehenspitzen oder an der streckseitigen Oberfläche der interphalangealen Gelenke.
Die einzige Differentialdiagnose ist die Plantarwarze. Beide Läsionen können durch das Abschneiden der obersten Hautschichten differenzert werden, während der Kern eines Hühnerauges aus abgestorbenem, durchscheinendem Gewebe besteht, findet man in der Warze die typischen weichen, filiformen Fortsätze.

Sonnenkeratose

Übermäßige Sonnenbestrahlung der Haut kann hyperkeratotische Areale hervorrufen, die unter Umständen maligne entarten.

Anamnese

Der Patient bemerkt das allmähliche Auftreten von verdickten Hautflecken, die nicht schmerzhaft sind, aber unansehnlich werden. Wenn sie über das Hautniveau hervorragen, reiben sie an den Kleidern und können die Funktionen der Hand beeinträchtigen.
Spontanverlauf. Sonnenkeratosen wachsen langsam. Es handelt sich meistens um ältere Männer, die jahrelang im Freien gearbeitet haben und diese Erscheinungen deshalb ignorieren. Diese Läsionen müssen jedoch sehr sorgfältig beobachtet werden, ob Veränderungen in der Größe oder im Erscheinungsbild auftreten.

Untersuchung

Vorkommen. Gewöhnlich findet man die Sonnenkera-

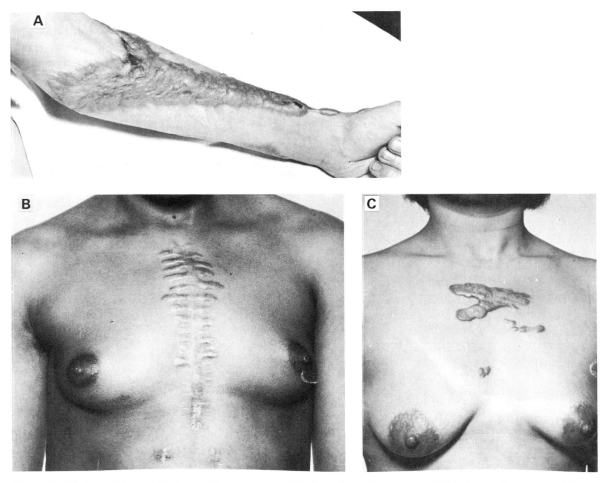

Abb. 2.21 Narbenkeloide. (A) Nach einer Verbrennung. (B) Nach medianer Sternotomie. (C) Nach einer Stammesmarkierung.

tosen an der Streckseite der Finger und Hände, im Gesicht und den Ohrmuscheln.

Farbe. Die verdickten Hautflecken sind schmutzig-gelb, manchmal auch von brauner Farbe.

Aussehen und Größe. Unter der oberflächlichen Horn-hautschicht befindet sich eine erhabene Hautplaque, die im Durchmesser von wenigen Millimetern bis zu einem Zentimeter variiert und sich über die Hautober-fläche erhebt. Die ganze Länge des Randes der Ohrmu-schel kann befallen sein.

Zusammensetzung. Die Keratinschicht ist sehr hart und fest adhärent an den darunterliegenden Haut-schichten.

Umgebungsreaktionen. Die Sonnenkeratose ist auf die Haut beschränkt. Wenn jedoch der Knoten oder der Fleck in die darunterliegenden Strukturen infiltriert, dann hat eine Umwandlung in ein Plattenepithelkarzi-nom stattgefunden, welches tief infiltrierend wächst.

Lymphdrainage. Die lokalen Lymphknoten sind nicht vergrößert. Wenn sie dies jedoch sind, ist die maligne Entartung eingetreten.

Morbus Bowen

Es handelt sich um eine sehr seltene Erkrankung, die jedoch der Erwähnung bedarf, da es sich um eine Prä-kanzerose handelt.

Ansammlung von flachen, rosafarbenen, papulösen Flecken, die mit Schorf bedeckt sind. Diese und die umgebende Haut sind hellbraun und verdickt. Ge-wöhnlich halten es die Patienten für ein Ekzem.

Wenn man die Krusten entfernt, bekommt man die Papeln zu Gesicht. Sie haben eine schleimig-feuchte, minimal blutende, papilliforme Oberfläche.

Wenn irgendwelche Zweifel über den chronischen Charakter der Läsion bestehen, so sollte man eine Biopsie durchführen, da die Gefahr der malignen Ent-artung besteht. Die Biopsie kann ein Plattenepithelkar-zinom oder in den frühen Stadien die großen Klarzellen in der Haut aufdecken, wie man sie ähnlich vorfindet in der Haut der Mamille beim Morbus Paget der Mamma.

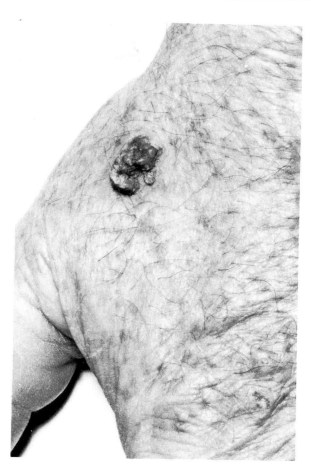

Abb. 2.**22**   Eine Sonnenkeratose der Hand mit auftretender Verdickung und Hervortreten aus dem Niveau und damit möglicher maligner Entartung.

Basalzellkarzinom

(Ulcus rodens)

Es handelt sich um ein lokal invasives Karzinom der Basalschicht der Epidermis. Es metastasiert nicht, kann aber trotzdem durch lokale Infiltration zum Tode führen. Gewöhnlich tritt es an exponierten Hautstellen auf, vor allem in Gegenden mit einer hohen Inzidenz von ultravioletter Strahlung, z.B. heller Sonneneinstrahlung.

Anamnese

Alter. Die Inzidenz des Basalzellkarzinoms steigt mit zunehmendem Alter, da ein Zusammenhang besteht mit der Dauer der Exposition der Haut mit ultraviolettem Licht.
Geographie. Es tritt gewöhnlich in Ländern mit hoher Sonneneinstrahlung auf.
Ethnische Gruppierungen. Es ist selten bei dunkelhäutigen Rassen.
Geschlecht. Männer sind häufiger betroffen als Frauen.
Verlauf. Basalzellkarzinome wachsen sehr langsam, und sie bestehen gewöhnlich schon Monate oder Jahre, bevor ihnen der Patient Aufmerksamkeit schenkt.
Symptome. Die Hauptbeschwerden bestehen in einem persistierenden **Knoten oder einem Ulkus mit zentralem Wundschorf**, der sich wiederholt ablöst und neu bildet. Manchmal besteht eine geringgradige Blutung. Die Läsion wächst langsam, aber wird gelegentlich entstellend und störend. Sie kann **schmerzen**. Schenkt man ihr keine Beachtung, entsteht ein tief penetrierendes, schmerzhaftes Ulkus mit Blutung und Superinfektion. Zerstörung einer gesamten Gesichtshälfte, wie es heute noch in den Lehrbüchern vorgestellt wird, ist wahrhaft selten.
Entwicklung. Die Läsion wächst langsam und besteht bereits über Monate und Jahre, bevor der Patient durch die Beschwerden beunruhigt wird. Gerade diese lange Anamnese wiegt den Patienten in falschem Glauben, daß es sich um ein gutartiges und unbedeutendes Leiden handelt.
Krankheitsverlauf. Manchmal schreiten die Basalzellkarzinome in den Randzonen fort unter Hinterlassung einer zentralen Narbe. Die Patienten halten dies meistens für eine Spontanheilung.
Mehrfachauftreten. Basalzellkarzinome treten oft mehrfach auf.
Prädisponierende Faktoren. Eine Hautbehandlung mit Arsen ist prädisponierend, um ein Basalzellkarzinom zu entwickeln. Arsen war einst ein häufig verwendetes Ingredienz bei Hautsalben.

Lokale Untersuchung

Vorkommen. Das Ulcus rodens findet man gewöhnlich im Gesicht oberhalb einer fiktiven Linie, die man vom Mundwinkel zum Ohrläppchen zieht, was natürlich nicht bedeutet, daß es nicht an anderen Körperstellen auftreten könnte. Es kann überall an der Haut entstehen, bevorzugt sind jedoch die Kopfhaut, das Genick, die Arme und die Hände.

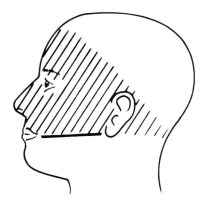

Abb. 2.**23**   Basalzellkarzinome treten in der Regel in dem gestrichelten Hautareal auf.

Farbe. Die erhabenen Anteile der Läsion – d.h. die Ränder, wenn es sich um ein ringförmiges, oder das Zentrum, wenn es sich um ein knotiges Wachstum handelt – sind weich, glänzend und leicht transparent.

Man hat den Eindruck, daß es sich um perlweiße Gewebsknötchen gerade unter der Epidermis handelt. Diese Knoten treten auch bei den ulzerativen Formen auf mit den typischen »abgerundeten Rändern«, wobei jedoch der Begriff des »Perlenrandes« verwirrend sein kann, weil der Ausdruck der »Epithelperlen« auch gebraucht wird, um das histologische Erscheinungsbild der Knötchen des Plattenepithelkarzinomes zu beschreiben.

Die Oberfläche bei knotigem Karzinom ist durch feinste Blutgefäße bedeckt, wodurch ein rosaroter Farbton entsteht. Andererseits kann die Läsion auch braun verfärbt sein durch einen Überschuß an Melanin, so daß man sie nicht von einem Nävus unterscheiden kann bzw. einem malignen Melanom.

Größe. Die meisten Patienten kommen bereits bei einem kleinen Ulkus oder Knoten. Allerdings sieht man auch Basalzellkarzinome beachtlicher Größe, wenn ihnen keine Bedeutung geschenkt wurde. Selten erscheint das Wachstum pilzähnlich auf der Hautoberfläche. Die meisten Karzinome erodieren tief mit Zerstörung des darunterliegenden Gewebes und Ausbildung einer tiefen Höhle.

Aussehen. Abb. 2. 24 zeigt einige makroskopische Aspekte des Ulcus rodens. Lediglich zwei (C, F) sind echte Ulzera. Deshalb ist es besser, den Begriff »Basalzellkarzinom« und nicht den des »Ulcus rodens« zu gebrauchen.

Der Tumor beginnt sein Wachstum immer als Knoten. Wenn das Zentrum nekrotisiert, resultiert ein Ulkus mit **aufgeworfenen Rändern**. Das heißt, die Ränder sind erhaben und abgerundet, **aber nicht evertiert**. Nekrotisiert und ulzeriert das Tumorzentrum nicht, kann der Knoten eine ansehnliche Größe erreichen und bekommt dann ein zystisches Aussehen, wobei er jedoch nicht zystisch ist, sondern solid und nicht fluktuierend. Deshalb wird auch der schlechte und widersprüchliche Ausdruck des »zystischen Ulcus rodens« gebraucht, um das Erscheinungsbild zu beschreiben.

Rand. Bei beginnender Ulzeration des Knotens findet sich ein aufgeworfener zirkulärer Rand, aber mit zunehmendem Wachstum bekommt das Ulkus ein unregelmäßiges Aussehen. Wenn das Ulkus abheilt, so ergeben lediglich die aufgeworfenen Ränder das einzige Hinweiszeichen auf die Diagnose. Unregelmäßige aufgeworfene Ränder, die eine flache, weiße Narbe begrenzen, werden manchmal als **Landkarten-** oder **Waldbrandbasalzellkarzinom** bezeichnet. Dringt das Ulkus in tiefere Strukturen ein, treten die Ränder stärker vor und sind gerötet, wobei sie jedoch niemals evertieren.

Grund. Der Grund eines kleinen Ulcus rodens ist von getrocknetem Serum und epithelialen Zellen bedeckt. Wenn man diesen Schorf entfernt, kommt es am Ulkusgrund zu einer oberflächlichen Blutung. Der Ulkusgrund besteht aus Gewebsschichten, in die der Tumor infiltriert ist (Fett, Knochen, Muskel, Auge oder Gehirn), bedeckt mit einem minderwertigen Granulationsgewebe. Der Ulkusgrund ist gewöhnlich nicht berührungsempfindlich.

Tiefe. Lange bestehende Ulzera erodieren tief in das Gesicht unter Zerstörung der Haut und des Knochens. Dadurch treten die Nasennebenhöhlen, möglicherweise auch das Auge und das Gehirn frei zutage. Diese ausgedehnten Läsionen sind jedoch ungewöhnlich. Die meisten Basalzellkarzinome sind oberflächlich und auf die Haut begrenzt.

Lymphdrainage. Die lokalen Lymphknoten **sind nicht vergrößert**.

Umgebungsreaktion. Die frühen Läsionen sind auf die Haut beschränkt und frei beweglich über den tieferen Strukturen. Ein fixiertes Ulkus bedeutet eine tiefe Invasion.

Wichtige Differentialdiagnosen. Ein Ulcus rodens kann einem Plattenepithelkarzinom ähneln. Der langsame Verlauf und die aufgeworfenen Ränder sind klinische Charakteristika, die darauf hinweisen, daß der Ursprungsort die Basalzellen sind. Es sieht genauso aus wie ein frühes Ulcus rodens. Aber der rasche Verlauf und der tiefe Krater sollten zur richtigen Diagnose führen.

Auf jeden Fall muß die endgültige Diagnose durch den Pathologen gestellt werden.

Übersichtstabelle 2.4   Die klinischen Erscheinungsbilder des Basalzellkarzinoms

Knoten
»Zystisch« (ein großer semitransparenter Knoten)
Ulkus
Tief erodierendes Ulkus, »Ulcus rodens«
Pigmentierter Knoten
Landkartenartig (Wachstum an der Zirkumferenz mit abheilendem Zentrum)

Plattenepithelkarzinom

(Epithelioma)
Hier handelt es sich um ein Karzinom der Zellen der Epidermis, die normalerweise nach außen zur Oberfläche wandern, um die oberflächliche zelluläre Keratinschicht zu bilden. Die Tumorzellen infiltrieren die Epidermis, die Dermis und das umgebende Gewebe. Die mikroskopische Untersuchung zeigt Zungen von Tumorzellen, die sich in alle Richtungen ausbreiten und Zellhaufen mit konzentrischen Ringen mit abgeflachten Plattenepithelzellen im Zentrum. Diese zwiebelschalenartigen Zellklumpen werden oft als »Epithelperlen« bezeichnet. Dabei handelt es sich jedoch um eine histologische Metapher, nicht um ein makroskopisch klinisch imponierendes Erscheinungsbild.

Anamnese

Alter. Die Inzidenz des Plattenepithelkarzinoms der Haut steigt mit zunehmendem Alter.

Beruf. Übermäßige Exposition des Sonnenlichtes und gewisse Chemikalien begünstigen die Inzidenz des Plattenepithelkarzinomes. Das Karzinom des Skrotums war einst typisch bei den Kaminkehrern und tritt auch heute noch bei Arbeitern auf, deren Kleider regelmäßig mit Öl in Berührung kommen.

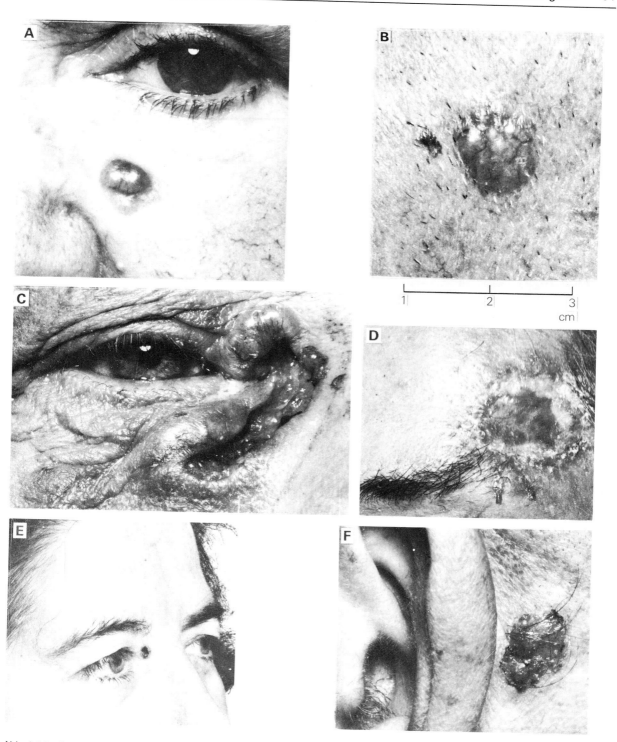

Abb. 2.24   Basalzellkarzinome. (A und B) Zwei frühe Läsionen, die kleine »perlenartige« Knoten zeigen und mit feinen Blutgefä-
ßen durchsetzt sind. (C) Ein echtes Ulcus rodens. Die abgerundeten Ränder sind sehr gut zu sehen in der Begrenzung des
Oberlides. (D) Ein »Landkarten«-Basalzellkarzinom. Das Zentrum ist abgeheilt, die sich ausbreitenden Ränder sind »aufgerollt«.
(E) Ein pigmentiertes Basalzellkarzinom. (F) Eine atypische, erhabene, nässende Läsion hinter dem Ohr. Es handelt sich um ein
Basalzellkarzinom.

Krankheitsdauer. Die Läsion hat in der Regel eine ein-
bis zweimonatige Wachstumsperiode hinter sich, bevor sie der Patient bemerkt. Tritt sie an unerreichbaren
Körperstellen auf, z.B. in Rückenmitte, so kann sie
auch schon sehr groß sein, bevor sie bemerkt wird.
Symptome. Der Patient bemerkt eine **Geschwulst** oder
ein blutendes oder sezernierendes Ulkus. Die Blutung
ist häufiger beim Plattenepithelkarzinom als beim Basalzellkarzinom.
Der Tumor wird **schmerzhaft,** wenn er tiefere Strukturen infiltriert.
Der Patient kann Beschwerden haben von vergrößerten **Lymphknoten,** ohne daß er der Primärläsion gewahr wird.
Entwicklung. Die Läsion zeigt ein unentwegtes und
unerbittliches Größenwachstum. Die Ulzera werden
größer in Flächen- und Tiefenausdehnung, die Begrenzungen werden prominenter und geröteter.
Multilokuläre Entstehung. Es können mehrere Tumoren in einem Areal auftreten, das durch prädisponierende Faktoren geschädigt ist, wie Exposition mit ultraviolettem Licht oder Chemikalien.
Systemische Effekte. Solange der Tumor auf die Haut
beschränkt ist, treten keine systemischen Effekte auf.
Eine generalisierte Ausbreitung der Tumorzellen gehört in das Spätstadium. Kommt es zur schweren Superinfektion, tritt allgemeines Krankheitsgefühl und
Fieber auf.

Lokale Untersuchung

Vorkommen. Plattenepithelkarzinome können an allen Körperstellen auftreten. Bevorzugte Lokalisationen sind jedoch exponierte Hautstellen, wie wiederholte chemische oder mechanische Irritation.
Farbe. Die aufgeworfenen Ränder des karzinomatösen
Ulkus sind gewöhnlich dunkelrot-braun aufgrund ihrer überschießenden Vaskularisierung. Das gesamte
Ulkus ist von altem koagulierten Blut und Serum bedeckt.

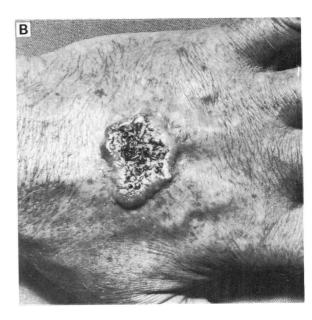

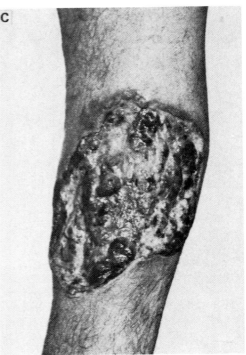

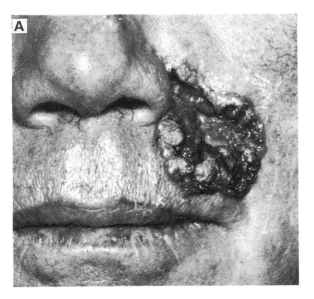

Abb. 2.**25**   Drei Beispiele eines Plattenepithelkarzinoms. (A)
Ein Ulkus im Gesicht mit evertierten Rändern und einem nekrotischen Grund. (B) Ein Ulkus an der Hand, dessen Ränder zwar
nicht evertieren, aber erhaben sind. Meistens ist die Eversion
auf der radialen Seite. (C) Ein großes Plattenepithelkarzinom
des Beines.

Berührungsempfindlichkeit. Das Ulkus ist in der Regel
nicht berührungsempfindlich und hat normale Hauttemperatur.
Aussehen und Größe. Plattenepithelkarzinome beginnen als kleine Knoten in der Haut. Bei Größenzu-

nahme wird das Zentrum nekrotisch, sinkt ein, und der Knoten wandelt sich in ein Ulkus um, welches anfänglich zirkulär mit prominenten, evertierten Rändern ist. Letztendlich kann es bei weiterer Größenzunahme jedes Aussehen annehmen.

Rand. Plattenepithelkarzinome haben einen evertierten Rand wegen des exzessiven Gewebewachstums, was sich **über** das Hautniveau erhebt und **über** die normale Hautoberfläche weiterwächst.

Ulkusgrund. Der Ulkusgrund besteht aus dem nekrotischen Tumor, der mit Serum bedeckt ist. Es findet sich regelmäßig ein fahl und pathologisch aussehendes Granulationsgewebe. Andere Gewebestrukturen, so z.B. fibröses Gewebe, Sehnen und Knochen können zutage treten.

Tiefe. Die Tiefe des Ulkus richtet sich nach den darunterliegenden Gewebestrukturen und der Wachstumstendenz des Tumors. Weichteilgewebe werden frühzeitig befallen, und wenn sie zerstört sind, entsteht ein tiefes Ulkus.

Absonderung. Kommt es zur Superinfektion des Ulkus, tritt eine exzessive, blutige, eitrige und übelriechende Absonderung auf. Dieses Symptom beunruhigt den Patienten zutiefst.

Umgebungsreaktion. Die Reaktionen der umgebenden Gewebe sind bestimmt durch das Ausmaß der malignen Infiltration. Ist das Ulkus unbeweglich, hat der Tumor Haut und Subkutangewebe in tiefere Strukturen überschritten.

Lokale Lymphknoten. Die lokalen Lymphknoten sind oft vergrößert, was jedoch nicht unbedingt einen Tumorbefall bedeutet. Etwa ein Drittel der Patienten mit palpablen Lymphknoten haben eine entzündungsbedingte Lymphadenitis, die nach Behandlung des Primärleidens abklingt. Allerdings sollte bis zum Beweis des Gegenteiles davon ausgegangen werden, daß palpable Lymphknoten Metastasen enthalten.

Lokales Gewebe. Das umgebende Gewebe erscheint ödematös und verdickt. Die Ausdehnung in das Subkutangewebe mit Befall von Nerven bewirkt eine Neuritis. Der Befall von lokalen Blutgefäßen führt zur Thrombose und Gewebsischämie. Hier handelt es sich jedoch bereits um Spätstadien der Erkrankung.

Komplikationen. Superinfektion und Blutung sind die gewöhnlichen Komplikationen. Wenn das Ulkus in große Blutgefäße infiltriert, kann es zu massiven und tödlichen Blutungen kommen.

Allgemeine Untersuchung

Jegliche Art von Fernmetastasen sind ungewöhnlich. Alle Lymphknoten zwischen der Primärläsion und den großen Halsvenen sollten untersucht werden. Die Thoraxuntersuchung kann oft kollabierte Areale oder einen Pleuraerguß aufdecken, der durch pulmonale Metastasen bedingt ist. Gelegentlich kommt es zur Hepatomegalie.

Differentialdiagnose. Die hauptsächlichsten Hautläsionen, die dem Plattenepithelkarzinom ähneln, sind das Basalzellkarzinom, das Keratoakanthom, das maligne Melanom, die Sonnenkeratose, das pyogene Granulom und die infizierte seborrhoische Warze.

Ulkus Marjolin

(Plattenepithelkarzinom)

Das Eponym des Ulkus Marjolin ist reserviert für ein Plattenepithelkarzinom, das auf dem Boden eines lange bestehenden benignen Ulkus oder einer Narbe entsteht. Das häufigste Ulkus mit maligner Entartung ist das lange bestehende venöse Ulkus. Die Narben, die am häufigsten zur malignen Entartung neigen, sind Keloide von alten Brandwunden.

Diese Karzinome haben ähnliche Charakteristika wie jene des gewöhnlichen Plattenepithelkarzinomes mit einer Ausnahme, daß sie nicht floride zu sein brauchen. Die Ränder sind nicht immer erhaben und evertiert, und andere Charakteristika sind maskiert zwischen der vorbestehenden chronischen Ulzeration oder der Narbe. Ungewöhnliche Knoten oder Veränderungen in einem chronischen Ulkus oder in einer Narbe sollten Verdacht erregen.

Dieser Karzinomtyp ist weniger invasiv, langsam wachsend und von geringerem Malignitätsgrad als das spontan entstandene Plattenepithelkarzinom. Es muß aber ebenso radikal behandelt werden.

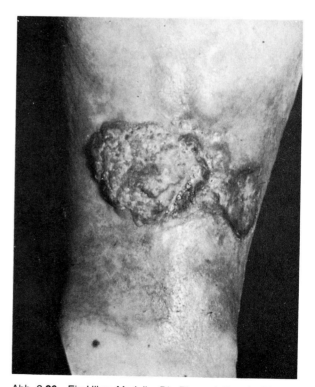

Abb. 2.**26** Ein Ulkus Marjolin. Die Pigmentation der Narbenbildung ist durch eine lange bestehende venöse Hypotension bedingt. Man sieht eine Ulzeration rings um die Effloreszenz mit hyperplastischem, neoplastischem Gewebe.

Übersichtstabelle 2.5　**Diagnostische Charakteristika der vier hauptsächlichen chirurgischen Hautläsionen**

	Wachstumsdauer	Klinisches Erscheinungsbild
Plattenepithelkarzinom	wenige Monate	Knoten oder Ulkus mit evertiertem Rand, gelegentlich blutend
Basalzellkarzinom	Monate bis Jahre	Knoten oder Ulkus mit aufgeworfenem Rand und permanent ein Wundschorf. Keine Blutung
Keratoakanthom	wenige Wochen	Knoten mit zentralem, derbem nekrotischem Pfropf. Keine Blutung. Spontane Regression
Pyogenes Granulom	wenige Tage	Weicher, roter Knoten, der von normaler Haut bedeckt wird. Leichte Blutungsneigung

Mycosis fungoides

Es handelt sich um eine seltene Hautläsion, aber man beobachtet sie doch gelegentlich in chirurgischen Kliniken. Sie beginnt als Effloreszenz mit Verdickung und Rötung der Haut, die sich vergrößert, zur umgebenden Haut erhaben ist im Sinne einer Plaque und schließlich ulzeriert. Die Läsionen treten multipel auf.

Es handelt sich um eine Hautmanifestation auf lymphatischer Basis und ist ein Hinweis auf das Vorliegen eines generalisierten Lymphomes oder einer Retikulosis. Aus diesem Grunde ist es wichtig, dieses Krankheitsbild zu kennen.

Hautinfektionen

Furunkulosis (Eiterbeule)

Die Eiterbeulen sind Infektionen der Haarfollikel. Dabei entsteht ein zentraler Pfropf von nekrotischem Material, der sich schrittweise zu Eiter verflüssigt.

Furunkel treten oft multipel auf in Verbindung mit allgemeiner Debilität oder anderen Grunderkrankungen, wie z.B. **Diabetes**. Sie können überall auftreten. Die Prädilektionsstellen sind die Kopfhaut, das Genick, die Achselhöhlen und die Leisten.

Der Furunkel beginnt als harter, roter, schmerzhafter Bezirk, der sich allmählich vergrößert und einen klopfenden Schmerz auslöst. Gelegentlich kommt es im Zentrum zu einer Nekrose unter Ausbildung eines dikken, gelben Pfropfens, der sich vom umgebenden Gewebe solange nicht ablösen läßt, bis er von Eiter umgeben ist. Wenn dies eingetreten ist, fluktuiert der Tumor, die Haut im Zentrum wird abgestoßen, und der Eiter und der nekrotische Pfropf entleeren sich.

Den Furunkel auszudrücken, bevor er sich demarkiert hat, ist kontraindiziert, da man den Eiterpfropfen nicht entleeren kann, sondern man bewirkt eher eine Ausbreitung der Infektion.

Hidradenitis suppurativa

Während der Furunkel eine Infektion der Haarfollikel ist, handelt es sich bei der Hidradenitis um eine Infektion der Schweißdrüsen. Sie tritt gewöhnlich in den Achselhöhlen und Leisten von Kaukasiern, die in tropischen Ländern leben, auf.

Der Patient erscheint mit multiplen schmerzhaften Schwellungen in der Achselhöhle oder den Leisten, die sich vergrößern und Eiter absondern. Dieses Krankheitsbild hat eine ungünstige Prognose, wenn andere Grundkrankheiten vorliegen, wie z.B. Diabetes. Der Entstehungsort und der chronisch rezidivierende Verlauf sind äußerst unangenehm und schwächend.

Erysipel und Zellulitis

Der Erysipel ist eine Infektion der Haut und des Subkutangewebes durch pathogene Streptokokken. Während die Staphylokokken gewöhnlich eine lokalisierte Infektion mit Eiterbildung bewirken, breitet sich der Streptokokkus leicht über die Haut aus, und es entsteht eine diffuse Zellulitis. Die durch den Streptokokkus hervorgerufene Erythrotoxinbildung ruft eine Rötung, Überwärmung, Schmerzhaftigkeit und ein Ödem des infizierten Areales hervor. Durch das Hautödem erhält das befallene Areal eine **scharfe, erhabene Grenze**, ein diagnostisches klinisches Charakteristikum. Der Patient hat hohe Temperaturen, ist tachykard und leidet unter einem allgemeinen Krankheitsgefühl. Wird das Zentrum des Erysipels fälschlicherweise inzidiert, entleert sich lediglich dünnflüssiges Serum. Bei

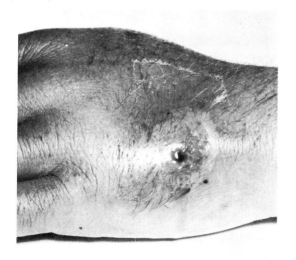

Abb. 2.27　Ein Furunkel am Handrücken. Die Haut ist nekrotisch. Man sieht den zentralen Eiterherd.

Streptokokkeninfektionen kommt es sehr selten zu Eiterungen.

Eine sorgfältige Untersuchung kann die Eintrittspforte für die Mikroorganismen aufdecken, wie z.B. Mikrotraumen. Erysipele treten speziell da auf, wo Ödeme bereits bestehen, wie bei venöser oder lymphatischer Insuffizienz.

Eine Infektion der Haut und des subkutanen Gewebes durch andere Organismen ohne die kräftig rote Hautverfärbung und ohne die Begrenzung nennt man **Zellulitis**. Eine umschriebene Zellulitis kann nekrotisieren und eitern.

Eine ausgedehnte, nekrotisierende, subkutane Infektion mit mehreren Öffnungen in der Haut nennt man einen **Karbunkel**.

Geschwüre

Ein Ulkus ist eine Unterbrechung der Kontinuität einer epithelialen Oberfläche.

Ulzerationen treten auf bei traumatischer Ablederung oder pathologischer Desquamation des gesamten oder von Teilen eines Epithels.

Ein Geschwür hat verschiedene Formen des Aussehens, die man untersuchen sollte (s. S. 27).

Rand

Der Ulkusrand interessiert am allermeisten, da er die Verbindung zwischen gesundem und erkranktem Gewebe darstellt und charakteristisch für die zugrunde liegende Erkrankung ist. Es gibt fünf generelle Typen von Ulkusrändern.

1. **Der flache Rand** (Abb. 2.28). Ein flacher Rand ist dadurch gekennzeichnet, daß das Ulkus von der normalen Haut allmählich zum Ulkusgrund absinkt. Die Farbe ist dunkelrot und besteht aus neugebildetem, gesundem Epithel, das zentripetal zum Ulkusgrund hin wächst. Alle abheilenden Ulzerationen haben einen flach abfallenden Rand. Die besten Beispiele sind das heilende, traumatische und venöse Ulkus.

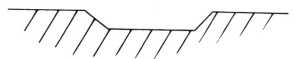

Abb. 2.**28**

2. **Der ausgestanzte Rand** (Abb. 2.29). Der Rand fällt im rechten Winkel von der Hautoberfläche ab und läßt das Ulkus wie ausgestanzt erscheinen. Es ist ein Zeichen eines lokalisierten, normalerweise die gesamte Gewebsdicke umfassenden Hautverlustes umgeben von gesundem Gewebe. Es handelt sich um ein Krankheitsbild, das streng auf das Ulkus begrenzt ist und nicht auf das umgebende Gewebe übergreift. Die eindrucksvollsten Beispiele sind das tiefe trophische Ulkus, das syphilitische Gumma, das Ulkus, das entsteht nach Abtragen einer Gangrän.

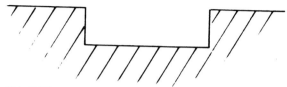

Abb. 2.**29**

3. **Unterminierter Rand** (Abb. 2.30). Diese Form findet man dann, wenn das Ulkus im Subkutangewebe schneller fortschreitet als es die darüberliegende Haut zerstört. Die überhängende Haut ist gewöhnlich blaurot, leicht verletzlich und pathologisch.

Das tuberkulöse Ulkus ist in der Regel unterminiert.

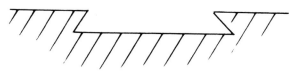

Abb. 2.**30**

4. **Randwall** (Abb. 2.31). Ein Randwall entsteht dann, wenn es bei einer invasiven, zellulären Erkrankung zur zentralen Nekrose kommt und die Wachstumstendenz in der Peripherie groß ist, so daß diese erhaben wird über die Oberfläche der Haut. Der Randwall ist typisch für das Basalzellkarzinom. »Der Wall« ist eine schlechte Beschreibung, aber es ist die beste, wir haben. Dieser Typ des Randes ähnelt den Erdwällen, wie man sie um alte Befestigungen findet.

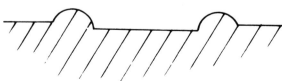

Abb. 2.**31**

5. **Evertierter Rand** (Abb. 2.32). Ist die Ulkusursache eine schnellwachsende, infiltrierende zelluläre Erkrankung, werden die rasch wachsenden Ränder aufgeworfen, und durch das maligne überschießende Wachstum wird die umgebende normale Haut überlappt, und es entsteht ein evertierter Rand. Dies ist ein typisches Erscheinungsbild beim Plattenepithelkarzinom und beim ulzerierenden Adenokarzinom.

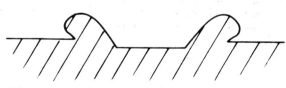

Abb. 2.**32**

Ulkusgrund

Der Ulkusgrund sollte sorgfältig untersucht werden. Oftmals ist es notwendig, den Zelldetritus zu entfernen, bevor man dies tun kann. Der Ulkusgrund imponiert gewöhnlich durch:

Granulationsgewebe. Dies ist eine rote Schicht von eingesprossenen Kapillarschlingen und Fibroblasten, die durch eine dünne Schicht aus Fibrin oder Plasma bedeckt sind. Es handelt sich um das erste Stadium des Heilungsprozesses.

Nekrotisches Gewebe. Nekrotisches Gewebe wird auch als **Zelldetritus** bezeichnet. Stößt sich dieser Detritus ab, so erscheint entweder gesundes Gewebe, was sich dann mit frischem Granulationsgewebe bedeckt oder vermehrtes pathologisches Gewebe.

Tumor. Der Boden des Plattenepithelkarzinoms besteht selbst aus malignem Gewebe. Dieses ist schlecht durchblutet oder nekrotisch. Es kommt nicht zur Ausbildung von gesundem Granulationsgewebe.

Absonderung

Die Absonderung aus einem Ulkus ist entweder serös oder serosanguinös, eitrig, stinkend, massenhaft oder so gering, daß sie abtrocknet und einen Schorf bildet. Von der Absonderung sollten Kulturen angelegt werden, um infektiöse Organismen zu isolieren.

Venöses Ulkus

Dieses Ulkus tritt im unteren Unterschenkeldrittel auf. Die Lokalisation ist ein diagnostisches Charakteristikum. Es ist näher beschrieben im Kapitel 7, Seite 147.

Ischämisches Ulkus

Die arterielle Insuffizienz ist gewöhnlich an den Akren der Extremitäten manifestiert. Diese Art der Ulzerationen findet man selten an der Basis der Extremitäten oder am Stamm. Ischämische Ulzerationen sind näher beschrieben in Kapitel 6 und 7, siehe Seite 124 und 134.

Trophisches Ulkus

Hier handelt es sich um ein Krankheitsbild, das bei Innervationsstörungen auftritt. Der Patient ist unempfindlich für wiederholte Traumen. Sie sind in der Regel vergesellschaftet mit neurologischen Erkrankungen, bei Störungen der Oberflächen- und Tiefensensibilität. Sie sind näher in Kapitel 6 beschrieben, siehe Seite 124.

Syphilitisches Ulkus

Das ulzerierte Gumma der Haut findet man im oberen Anteil des Unterschenkels an der Streckseite. Das Ulkus hat einen ausgestanzten, indolenten Rand und das nekrotische, gummöse Gewebe bildet die Basis. Es hat die Farbe von Waschleder mit hellbrauner Verfärbung.

Neoplastisches Ulkus

Man findet es beim Basalzell- oder Plattenepithelkarzi-

Übersichtstabelle 2.6   Die Ursachen chronischer Ulzerationen

Infektion
Wiederholtes Trauma
Anoxie
Ödem
Denervation
Maligne Entartung

nom, wie es im vorausgegangenen Kapitel im Detail beschrieben wurde.

Treten Metastasen anderer Karzinome in der Haut auf, so können diese ebenfalls exulzerieren, und sie zeigen dann Erscheinungsbilder wie bei den primären Hautkarzinomen, einen evertierten Rand und Gewebsproliferationen im Ulkusgrund.

Sinus und Fisteln

Sinus

Ein Sinus ist ein Kanal, der einen Hohlraum, ausgelegt mit Granulationsgewebe (gewöhnlich ein alter Abszeß), mit einer epithelialen Oberfläche verbindet.

Aus einem Sinus entleert sich entweder seröse oder eitrige Flüssigkeit, und die Absonderung hält so lange an, bis sich die in der Tiefe liegende Höhle verschlossen hat.

Eine Abszeßhöhle schließt sich dann nicht, wenn:
1. eine ungenügende Drainage,
2. eine spezifisch-chronische Infektion (z.B. Aktionomykose, Tuberkulose, Syphilis),
3. ein Fremdkörper (z.B. Nadelspitze) vorliegt,
4. die Epithelisierung der Höhle eintritt und
5. maligne Entartung der Höhle auftritt.

Gewöhnlich entstehen Sinus bei periproktitischen Abszessen, chirurgischen Wundinfektionen und Tumornekrosen.

Fisteln

Eine Fistel ist eine anormale Verbindung zwischen zwei epithelialen Oberflächen, z.B. die Fisteln zwischen dem Magen-Darm-Trakt und der Haut, Fisteln zwischen Darmschlingen oder Blasen-Darm-Fisteln. Fisteln sind gewöhnlich mit Granulationsgewebe bedeckt, das sich epithelisieren kann.

Sie entstehen dann, wenn sich chronische Abszesse in zwei Richtungen entleeren und so zwei epitheliale Oberflächen miteinander verbinden. Sie bleiben dann bestehen, wenn sie den Inhalt einer der beiden mit Epithel bedeckten Höhlen drainieren, weil der Normalweg verschlossen ist.

Eine kausale Therapie ist nur möglich, wenn der Abszeß radikal entfernt wird (siehe oben die Faktoren, die das Abheilen eines Abszesses verhindern) oder die Obstruktion im Darmbereich beseitigt ist.

Für die chirurgische Praxis spielen die Fisteln zwischen dem Darmtrakt und der Bauchwand die entscheidende Rolle.

A Sinus

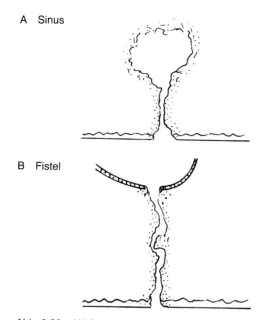

B Fistel

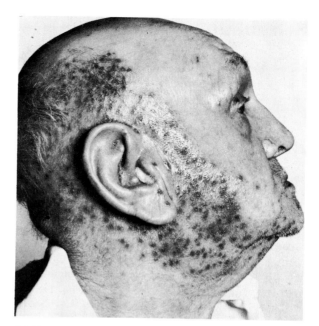

Abb. 2.**33** (A) Der Sinus ist eine Verbindung zwischen einer mit Granulationsgewebe ausgelegten Höhle und einer epithelialen Oberfläche. (B) Eine Fistel ist eine Verbindung zwischen zwei mit Epithel bedeckten Oberflächen.

Transpiration

Die gesamte Haut enthält Schweißdrüsen. Kommt es zu einer exzessiven Absonderung von Schweiß (Hyperhidrosis), wird die Haut mazeriert, weiß und feucht.
Hyperhidrosis der Hände. Es ist ein peinlicher Zustand. Der Schweiß kann von den Fingern herabtropfen. Alle Dinge, die der Patient berührt, werden naß.
Axilläre Hyperhidrosis ist ebenso unangenehm, weil die Kleidung schweißgetränkt ist und ein unangenehmer Geruch entsteht.

Übersichtstabelle 2.**7** **Die Ursachen des chronischen Abszesses oder eines persistierenden Sinus**

Inadäquate Drainage
Spezifische chronische Infektion (Tuberkulose, Aktinomykose)
Fremdkörper (Nadelspitze)
Epithelisierung einer Höhle
Maligne Veränderung in der Wand einer Höhle oder eines Sinus

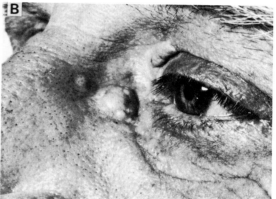

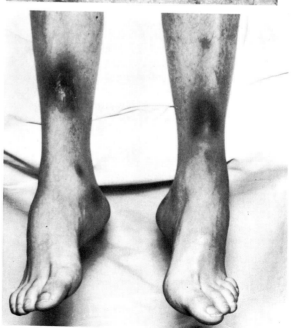

Abb. 2.**34** Einige andere Hautläsionen. (A) Herpes zoster (Gürtelrose). (B) Xanthom am inneren Lidwinkel. (C) Pyoderma gangraenosum bei einem Patienten mit Colitis ulcerosa.

3 Subkutangewebe

Dieses Kapitel befaßt sich mit tief in der Haut gelegenen Tumoren, die jedoch oberhalb der tiefen Faszie und der Muskulatur liegen, einschließlich der Tumoren, die aus Hautstrukturen entstehen, aber im Subkutangewebe liegen.

Lipom

Ein Lipom ist eine Ansammlung von Fettzellen mit Überaktivität, die so mit Fett gefüllt sind, daß sie als palpable Tumoren imponieren. Sie entarten niemals maligne. Liposarkome, die meistens vom Retroperitonealgewebe ausgehen, entstehen in der Regel **de novo** und nicht aus benignen Läsionen.

Anamnese

Alter. Lipome entstehen in jedem Alter, sind aber bei Kindern außergewöhnlich.

Krankheitsverlauf. Es ist gewöhnlich schwierig, den Beginn eines Lipomes festzustellen, weil sie in der Regel bereits Monate oder Jahre bestehen, bevor sie bemerkt werden.

Symptome. Die meisten Patienten suchen den Arzt auf, weil sie eine Geschwulst bemerken, und sie wünschen zu wissen, was es ist. Die Geschwulst kann **unansehnlich** sein oder bei Bewegungen hindern. In speziellen Fällen sind sie gestielt. Kommt es zur wiederholten Traumatisierung eines Lipomes, kann es anschwellen, und es **wird hart und schmerzhaft** infolge einer **Fettgewebsnekrose**. Wiederholte Manipulationen können zu Ulzerationen der bedeckenden Haut führen.

Entwicklung. Lipome wachsen langsam über Jahre hinweg. Sie bilden sich selten zurück.

Multilokuläres Entstehen. Die Patienten haben oft viele Lipome, oder anamnestisch wurden bereits mehrere in der Vergangenheit exzidiert.

Die multiple Lipomatosis ist ein Krankheitsbild, bei dem die Extremitäten und manchmal auch der Stamm mit Lipomen jeglicher Größe und jeglichem Aussehen bedeckt sind. Sie sind sehr selten. Die Lipome unterscheiden sich makro- und mikroskopisch in keinster Weise vom solitär auftretenden.

Untersuchung

Lokalisation. Die Lipome liegen meistens im subkutanen Gewebe der oberen Extremitäten, gelegentlich am Unterarm. Sie können jedoch überall dort auftreten, wo Fettgewebe vorhanden ist.

Farbe. Die bedeckende Haut ist normal, sie kann geringgradig unter Spannung stehen und glänzend bis transparent sein. Die das Lipom kreuzenden Venen sind deutlich als blaue Streifen sichtbar.

Berührungsempfindlichkeit. Lipome sind nicht schmerzhaft. Sie können fest palpiert werden, ohne daß der Patient Sensationen verspürt mit Ausnahme einer kurz vorausgegangenen Verletzung.

Temperatur. Die Hauttemperatur ist normal.

Aussehen. Das Aussehen ist das entscheidende diagnostische Kriterium. In der Regel sind sie kugelig. Subkutane Lipome, die zwischen derben Gewebsschichten eingebettet sind, z.B. die Haut und tiefe Faszie, sind abgeflacht. Sie erscheinen deshalb in der Regel diskoid oder halbkugelig.

Aber viel signifikanter ist die Tatsache, daß die meisten Lipome aus einer Ansammlung von übergroßen Fettzellen bestehen und nicht einer einzelnen Zelle. Deshalb sind sie **gelappt**. Diese Läppchenstruktur kann man sehen und an der Oberfläche und am Rand des Tumors tasten.

Größe. Lipome kommen in **allen** Größen vor.

Oberfläche. Die Oberfläche ist weich, bei stärkerem Druck erscheint sie gebuckelt, und diese Buckelungen entsprechen den einzelnen Läppchen. Dieses Charakteristikum kann man bei noch stärkerer Palpation deutlicher wahrnehmen, da sich dann jedes Läppchen zwischen den feinen Bindegewebsfasern deutlich hervorwölbt.

Rand. Der Rand der Geschwulst ist nicht zirkulär, sondern besteht aus einer Anzahl irregulärer, bogiger Strukturen, die mit jedem einzelnen Läppchen korrespondieren. Da der Rand weich, zusammendrückbar und manchmal auch ganz zart ist, weicht er dem untersuchenden Finger aus. Dies wird als typisches Charakteristikum beschrieben, was es aber in Wahrheit nicht ist. Das auffälligste klinische Zeichen ist die Läppchenstruktur der Oberfläche und des Randes.

Zusammensetzung. Viele Studenten stellen sich die Frage der Zusammensetzung des Lipoms, ob es solid oder flüssig ist. Die Antwort ist, daß beide Zustände möglich sind in Abhängigkeit von der Art des Fettes und der Temperatur, bei der es sich verflüssigt. Die meisten Lipome enthalten weiches, aber solides, geleeartiges Fett, wenn sie unmittelbar nach der Exzision geöffnet werden. Daher erscheinen die meisten Lipome weich, aber ohne Fluktuation. Wegen dieser weichen Beschaffenheit, hat man oft den Eindruck der Fluktuation, aber bei sorgfältiger Untersuchung zeigt es sich, daß sie dem Druck standhalten und nach allen Richtungen ausweichen, ohne an Elastizität zuzunehmen oder sich in der Fläche zwischen den palpierenden Fingern deutlicher abzuzeichnen. Große, mehr abgerundete Lipome fluktuieren.

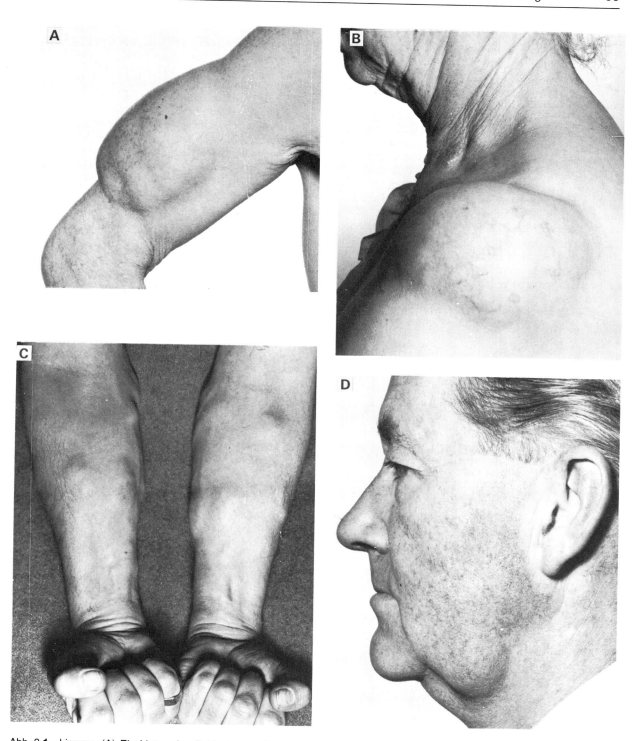

Abb. 3.1 Lipome. (A) Ein Lipom des Subkutangewebes am Oberarm. Beachte die Lobulation. (B) Ein Lipom über dem M. deltoideus. Die zarten, erweiterten Venen, die die Oberfläche überspannen, sind deutlich zu sehen. Es ist eine typische Erscheinung. (C) Multiple Lipomatosis beider Unterarme. (D) Zur Erinnerung, Lipome können überall entstehen, wo Fettgewebe vorhanden ist. Diese Schwellung erscheint wie eine vergrößerte Submandibulardrüse, es ist aber ein Lipom.

Eine Diaphanie unter Taschenlampenlicht kann man nur bei genügend großen Lipomen erzielen mit entsprechender Prominenz. Sie zeigen keine Undulation und haben einen gedämpften Klopfschall. Sie sind nicht reponierbar, es sei denn, daß sie durch eine Muskellücke hernieren. Sie pulsieren nicht.

Das mögliche Verhalten läßt Studenten die Lipome oft mit Zysten verwechseln. Dies unterstreicht die diagnostische Bedeutung der weichen Konsistenz und der **Lobulation**.

Umgebungsbeziehungen. Die Lipome gehen von tiefen Strukturen aus wie Muskeln und wölben sich in das subkutane Gewebe hervor. Sie sind in der Tiefe fixiert und erscheinen prominenter oder verschwinden, je nach Muskelkontraktion. Neben diesem speziellen Verhalten sind subkutane Lipome weder an oberflächlichen, noch an tiefen Strukturen fixiert und können in alle Richtungen verschoben werden.

Lymphdrainage. Die regionalen Lymphknoten sind nicht vergrößert.

Lokale Gewebsreaktionen. Das umgebende Gewebe ist normal. Allerdings können in der Nachbarschaft mehrere Lipome vorkommen.

Atherome (Grützbeutel)

Die Haut wird geschmeidig und ölig durch die Talgsekretion aus den Talgdrüsen. Die Mündungen dieser Drüsen liegen in den Haarfollikeln. Wenn sie verstopft sind, kommt es zu einer Erweiterung der Drüse durch die fortbestehende Sekretion, und es resultiert letztendlich ein Atherom.

Anamnese

Alter. Atherome kommen in jeder Altersgruppe vor, jedoch ist ihr Wachstum ausgesprochen langsam, und deshalb beobachtet man sie klinisch in der Regel in der Adoleszenz.

Manchmal treten sie plötzlich während der Adoleszenz auf, weil sich das Sekretionsverhalten der Talgdrüsen während der Pubertät ändert. Die meisten Atherome beobachtet man in der frühen Erwachsenenperiode und den mittleren Altersgruppen.

Krankheitsverlauf. Sie wachsen langsam und bestehen in der Regel über mehrere Jahre, bevor der Patient den Arzt bittet, sie zu entfernen.

Symptome. Die meisten Atherome findet man im Bereich der Kopfhaut, und die **Geschwulst** macht jedesmal dann Beschwerden, wenn man sie mit dem Kamm beim Haarekämmen verletzt. Dabei können sie sich infizieren. Wenn dies der Fall ist, kommt es zu einer rapiden Vergrößerung und zum Schmerz.

Die langsame Abgabe des Talgs führt manchmal unter Verhärtung zu einem **atheromatösen Horn**.

Die Infektion der Zystenwand und des umgebenden Gewebes produziert eine **ölige, schmerzhafte, sezernierende Schwellung**, die unter dem Namen **Cock-Tumor** bekannt ist. Dieser findet sich aber nur, wenn man der infizierten Zyste keine Beachtung schenkt.

Entwicklung. Die seborrhoischen Zysten vergrößern sich normalerweise über Jahre hinweg. Eine plötzliche Größenzunahme tritt nur dann auf, wenn es zur Infektion kommt. Manchmal entleert sich die Zyste spontan über ihre Mündung und verschwindet dann.

Multilokuläres Entstehen. Die seborrhoischen Zysten sind in der Regel multipel.

Untersuchung

Vorkommen. Die meisten Atherome findet man an den behaarten Körperstellen. Kopfhaut, Skrotum, Genick, Schultern und Rücken sind die gewöhnlichen Lokalisationen, aber sie können generell an allen Stellen, wo sich Talgdrüsen befinden, auftreten. Keine Talgdrüsen gibt es an den Handflächen und Fußsohlen.

Farbe. Die das Atherom bedeckende Haut ist unauffällig.

Berührungsempfindlichkeit. Unkomplizierte Atherome sind schmerzfrei. Schmerz und Berührungsempfindlichkeit sind immer ein Indikator für Infektionen.

Temperatur. Die Hauttemperatur ist normal mit Ausnahme bei Infektionen.

Aussehen. Die meisten Atherome sind prall elastisch und **kugelförmig**. Nur an der Kopfhaut, die zur Schä-

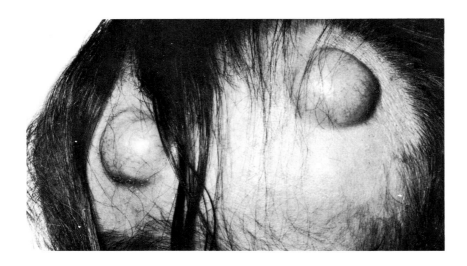

Abb. 3.**2** Zwei Atherome der Kopfhaut. Das linke ist eine Ansammlung von drei oder vier Zysten. Beachte, es ist kein Grübchen zu sehen, eine häufige Beobachtung.

delkalotte unverschieblich ist, erscheint die volle Kugelgestalt durch das Hervorbuckeln, dabei kommt es auch zur erhöhten Spannung der darüberliegenden Haut.

Größe. Die Größe kann von wenigen Millimetern bis zu 4–5 cm im Durchmesser variieren, jedoch lassen es die meisten Patienten gar nicht dazu kommen.

Oberfläche. Die Oberfläche eines Atheromes ist glatt.

Rand. Sie sind scharf begrenzt, leicht zu tasten, da sie in der Regel im subkutanen Fettgewebe liegen.

Zusammensetzung. Die meisten Atherome fühlen sich hart und solide an, gelegentlich sind sie unter so starker Spannung, daß keine Fluktuation auszulösen ist, vor allem dann, wenn keine feste Gewebsunterlage vorhanden ist. Nur auf der Kopfhaut besteht durch die Schädelkalotte ein solcher Widerstand, daß es möglich ist, die Zyste zu fixieren und so fest zusammenzupressen, daß ein geringer Grad von **Fluktuation** auszulösen ist.

Die Atherome haben einen gedämpften Klopfschall, zeigen keine Flüssigkeitsundulation, es sei denn, sie sind sehr groß und der Inhalt ist so flüssig wie eine »dicke Soße«. Sie sind nicht zusammenpreßbar und pulsieren nicht.

Umgebungsreaktion. Obwohl sie aus Strukturen entstehen, die der Haut zuzurechnen sind, liegen sie im Subkutangewebe. In der Regel entleeren sich die Talgdrüsen in den Haarfollikeln, oder sie haben feine Gänge direkt zu der Hautoberfläche, die normalerweise unsichtbar sind. Kommt es zur Ausbildung eines Atheromes, so wird diese Mündung häufig nach innen gezogen, und es erscheint **ein kleiner Punkt**. Nur die Hälfte aller Atherome hat dieses sichtbare Grübchen. Aber wenn es vorhanden ist, ist es ein hilfreiches diagnostisches Zeichen. Zum anderen sind **alle Atherome an der Haut fixiert**. Obwohl dies nur ein kleines Areal ist, genügt es, daß die seborrhoische Zyste in der Haut unverschieblich ist. In der Tiefe sind sie nicht fixiert.

Lymphdrainage. Die lokalen Lymphknoten sind nicht vergrößert.

Seborrhoisches Horn

Das seborrhoische Horn entsteht aus der seborrhoischen Zyste. Wenn sich der Talg aus dem Atherom langsam aus einer sehr großen Mündung entleert, so erhärtet er zu einem konischen Dorn. Diesen nennt man seborrhoisches Horn. Normalerweise löst sich der Talg durch die Reibung der Kleider und den Gebrauch von Wasser und Seife, um alsbald wieder aufzutreten. Ein Horn entsteht nur dann, wenn der Patient seines Atheromes nicht gewahr ist oder sich nicht wäscht. Dieses Horn tritt um so eher auf, je größer die Öffnung des Atheroms ist, wie man dies manchmal nach einem Infekt mit Ruptur der Zyste beobachtet oder nach einer Inzision derselben.

Das seborrhoische Horn kann abgebrochen werden oder durch leichten Druck auf die Zyste entfernt werden, da es keine Verbindung zu ihr hat.

Spezieller Tumor nach Cock

Dieses Eponym wird von den Chirurgen lediglich aus sentimentalen und ästhetischen Gründen gebraucht, es ist ein so netter Name.

Es handelt sich bei diesem Krankheitsbild um eine infizierte, eröffnete, granulierende, ödematöse, seborrhoische Zyste. Ihr Aussehen ist »giftig« und maligne, und sie wird oft verwechselt mit einem Plattenepithelkarzinom an der Kopfhaut. Das Granulationsgewebe nimmt seinen Ausgang vom Zystenepithel, so daß diese sich deutlich abhebt, auf der Haut nach außen durchbricht und die Läsion einen evertierten Rand erhält. Die Infektion des Zystenwalles und des umgebenden Gewebes bewirkt das umgebende Ödem, die rote Verfärbung und die Schmerzhaftigkeit. Die regionalen Lymphknoten sind vergrößert.

Die Anamnese verrät gewöhnlich die Diagnose. Der Patient berichtet über eine lang bestehende Geschwulst, die schmerzhaft wurde und aus der sich spontan Eiter entleerte, bzw. die durch eine inadäquate Inzision behandelt wurde.

Dermoidzysten

Dabei handelt es sich um Zysten, die tief in der Haut liegen und von Haut ausgekleidet sind. Es gibt zwei Möglichkeiten, in denen eine Hautkugel in der Tiefe eingeschlossen werden kann: Einmal als eine fehlerhafte pränatale Entwicklung, zum anderen als Folge eines Unfalles, bei dem Hautinseln in das subkutane Gewebe versprengt wurden. Dermoidzysten sind demzufolge **kongenital** oder **erworben**.

Kongenitale Dermoidzysten

Anamnese

Krankheitsdauer. Die Zyste kann bereits bei der Geburt bemerkt werden, gewöhnlich wird sie jedoch erst Jahre später bemerkt, wenn sie sich zu füllen beginnt.

Symptome. Das Kardinalsymptom ist die Aufregung der Eltern über die kosmetische Entstellung, da die meisten kongenitalen Dermoidzysten am Kopf und am Genick vorkommen oder die Eltern die Diagnose wissen möchten. Dermoidzysten werden selten so groß, daß sie ernsthafte mechanische Hindernisse darstellen, und sie sind sehr selten infiziert.

Multilokuläres Entstehen. Kongenitale Dermoidzysten sind gewöhnlich nicht multipel.

Untersuchung

Lokalisation. Kongenitale Dermoidzysten bilden sich im intrauterinen Leben aus, wenn sich die Hautdermatome vereinigen.

Aus diesem Grund können sie an jeder Stelle in der Mittellinie des Körpers entstehen, aber gewöhnlich kommen sie im Genick und im Gesicht vor, an den Fusionslinien der Augen und Oberkiefergesichtsfortsätze, am inneren und äußeren Ende der oberen Augenbraue.

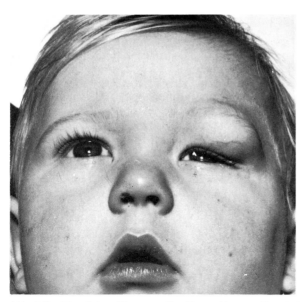

Abb. 3.3 Eine linksseitige anguläre Dermoidzyste. Sie wird deshalb so genannt, weil sie am äußeren Ende der Augenbraue über der externen angulären Protuberanz des Schädels liegt. Es handelt sich um eine kongenitale Dermoidzyste.

Aussehen und Größe. Sie sind in der Regel eiförmig oder rund und haben einen Durchmesser von 1–2 cm.
Oberfläche. Die Oberfläche ist glatt.
Zusammensetzung. Die Zysten im Gesicht fühlen sich oft weich und nicht hart und prall an. Sie fluktuieren. Eine Diaphanie wird nur dann beobachtet, wenn der Inhalt aus einer großen Menge klarer Flüssigkeit besteht, anstelle der gewöhnlicherweise dicken, opaken Mischung aus Talg, Schweiß und abgeschliffenen Epithelzellen. Große Zysten zeigen eine Undulation und haben einen verkürzten Klopfschall. Sie pulsieren nicht, sind nicht komprimierbar und nicht verschieblich.
Umgebungsreaktion. Sie liegen tief in der Haut im subkutanen Gewebe. Entgegen den seborrhoischen Zysten, haben sie keine Verbindung zur Haut. Sie haben auch keine Fixation auf den darunterliegenden Strukturen.

Erworbene »implantierte« Dermoidzysten

Anamnese

Sie entstehen, wenn abgesprengte Hautteile gewaltsam in das subkutane Gewebe aufgrund eines Unfalles eindringen, oftmals durch eine kleine, tiefe Stichwunde. Die Patienten erinnern sich in der Regel nicht mehr an den ursprünglichen Unfall.
Symptome. Implantierte Dermoidzysten sind in der Regel klein und prall; weil sie gewöhnlicherweise in Arealen vorkommen, die wiederholten Traumen ausgesetzt sind, sind sie schmerzhaft und berührungsempfindlich. An den Fingern befindliche Zysten beeinträchtigen die Greiffähigkeit und Berührungsempfindlichkeit.

Untersuchung

Lokalisation. Implantierte Dermoidzysten finden sich gewöhnlich an Hautstellen als Verletzungsfolgen, z. B. an den Fingern. Überraschenderweise werden sie nach chirurgischen Inzisionen sehr selten beobachtet.
Ausmaß und Größe. Die Zysten sind kugelförmig, glatt und klein, 0,5–1 cm im Durchmesser.
Zusammensetzung. Die implantierten Dermoidzysten fühlen sich hart und prall an, manchmal steinhart. Die Größe erlaubt kaum einen Nachweis ihrer zystischen Natur – Fluktuation, Undulation –. Die Vermutung, daß es sich um Zysten handelt, läßt sich lediglich an ihrem Aussehen stellen.
Umgebungsreaktionen. Die darüberliegende Haut zeigt oft Narben, häufig ist sie in der Tiefe des Narbengewebes fixiert. Die tieferen Strukturen sind normal, und die Zyste ist über ihnen frei beweglich. Es sei denn, sie wurden mitverletzt.
Lymphdrainage. Die regionalen Lymphknoten sind normal.
Komplikationen. Die implantierten Dermoidzysten sind selten infiziert.
Differentialdiagnose. Die häufigste Verwechslung passiert zwischen den implantierten Dermoidzysten und der seborrhoischen Zyste. Die Anamnese einer lang zurückliegenden Verletzung und das Vorhandensein einer Narbe als signifikante diagnostische Charakteristika führen zur Diagnose.

Ganglion

Das Ganglion besteht aus zystisch umgewandeltem, myxomatös degeneriertem Bindegewebe. Demzufolge können sie am ganzen Körper entstehen, aber in der Regel findet man sie an den Stellen mit großem Gehalt an Bindegewebe, d. h. in der Umgebung von Gelenken. **Ganglien sind keine Ausstülpungen der Synovia, die aus den Gelenken ausgestülpt werden.**

Anamnese

Alter. Ganglien treten bei Patienten jeglichen Alters auf. Die Mehrzahl ist zwischen dem 20. und 60. Lebensjahr. Sehr selten findet man sie bei Kindern.
Krankheitsdauer. Sie wachsen langsam und bestehen in der Regel Monate bis Jahre, bevor sie der Patient bemerkt.
Symptome. Ganglien sind nicht schmerzhaft. Die meisten Patienten sind daran interessiert, die Diagnose zu wissen oder weil sie die Geschwulst entstellt.
Erscheinungsbild. Einige Ganglien verschwinden zwischen benachbarten Knochen, so daß man den falschen Eindruck gewinnt, daß sie sich in ein Gelenk zurückzögen, aber echte Ganglien haben keinen Zusammenhang mit einem Gelenk.
Sie können in das subkutane Gewebe rupturieren und so ganz plötzlich verschwinden. Der Patient schätzt sich glücklich in der Hoffnung, daß sie nicht wiederkehren, aber sie rezidivieren innerhalb weniger Monate.

Untersuchung

Lokalisation. Die meisten Ganglien werden in der Nähe von Gelenkkapseln gefunden, können aber überall auftreten. Ungefähr 90% entstehen an der Dorsal- oder Ventralseite des Handgelenkes und der Hand.

Umfang und Oberfläche. Die Ganglien sind sphärisch und haben eine glatte Oberfläche. Manche treten multilokulär auf, und man gewinnt den Eindruck, als wäre es eine Ansammlung von Zysten.

Größe. Man findet sie in allen Größen. Die kleinen (0,5–1 cm) sind prall und sphärisch, die größeren, die bis zu 5–6 cm im Durchmesser erreichen können, sind abgeflacht und von weicher Konsistenz.

Zusammensetzung. Die Ganglien fühlen sich solid an, aber die Konsistenz schwankt zwischen weich und hart. Das gelatinöse Material, mit dem sie gefüllt sind, ist sehr viskös, aber die meisten Ganglien fluktuieren, vorausgesetzt, sie sind nicht zu klein und zu prall.

Verschieblichkeit. Ein Ganglion verschwindet auf Druck zwischen den tiefer gelegenen Strukturen, so daß man den falschen Eindruck gewinnt, daß sich der Inhalt in ein Gelenk entleert hat.

Umgebungsreaktionen. Sie sind in der Regel an das fibröse Gewebe, von dem sie ausgehen, fixiert. Sie sind frei beweglich zur darüberliegenden Haut.

Die Beweglichkeit ist abhängig vom Ausmaß und der Natur der in der Tiefe liegenden Fixation. Liegt der Ursprung im Bereich einer Gelenkkapsel, einer Sehnenscheide oder in einem intramuskulären Septum, so sind die Ganglien weniger mobil, wenn man die entsprechenden Strukturen anspannt. Deshalb muß man die Ganglien in allen Stellungen des darunterliegenden Gelenkes palpieren, mit angespannten sowie entspannten umgebenden Muskeln.

Lokale Gewebsreaktion. Das umgebende Gewebe ist unauffällig.

Differentialdiagnose. Die drei hauptsächlichen Schwellungen, die man in der Nähe von Gelenken findet, sind Schleimbeutel, zystische Protrusionen des Synovialspaltes bei arthritischen Gelenken und Ganglien. Die ersten beiden sind in der Regel weich, das Ganglion ist prall. Bei der ersten und dritten Läsion ist das Gelenk unauffällig.

Subkutane Schleimbeutel

Es handelt sich um flüssigkeitsgefüllte Hohlräume, die mit einem flachen Epithel ähnlich der Synovia ausgekleidet sind. Sie entwickeln sich zwischen Sehnen, Knochen und Haut, um ein leichteres Gleiten zwischen den einzelnen Schichten zu ermöglichen. Es gibt eine stattliche Anzahl von Schleimbeuteln, die konstant vorhanden sind, und deshalb in den Anatomielehrbüchern beschrieben werden. Andererseits entwickeln sie sich an allen möglichen Reibungspunkten zwischen zwei Gewebsschichten. Diese werden als zusätzliche Schleimbeutel bezeichnet.

Anamnese

Alter. Schleimbeutel sind ungewöhnlich bei jungen Menschen, es sei denn, sie haben Skelettdeformitäten. In der Regel treten sie im mittleren und späten Lebensalter auf, als ein Zustand von lange bestehender Rei-

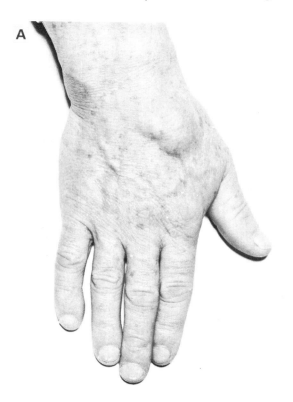

A

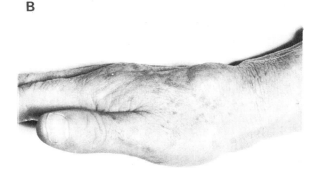

B

Abb. 3.4 Ein Ganglion an der Streckseite des Handgelenkes.

bung zwischen Haut und Knochen verbunden mit dem Beruf des Patienten, oder sie sind aufgrund einer Veränderung, bedingt durch Unfall oder Arthritis entstanden.

Symptome. Schmerz, Beschwerden und eine an Größe zunehmende Schwellung an der Stelle wiederholter Traumatisierung sind die führenden Symptome.

Ein starker Klopfschmerz und eine rasche Größenzunahme zeigen eine Infektion an.

Krepitation – ein Gefühl des Knarrens – tritt dann auf, wenn das Epithel der Bursa rauh ist oder die Flüssigkeit kleine, lose, fibrinöse Körper enthält.

Tritt die Bursa bei bestimmten Berufen auf – das sogenannte Hausmädchenknie – muß der Patient diesen Beruf beenden.

Entwicklung. Die Größenzunahme der Schwellung ist gewöhnlich sehr rasch, auch wenn es sich um eine typisch vorhandene und ausgebildete Bursa handelt, die meistens leer ist, und zwar über viele Jahre. Die plötzliche Zunahme in der Quantität des Flüssigkeitsinhaltes tritt gewöhnlich als Folge von Mikrotraumen auf.

Multiple Entstehung. Man findet sie oft symmetrisch, d.h. an beiden Knien oder Ellbogen.

Ursache. Der Patient kennt oft die Ursache der Schwellung (lange Zeit bestehende Reibung oder eine Skelettdeformität) und litt früher schon an ähnlichen Beschwerden.

Untersuchung

Lokalisation. Subkutane Schleimbeutel finden sich an Stellen vermehrter Reibung zwischen Haut und Knochen. Gewöhnlich sind sie lokalisiert:
1. zwischen Haut und Olekranon – Studentenellbogen,
2. zwischen Haut und Kniescheibe – Hausmädchenknie,
3. zwischen Haut und Patellarsehne – Pfarrersknie,
4. zwischen Haut und dem Köpfchen des 1. Metatarsalknochen – Bunion.

Farbe. Sie sind bedeckt von einer Haut, die dauernd dem Druck und Zug ausgesetzt ist, sie ist immer verdickt, weiß und rauh.

Schmerzempfindung. Die Schleimbeutel sind nur schmerzempfindlich, wenn sie sehr prall gefüllt oder infiziert sind. Bei einer Infektion verfärbt sich die darüberliegende Haut rot und ist heiß.

Aussehen und Größe. Die Schleimbeutel sind in der Regel zirkulär im Außendurchmesser mit unscharfem Rand, aber ihre Tiefe oder ihre Dicke kann von wenigen Millimetern bis zu 3–4 cm betragen.

Oberfläche. Die Oberflächengestalt eines Schleimbeutels ist sehr schwer festzustellen, da sie fest an der darüberliegenden Haut fixiert ist. Besteht keine feste Verbindung, fühlt sich die Oberfläche des Schleimbeutels weich an.

Zusammensetzung. Der Schleimbeutel enthält eine klare, visköse Flüssigkeit, die ihm eine weiche, schwammartige Konsistenz verleiht. Sie fluktuieren, haben eine Diaphanie, zeigen eine Undulation und

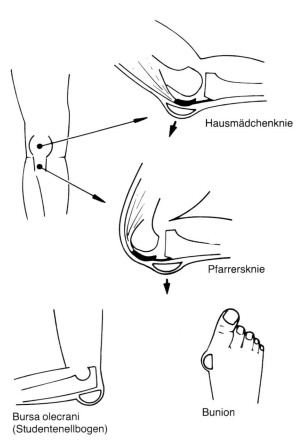

Abb. 3.5 Die häufigsten vorkommenden zusätzlichen Schleimbeutel.

haben einen gedämpften Klopfschall. Diese klinischen Zeichen sind nur sehr schwer nachzuweisen, wenn die Bursawand verdickt und die Flüssigkeitsmenge gering ist.

Umgebungsreaktion. Entsteht eine subkutane Bursa zwischen zwei sich bewegenden Gewebsschichten, um den Reibungswiderstand zu vermindern, so sind die tiefe und oberflächliche Bursawand in der Regel fest mit den zwei Gewebslagen verwachsen, so daß die Reibung zwischen den flüssigkeitsbenetzten inneren Epithelschichten der Bursa vonstatten geht. So ist die Bursa selbst unbeweglich, und die Wände sind nicht palpabel als zwei verschiedene Entitäten, sie gehen lediglich an den Rändern ineinander über.

Lokale Gewebsreaktion. Die Knochen und Gelenke der Bursa müssen sorgfältig untersucht werden, da der Schleimbeutel entstanden sein kann, um eine Bewegung der Haut über einer Skelettabnormität zu erleichtern, z.B. bei einer Exostose oder über einem deformierten Gelenk. Die darüberliegende Haut ist in der Regel weiß, schwielig und rauh.

Komplikationen. Durch wiederholte Traumatisierung kann es zu Entzündungen kommen und unter Bedingungen, die eine Entzündung synovialer Oberflächen hervorrufen, kann es ebenfalls passieren, wie bei PCP und Gicht. Es kann zu sekundären Infekten kommen im Verlaufe von hämatogener Streuung. Gelegentlich kommt es zu einer solchen Größenzunahme, daß sie ein mechanisches Hindernis darstellen.

Allgemeine Untersuchung. Klagt ein Patient lediglich über eine schmerzende Geschwulst, so sollte man dieselbe Stelle an der anderen Extremität untersuchen, da es sich in der Regel um symmetrische Läsionen handelt. Man muß ebenso nach bestehenden Skelettdeformitäten und Gelenkerkrankungen suchen.

Neurofibrom

Neurofibrome sind benigne Tumoren, die aus einer Mischung von neuralen (ektodermalen) und fibrösen (mesodermalen) Elementen bestehen. Ihr Ursprung ist unter den Pathologen umstritten. Tumoren, die rein aus Fibrozyten (Fibrome) oder von Nervenscheiden (Neurolemmome und Schwannome) entstehen, sind sehr selten, und man kann sie vergessen. Neurofibrome entstehen oft multilokulär. Wenn es sich um eine **multiple, kongenitale und familiäre** Erkrankung handelt, ist diese als **Recklinghausen-Krankheit** definiert.

Anamnese

Alter. Neurofibrome können in jedem Alter entstehen. Sie manifestieren sich in der Regel im erwachsenen Leben.

Symptome. Die meisten Neurofibrome verursachen keine Beschwerden und sind selten so groß, daß sie

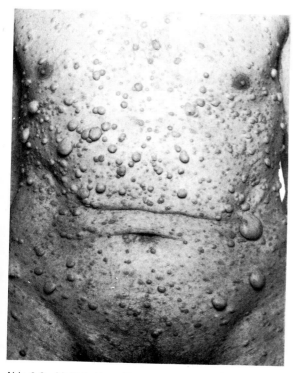

Abb. 3.6 Multiple Neurofibromatosis, Recklinghausen-Krankheit. Der Patient hat keine »Café-au-lait«-Flecken im Bereich der Fotografie.

entstellend wirken. Sind sie einem Nerven benachbart, besteht eine vermehrte Berührungsempfindlichkeit. Der Patient verspürt zuckende Schmerzsensationen im Ausbreitungsgebiet des Nerven.

Multiple Lokalisation. Neurofibrome entstehen oft multipel.

Untersuchung

Lokalisation. Sie können überall im subkutanen Gewebe und in der Haut entstehen. Die Unterarme sind Prädilektionsstellen, vielleicht deshalb, weil diese Körperstellen am häufigsten von den Patienten palpiert werden.

Ausmaß und Größe. Neurofibrome sind in der Regel fusiform, ihre Längsachse folgt derjenigen der Extremität, sie haben in der Regel nur eine Länge von wenigen Zentimetern.

Zusammensetzung. Sie haben eine feste Konsistenz wie Gummi und einen gedämpften Klopfschall.

Umgebungsreaktionen. Die umgebenden Strukturen sind unauffällig. Subkutan gelegene Neurofibrome sind beweglich innerhalb des Subkutangewebes, wobei die freie Beweglichkeit in der Regel im rechten Winkel zum Nervenverlauf besteht, mit dem sie in Verbindung sind.

Multiple Neurofibromatosis
(Recklinghausen-Krankheit)

Multiple, kongenitale, familiäre Neurofibrome sind als Recklinghausen-Erkrankung bekannt. Sie sind mit einer Zahl von weiteren Abnormitäten assoziiert:
1. Fibroepitheliale Hautbürzel;
2. Flecken von hellbrauner Verfärbung der Haut, die sogen. »**Café-au-lait**«-Flecken;
3. Neurinome an den größeren Nerven, vor allen Dingen am N. vestibulocochlearis (**Akustikusneurinom**) und an den sensorischen Wurzeln der Spinalnerven, oft als **hantelförmige Neurinome**;
4. **maligne Entartung** (Neurofibrosarkom) in 5% der Fälle;
5. **Phäochromozytom**.

Anamnese

Die meisten der Neurofibrome sind bereits bei der Geburt vorhanden, sie nehmen an Größe und Zahl im Laufe des Lebens zu. Die Erkrankung wird über ein dominantes Gen von einem der Elternteile vererbt, so daß auch Geschwister davon befallen werden.

Untersuchung

Die Patienten sind mit Knötchen jeglicher Größe, von kleinsten Geschwülsten mit wenigen Millimetern im Durchmesser bis zu großen subkutanen Knoten, bedeckt. Einige sind in der Haut, andere an ihr fixiert, einige liegen im subkutanen Gewebe und manche sind gestielt. Die Knoten variieren in der Konsistenz von weich bis hart, aber jeder einzelne von ihnen ist scharf abgegrenzt.

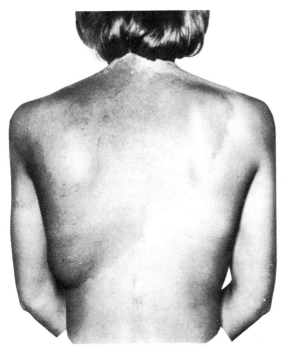

Abb. 3.7   Ein großer »Café-au-lait«-Fleck mit einem Areal von plexiformer Neurofibromatosis an seinen unteren Begrenzungen.

Hidradenom

Es handelt sich um einen benignen Tumor der Schweißdrüsen und ist sehr selten. Die Zellen sind spindelförmig und sind in regelmäßigen alveolaren Mustern arrangiert.

Anamnese

Alter. Diese Tumoren treten im mittleren und späten Lebensalter auf.
Symptome. Sie sind nicht schmerzhaft, aber sehr unangenehm und entstellend.
Multiples Auftreten. Sie sind häufig multipel. Multiple Tumoren auf der Kopfhaut sehen aus wie ein Turban, und so wird diese Läsion manchmal auch als **Turbantumor** bezeichnet (s. auch S. 170).

Untersuchung

Lokalisation. Obgleich Hidradenome an jeder Stelle, an der Schweißdrüsen existieren, entstehen können, ist die ausgesprochene Prädilektionsstelle die Kopfschwarte.
Ausmaß und Größe. Sie sind in der Regel sphärisch oder leicht abgeflacht, und ihr Durchmesser reicht von wenigen Millimetern bis zu 4–5 cm.
Oberfläche. Sie sind glatt, die Begrenzungen sind schwer zu tasten, weil sie sehr weich sind.
Zusammensetzung. Hidradenome sind so weich, daß man mit dem untersuchenden Finger das Gefühl hat, es handele sich um weiche Zysten, aber **sie fluktuieren nicht.** Wenn daraus ein größerer Tumor entsteht, ha-

Neurologisch ist sehr wichtig, das Gehör zu testen und die Spinalnerven zu untersuchen, um einen Nervenschaden, bedingt durch ein Neurinom, auszuschließen.

Eine sorgfältige Untersuchung der Haut deckt die hellbraunen Pigmentflecken auf. Bei dem Pigment handelt es sich um Melanin, und diese Flecken sind als **Café-au-lait-Flecken** bekannt. Sie sind ein diagnostisches Charakteristikum der Recklinghausen-Erkrankung. Der Blutdruck sollte gemessen werden, um ein koexistierendes Phäochromozytom mit persistierender Hypertension zu erkennen.

Plexiforme Neurofibromatose

Obwohl es sich um ein sehr seltenes Krankheitsbild handelt, muß es hier erwähnt werden, da es sonst dem Arzt nicht bekannt ist. Es handelt sich um ein überschießendes Wachstum des neuralen Gewebes im subkutanen Fett, so daß dieses wie ein Ödem aussieht. Die Ähnlichkeit mit einem Ödem ist so groß, daß man sie als elephantiastische Neurofibromatose bezeichnet. Es wird häufig als Lymphödem diagnostiziert, aber die Lymphdrainage ist normal. Man muß es deswegen kennen, wenn einem ein Kind vorgestellt wird mit einem auffälligen, überschießenden Wachstum des Weichteilgewebes an der Hand oder am Fuß. Die Diagnose kann lediglich histologisch gesichert werden.

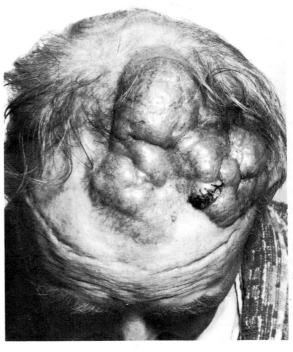

Abb. 3.8   Multiple Hidradenome der Kopfhaut. Bedecken sie den ganzen Schädel, sehen sie wie ein Turban aus.

ben sie eine wesentlich geringere Dichte als das umgebende Gewebe, und man kann eine Diaphanie auslösen. Letzteres Zeichen und ihre weiche Beschaffenheit führen oft zur Fehldiagnose von multiplen Zysten, aber Hidradenome sind **solide** Tumoren. Sie haben einen gedämpften Klopfschall und sind nicht zusammenpreßbar.

Komplikationen. Maligne Entartung, in Form von raschem Wachstum und Exulzeration, ist eine seltene Komplikation.

Kaposi-Syndrom

Das Kaposi-Syndrom ist ein seltenes kutanes Sarkom. Es ist häufig vergesellschaftet mit einem generalisierten Lymphosarkom und hat deshalb das gleiche klinische Erscheinungsbild. Es entwickelt sich langsam. Eine große Menge an Knoten entsteht in der Haut Monate bevor irgendein Hinweis auf ein systemisches Lymphosarkom besteht.

Anamnese

Es handelt sich um einen Tumor des mittleren Alters. Er ist häufiger bei Männern als bei Frauen und häufiger bei der afrikanischen als bei der kaukasischen Bevölkerung.

Man findet eine Häufung in Südafrika und Fernost, vor allem in Gegenden, in denen das Burkitt-Lymphom endemisch ist. Ebenso tritt es in Mitteleuropa und im östlichen Mittelmeerraum auf. Bis jetzt konnte kein Nachweis erbracht werden, daß es sich um eine übertragbare Krankheit handelt.

Untersuchung

Die Knoten, die gewöhnlich zuerst in der Haut der unteren Extremität auftreten, sind multipel, rot gefärbt, halbkugelig und schmerzlos. Sie wachsen von kleinen Knoten zu großen Hauttumoren, exulzerieren schließlich und infizieren sich.

Es treten Symptome eines systemischen Lymphosarkomes hinzu, vergrößerte Lymphknoten und Hepatosplenomegalie.

Lymphknoten

Die Lymphknoten, welche die Lymphe von der Haut und den Extremitäten drainieren, liegen im Subkutangewebe der Leiste und Axilla. Der epitrochleare Lymphknoten am Arm und der popliteale Lymphknoten am Bein sind bei den meisten Erwachsenen vorhanden. Sie vergrößern sich bevor die axillären oder Leistenlymphknoten durch eine Erkrankung der Hand oder des Fußes befallen werden.

Sie vergrößern sich und werden schmerzempfindlich bei entzündlichen Veränderungen. Eine Vergrößerung tritt auf bei Infiltration durch Metastasen und primäre Tumoren.

Die Diagnose einer axillären oder inguinalen Lymphadenopathie hängt sowohl ab von der **Lokalisation der Schwellung**, als auch von der Präsenz multipler derber Knoten im subkutanen Gewebe. Es ist sehr schwierig, eine Fehldiagnose einer axillären oder inguinalen Lymphadenopathie zu stellen, andererseits kann jedoch eine Vergrößerung der zervikalen Lymphknoten sehr schwierig zu diagnostizieren sein. Diese wird diskutiert auf den Seiten 203–210.

Subkutane Abszesse

Abszesse im Subkutangewebe sind häufig, und gewöhnlich folgen sie einer Keiminvasion durch ein penetrierendes Trauma oder durch eine Infektion eines Hämatomes.

Der häufigste Erreger ist der **Staphylococcus aureus,** aber natürlich kann jeder andere pathogene Organismus einen Abszeß hervorrufen, wenn er die entsprechenden günstigen lokalen Bedingungen vorfindet. Ein Abszeß ist als eine eitergefüllte Tasche mit umgebendem Granulationsgewebe definiert.

Anamnese

Alter. Subkutane Abszesse entstehen in jedem Alter und bei beiden Geschlechtern.

Hygiene. Schlechte soziale Verhältnisse, schlechte Körperhygiene sind günstige Voraussetzungen für eine Infektion durch ein Mikrotrauma, z.B. Stich mit einer Stecknadel.

Symptome. Das Kardinalsymptom ist der **Klopfschmerz,** der sich stetig verschlimmert und den Patienten nachts wach hält. Der Patient bemerkt ein Areal der Verdickung und der Schmerzempfindlichkeit, das sich langsam in eine harte Geschwulst verwandelt. Die Geschwulst kann sich spontan entleeren mit einem Nachlassen der Beschwerden, bevor der Patient zum Arzt kommt.

Vorausgehende Anamnese. Abwehrgeschwächte Patienten, Diabetiker, Drogenabhängige berichten über früher gehabte Abszesse, da bei ihnen eine Abwehrschwäche zugrunde liegt durch die Grundkrankheit und die häufigen Injektionen.

Gewohnheiten. Fragen Sie den Patienten nach seinen Drogengewohnheiten, wenn Sie den Eindruck haben, daß der Abszeß eine Folgeerscheinung einer Selbstinjektion ist.

Lokale Untersuchung

Die vier klassischen Symptome eines Abszesses sind Tumor, Rubor, Calor und Dolor (Schwellung, Rötung, Überwärmung und Schmerz).

Lokalisation. Areale, die häufig Traumen ausgesetzt sind, sind gefährdeter. Die Hände sind üblicherweise Prädilektionsstellen subkutaner Infektionen (s. S. 118).

Injektionen werden gewöhnlich in das Gesäß verabreicht oder in die Hüfte, und somit sind sie ebenfalls Prädilektionsstellen der Abszesse. Selbstinjektionen von Drogenabhängigen werden gewöhnlicherweise in die Venen appliziert, in der Ellenbeuge und in den Leisten.

Farbe. Die Haut ist gerötet.

Temperatur. Die Haut über dem Abszeß ist überwärmt
Schmerzhaftigkeit. Abszesse werden in dem Maße
schmerzhaft, in dem die Spannung in der Eitertasche
ansteigt.
Ausmaß und Größe. Die initiale Veränderung besteht
in einer Entwicklung eines indurierten Areales. Wenn
sich Eiter bildet, entsteht eine definierte Geschwulst
mit einer sphärischen Basis.
Der Tumor nimmt an Größe zu und verliert seine
sphärische Gestalt, wenn sich der Eiter in das umgebende subkutane Gewebe ausbreitet.
Oberfläche. Die innere Oberfläche eines Abszesses besteht aus einer Schicht von Granulationsgewebe, das
fest auf dem indurierten entzündeten Gewebe der Umgebung haftet. Somit hat ein Abszeß keine definierte
äußere Begrenzung, auch wenn der Inhalt sehr leicht zu
palpieren ist.
Begrenzung. Die Begrenzung ist nicht palpabel, da die
Induration und das Ödem graduell in normales Gewebe übergehen.
Zusammensetzung. In den Anfangsstadien ist ein Abszeß hart und solid.
Bei der Ausbildung von Eiter wird er im Zentrum
weich und, wenn keine zu große Spannung besteht,
fluktuierend.

**Übersichtstabelle 3.1 Ursachen von Lymphknotenvergrö-
ßerungen**

Infektion:
    unspezifisch
    Pfeiffersches Drüsenfieber,
    Tuberkulose,
    Syphilis,
    Lymphogranulom

Metastatischer Tumor

Primäre Retikulose:
    Lymphom,
    Lymphosarkom,
    Retikulosarkom

Sarkoidose

Er hat einen gedämpften Klopfschall und ist nicht verschieblich.
Umgebungsreaktion. Die Hautschicht über dem subkutanen Abszeß ist in verschiedenem Ausmaß in die
Entzündung mit einbezogen. Sie ist rot, ödematös und
fixiert auf dem darunterliegenden Tumor.
Erreicht der Eiter das Hautniveau, wird sie an dieser
Stelle weiß, anschließend schwarz, nekrotisch und
sinkt schließlich ein. Wird das Zentrum abgestoßen,

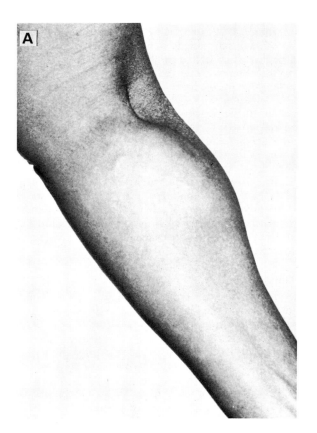
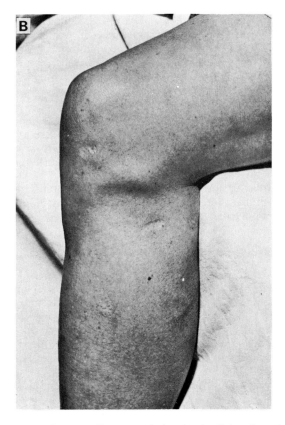

Abb. 3.**9** Es ist wesentlich, die Beziehung einer Geschwulst zu definieren. (A) Dieser Tumor erscheint wie eine Schwellung der
Unterarmmuskulatur. Sie ist jedoch prominenter bei Muskelkontraktionen, es handelte sich um ein subkutanes Lipom. (B) Dieser
Tumor erscheint wie ein kleines Lipom neben dem Knie und verschwand im Knie bei Streckung des Beines. Es handelte sich um
eine Zyste des Außenmeniskus am Knie.

entleert sich Eiter aus dem Abszeß. Die Fixation in der Tiefe hängt von der Größe und der Ausbreitungsrichtung des Abszesses ab.

Lokale Lymphknoten. Die Lymphknoten des Drainagegebietes der Infektion sind **vergrößert und schmerzhaft**. Sie können selbst metastatisch abszedieren.

Lokale Gewebsreaktion. Das umgebende Gewebe ist unauffällig mit Ausnahme dessen, welches unmittelbar dem Abszeß benachbart ist.

Gelegentlich finden sich Narben von vorausgegangenen Abszessen in der Umgebung.

Allgemeine Untersuchung

Ein großer Abszeß kann zur Allgemeinerkrankung führen.

Der Patient erscheint blaß und krank. Er hat Episoden von Schweißausbrüchen, Schüttelfrost und Flush.

Temperatur und Puls sind erhöht.

4 Muskeln, Sehnen, Knochen und Gelenke

Es ist sehr wichtig, daß der Allgemeinchirurg ein solides Grundwissen über orthopädische Erkrankungen besitzt, weil eine große Anzahl von Patienten, die in allgemeinchirurgische Kliniken kommen, krankhafte Veränderungen des Muskel- und Skelettsystemes haben. Eine theoretische Kenntnis ist nutzlos, wenn man die Muskeln, Knochen und Gelenke nicht adäquat untersuchen kann. Dieses Kapitel beschreibt die Untersuchung jeder dieser Strukturen und ihre üblichen Abnormitäten und Erkrankungen.

Genereller Untersuchungsplan für Knochen, Muskeln und Gelenke einer Extremität

Das generelle Vorgehen sieht folgendermaßen aus: **Inspektion** gefolgt von **Palpation** einschließlich der Bewegung und, wenn indiziert, **Perkussion** und **Auskultation**. Obwohl die Bewegung der Extremität ein Teil der Inspektion und Palpation ist, ist sie ein so bedeutender Teil der Untersuchung, daß sie als ein gesonderter Untersuchungsgang vorgestellt wird. Das generelle Vorgehen ist wie folgt:
Inspektion, Palpation, Bewegung oder einfach ausgedrückt: **Schauen, Tasten** und **Bewegen**.
Man soll immer beide Extremitäten betrachten und die gesunde zuerst untersuchen.
Der Patient sollte immer aufgefordert werden, aktive Bewegungen durchzuführen, bevor man diese passiv vornimmt.
Inspektion und Bewegung sollten am liegenden und stehenden Patienten ausgeführt werden.

Inspektion

Haut

Wie ist die Hautfarbe? Finden sich Narben, Sinus? Liegen abnorme oder asymmetrische Hautlinien vor?

Kontur

Findet sich eine Schwellung, eine Deformität oder eine Schwäche?

Länge

Vergleichen Sie die Länge jedes Teiles der Extremität mit der anderen Seite mittels Augenmaß.

Palpation

Haut

Fühlen Sie die Hauttemperatur. Besteht ein Ödem, lokal oder in den abhängigen Partien? Betasten Sie die Narben oder verdickte Areale und untersuchen Sie jede Beziehung zu den Knochen und Gelenken.
Ist irgendein Teil der Extremität schmerzhaft?

Aussehen

Finden Sie die Ursache der Schwellung heraus. Z.B. eine vermehrte Flüssigkeit in einem Gelenk, Verdickung der Synovia, Muskel- oder Knochenschwellungen. Man muß all die klinischen Charakteristika über Schwellung oder Tumoren aufdecken, die auf Seite 25 beschrieben sind.
Bestimmen Sie die Ursache einer Deformität durch Palpieren der Beine und Gelenke.
Legen Sie jede Achsabweichung in Graden auf einem Diagramm fest.

Länge

Messen Sie die **reale Länge** einer Extremität und der Knochen und die **scheinbare Länge** einer Extremität.

Bewegung

Aktiv

Bitten Sie den Patienten, jedes Gelenk in seiner vollen Bewegungsfreiheit zu bewegen und jede Bewegungseinschränkung oder Ausweichbewegung zu zeigen.

Passiv

Bewegen Sie alle Gelenke einer Extremität in ihrem vollen Ausmaß. Überprüfen Sie die Stärke jeder Bewegung gegen Widerstand, mögliche abnorme Bewegungen durch Testung der Integrität der Gelenkbänder.
Betrachten Sie die Extremität bei der Arbeit, beim Stehen, beim Gehen, beim Anheben usw.

Arterien und Nerven

Es ist wesentlich, die Strukturen zu untersuchen, die die Extremität am Leben erhalten und ihren Einsatz ermöglichen – die Arterien und Nerven –.

Arterien

Palpieren Sie alle Pulse. Notieren Sie die Temperatur und Farbe der Extremität (s. Kap. 7, S. 129).

Nerven

Überprüfen Sie die motorische und sensorische Innervation sowie das Reflexmuster:

Motorische Innervation. Man hat bereits den ersten Eindruck über die Möglichkeit der Muskelkontraktion während der Untersuchung der Beweglichkeit und der groben Kraft erhalten. Nun muß man herausfinden, welche Muskeln sich nicht genügend kontrahieren und deren Nervenwurzeln.

Sensorische Innervation. Überprüfen Sie die Empfindlichkeit für leichte Berührung, spitz-stumpf, Diskriminierung, Temperaturänderungen, Tiefenschmerz, Vibration und Tiefensensibilität.

Reflexverhalten. Lösen Sie alle Reflexe der Extremität aus.

Muskulatur

Untersuchung der Muskeln

Scheint es, daß ein Muskel eine Geschwulst enthält, so beginnen Sie die Untersuchung des Tumors, um ein klinisches Erscheinungsbild abzuklären, wie es im Kapitel 1 beschrieben ist, Seite 25. Hat man irgendeinen Zweifel über das Vorhandensein einer Geschwulst oder seine Beziehung zu dem gesamten Muskel, so ist es besser, zunächst die Muskulatur zu überprüfen und den Tumor an zweiter Stelle.

Inspektion

Betrachten Sie das Aussehen der Muskulatur unter Ruhebedingungen. Beobachten Sie jegliche Schwäche, Hypertrophie oder irreguläre Kontur, die durch einen Tumor oder eine Muskelverlagerung bedingt ist. Vergleichen Sie immer pathologische Muskeln mit normalen Muskeln der anderen Seite.

Betrachten Sie die Kontur der Muskulatur während der Kontraktion. Änderungen in der Kontur, die während der Muskelkontraktion entstehen, können bedingt sein durch einen Tumor, der entweder verschwindet oder sich mehr hervorwölbt, oder durch Knotenbildung oder Teilung von rupturierten Muskelfasern.

Betrachten Sie die benachbarten Knochen und Gelenke.

Palpation

Betasten Sie die Muskeln in Ruhe.
Bringen Sie die Extremität in eine komfortable Position, so daß die Muskeln entspannt sind. Betasten Sie nun die Textur der Muskulatur. Versuchen Sie zu entscheiden, ob es sich um eine lokalisierte Schwellung oder einen abnormalen Muskel handelt. Versuchen Sie die Charakteristika einer Geschwulst zu definieren, die man findet.

Betasten Sie den Muskel bei der Kontraktion.
Achten Sie darauf, ob sich die Charakteristika einer Geschwulst, die man am relaxierten Muskel tastet, bei der Kontraktion ändern. Ein Tumor innerhalb der Muskulatur wird fixiert und entzieht sich der Palpation bei der Muskelkontraktion. Ein Tumor unterhalb der Muskulatur wird ebenfalls nicht mehr palpabel. Ein Tumor, der über der Muskulatur liegt oder die Muskelfaszie durchbricht, wird deutlicher tastbar.

Eine Lücke oder ein Loch, das unter der Muskelkontraktion entsteht, sind ein Hinweis auf rupturierte Fasern.

Ein Tumor, der lediglich bei der Muskelkontraktion entsteht, ist möglicherweise ein Bündel von rupturierten kontrahierten Muskelfasern.

Muskelkraft

Die Muskelkraft kann entsprechend der folgenden Skala klassifiziert werden, wobei es jedoch immer besser ist, keine Zahl zu gebrauchen als die grobe Kraft zu beschreiben.

0: Komplette Lähmung.
1: Kaum wahrnehmbare Kontraktionen.
2: Der Patient kann die Extremität nicht gegen die Schwerkraft heben.
3: Er kann die Extremität gerade gegen die Schwerkraft anheben.
4: Mäßige Kraftentfaltung.
5: Volle Kraftentfaltung.

Innervation und Blutversorgung

Man weiß durch die Überprüfung seiner motorischen Funktion, ob ein Muskel innerviert ist, aber man muß auch die Integrität des versorgenden Nerven und des Spinalsegmentes untersuchen, indem man die gesamte motorische, sensorische Innervation und das Reflexmuster überprüft.

Das heißt, man muß die peripheren Nerven und Spinalsegmente kennen, die die Hautmuskelgruppen des Körpers versorgen (s. Übersichtstab. 1.5, S. 23).

Palpieren Sie die Pulse der Extremität.

Rupturierte Muskelfasern

Die Muskelfasern rupturieren gewöhnlich während einer exzessiven und außergewöhnlichen plötzlichen Kontraktion. Eine pathologische Ruptur kann bei normaler Kontraktion entstehen, wenn der Muskel durch degenerative Prozesse geschwächt ist.

Anamnese

Alter. Eine Muskelruptur kann in jedem Alter auftreten. Sie ist jedoch am häufigsten bei athletischen jungen Männern während sportlicher Betätigung und bei älteren Männern, wenn sie Dinge tun, die sie lassen sollten.

Symptome. Die Symptome bestehen in Schmerz, Schwellung und dem Gefühl eines Schlages während der Ruptur, oftmals jedoch wird das auslösende Ereignis nicht wahrgenommen, und der Patient stellt sich vor mit einer Schwäche, mit Hinken oder einer Muskelschwellung.

Lokalisation. Die Muskeln, an denen man dies am häufigsten beobachtet, sind der M. biceps brachii und der M. quadriceps femoris, zwei Muskeln, die sehr oft einer starken Anspannung ausgesetzt sind.

Untersuchung

Das diagnostische Charakteristikum von rupturierten Muskelfasern besteht darin, daß bei Muskelkontraktion ein Tumor im Muskel an einer oder beiden Seiten einer Mulde auftritt. Bei diesen Anschwellungen handelt es sich um die rupturierten freien Enden der kontrahierten Muskelfasern.

Diese Tumoren kann man bei relaxierten Muskeln nicht tasten, da sie dieselbe Konsistenz wie das umgebende Gewebe haben, lediglich die Lücke zwischen den rupturierten Fasern ist palpabel und sichtbar.

Die Tumoren, die bei der Muskelkontraktion erscheinen, sind von fester Konsistenz, haben unscharfe Begrenzungen und können nicht unabhängig vom Muskel bewegt werden.

Die versorgenden Arterien, Nerven, Knochen und Gelenke sind unauffällig, es sei denn, die Ruptur ist aufgetreten im Zusammenhang mit einer chronischen Erkrankung des Muskel- und Skelettsystemes, wie z.B. PCP, oder als Ausdruck der Abnutzung.

Muskel relaxiert

Muskel kontrahiert

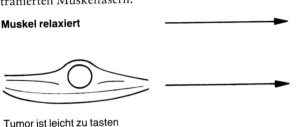

Tumor ist leicht zu tasten

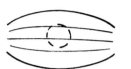

Tumor ist schwer zu tasten

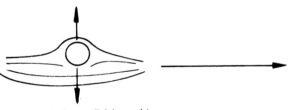

Der Tumor ist beweglich im rechten Winkel zum Muskelverlauf

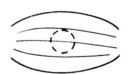

Der Tumor ist unbeweglich

Abb. 4.**1** Hauptmerkmale einer intramuskulären Geschwulst.

Man darf nicht vergessen, die benachbarten Gelenke und Knochen zu untersuchen.

Ist eine bedeutende Anzahl von Muskelfasern rupturiert, so ist die Muskelkraft vermindert. Ist der gesamte Muskel rupturiert, dann ist die typische Bewegung nicht mehr möglich.

Relaxiert

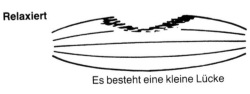

Es besteht eine kleine Lücke

Kontrahiert

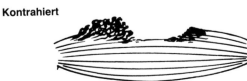

Ein Tumor erscheint an einer oder beiden Seiten neben einer scharf begrenzten Muskellücke

Abb. 4.**2** Die klinischen Zeichen von rupturierten Muskelfasern

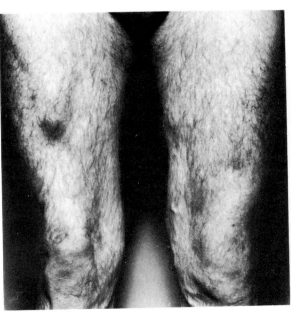

Abb. 4.**3** Ruptur der zentralen Fasern des M. quadriceps femoris. Der kontrahierte Knoten der Fasern unterstreicht die Lücke gerade unterhalb davon

Intramuskuläres Hämatom

Dieses Krankheitsbild tritt auf bei direktem Trauma oder bei starken Muskelfasern unter Zerreißung intramuskulärer Blutgefäße. Es kann die Folge eines schweren Krampfes oder einer sehr starken plötzlichen Muskelkontraktion sein. Selbst wenn einige Muskelfasern rupturiert sind, ist die durchtrennte Masse nicht groß genug, um die klinischen Zeichen eines rupturierten Muskels hervorzurufen.

Anamnese

Symptome. Die Kardinalsymptome sind **Schmerz** und **Schwellung** des Muskels. Der Schmerz ist auch in Ruhe vorhanden und er nimmt an Intensität bei aktiver und passiver Bewegung des Muskels zu. Der Patient bemerkt in der Regel selbst eine diffuse Schwellung der Extremität und eine schmerzhafte Schwellung im Muskel.

Ursache. Der Patient kann sich an das auslösende Trauma erinnern. Traumen führen nur dann zu intramuskulären Hämatomen, wenn hämatologische oder Gefäßerkrankungen vorliegen. **Fragen Sie den Patienten, ob er Antikoagulantien einnimmt.**

Untersuchung

Lokalisation. Am meisten sind die Muskeln der unteren Extremität und hier vor allem der M. gastrocnemius betroffen.

Schmerzhaftigkeit. Der Tumor ist für wenige Tage schmerzhaft, und alle Bewegungen des Muskels tun weh.
Obwohl diese Schmerzhaftigkeit relativ rasch nachläßt, besteht ein Kontraktionsschmerz des Muskels über mehrere Wochen.

Größe. Die Größe des Tumors hängt ab vom Ausmaß der Blutung. Diese ist nicht immer leicht festzustellen, da die Begrenzungen gewöhnlich unscharf sind.

Aussehen. Die Hämatome sind in der Regel ovoid mit ihrer Längsachse parallel zu den Muskelfasern.

Zusammensetzung. Die Zusammensetzung des Hämatomes hängt ab von der Einblutung. Meistens handelt es sich um koaguliertes Blut, wobei sich dann der Tumor hart anfühlt. Manchmal kommt es zur Verflüssigung in den zentralen Abschnitten. Der Tumor erscheint weich und fluktuierend.

Lokale Gewebsreaktion. Das umgebende Gewebe einschließlich des betroffenen Muskels ist unauffällig, wobei jedoch die Muskelkontraktion schmerzhaft ist und der Tumor dann um so schwerer zu tasten.

Lymphknoten. Die Lymphknotenstationen an der Basis der Extremität sind nicht vergrößert.

Muskelhernie

Während der Kontraktion verkürzt und verdickt sich ein Muskel. Wenn er von einer Sehnenscheide umgeben ist, so wächst die Spannung in dieser. Befindet sich in der Muskelscheide ein Loch, so wölbt sich der Muskel durch dieses hindurch, vor allem bei der Kontraktion. Dieses nennt man eine Muskelhernie.

Anamnese

Symptome. Der Patient bemerkt den Tumor, wenn er den Muskel betrachtet. Der Muskel ist leicht schmerzhaft, und er bemerkt eine Geschwulst, wenn er die Ursache seiner Beschwerden herauszufinden versucht.

Untersuchung

Lokalisation. Obwohl alle Muskeln von einer dünnen Scheide umgeben sind, treten nur bei Muskeln, die von einer dicken Sehnenscheide umgeben sind, Beschwerden auf. Am häufigsten ist eine Muskelhernie, in der sehr derben Faszie, die das anteriore Kompartiment des Unterschenkels umhüllt.

Größe und Ausmaß. Muskelhernien können jede Größe haben. Das charakteristische Wesen ist, daß sich **die Größe ändert** entsprechend der Muskelspannung. Bei Muskelkontraktionen wölbt er sich durch die Faszienlücke. Ist der Muskel entspannt, ist kein Tumor zu fühlen, sondern nur der Defekt.

Gelegentlich kommt es zu umgekehrten Erscheinungsbildern. Der Muskel wölbt sich durch den Defekt während der Relaxation und zieht sich in das Kompartiment zurück bei der Kontraktion. Man soll sich nicht durch diese Möglichkeit verwirren lassen. Man ist sich sicher, wenn der Tumor kommt und geht bei der Änderung der Muskelspannung, und wenn man einen Defekt in der umhüllenden Faszie tasten kann, dann handelt es sich um eine Muskelhernie.

Intra- und intermuskuläre Lipome

Innerhalb des Muskulatur findet sich nur ein geringer Anteil von Fettgewebe. Dieses umgibt als schützende Schicht die ernährenden Blutgefäße und liegt als lockere Trennschicht zwischen den einzelnen Sektionen von Muskelgruppen. Lipome können in diesem Fettgewebe entstehen. Histologisch unterscheiden sie sich nicht von anderen Lipomen, aber ihre Lokalisation weist sie mit unterschiedlichen klinischen Symptomen aus.

Anamnese

Symptome. Intra- oder intermuskuläre Lipome können die Funktion des Muskels beeinträchtigen und Schmerzen verursachen bei Gebrauch des Muskels. Es kommt jedoch nicht oder selten zur Muskelschwäche. Der Patient bemerkt gelegentlich den Tumor oder sieht ihn während der Muskelbewegung. Durchbricht ein intramuskuläres Lipom plötzlich während der muskulären Tätigkeit den Muskel, so verspürt der Patient einen scharfen Schmerz und bemerkt eine plötzlich auftretende Geschwulst. Er meint zunächst, daß der Muskeleinsatz sie bewirkt hat. Der Tumor ändert sich in Größe und Aussehen mit der Muskelkontraktion. Diese Form der Lipome ist selten multipel.

Untersuchung

Lokalisation. Es kann jeder Muskel davon betroffen sein. Der Fettanteil ist zwischen den flachen Muskeln des Stammes größer als in den Muskelgruppen der

Extremitäten. So sind tiefliegende Lipome am Rücken relativ häufig.

Aussehen. Wenn das Lipom nur mit einer dünnen Muskelschicht oder einer Faszie bedeckt ist, so kann man die typische multilobuläre Gestalt palpieren.

Größe. Die Lipome sind oft sehr groß (5–10 cm im Durchmesser), da das Wachstum innerhalb der Muskulatur über mehrere Jahre unbemerkt vonstatten geht. Sie erscheinen größer, kleiner oder verschwinden vollständig bei der Muskelkontraktion, abhängig von ihrer Beziehung zum Muskelbauch (s. Abb. 4.1).

Begrenzung. Die Begrenzung ist schwer zu tasten. Wenn das Lipom durch eine dicke Lage von Bindegewebe herniert ist, ist es scharf begrenzt entsprechend dem Muskeldefekt, wobei jedoch in der Regel der größere Anteil des Lipomes in der Tiefe liegt, so daß man dessen Begrenzung nicht palpieren kann.

Zusammensetzung. Die Konsistenz variiert mit der Muskelspannung. Ist der Muskel relaxiert, hat das Lipom seine typische weiche Konsistenz und scheint zu fluktuieren. Ist der Muskel kontrahiert, so erscheint das Lipom, sofern es noch palpabel ist, hart und prall.

Umgebungsreaktionen. Inter- und intramuskuläre Lipome sind fixiert an ihrem Entstehungsort und sind gewöhnlich bei der Muskelkontraktion unverschieblich. Ein intermuskuläres Lipom wird untastbar, wenn sich der darüberliegende Muskel kontrahiert.

Myositis ossificans

Es handelt sich um eine Kalzifikation und auch Ossifikation von Muskulatur. Gelegentlich tritt dies nach einem schweren Muskeltrauma in Verbindung mit einer Fraktur der benachbarten Knochen auf. Die Muskeln, die am meisten davon betroffen sind, sind der M. brachialis nach suprakondylärer Humerusfraktur und der M. quadriceps femoris nach Femurschaftfraktur.

Anamnese

Vorausgehendes Trauma. Der Patient weiß um die vorausgegangene Fraktur oder in seltenen Fällen, in denen keine Fraktur bestand, über das vorausgegangene Weichteiltrauma.

Symptome. Das Kardinalsymptom besteht in der Unbrauchbarkeit des befallenen Muskels. Die benachbarten Gelenke sind **versteift**, und es besteht eine Einschränkung aller Bewegungen, die normalerweise durch diesen Muskel hervorgerufen werden, sei es bei der Kontraktion oder bei der Relaxation. Alle forcierten Bewegungen sind **schmerzhaft**. Bei exzessiver intramuskulärer Ossifikation ist das benachbarte Gelenk vollständig fixiert.

Untersuchung

Lokalisation. Die gewöhnliche Lokalisation der Myositis ossificans ist der untere Anteil des M. brachialis und der untere Anteil des M. quadriceps femoris.

Schmerzhaftigkeit. Der ossifizierte Muskelanteil ist normalerweise **nicht** schmerzhaft. Lediglich forcierte passive Bewegungen können Schmerzen auslösen.

Temperatur. Es besteht eine normale Temperatur.

Aussehen. Die Ossifikation hat das Aussehen des Muskels, in dem sie auftritt. Es handelt sich gewöhnlich um eine längliche Wallbildung, **die an dem darunterliegenden Knochen fixiert ist.**

Oberfläche. Die Oberfläche ist glatt bis irregulär.

Zusammensetzung. Der Tumor ist steinhart und hat einen verkürzten Klopfschall.

Umgebungsreaktionen. In den meisten Fällen besteht eine Kontinuität des ossifizierten Knochenanteiles mit dem Kallus, der sich um die Fraktur entwickelt, so daß sie häufig als Knochenschwellung fehlinterpretiert wird.

Die Muskeln über eine Kallusbildung arbeiten in der Regel normal, wogegen der ossifizierte Muskel in seiner Beweglichkeit eingeschränkt ist und sich über dem Kallus nicht bewegen läßt. Man kann die in den Tumor einstrahlenden Muskelfasern tasten.

Lokale Gewebsreaktion. Gelegentlich hat man Hinweise auf ein früher stattgehabtes Trauma, Knochen- und Gelenkdeformitäten oder Nerven- und Gefäßschäden; aus diesem Grunde ist es wichtig, die gesamte Extremität sehr sorgfältig zu untersuchen.

Myosarkom

Hier handelt es sich um primäre Muskeltumoren, die selten auftreten. Entstehen sie in der glatten Muskulatur, so werden sie Leiomyosarkome genannt. Entstehen sie in der gestreiften Muskulatur, so nennt man sie Rhabdomyosarkome. Die meisten Sarkome, die man sieht, sind tatsächlich Fibrosarkome, die in den inter- und intramuskulären fibrösen Septen oder dem fibrösen Gewebe entstehen, am Muskelursprung oder am Ansatz. Fibrosarkome werden im nächsten Kapitel beschrieben.

Die diagnostischen Charakteristika der von der Muskulatur ausgehenden Tumoren sind folgende:
1. Diese Tumoren sind frei beweglich bei relaxierten Muskeln, vor allen Dingen im rechten Winkel zur Längsachse des Muskels.
2. Sie sind unbeweglich bei Muskelkontraktion und ändern ihr klinisches Verhalten. Sie werden mehr oder weniger prominent, härter oder weicher und ändern ihre Größe (s. Abb. 4.1, S. 72).

Bindegewebe

Das Bindegewebe bedeckt Muskeln und verbindet sie mit dem Knochen in Form von Sehnen, fibrösen Ansätzen, Aponeurosen, Muskelfaszien usw. Es ist widerstandsfähig, haltbar und stabil. Es ist praktisch ohne Krankheitswert. Allerdings ist es gelegentlich der Entstehungsort von malignen Erkrankungen. Drei Tumorformen können von diesem Gewebe ausgehen. Das rein benigne Fibrom ist sehr selten, man kann es vergessen, dagegen ist das Fibrosarkom einer der häufigsten mesodermalen malignen Tumoren. Die dritte Möglichkeit ist weniger häufig, es handelt sich um einen lokalinvasiven und rezidivierenden fibrösen Tumor, der unter verschiedenem Namen bekannt ist. Das am häufigsten gebrauchte Eponym ist Pagets rezidivierender Desmoidtumor.

Fibrosarkom

Es handelt sich um einen malignen Tumor des Bindegewebes. Er ist lokal invasiv und metastasiert über die Blutwege in Lunge und Leber. Eine lymphogene Ausbreitung ist sehr selten, aber trotzdem möglich. Fernmetastasen treten im Spätstadium auf. Der Primärtumor wächst häufig lokal über Jahre, bevor er metastasiert.

Anamnese

Alter. Ältere Patienten sind prädestiniert für Fibrosarkome. Sie können jedoch in jedem Alter auftreten.
Krankheitsdauer. Der Patient weiß meistens über Monate von der Existenz eines Tumors – manchmal auch Jahre –, bevor er den Arzt aufsucht wegen der Beschwerden.
Symptome. Die Ursachen der Beschwerden sind:
1. Zunahme des Wachstums mit Entstellung oder Behinderung bei muskulärer Tätigkeit.
2. Tumorschmerz oder Penetration in benachbarten Strukturen.
3. Muskelschwäche bedingt durch Infiltration in das umgebende Muskelgewebe.
4. Generalisierte Erkrankung durch multiple Metastasierung.

Untersuchung

Lokalisation. Fibrosarkome können am ganzen Körper entstehen. Die Hauptprädilektionsstellen sind jedoch die Extremitäten.
Farbe. Wenn es sich um einen großen vaskulären Tumor in der Nähe der Haut handelt, so scheint er durch diese rosafarben durch.
Temperatur. Sarkome, auch wenn sie langsam wachsen wie die Fibrosarkome, haben eine abnormale Blutversorgung und deshalb gewöhnlich eine höhere Temperatur als das umgebende Gewebe.
Aussehen. Dieses hängt vom Ursprungsort ab. Besteht der Tumor mitten im Weichteilgewebe, so ist er annähernd sphärisch. Liegt der Ursprungsort am Knochen, so ist er halbkugelig, wobei die tiefe Oberfläche am Knochen fixiert ist.
Oberfläche. Die Oberfläche ist gewöhnlich glatt.
Begrenzung. Die Begrenzung von langsam wachsenden Tumoren ist scharf, wogegen schnell und invasiv wachsende Tumoren einen nicht abgrenzbaren Rand haben.
Zusammensetzung. Die Zusammensetzung der Fibrosarkome ist hart und derb, nur sehr selten werden sie

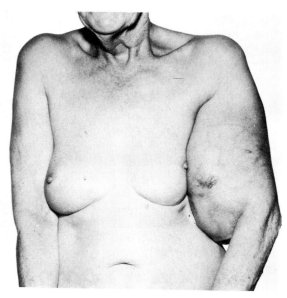

Abb. 4.4   Ein langsam wachsendes Fibrosarkom des Armes. Die darüberliegende Haut ist gedehnt, und viele erweiterte subkutane Venen sind sichtbar. Im Ober- und Unterarm bestand keine Ischämie oder Lähmung.

steinhart, da sie nicht ossifizieren und die Luxusgefäßversorgung ihnen den weichen Charakter verleiht. Sie können eine solche Luxusversorgung haben, daß sie pulsieren, man kann ein Strömungsgeräusch hören und dieses auch tasten.
Umgebungsreaktionen. Die Beziehungen des Tumors zu dem umgebenden Gewebe hängen ab vom Entstehungsort, der Größe und der Invasion. Normalerweise ist er fest an die benachbarten Strukturen fixiert und infiltriert die benachbarten Knochen, Nerven und Arterien.
Lymphdrainage. Nur sehr selten sind lokale Lymphknoten vergrößert durch Metastasen.
Verhalten des lokalen Gewebes. Man muß sehr sorgfältig die Integrität der in der Nachbarschaft vorbeiziehenden Nerven überprüfen. Kommt es zu einem partiellen Ausfall, so handelt es sich eher um eine Tumorinfiltration als um eine Dehnung, und dies ist ein Diagnostikum für eine lokale maligne Erkrankung.

Pagets rezidivierender Desmoidtumor

Dieses Krankheitsbild wird deshalb erwähnt, weil es sich um eine interessante Variante der Sarkome handelt. Es entsteht meistens in der Muskelfaszie der Abdominalmuskulatur – die Rektusscheide und Obliquus-externus-Aponeurose – bei Frauen mittleren Alters. Allerdings kann es auch im Bereich der Plantarfaszie des Fußes und der Palmarfaszie der Hand entstehen. Die maligne Entartung erstreckt sich über ein weites Areal, da trotz radikaler und makroskopisch adäquater, vollständiger Exzision des bestehenden Tumors neue Läsionen nach Jahren entstehen können, in einem Anteil der Faszie, der zur Zeit der Erstoperation offenbar gesund erschien.

Ansonsten unterscheidet sich der Tumor nicht vom Fibrosarkom mit Ausnahme einer geringeren Vaskularisierung und eines sehr langsamen Wachstums.

Sehnen und Sehnenscheiden

Rupturierte Sehnen

Ist eine Muskelsehne durchtrennt, so ist dieser Muskel ineffektiv. Um die Integrität einer Sehne zu überprüfen, muß man ihren Ansatz und ihre Bewegungsrichtung bei Muskelkontraktion kennen.

Sehnen rupturieren durch direkte Gewalteinwirkung, besonders dann, wenn sie geschwächt sind durch Abrieb über Frakturkallus oder über Osteophyten und neu entstandene Knochenstrukturen bei Arthritis ziehen. Diesen Prozeß nennt man **Abnutzung.** Die Sehne des M. bizeps brachii, die Achillessehne und verschiedene Sehnen der Hand sind am meisten durch Ruptur gefährdet.

Ruptur der Bizepssehne

Wenn die lange, dünne Sehne des langen Kopfes des M. biceps reißt, retrahiert sich der Muskelbauch in die Mitte des Oberarmes, wo man ihn als Geschwulst sehen kann, die um so prominenter wird, wenn man den Patienten bittet, den Ellbogen gegen Widerstand zu beugen. Noch besser ist es, den Patienten gegen Widerstand supinieren zu lassen, da der M. biceps der stärkste Supinator des Unterarmes ist. Dieses Krankheitsbild beobachtet man häufig bei älteren Patienten im Rahmen einer sekundären Abnutzung der Sehne durch arthritische Veränderungen im Sulcus bicipitalis. Es resultiert dadurch keine Schwäche im Schultergelenk.

Ruptur der Achillessehne

Die Ruptur der Achillessehne ist die Folge einer plötzlichen Kontraktion des M. gastrocnemius bei sportlicher Betätigung. Der Patient bemerkt einen plötzlichen scharfen Schmerz und kann nicht mehr richtig gehen. Tritt die Ruptur während des Gehens oder Laufens auf, so stürzt er nieder. Bei der Untersuchung kann der Patient den Fuß nicht mehr nach plantar flektieren und auch nicht mehr auf Zehenspitzen stehen. Der Defekt der Sehne kann leicht getastet werden. Gleichzeitig findet sich sehr oft ein deutliches Ödem um die Sehne und das Sprunggelenk.

Gelegentlich rupturiert die Sehne beidseits, entweder gleichzeitig, oder die andere Seite ist zu einem früheren Zeitpunkt rupturiert.

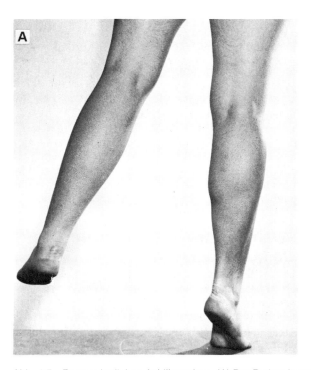
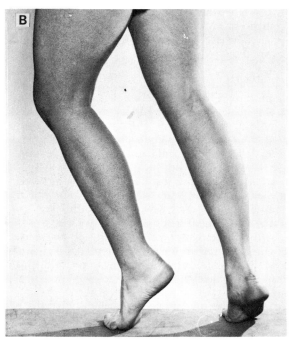

Abb. 4.5 Ruptur der linken Achillessehne. (A) Der Patient kann ohne weiteres rechts auf den Zehenspitzen stehen. (B) Er bricht zusammen, wenn er versucht, dieselbe Übung links durchzuführen. Die Lücke über dem linken Fersenbein im Bereich der Ruptur ist deutlich zu sehen.

Ruptur der Patellarsehne

Diese Ruptur entsteht bei einer massiven Kontraktion des M. quadriceps femoris und tritt gewöhnlich bei athletischen jungen Männern auf. Die Diagnose ist leicht zu stellen, da der Patient das Knie nicht mehr strecken kann. Die Patella liegt hoch in der Suprakondylargrube des Femurs, distal davon kann man sehr deutlich die Lücke sehen und palpieren, da in diesem Bereich normalerweise die hartgespannte Patellarsehne liegt.

Ruptur des Extensor pollicis longus

Jede Sehne der Finger kann reißen, Voraussetzung ist jedoch ein adäquates Trauma. Es ist wichtig, die Fingerbewegungen genau zu untersuchen und festzustellen, ob eine Sehnenverletzung vorliegt oder ob es sich um einen Muskelschwund handelt, bedingt durch eine entsprechende neurologische Erkrankung.

Einige Sehnen, vor allem die Sehne des Extensor pollicis longus haben einen Verlauf, der sie besonders anfällig macht für eine konstante Abnützung bei arthritischen Veränderungen (rheumatischer Art oder osteoarthritischer Art) durch das benachbarte Gelenk. Bei Ruptur dieser Sehnen entsteht kein Schmerz, sondern es resultiert ein plötzlicher Verlust der Beweglichkeit. Im Falle der Ruptur des Extensor pollicis longus kann der Patient das Daumenendglied nicht mehr strecken. Bei der Palpation fällt das Fehlen der Sehnenspannung bei dem Versuch der Streckung des Endgelenkes auf, zum anderen ist die ulnare Begrenzung der anatomischen »Tabatière« an der Daumenbasis nicht mehr vorhanden.

Mallet-Finger

Hierbei handelt es sich um die Ruptur der Fingerstrecksehnen an der Endphalanx. Dies ist beschrieben auf Seite 110.

Schnellender Finger

Die Bewegung einer Sehne in ihrer Sehnenscheide kann zweifach behindert sein: Einmal durch eine Verdickung der Sehne oder durch eine Verdickung der Sehnenscheide.

Ein schnellender Finger ist eine Erkrankung, bei der dieser in Flexion fixiert ist und nur durch eine exzessive Anspannung gestreckt werden kann, manchmal nur unter Zuhilfenahme der anderen Hand. Die Streckung beginnt ruckartig, genauso, wie wenn man den Druckpunkt beim Abzug eines Gewehres überschreitet. Die Ursache dieser Veränderung liegt in einer Verdickung der Sehne gerade an ihrem Eintritt in die Scheide, so daß das freie Gleiten in der Sehnenscheide nicht mehr möglich ist.

Stenosierende Tendovaginitis (de Quervain)

Hierbei handelt es sich um eine Einschränkung der Sehnenbeweglichkeit durch eine Verdickung der Sehnenscheide und des umgebenden Gewebes. Die Erkrankung beschränkt sich auf den Extensor pollicis brevis und den Abductor pollicis longus, deren fibröse Sehnenscheiden an der Lateralseite des Handgelenkes gerade in Höhe des Processus styloideus radii liegen. Die Ursache liegt wohl in einer Verdickung der Sehnenscheide, die bei wiederholten exzessiven Sehnenbewegungen auftritt. Alle Bewegungen der Daumengrundphalanx, vor allen Dingen die Abduktion, sind schmerzhaft, und man kann eine Krepitation palpieren, wenn die Sehnen sich in ihren Scheiden bewegen. Die Palpation ist schmerzhaft, und man fühlt eine teigige Schwellung im Bereich des Processus styloideus radii.

Knochen

Untersuchung der Knochen

Die folgenden Grundregeln – Inspektion, Palpation, einschl. Messung und Beweglichkeit und Perkussion – sollten befolgt werden.

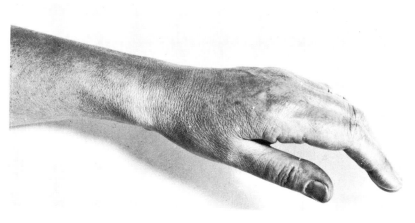

Abb. 4.6 De Quervainsche stenosierende Tendovaginitis. Es liegt eine schmerzhafte Schwellung im Bereich des Griffelfortsatzes der Speiche vor.

Inspektion

Der Hautmantel kann Hinweise geben bei möglichen pathologischen Veränderungen. Eine alte fixierte Narbe oder ein nässender Sinus sind Hinweiszeichen für eine alte oder aktive Osteomyelitis.
Rötung und Hautödem können die Ursache einer Infektion oder eines malignen Wachstums sein.
Findet sich eine Knochendeformität, halten Sie das Ausmaß und den Winkel fest.

Palpation

Findet man eine lokalisierte Schwellung, muß man die spezifischen klinischen Zeichen überprüfen, wie sie auf Seite 25 beschrieben sind.
Betasten Sie die ganze Länge des Knochens, um seine Gestalt zu ermitteln, und vergleichen Sie ihn mit der gesunden Seite.

Messung

Messen Sie die Knochenlänge und die Länge einer Extremität. Es gibt drei mögliche Formen der Messung:
1. Die wahre Länge jedes einzelnen Knochens.
2. Die **scheinbare** Länge einer ganzen Extremität.
3. Die **reale** Länge einer gesamten Extremität.
Die Methoden und Prinzipien der Messung sind ausführlich für die untere Extremität beschrieben. Sie gelten analog für die obere Extremität.

1. Knochenlänge

Dies ist eine einfache Messung, weil dabei keine Gelenke überschritten werden müssen. Bezugspunkte sind hervorspringende anatomische Punkte an beiden Knochenenden, zwischen denen die Länge bestimmt wird. Dies hat immer beidseitig zu erfolgen.
Diese hervorspringenden Punkte kann man zwar durch die Haut und die Muskulatur tasten, trotzdem ist es schwierig, die Meßlatte exakt an den identischen Punkten an beiden Seiten anzulegen. Die leichteste Methode ist es, das Maßband fest zwischen Daumen und Zeigefinger zu halten und die Zeigefingerspitze fest gegen den zur Messung benutzten Knochenvorsprung zu pressen.

2. Scheinbare Länge der Extremität

Liegt ein Patient flach auf einer Untersuchungsliege, können die Extremitäten verschieden lang erscheinen. Dies kann durch eine Knochen- oder Gelenkdeformität bedingt sein. Es ist üblich, die scheinbare Länge zu messen, um sie dann mit der wahren Länge zu vergleichen, da man hieraus auf den Grad der Adaptation des Skelettes Rückschlüsse ziehen kann, z.B. daß der Patient beide Füße flach auf den Boden stellen kann im Stand, oder alternativ ergibt sich ein Hinweis auf den Effekt einer Gelenkdeformität auf die Länge der Extremität.
Methode. Bitten Sie den Patienten, sich gerade ins Bett zu legen (ein Kind sollte man bitten, sich hinzulegen wie ein Soldat in Hab-acht-Stellung). Wählen Sie einen

Punkt in der Mittellinie des Stammes – den Nabel oder den Processus xyphoideus –, und messen Sie von diesem zentralen Punkt bis zu den Spitzen beider Innenknöchel.
Diese Längenmessungen zeigen die scheinbare Länge der Beine an.

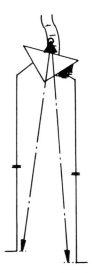

Abb. 4.7   Dieser Patient liegt flach und gerade, und die Beine sind **scheinbar** von verschiedener Länge. Die Messung von einem gemeinsamen zentralen Punkt aus ergibt jedoch keine Hinweise, welche Seite verkürzt ist.
Die *scheinbare Länge* der Beine ist von einem zentralen Punkte aus gemessen, am gerade und flach liegenden Patienten. Mit dieser Messung ist es nicht möglich, herauszufinden, wodurch die Längendifferenz des Beines bedingt ist, entweder knöchern oder durch eine Gelenkdeformität.

3. Reale Beinlänge

Um die reale Länge der Extremität festzustellen, d.h. es handelt sich um eine kombinierte Längenmessung der Knochen und Gelenke einer Extremität unabhängig von der Wirbelsäule, des Beckens oder den Hüftgelenken, muß die Messung zwischen hervorspringenden Knochenmarkierungen an beiden Enden der Extremität mit den Gelenken in identischer Position durchgeführt werden. Die üblichen Bezugspunkte beim Bein sind die Spina iliaca anterior superior und die Spitze des Innenknöchels.
Die Gelenkstellung hat einen wesentlichen Einfluß auf die Messung. Abb. 4.8 A zeigt die Messung zwischen der Spina iliaca und dem Innenknöchel bei einem gerade im Bett liegenden Patienten mit einer Erkrankung der linken Hüfte, einer Fixation in Abduktion. Um gerade im Bett zu liegen, hat der Patient das Becken gekippt und das andere Hüftgelenk adduziert. Führt man die Messung in dieser Position durch, erhält man verschiedene Längen, da das eine Hüftgelenk ab- und das andere adduziert ist.
Bevor man die reale Extremitätenlänge mißt, muß man die Gelenke beider Extremitäten in identische Positionen bringen (Abb. 4.8 B und C).

A

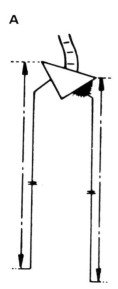

B

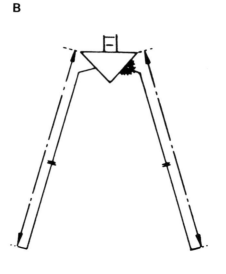

C

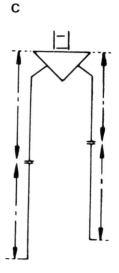

Nein. Man kann die reale Länge des Beines nicht bestimmen, da die Gelenke in verschiedenen Positionen sind

Ja. Um die wahre Länge zu messen, muß man die Gelenke in identische Stellungen bringen. Der Patient hat eine fixierte Abduktion der linken Hüfte, rechts muß man den gleichen Abduktionsgrad einstellen vor der Messung

Um die Knochenverkürzung festzustellen, muß man die Länge jedes Beines messen

D

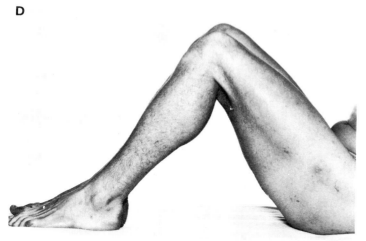

E

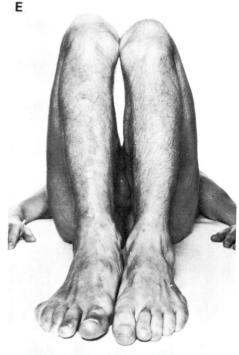

Abb. 4.8   (A) Man kann diese beiden Messungen nicht vergleichen, weil die Gelenke in verschiedener Position stehen. (B) Um die wahre Länge zu messen, muß man die entsprechenden Gelenke beider Beine in identische Positionen bringen. (C) Um das exakte Außmaß einer Längendifferenz festzustellen, muß man die Länge jedes Knochens messen. (D und E) Eine Schnellmethode, um Knochendifferenzen aufzudekken besteht darin, die Knöchel aneinanderzulegen mit flektierten Knien und von der Seite oder vom Ende des Bettes die Beine zu betrachten. Der Patient hat eine Verkürzung der Tibia

Bevor man die Messung durchführt, muß man die Beckenebene senkrecht zur Sagittalebene einstellen und überprüfen, daß beide Spinae iliacae in derselben Ebene stehen, und zwar im rechten Winkel zum Verlauf der Wirbelsäule. Wenn man dies gemacht hat, wird man herausfinden, daß der erkrankte Femur ab- oder adduziert ist. Die gesunde Seite muß man in dieselbe Position bringen. Man muß überprüfen, daß die Stellung der Kniegelenke identisch ist. Manch einer hat eine fixierte Flexion; wenn dies der Fall ist, muß man die gesunde Seite in dieselbe Gelenkebene bringen.

Jetzt kann man beide Seiten messen von der Spina iliaca anterior bis zur Innenknöchelspitze und wird einen echten Vergleich der realen Beinlänge erhalten.

Beweglichkeit

Überprüfen Sie die Gelenke an beiden Enden des Knochens. Man muß sich sicher sein, daß sich jeder Knochen im Ganzen bewegt.

Perkussion

Normalerweise ist der Knochen beim Palpieren nicht schmerzhaft. Treten bei der Perkussion Schmerzen auf, so ist das ein Hinweis auf eine pathologische Veränderung des Knochens. Viele der langen Knochen können an ihren Enden mit der Handkante perkutiert werden, andere, wie das Becken oder die Halswirbelsäule, muß man mit der geballten Faust beklopfen, um Knochenschmerzen hervorzurufen.

Exostosen

Wie das Wort schon sagt, ist eine Exostose eine Geschwulst, die aus dem Knochen herausragt. Es handelt sich meist um spongiösen Knochen, der von einer Kortikalislamelle überzogen ist und eine knorpelige Kappe hat. Gewöhnlich treten sie einzeln auf, bei multiplem Auftreten sind sie angeboren.

Solitäre (diaphysale) Exostose

Die Exostosen entstehen aus kleinen Anteilen von metaphysärem Knorpel, der während des Knochenwachstums nicht umgewandelt wird, und sie haben sich von der knorpeligen Epiphysenfuge abgelöst. Obwohl sie isoliert sind und an der Stelle des Knochenschaftes (Diaphyse) liegen bleiben, wachsen sie weiter, verknöchern, wobei ein knöcherner Vorsprung entsteht gerade oberhalb der Epiphysenlinie. An ihrer Spitze findet man gelegentlich eine zusätzliche Bursa. Es handelt sich nicht um Neoplasien.

Anamnese

Alter. Die Exostosen werden erst spürbar, wenn sie eine genügende Größe erreichen und Symptome verursachen. Dies ist gewöhnlich während der Pubertät und im frühen Erwachsenenleben der Fall.

Symptome. Manchmal bemerken die Patienten einen Tumor, oder sie nehmen ihn dann wahr, wenn eine kosmetische Entstellung auftritt.

Da die Exostosen in Gelenknähe liegen, kommt es manchmal zur Einschränkung der Gelenkbeweglichkeit und der Sehnen. Die Patienten bemerken, daß die Gelenkbewegungen eingeschränkt sind oder daß ein »Klicken« oder »Schnellen« der Sehne bei ihrer Bewegung über der Exostose resultiert. Ist gleichzeitig noch ein Schleimbeutel vorhanden, so kann sich dieser vergrößern und entzünden.

Untersuchung

Lokalisation. Exostosen sind in der Nähe der Epiphysenlinie des Knochens, aber auf der diaphysären Seite. Die Mehrzahl findet sich am unteren Ende des Femurs und am oberen Ende der Tibia.

Gestalt. Die anfängliche Untersuchung erweckt den Eindruck eines sessilen, glatten, halbkugeligen Vorsprungs. Bei der sorgfältigen Palpation kann man sehr häufig die Basis tasten, die sehr schmal ist, und daß die Exostose in der Nähe des Gelenkes liegt (Abb. 4.9).

Größe. Die Exostosen haben gewöhnlich einen Durchmesser von 1–2 cm, wenn sie das erstemal bemerkt werden. Werden sie nicht entfernt, so kommt es zu einem weiteren Größenwachstum, bis die knorpelige Kappe ossifiziert und sie eine Größe von etwa 4–5 cm erreichen, so daß es zu einer Einschränkung der Gelenkbeweglichkeit kommt.

Oberfläche. Sie ist glatt.

Zusammensetzung. Exostosen sind knochenhart, wobei jedoch ihre Konsistenz maskiert sein kann durch die weiche, fluktuierende Bursa, die an ihrer Spitze liegt.

Umgebungsreaktionen. Sie sind fest am Knochen fixiert. Es ist sehr wichtig, die Geschwulst bei gleichzeitiger Gelenkbewegung zu betasten, um die benachbarten Muskeln und Sehnen zu verifizieren und den Grad der Einschränkung der Gelenkbeweglichkeit festzustellen.

Lokales Gewebe. Die übrigen Knochen und die benachbarten Gelenke sind normal.

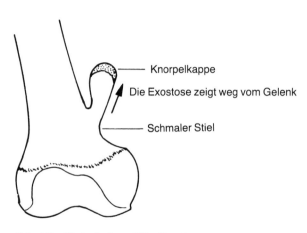

Knorpelkappe

Die Exostose zeigt weg vom Gelenk

Schmaler Stiel

Abb. 4.9   Die typische solitäre Exostose

Multiple Exostosen (diaphysäre Aklasie)

Es handelt sich um eine angeborene Erkrankung. Sie wird übertragen über ein autosomales dominantes Gen, so daß die Hälfte der Kinder des Patienten an dieser Erkrankung leiden werden. Knaben sind mehr betroffen als Mädchen. Alle Knochen, die sekundär ossifizieren, können davon betroffen sein, mit Ausnahme der Wirbelsäule und des Schädels. Da es sich hier um eine generell angelegte Abnormität des Knochenwachstums im Bereich der Epiphysenfuge handelt, im Gegensatz zu dem sporadischen Auftreten von solitären Exostosen, sind die langen Knochen ein wenig kürzer als normal.

Das klinische Erscheinungsbild der einzelnen Exostosen ähnelt dem der solitären. Sie treten multipel und speziell an den Extremitätenknochen auf. Sie können eine beträchtliche Größe von 5–10 cm Durchmesser erreichen.

Kallus

Die unbestritten häufigste Ursache einer Knochenverdickung ist der Kallus. Kallus ist die Grundsubstanz von Knochenneubildungen im Bereich einer Fraktur, um die Frakturenden zu vereinigen und zu befestigen, wobei die Kortikalisschicht langsam repariert wird.

Anamnese

In der Mehrzahl der Fälle berichtet der Patient über ein entsprechendes Trauma, dies ist jedoch nicht immer der Fall. Einige Frakturen entstehen bereits durch ein Bagatelltrauma, oder der Patient bringt die Fraktur mit einer anderen Ursache nicht in Verbindung, wie z. B. die Rippenfrakturen beim Husten. Schließlich verursachen nicht alle Frakturen größere Schmerzen, so daß eine stumme Anamnese eine Fraktur und eine entsprechende Kallusbildung nicht ausschließt, jedoch relativ unwahrscheinlich macht.

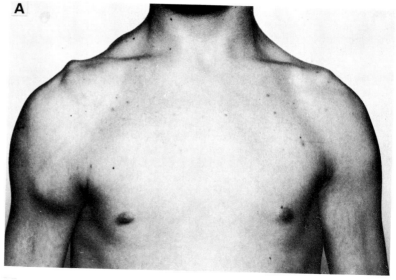

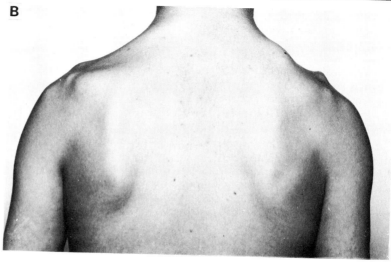

Abb. 4.10 Ein Patient mit multiplen Exostosen – diaphysäre Aklasie –, man sieht Vorwölbungen an beiden Oberarmen und beiden Schulterblättern.

Untersuchung

Lokalisation. Die Verdickung des Knochens durch den Kallus ist am stärksten im Frakturbereich ausgeprägt, sie kann jedoch auch asymmetrisch sein durch am Knochen ansetzende Kräfte, die außerhalb des Schaftzentrums sitzen.

Schmerz. Frisch gebildeter Kallus ist **nicht** schmerzhaft. Ist die Fraktur einmal verheilt, besteht keine lokale Schmerzempfindung. Ist ein verdicktes Areal am Knochen schmerzhaft, so handelt es sich nicht um Brückenkallus zur Frakturvereinigung, es liegt dann eine Pseudarthrose vor, wobei jedoch noch andere klinische Zeichen der Nichtvereinigung vorliegen müssen.

Gestalt. Der Kallus bewirkt in der Regel eine keulenförmige Vergrößerung des gesamten Knochens, am dicksten ist sie im Frakturbereich.

Oberfläche. Frischer Kallus hat eine irreguläre Oberfläche, die jedoch im Laufe der Zeit glatt wird. Bei jungen Menschen kann der Kallus vollständig resorbiert werden.

Lokale Gewebsreaktion. Der Kallus kann auch zur Knochendeformierung führen – Achsabweichung oder Rotationsfehler –, wenn die Fraktur nicht ordentlich reponiert wurde.

Morbus Paget des Knochens (Osteoitis deformans)

Dies ist ein Krankheitsbild, das im späteren Leben auftritt. Normalerweise geschieht ein Leben lang ein kontinuierlicher Knochenumbau. Dieser Prozeß folgt denselben Regeln wie die ursprüngliche Ossifikation. Der ossifizierte Knorpel, der in reifen Knochen umgewandelt wird, wird als Osteoid bezeichnet. Bei der Pagetschen Erkrankung stoppt dieser Prozeß im Stadium der Osteoidbildung, so daß der gesunde ausgereifte Knochen im Laufe der Zeit durch einen dicken, voluminösen, sehr vaskularisierten Osteoidknochen ersetzt wird. Wenn der Knochenumbau in diesem Stadium zum Stehen kommt, wird allmählich der ursprüngliche Knochenaufbau durch die Osteoblasten absorbiert und durch Bindegewebe ersetzt. Dadurch kommt es zu einer vermehrten Knochenbrüchigkeit. Von dieser Erkrankung werden gewöhnlich mehrere Knochen befallen. Allerdings kann sie auch nur an einem einzigen Knochen auftreten (monostotischer Morbus Paget). Ein osteogenes Sarkom als Komplikation entsteht in etwa 5 % der Fälle.

Anamnese

Alter. Selten sind die Patienten jünger als 50 Jahre, in der Mehrzahl sind sie älter.

Symptome. **Schmerz** ist das Kardinalsymptom. Wenn sich der Knochen vergrößert und die übermäßige Vaskularisierung einsetzt, fühlt der Patient einen tiefsitzenden Schmerz und einen nagenden Knochenschmerz. Er kann lediglich diesen tiefen Sitz beschreiben, ohne daß er den Ausgangspunkt am Skelett näher schildern kann. Im Rücken ist die hauptsächlichste Schmerzstelle. Man muß Änderungen des Schmerzcharakters in seiner Natur und Schwere sehr sorgfältig verfolgen, da dies eine maligne Entartung andeuten kann.

Deformität. Der Knochen wird dicker und verbiegt sich. Die typischen Beschwerden sind:

1. **Vergrößerung des Schädels,** so daß sich die Kopfform ändert und die Stirnbeine hervortreten.
2. **Eine Verbiegung der Wirbelsäule** in Form einer Kyphose, so daß der Patient Schwierigkeiten beim Anziehen der Kleider hat. Der Patient klagt darüber, daß er immer kleiner wird.
3. **Verbiegung der Beine.**

Kopfschmerz. Dieser wird hervorgerufen durch die Veränderungen der Gefäßversorgung des Schädelknochens. Der Patient hält es jedoch für ein davon unabhängiges Symptom, da er es selten in Verbindung bringt mit den knöchernen Schädelveränderungen.

Schwerhörigkeit. Der Morbus Paget in den Temporalschuppen verändert das Mittelohr. Es kommt zur Otosklerose. Der Patient leidet unter Schwindel.

Untersuchung

Allgemeines Erscheinungsbild. Der Patient hat einen großen Kopf, einen gebeugten Rücken, die Arme erscheinen zu lang (wegen der Kyphose), und die Beine sind gebogen.

Kardiovaskuläres System. Untersuchen Sie das kardiovaskuläre System sehr sorgfältig. Der übermäßige Blutstrom in den Knochen verursacht ein erhöhtes Herzzeitvolumen. Das Herz kann vergrößert sein, und unter Umständen ist ein aortales Auswurfgeräusch hörbar und der Blutdruck erhöht. Es ist bekannt, daß der Morbus Paget eine Herzinsuffizienz bei hohem Auswurf hervorrufen kann. Dies ist jedoch eine sehr seltene Komplikation. Viel häufiger kommt es zu ausgedehnten Myokardinfarkten als Folge einer koronaren Herzerkrankung, wegen der erhöhten Arbeitsleistung des Herzens bei alten Leuten.

Respiratorisches System. Bei dem Patienten hört man Rasselgeräusche über beiden Lungenunterfeldern, wenn die Kyphose so ausgeprägt ist, daß die Atmung eingeschränkt ist.

Skelett. Schädel. Die Größenzunahme geschieht in der Schädelkalotte. Diese erscheint geschwollen, und die vergrößerten Frontalschuppen wölben die Stirne nach vorne.

Wirbelsäule. In der Regel wird das ganze Skelett befallen, so daß eine Kyphose resultiert. Die Schultern sind abgerundet, und Kopf und Hals sinken nach vorne.

Beine. Das Femur und die Tibia verbiegen sich in der Sagittal- und Frontalebene. Die scharfe Vorderkante der Tibia tritt so deutlich hervor, daß man sie als »Säbelscheidentibia« bezeichnet, obwohl dieser Ausdruck eigentlich reserviert ist für die pathologische Verformung bei der Syphilis.

Bei der Untersuchung des Skelettes muß man nach lokalisierten Knochenvergrößerungen fahnden, besonders in schmerzhaften Arealen oder in solchen, in denen er sich verändert hat. Eine Knochenschwellung, die schmerzhaft bei geringster Berührung und über-

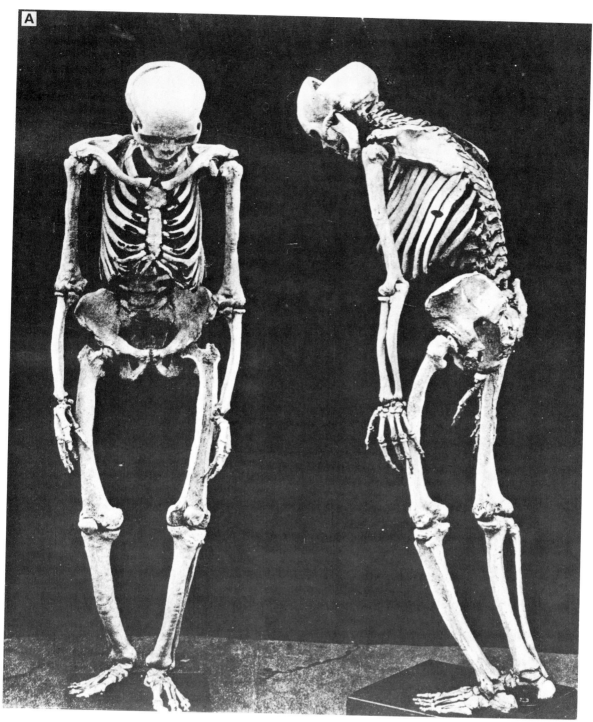

Abb. 4.11 (A) Das Skelett eines Mannes mit schwerem Morbus Paget. Alle Knochen sind verdickt und verbogen, besonders die Femora, Tibiae und die Wirbelsäule. Der Schädel ist vergrößert und verdickt. Aufgrund der Kyphose erscheinen die Arme verlängert, das linke Femur ist in der Längsachse aufgesplittert, wodurch es zu einer Verdickung der Kortikalis gekommen ist. (Die Abbildung erfolgte mit freundlicher Erlaubnis des Kurators des pathologischen Museums des Royal College of Surgeons und der Medical Illustration Unit.)

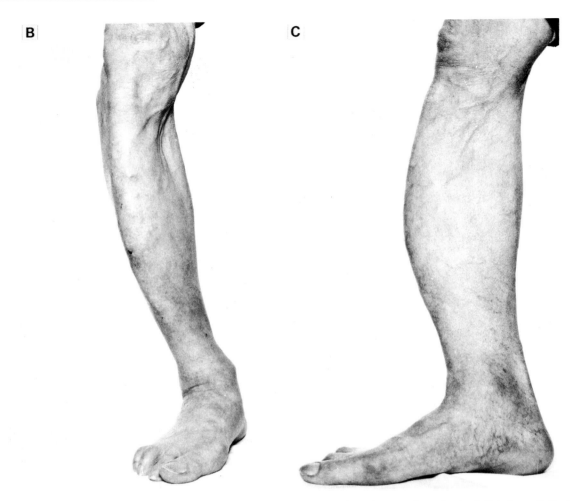

Abb. 4.11   Fortsetzung (B und C). Die Vorderkante der Tibia ist normalerweise gerade und scharf. Bei einem Patienten mit Morbus Paget ist sie verdickt und verbogen.

wärmt ist, ist verdächtig auf eine sarkomatöse Entartung.

Zentrales Nervensystem. Der Patient leidet gelegentlich unter Schwerhörigkeit und Schwierigkeiten beim Stehen, bedingt durch den Schaden im Mittelohr und Vestibularapparat. Es können auch Funktionen anderer kranialer Nerven eingeschränkt sein, wenn die Durchtrittsöffnung an der Schädelbasis durch die Knochenverdickung verschmälert ist. Blindheit tritt bei Kompression des N. opticus auf.

Die Spinalnerven werden durch Spontanfrakturen der Wirbel geschädigt.

Knochentumoren

Benigne Knochentumoren kann man in zwei Kategorien einteilen: Solche, die von der Kortikalis – die sogenannten »Elfenbein«-Osteome – und solche, die

primär vom Knorpel ausgehen und teilweise an der Oberfläche oder im Inneren der langen Röhrenknochen entstehen – Enchondrome und Ekchondrome.

Eine Exostose, wie sie im vorausgegangenen Kapitel beschrieben wurde, ist kein Knochentumor.

Die malignen Tumoren sind entweder primär oder sekundärer Art. Die sekundäre Metastasierung ist bei weitem die häufigste Variante der malignen Knochentumoren, wie Sie sehen werden.

Osteome

Anamnese

Der Patient leidet an einer Geschwulst, die er bemerkt hat und worauf sich seine Aufmerksamkeit richtet. Sie ist nicht schmerzhaft, und sie entsteht selten an Stellen, die die Gelenkbeweglichkeit oder die Bewegung der Sehnen einschränken.

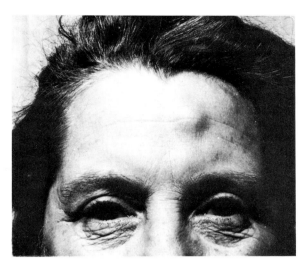

Abb. 4.**12** Ein Osteom der Kortikalis – ein »Elfenbeinosteom«
– an der Stirne, das 40 Jahre bestanden hat.

Untersuchung

Lokalisation. Die Osteome finden sich gewöhnlich an
der Oberfläche der Kalotte oder an der Stirne.
Größe und Ausdehnung. Sie sind sessil, haben einen
flachen Wall mit einer glatten Oberfläche.
Zusammensetzung. Osteome sind knochenhart – daher der Name »Elfenbein«-Osteom.
Umgebungsreaktion. Die benachbarten Muskeln und
Faszien bewegen sich frei über der Geschwulst, die
ganz offensichtlich als ein integraler Teil des darunterliegenden Knochens fixiert ist.

Chondrome

Ein Chondrom kann in den langen Röhrenknochen
entstehen. Die Ursache besteht darin, daß ein Teil des
Knochens bei der sekundären Ossifikation diese Umwandlung nicht mitmacht.

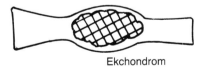

Ekchondrom

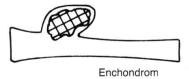

Enchondrom

Abb. 4.**13** Die zwei Möglichkeiten von Chondromen, wie man
sie an den langen Röhrenknochen findet.

Treten die Chondrome multipel oder kongenital (jedoch nicht familiär) auf, so nennt man dieses Krankheitsbild Dyschondroplasie oder Olliersche Erkrankung.
Als **Enchondrome** definiert man Läsionen, die in der
Markhöhle entstehen, als **Ekchondrome** solche, die an
der Knochenoberfläche wachsen, aber histologisch besteht zwischen beiden Krankheitsbildern keine Differenz.

Anamnese

Alter. Die Chondrome treten gewöhnlich in der Pubertät oder im frühen Erwachsenenalter auf.
Symptome. Die Patienten bemerken in der Regel, daß
sich die Knochen allmählich verdicken oder daß an der
Knochenoberfläche eine Geschwulst entsteht. Die Tumoren sind schmerzlos, allerdings können Enchondrome die Gelenksbewegungen und Sehnenbewegungen
stören.

Untersuchung

Lokalisation. Prädilektionsstellen sind die Knochen
der Hand, des Fußes, sie können jedoch überall entstehen. Die langen Röhrenknochen sind nur selten befallen, in der Regel nur, wenn eine kongenitale und multiple Chondromatose vorhanden ist (Olliersche Erkrankung).
Temperatur. Diese ist unauffällig.
Aussehen. Die Enchondrome bewirken eine keulenförmige Verdickung des Knochenschaftes.
Oberfläche. Die Oberfläche beider Varianten ist glatt.
Zusammensetzung. Die Chondrome sind in der Regel
von einer dünnen Schicht von Kortikalis überzogen, so
daß sie sich hart anfühlen.

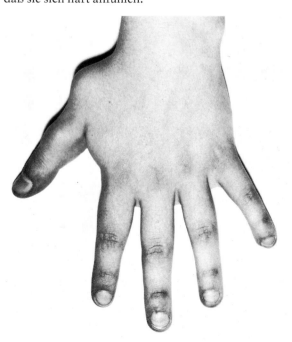

Abb. 3.**14** Ein großes Ekchondrom am Mittelhandknochen
des Daumens und ein Enchondrom an der proximalen Phalanx.

Maligne Knochentumoren

Die häufigsten malignen Tumoren der Knochen sind Fernmetastasen von Karzinomen. Es gibt vier primäre Knochentumoren: Osteosarkome, Ewing-Tumor, multiple Myelome und der Riesenzelltumor (Osteoklastom). Es sind relativ seltene Tumoren.

Sekundäre (metastatische) Tumoren

Lungen-, Mamma-, Prostata-, Nieren- und Schilddrüsenkarzinome metastasieren gewöhnlich in die Knochen.

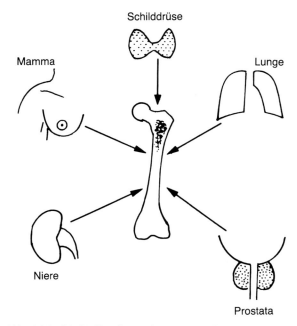

Abb. 4.15   Die fünf häufigsten Ausgangspunkte von Knochenmetastasen.

An diese fünf Krankheiten muß man zu allererst denken, wobei jedoch alle anderen Tumoren ebenfalls in den Knochen metastasieren können.
Am häufigsten finden sich die metastatischen Absiedelungen in der Wirbelsäule, im Becken, in den Rippen, den proximalen Enden des Femurs und Humerus, da in diesen Knochenregionen ein hoher Anteil an Knochenmark mit einer guten Blutversorgung ist.

Anamnese

Allgemeine Punkte. Der Patient berichtet oft über eine vorausgegangene Erkrankung und deren Behandlung, z.B. einer Ablatio mammae wegen eines Mammatumors. Wenn nicht, so berichtet er häufig über Beschwerden, die auf den Primärtumor hinweisen, wie z.B. Husten mit Hämoptysen oder Beschwerden beim Wasserlassen.

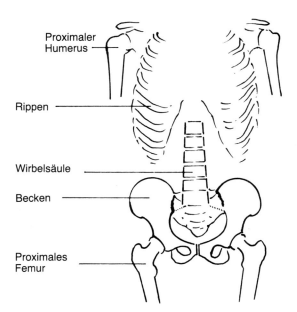

Abb. 4.16   Die hauptsächlichsten Lokalisationen von Skelettmetastasen.

Manche Patienten entwickeln Metastasen, ohne daß bislang der Primärtumor bekannt ist.
Symptome. Das Kardinalsymptom sind Schmerzen in der Tiefe des Rückens, Beckenschmerzen oder Hüftschmerzen, sie sind oft die ersten Hinweiszeichen auf Metastasen in diesem Bereich.
Ein akutes Schmerzereignis tritt im Zusammenhang mit pathologischen Frakturen auf, z.B. beim Zusammenbruch eines Wirbels oder bei einer Femurfraktur. In der Regel bemerkt der Patient keine Verdickung im Bereich der Metastase, es sei denn, es handelt sich um einen oberflächlich gelegenen Knochen, wie die Schädelkalotte, die Klavikel oder eine Rippe.

Untersuchung

Sind die Metastasen tief gelegen, so finden sich keine klinischen Zeichen mit Ausnahme eines Bewegungs- und Klopfschmerzes.
Liegen sie oberflächlich, so tritt eine Knochenverdickung relativ plötzlich auf, die stetig an Größe zunimmt.
Die Konsistenz der Knochenmetastasen ist entweder hart und knochenähnlich strukturiert oder weich, zusammendrückbar und pulsierend.
Die Metastasen des hypernephroiden Karzinoms zeichnen sich durch eine solche Luxusdurchblutung aus, daß sie häufig als Aneurysmen fehldiagnostiziert werden.

Riesenzelltumor (Osteoklastom)

Diese Tumoren werden als semimaligne klassifiziert. Ein Drittel von ihnen ist benigne, ein weiteres Drittel zeichnet sich durch lokale Infiltration in benachbarte Strukturen aus und ein weiteres Drittel metastasiert.

Anamnese

Alter. Die Patienten sind in der Regel zwischen 20 und 40 Jahre alt.
Symptome. Das Kardinalsymptom ist **der Schmerz.** Es handelt sich um einen dumpfen Schmerz, der bei Auftreten pathologischer Frakturen akut wird.
In der Regel bemerken die Patienten **eine Schwellung** des distalen Femur oder der proximalen Tibia.
Es kommt zur **Bewegungseinschränkung** benachbarter Gelenke, wenn der Tumor in die Sehnen einbricht oder bis zur knorpeligen Gelenkfläche vordringt.

Untersuchung

Lokalisation. Die typischen Manifestationsstellen des Riesenzelltumors sind das distale Femur und die proximale Tibia, d.h. beidseits des Knies, und der proximale Humerus und der distale Radius, d.h. vom Ellbogen entfernt.
Farbe. Die Hautfarbe ist normal.
Schmerz. Die Schwellung ist schmerzhaft.
Temperatur. Die Tumoren sind nicht übermäßig vaskularisiert, und somit findet sich keine Temperaturdifferenz.
Aussehen. Es kommt zu einer diffusen, in der Regel asymmetrischen, einseitigen Verdickung der befallenen Knochenmetaphyse.
Oberfläche. Die Oberfläche ist glatt.
Zusammensetzung. Wenn die äußere Knochenschicht sehr dick ist, fühlt sich der Tumor knochenhart an. Ist sie dünn, fühlt sie sich zwar fest an, erscheint jedoch leicht biegbar. Bei sehr dünner Knochenschicht bricht man ein und hat das Gefühl, als habe man eine Eierschale zerbrochen.
Auch bei sehr dünner Wand und bei maligner Entartung pulsiert der Tumor nicht.
Umgebungsreaktionen. Die umgebenden Strukturen sind in der Regel frei beweglich über der Schwellung.
Lymphdrainage. Die lokalen Lymphknoten sind nicht vergrößert.

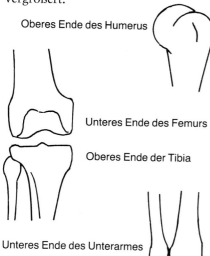

Oberes Ende des Humerus

Unteres Ende des Femurs

Oberes Ende der Tibia

Unteres Ende des Unterarmes

Abb. 4.**17** Die typischen Lokalisationen des Riesenzelltumors, Osteoklastom.

Osteosarkom

Es handelt sich um ein malignes Knochensarkom. Man findet es bei zwei Gruppen von Patienten: bei jungen und bei älteren mit Morbus Paget. Das Sarkom als Komplikation des Morbus Paget wurde schon beschrieben (s. S. 82). Osteosarkome metastasieren sehr frühzeitig und rasch hämatogen.

Anamnese

Alter. Primäre Osteosarkome treten in der Kindheit und in der Pupertät auf.
Symptome. **Schmerz** ist das Kardinalsymtpom. Dieser tritt bereits auf, bevor der Patient seine **Geschwulst** bemerkt, und er ist persistierend und bohrend.
Die Entwicklung einer **Allgemeinerkrankung, Kachexie** und von **Gewichtsverlust** geht der lokalen Symptomatik entweder voraus oder koinzidiert damit.
Lungenmetastasen zeichnen sich durch **Husten** und **Hämoptysen** aus.
Abdominale Beschwerden und Ikterus bedeuten eine metastatische Vergrößerung und Zerstörung der Leber.
Ursache. In der Regel führt der Patient den Beginn der Symptome auf ein Trauma zurück, was jedoch keinen Zusammenhang damit hat. Das Trauma richtet lediglich die Aufmerksamkeit des Patienten auf die Symptome, die er bisher vernachlässigt oder als unbedeutend empfunden hat.

Untersuchung

Lokalisation. Die Prädilektionsstelle des Osteosarkomes ist das distale Femur, am zweithäufigsten ist die proximale Tibia betroffen, gefolgt vom proximalen Humerus.
Farbe. Die Haut ist in diesem Bereich gerötet, und die subkutanen Venen erscheinen erweitert.
Schmerzhaftigkeit. Die Schwellung ist mäßig druckempfindlich, jedoch nicht so ausgeprägt wie bei der

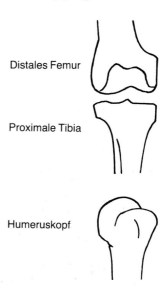

Distales Femur

Proximale Tibia

Humeruskopf

Abb. 4.**18**   Die typische Lokalisation des Osteosarkoms.

Osteomyelitis. Jede Rötung, Überwärmung und nicht schmerzhafte Knochentumoren sollten in erster Linie als maligne betrachtet werden und nicht als Infektion.
Temperatur. Die Haut über der Schwellung ist in der Regel überwärmt, manchmal richtiggehend heiß.
Aussehen. Die Schwellung tritt einseitig am distalen Ende des Knochens auf und ruft eine Asymmetrie hervor.
Oberfläche. Die Oberfläche ist so lange glatt, so lange der Tumor nicht in das umgebende Gewebe infiltriert ist, dann wird sie irregulär.
Zusammensetzung. Knochensarkome fühlen sich **fest** an, jedoch nicht knochenhart. Es ist ein klinischer Aphorismus, wenn man die benignen Knochentumoren als hart und die malignen als weich bezeichnet. Ein gut vaskularisierter Tumor kann pulsieren.
Umgebungsreaktion. Die benachbarten Strukturen sind bei kleinen Osteosarkomen gut verschieblich. Sie werden jedoch in dem Moment fixiert, wenn der Tumor in sie einbricht.
Lymphdrainage. In den Frühstadien sind die Lymphknoten nicht vergrößert. Dies dient differentialdiagnostisch zur Abgrenzung gegen eine Infektion. Wenn der Tumor in das Weichteilgewebe infiltriert, kommt es zur lymphogenen Aussaat.
Lokales Gewebe. Das benachbarte **Gelenk** erfährt eine erhebliche Bewegungseinschränkung, häufig kommt es zum Gelenkerguß. Die benachbarten Arterien und Nerven sind lediglich bei exzessiver lokaler Tumorausdehnung betroffen.
Allgemeine Untersuchung. Besondere Aufmerksamkeit gilt dem Thorax und dem Abdomen, da Lunge und Leber die typischen Metastasierungsstationen sind. Der Patient leidet unter einer allgemeinen Schwäche und einer Muskelschwäche in der betroffenen Extremität.

Retikulumzellsarkom (Ewing-Tumor)

Dieser Tumor tritt in Schaftmitte der Knochen auf, ein klinisches Zeichen, das zur differentialdiagnostischen Unterscheidung eines Osteosarkomes und einer Osteomyelitis herangezogen werden kann. Die Tumorzellen haben eine ausgesprochen retikuläre Gewebsstruktur. Häufig handelt es sich um keinen Primärtumor, sondern um Metastasen eines Nebennierenneuroblastomes. Andererseits gibt es jedoch eine große Variation der Zellformen, ohne daß der Ausgangspunkt bekannt wäre.

Untersuchung

Alter. Das Ewing-Sarkom tritt in der Kindheit und in der Pubertät auf.
Symptome. Das Kardinalsymptom ist ein persistierender **Schmerz** oder ein sich mit der Bewegung verschlimmernder Schmerz. Am häufigsten ist der Femurschaft befallen, so daß sich die Kinder mit **hinkendem Gang** vorstellen.
Manchmal präsentieren sich die Tumoren unter dem Symptom der **Pyrexie mit unbekanntem Ursprung** mit Schüttelfrost und Nachtschweiß.

Schließlich treten **Gewichtsverlust** und **Allgemeinerkrankung** auf, vor allen Dingen dann, wenn es sich um die Metastase eines Neuroblastoms handelt.

Lokale Untersuchung

Lokalisation. Die Schaftmitte des Femurs ist der häufigste Manifestationsort des Tumors, aber in gleicher Weise können Tibia und Humerus befallen sein.
Farbe. Die Haut ist gerötet.
Schmerzempfindung. Die Schwellung ist in der Regel nur geringgradig schmerzempfindlich.
Temperatur. Die vermehrte Blutversorgung führt zur Überwärmung.
Aussehen. Der Tumor imponiert durch eine symmetrische, keulenförmige Auftreibung des Schaftes mit unscharfer Begrenzung des oberen und unteren Endes.
Oberfläche. Die Oberfläche ist glatt.
Zusammensetzung. Wenn sich der Tumor ausbreitet, ist er palpabel von fester und gummiartiger Konsistenz, jedoch nicht knochenhart.
Umgebungsreaktion. Die umgebenden Strukturen sind über dem Tumor frei beweglich. Sie werden lediglich verdrängt und gewöhnlich nicht infiltriert.
Lymphknoten. Die Lymphknoten sind nicht vergrößert.
Lokale Gewebereaktion. Die Arterien und Nerven der Extremität sind nur selten befallen.

Allgemeine Untersuchung

Gelegentlich treten Fieber und allgemeine Kraftlosigkeit auf. In Lunge und Leber können Metastasen vorkommen. Sehr selten ist ein primäres Neuroblastom im Abdomen palpabel; man tastet einen gelappten Tumor in der oberen Abdominalhälfte, der die Mittellinie überschreitet.

Multiple Myelome (Plasmozytom)

Es handelt sich um eine hämatologische Erkrankung, die sich im Knochenmark durch multiple Ablagerungen von Myelomzellen (Plasmozyten) manifestiert, in all den Knochen, die Knochenmark enthalten – Wirbelkörper, Rippen, Becken, Schädelkalotte, proximales Femur und Humerus –.
Der Patient klagt über allgemeines Krankheitsgefühl, Gewichtsverlust und unbeeinflußbare Knochenschmerzen, meistens am Rücken und am Brustkorb.
Meist sind noch andere Organe des blutbildenden Gewebes mitbefallen, vergrößerte Lymphknoten, Hepato- und Splenomegalie. Gelegentlich vorkommende Metastasen in subkutan gelegenen Knochen bewirken einen palpablen Tumor und sind das führende Symptom.
Im Urin erscheint das Bence-Jones-Protein.

Akute Osteomyelitis

Knocheninfektionen treten einmal durch hämatogene Streuung von Mikroorganismen oder durch direktes

Trauma auf. Die hämatogene Infektion geschieht über Thrombosierungen in den Markgefäßen und Hämatome in den Kapillarschlingen in der Nähe der Epiphysenfuge auf der metaphysären Seite. Diese Thromben und Hämatome sind durch Mikrotraumen verursacht. Die häufigsten Erreger sind Strepto- und Staphylokokken.

Anamnese

Alter. Patienten mit akuter Osteomyelitis sind in der Regel zwischen 1 und 12 Jahre alt.
Symptome. Der infizierte Knochen ist **schmerzhaft**, wobei in den Frühstadien lediglich ein tiefsitzender dumpfer Schmerz vorliegt. Bei Ausbildung von Eiter und Zunahme des intramedullären Druckes wird der Schmerz intensiv und pochend.
In der Regel kommt es zu einer mäßigen **Schwellung** in dem schmerzhaften Areal, die sich jedoch nicht genau abgrenzen läßt durch das diffuse Ödem in den umliegenden Weichteilen. Die Patienten geben an, daß das benachbarte Gelenk **geschwollen** ist und eine erhebliche **Funktionsstörung** vorliegt.
Die Infektion zeichnet sich durch Appetitlosigkeit und allgemeine Schwäche aus. Die meisten Patienten fühlen sich **heiß und verschwitzt** an, manche haben **Schüttelfrost.**

Lokale Untersuchung

Lokalisation. Prädilektionsstellen der Osteomyelitis sind Tibia, Femur, Humerus, Radius und Ulna.
Farbe. Die Haut ist gerötet oder rotbraun verfärbt.
Temperatur. Eine Temperaturerhöhung tritt erst dann auf, wenn die Infektion die subperiostale Schicht erreicht hat.
Schmerzhaftigkeit. Das geschwollene Areal ist schmerzhaft und der gesamte Knochen überempfindlich.
Die Perkussion über dem Knochen ist schmerzhaft.
Schwellung. Die Schwellung ist weich und ohne scharfe Begrenzung, da in den Umgebungsstrukturen ein Ödem besteht. Ist der Eiter bis in die oberflächlichen Gewebsschichten vorgedrungen, so besteht in dem Areal eine Fluktuation.
Lymphknoten. Die lokalen Lymphknoten sind erst dann vergrößert, wenn sich die Infektion außerhalb des Knochens ausgebreitet hat.
Umgebende Strukturen. **Die Haut ist ödematös, die benachbarten Gelenke sind geschwollen,** haben einen Erguß, sind in ihrer Bewegung eingeschränkt und schmerzhaft. Erreicht diese Einschränkung erhebliche Ausmaße und ist die Infektion in das Gelenk eingebrochen, so entsteht eine septische Arthritis.
Die **Venen** der Extremität sind oft **erweitert.**

Allgemeine Untersuchung

Der Patient erscheint krank und ist fiebrig, sein Gesicht ist gerötet, die Temperatur erhöht. Hat er eine Septikämie, so bestehen Hypotension, Schweißausbruch, Schüttelfrost und er leidet unter einer trockenen Zunge und Oligurie.

Übersichtstabelle 4.1   Die Beziehung zwischen Lokalisation eines Knochentumors und seinen Ursachen

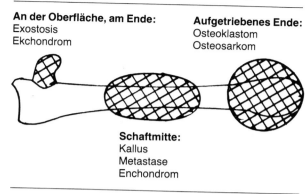

An der Oberfläche, am Ende:
Exostosis
Ekchondrom

Aufgetriebenes Ende:
Osteoklastom
Osteosarkom

Schaftmitte:
Kallus
Metastase
Enchondrom

Gelenke

Wenden Sie denselben Grundplan zur Untersuchung der Gelenke an – Inspektion, Palpation und Beweglichkeit – betrachten, betasten und bewegen Sie es.

Methode zur Untersuchung der Gelenke

Inspektion

Hautmantel

Farbe, Sinus, Narben.

Aussehen

Welches Aussehen hat das Gelenk? Liegt eine generelle oder umschriebene **Schwellung** vor? Bestehen irgendwelche **Deformitäten?**
Liegt eine **Fehlstellung** des Gelenkes in der Tansversalebene vor in Form einer Ab- oder Adduktion, so bezeichnet man diese als **Valgus-** oder **Varusfehlstellung.** Abb. 4.19 definiert diese Fehlstellungen. Wenn ein Teil der Extremität unterhalb des Gelenkes einen Achsenfehler von der Mittellinie weg aufweist (abduziert), so bezeichnet man dies als Valgusfehlstellung; im anderen Falle, wenn der Knochen **zur** Mittellinie (adduziert) hinzeigt, handelt es sich um eine Varusdeformität.

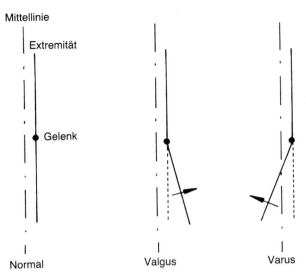

Abb. 4.19 Die Definition der Varus- und Valgusdeformation. Die Valgusfehlstellung bedeutet, daß der distale Knochen pathologisch abduziert steht, in der Varusdeformität ist er pathologisch adduziert. Zur Erinnerung, O-Bein = Genu varum.

Die Studenten bringen diese Fehlstellungen häufig durcheinander. Am leichtesten merkt man sich eine dieser Deformitäten mittels einer Eselsbrücke. **Warum läuft der Hund durch die Beine = Genu varum.**
(Die Tibia weicht zur Mittellinie hin ab.)
Sind die **Muskelgruppen**, die die Gelenkbeweglichkeit bewirken, normal oder verschmächtigt?
Wie verhalten sich die übrigen Gelenke der Extremität?
In welcher **Stellung** hält der Patient das Gelenk spontan?

Palpation

Haut

Prüfen Sie die Temperatur und die Struktur des Hautmantels.

Subkutangewebe

Ist das Subkutangewebe normal oder verdickt?

Muskulatur

Betasten Sie die lokale Muskelstruktur nach Verschmächtigung und nach Verspannung. Die Muskulatur ist spastisch, wenn die Gelenkbewegung schmerzhaft ist.

Gelenkkapsel

Ist die Gelenkkapsel verdickt, ist die Verdickung diffus oder zirkumskript?

Synovialmembran

Ist die Synovia verdickt und palpabel?
Besteht ein Gelenkerguß?

Überprüfen Sie die Knochenkonturen im Gelenkbereich

Beweglichkeit

Aktive Beweglichkeit

Bitten Sie den Patienten, das Gelenk in vollem Ausmaß zu bewegen. Halten Sie den Grad der Bewegungseinschränkung fest. Der Patient soll das Gelenk gegen Widerstand bewegen, so daß man den Muskeltonus jeder Bewegung abschätzen kann.

Passive Bewegung

Bewegen Sie das Gelenk in seinem ganzen Ausmaß bei entspanntem Patienten.
Achten Sie auf Krepitation (reibende Sensationen), die man während der passiven Bewegung fühlt.

Bandapparat

Überprüfen Sie die Festigkeit der Bänder durch Dehnung, so kann man **pathologische** Beweglichkeiten aufdecken.
Überprüfen Sie Arterien, Nerven und die übrigen Gelenke der Extremität.
Die Mehrzahl der Gelenke erlaubt nur einfache Bewegungen, d. h. Streckung und Beugung, und ihre Untersuchung ist problemlos. Die Untersuchung der zwei komplexen Gelenke der unteren Extremität, der Hüfte und des Knies, die sehr häufig erkranken oder traumatisiert werden, werden gesondert detailliert dargestellt.

Übersichtstabelle 4.2   Die Ursachen von Gelenkdeformitäten

Haut –	Kontraktur
Faszie –	Kontraktur
Muskel –	Lähmung, Fibrose, Spasmus
Sehne –	Ruptur, Adhäsionen
Bänder –	Ruptur, Dehnung
Kapsel –	Ruptur, Fibrose
Knochen –	Änderung im Aussehen, Trauma, Druckatrophie

Untersuchung des Hüftgelenkes

Position

Bitten Sie den Patienten, sich flach und gerade auf den Untersuchungstisch zu legen, und prüfen Sie die Stellung des Beckens zur Mittellinie unter Betastung der Stellung der Spinae iliacae anteriores superiores.

Inspektion

Hautmantel. Suchen Sie nach Sinus und Narben. Gehen Sie vom Hüftgelenk aus, so findet man sie häufig am Gesäß und an der Dorsalseite des Oberschenkels. Betrachten Sie das Gelenk von allen Seiten.
Aussehen. Überprüfen Sie die Kontur des Oberschenkels und des Gesäßes.
Asymmetrische Hautfalten sind ein Hinweis für Verlagerung des Gelenkes.

Gelenkstellung. Besteht ein Schmerz im Gelenk oder ein massiver Gelenkerguß, so wird es spontan in Beugung und Abduktion gehalten.

Palpation

Die Gelenkkapsel und die Synovia des Hüftgelenkes können nicht getastet werden, lediglich die Muskulatur und die Knochenkonturen können untersucht werden.

Beziehung zwischen Becken und Femur

Die Stellung des Trochanter major zum Becken, d.h. Acetabulum, kann in dreierlei Weise untersucht werden:
1. **Bilaterale Palpation** zum Vergleich der zwei Seiten. Legen Sie Ihre Daumen auf die Spina iliaca anterior superior und Ihre Finger auf die Spitze des Trochanter major. Auf diese Weise kann man jede Längendifferenz zwischen den Punkten durch die Position der Finger feststellen.

2. Nélaton-Linie

Drehen sie den Patienten zur Seite. Ziehen Sie eine Linie von der Spina iliaca anterior superior zur Tuberositas ischii. Die Spitze des Trochanter major sollte in dieser Linie liegen. Steht sie oberhalb, so liegt eine Verkürzung des Schenkelhalses oder eine Dislokation der Hüfte vor.

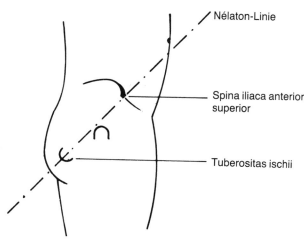

Abb. 4.21 Die Nélaton-Linie ist eine gedachte Linie zwischen der Spina iliaca anterior superior und der Tuberositas ischii. In dieser Linie sollte die Spitze des Trochanter major liegen.

3. Bryant-Dreieck

Damit kann man die Distanz zwischen der Spitze des Trochanter major und der Transversalebene der Spina iliaca bestimmen. Der Patient liegt auf dem Rücken. Man zieht eine horizontale Linie durch die Spina iliaca anterior superior. Man mißt die vertikale Distanz zwischen dieser Linie und der Spitze des Trochanter major.

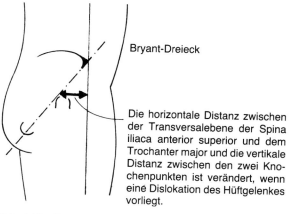

Abb. 4.22 Bryant-Dreieck. Man mißt die vertikale Distanz von der Spina iliaca anterior superior zum Trochanter major und die horizontale Distanz zwischen der Transversalebene der Spina iliaca und dem Trochanter.

Beweglichkeit

Test bei fixierter Flexion

Die übrigen fixierten Deformitäten, z.B. Abduktion oder Adduktion, sind klar sichtbar an der Position des Oberschenkels, wenn man das Becken senkrecht zur Wirbelsäule einstellt, wogegen die fixierte Flexion durch eine vermehrte lumbale Lordose maskiert sein kann.

Man plaziert die linke Hand unter die Lendenwirbelsäule. Nun hebt man ein Bein hoch und flektiert es im Hüft- und Kniegelenk, bis sich die Lendenwirbelsäule streckt und gegen die linke Hand gepreßt wird. Ist das andere Hüftgelenk in Ordnung, so bleibt der Oberschenkel an dieser Seite flach auf dem Untersuchungstisch liegen. Liegt eine fixierte Flexion vor, so wird der Oberschenkel entsprechend dem Winkel der Flexion von der Unterlage abgehoben.

Dies macht man auch mit der Gegenseite.

Man nennt dies den **Test nach Thomas bei fixierter Flexion.**

Passive Beweglichkeit

Man kann die Beweglichkeit eines Gelenkes auch dadurch prüfen, daß man nur einen gelenktragenden Knochen bewegt. Während all der passiven Bewegungen im Hüftgelenk muß man streng darauf achten, daß das Becken nicht mitbewegt wird, indem man den Daumen und den kleinen Finger auf den beiden Spinae iliacae anteriores superiores ruhen läßt.

Flexion. Beugen Sie Hüfte und Kniegelenk, bis die Oberschenkel gegen das Abdomen gepreßt werden. Halten Sie den linken Daumen auf die Spina iliaca anterior und spreizen die Finger über dem Beckenkamm, um zu sehen, wann die Beckenbewegung einsetzt.

Abduktion und Adduktion. Man preßt die linke Hand fest auf das Becken und ab- oder adduziert jedes Bein, bis es zu Beckenbewegungen kommt.

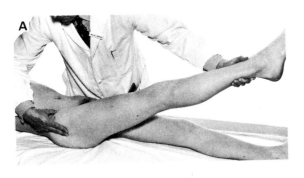

(A) Zur Überprüfung der Flexion plaziert man die Finger am Trochanter major und den Daumen an der Spina iliaca anterior superior, so daß man die Beckenbewegungen bemerkt.

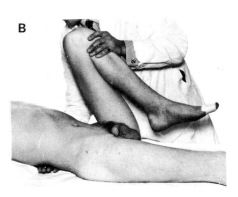

(B) Man mißt den Grad der fixierten Flexion, indem man das gesunde Hüftgelenk flektiert, bis sich die Lendenwirbelsäule streckt, wobei man gleichzeitig die andere Hand unter letztere legt. Es ist der »Thomas«-Test. Dieser Patient hat keine fixierte Flexion.

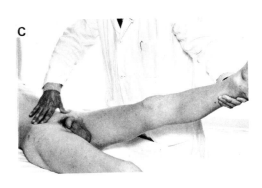

(C) Die Ab- und Adduktion untersucht man, indem man mit der Handspanne die beiden Darmbeinstachel fixiert, um die Beckenbewegungen festzustellen.

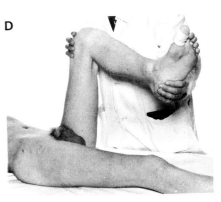

(D) Die Rotation mißt man bei einer Flexion des Hüftgelenkes um 90 Grad, wobei man das Femur um seine Längsachse nach innen und außen rotiert und den Unterschenkel als Hebel und Zeiger benützt.

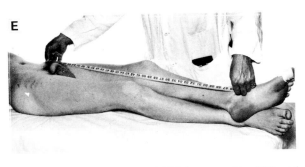

(F) Man bittet den Patienten um den Einbeinstand. Er müßte dann das Becken auf der Gegenseite anheben. Dies ist der Trendelenburg-Test.

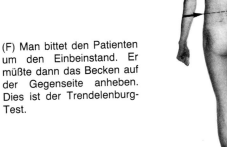
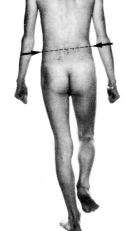

(E) Der Patient hat eine fixierte Adduktion am rechten Hüft- und Flexion am rechten Kniegelenk. Man muß das linke Bein in eine identische Position bringen, um die reale Länge der anderen Extremität vergleichend messen zu können.

Abb. 4.20   Einige wichtige Abbildungen zur Untersuchung des Hüftgelenkes.

Rotation. Die Innen- und Außenrotation überprüft man, indem man die gesamte Länge des Beines bei gestreckter Hüfte nach innen und außen rotiert oder nachdem das Hüft- und Kniegelenk in 90 Grad flektiert sind und dann nach innen und außen bewegt werden.

Pathologische Bewegungen. Die einzige pathologische Bewegung, die man vorfindet, mit Ausnahme beim akuten Trauma, ist die »Teleskopbewegung« im Hüftgelenk. Sie entsteht, wenn der Femurkopf disloziert ist und an der Beckenschaufel auf- und niedergleitet. Man löst diese aus, indem man das Femur entlang seiner Achse bei feststehendem Becken verschiebt und die Bewegungen des Trochanter major palpiert. Es gelingt manchmal leichter, wenn man das Hüftgelenk um 90 Grad flektiert und den Oberschenkel nach oben zieht.

Extension. Dies macht man als letztes. Der Patient befindet sich in Bauchlage. Man legt die Hand unter das Knie und hebt den Oberschenkel an. Die normale Extension beträgt 10 Grad.

Messungen

Messen Sie die reale und scheinbare Länge der Extremität und der einzelnen Knochen, und legen Sie die Seite fest, bei der eine Verkürzung besteht (s. S. 78).

Lassen Sie den Patienten aufstehen

Suchen Sie nach Deformitäten und abnormen Hautfalten.

Nehmen Sie Messungen bei Verkürzungen vor, indem Sie Holzbrettchen definierter Dicke unter die verkürzte Extremität stellen, bis beide Spinae iliacae in der Horizontalebene stehen. Es ist oft sehr viel leichter, die relativen Positionen der Spina iliaca anterior und des Trochanter major zu tasten, wenn der Patient steht, als wenn er liegt.

Trendelenburg-Test. Bitten Sie den Patienten um den Einbeinstand. Die Gegenseite des Beckens sollte dann angehoben werden, um den Rumpf auf diesem Bein balancieren zu können. Wenn hier das Becken absinkt und der Patient Schwierigkeiten beim Stand hat, ist der Test positiv.

Ein positiver Test hat folgende Bedeutung:
1. Eine Lähmung der Abduktorenmuskulatur.
2. Ein instabiles Gelenk, z.B. Hüftgelenkdysplasie oder Schenkelhalsfraktur.
3. Eine Verkürzung zwischen Ansatz und Ursprung der Abduktorenmuskeln, so daß eine eingeschränkte Funktion zugrunde liegt, wie man sie bei der schweren Coxa vara vorfindet oder bei einer Dislokation der Hüfte.

Lassen Sie den Patienten gehen

Jede Instabilität des Gelenkes kommt deutlicher zum Vorschein während des Gehablaufes.

Untersuchen Sie Nerven und Arterien der Extremität

Gelenkerkrankungen sind oft Sekundärfolgen von neurologischen Krankheitsbildern.

Untersuchung des Kniegelenkes

Inspektion

Haut

Betrachten Sie den Hautmantel des Kniegelenkes – von allen Seiten – auf Verfärbungen, Narben und Fistelungen.

Kontur

Die Kontur des Kniegelenkes ist leicht zu sehen, und jegliche Knochen- oder Gelenkschwellung verformt es bereits in den Anfangsstadien. Der Umfang des gesamten Gelenkes sollte mit der anderen Seite verglichen werden, vor allem die Areale, bei denen es bereits bei geringsten Kniegelenkergüssen zu Schwellungen kommt, nämlich die Gruben und die Patella.

Position

Ein geschwollenes und schmerzhaftes Kniegelenk wird spontan in leichter Flexion gehalten, da hier am ehesten Schmerzfreiheit erzielt wird.

Palpation

Synovia

Die Synovia des Kniegelenkes kann an der Innen- und Außenseite der Patella und dem Recessus suprapatellaris getastet werden. Bei manchen Erkrankungen wird sie verdickt und rauh oder »ausgebeult«. Eine verdickte Synovia ist in der Regel hyperämisch, es kommt zur Überwärmung der Haut.

Knochenkontur

Überprüfen Sie die Position der Patella. Diese sollte in der Patellargrube des Femur liegen, sie kann jedoch lateral oder nach oben disloziert sein bei Erkrankungen der Patellarsehne. Überprüfen Sie die Position des Kniegelenkes. Bittet man Studenten, mit dem Zeigefinger auf den Kniegelenkspalt zu deuten, so bezeichnen sie in der Regel einen Punkt, der zwischen 2,5 bis 5 cm darüber liegt. Bedenken Sie, daß der Hauptwulst des Knies durch das untere Ende des Femurs gebildet wird. Am leichtesten findet man den Kniegelenkspalt, wenn man das Gelenk so weit beugt, daß man die vorderen Anteile der Femurkondylen fühlen kann und man dann mit dem Finger nach unten fährt, bis man das Tibiaplateau erreicht.

Es ist sehr wichtig, schmerzhafte Areale der Kniegelenkebene zu finden und die Ansatzpunkte der Kollateralbänder.

Gelenkerguß

Kniegelenkergüsse kommen häufig vor und sind leicht festzustellen, da sich diese an der Vorderseite des Gelenkes ansammeln und hier gesehen und getastet werden können.

Es gibt drei Möglichkeiten, um Kniegelenkergüsse festzustellen:

1. **Sichtbare Fluktuation.** Eine geringe Menge an Flüssigkeit erzeugt noch keine Schwellung des gesamten Gelenkes. Wenn man aber einen zarten Druck auf eine Seite des Gelenkes ausübt, wird sich die andere hervorwölben.

   Unter einer guten Beleuchtung kann man die Gruben auf jeder Seite der Patella sehr gut sehen. Beobachten Sie den Hohlraum auf der anderen Seite. Er wird sich graduell auffüllen, je nach der Menge des weggedrückten Ergusses.

   Dies ist der empfindlichste Nachweis für einen geringen Erguß. Er ist natürlich unbrauchbar bei einer massiven Kniegelenkschwellung.

2. **Palpable Fluktuation.** Wenn sich im Kniegelenk eine größere Menge an Flüssigkeit befindet und man auf eine Seite des Gelenkes drückt, so tastet man den Druckanstieg auf der anderen Seite.

   Legen Sie die Handfläche der linken Hand auf die Kniescheibe und Daumen und Zeigefinger auf die Seite. Drücken Sie nun nach unten und hinten, so wird die Flüssigkeit in den Recessus suprapatellaris und in den Gelenkspalt zu beiden Seiten des Knies gedrückt. Plazieren man nun den Daumen und Zeigefinger der rechten Hand neben die Patella, so kann man die Fluktuation zwischen diesen beiden Fingern palpieren.

3. **Ballottement der Patella.** Hier nutzt man die Spannung einer palpablen Fluktuation aus. Wenn das Gelenk mit Flüssigkeit gefüllt ist, wird die Patella vom Femur abgehoben. Beklopft man die Patella nun oder drückt sie nieder, so springt sie elastisch von der Femurgelenkfläche wieder hoch.

   Dieser Test wird unterstützt, indem man den Inhalt des Recessus suprapatellaris mit den linken Hand ausspreßt.

Umgebendes Gewebe

Der Muskelbauch und der Muskeltonus des M. quadriceps verdienen besondere Beachtung.

Passive Beweglichkeit

Bitten Sie zunächst den Patienten, das Gelenk selbst zu bewegen vor der eigenen Untersuchung. Halten Sie das Ausmaß der aktiven Beweglichkeit in Graden fest. Bedenken Sie, daß der Winkel bei gestrecktem Bein zwischen Femur und Tibia 0–10 Grad beträgt. Die volle Flexion ist gewöhnlich bei 140–150 Grad erreicht.

Flexion. Beugen Sie das Knie so weit als möglich. Liegt eine Hüftgelenkerkrankung der gleichen Seite vor, so bitten Sie den Patienten, sich zur Seite zu drehen, um das volle Ausmaß der Kniegelenkbeugung zu erreichen.

Extension. Der Patient liegt gestreckt auf dem Rücken und wird gebeten, die Muskulatur vollständig zu entspannen. Die volle Extension des Kniegelenkes beträgt 0–10 Grad.

Rotation. Es besteht nur eine kleine Rotationsspanne der Tibia gegen das Femur. Diese ist nicht leicht festzustellen und wird auch gewöhnlich nicht überprüft.

Abnorme Bewegungen. Das Kniegelenk ist ein Scharniergelenk. Die Stabilität beruht auf der Muskel- und Bandführung. Sind die Bänder rupturiert oder überdehnt, treten abnorme Bewegungen auf. Diese testet man durch Abduktion- und Adduktionsbewegungen und durch das Schubladenphänomen der Tibia gegenüber dem Femur. Es ist unabdingbar, die **Stabilität** des Kniegelenkes und die **Integrität** der Bänder zu überprüfen.

1. Seitenbänder. Das Knie liegt in gestreckter Stellung auf dem Untersuchungstisch. Die Finger der linken Hand umgreifen das Knie von unten, und man übt einen festen Druck gegen den lateralen Kniegelenkspalt aus. Sie wird als Drehpunkt benutzt, mit der rechten Hand wird das Knie nun abduziert, im Normalfall ist nur eine leichte Bewegung möglich. Ist es dagegen leicht aufklappbar, so ist das Innenband rupturiert.

Steht man auf der gleichen Seite des Patienten, so kann man unter Abduktion des Kniegelenkes das Außenband überprüfen. Diese Untersuchung muß immer beidseits erfolgen. Man wechselt hier entsprechend die Hände.

2. Kreuzbänder. Erinnern Sie sich, daß das **vordere** Kreuzband ein Gleiten der **Tibia** nach **vorne**, während das **hintere** Kreuzband ein Gleiten der **Tibia** nach **hinten** verhindert. Flektieren Sie das Knie im rechten Winkel. Umgreifen Sie die proximale Tibia mit beiden Händen. Üben Sie nun Zug und Druck aus, und beobachten Sie die Gleitbewegungen der Tibia nach vorne und hinten gegenüber dem unteren Femurende. Auch hier ist immer ein Vergleich mit der anderen Seite angezeigt. In der Regel sind nur Minimalbewegungen möglich.

Bemerkung. Es ist nicht unbedingt notwendig, auf den Füßen des Patienten zu sitzen, um diese bei der Durchführung der Untersuchung zu fixieren. Es ist besser, sich **neben** das Bein zu setzen und den Patienten anzusehen, so daß beide Arme in einer geraden Verlängerungslinie zum Bein stehen.

Schnappen

Es gibt spezielle Tests, mit denen man ein Schnappen des Gelenkes auslösen kann, um den Schaden festzustellen. Jedoch erfordern diese Untersuchungen eine große Erfahrung, um sie richtig zu interpretieren, zumal auch bei normalen Gelenken ein Knacken auslösbar ist. Hat der Patient jedoch Beschwerden dabei, so muß man sehr sorgfältig den Punkt herausfinden, an dem diese Beschwerden auftreten, so daß man die Untersuchung oft mehrmals wiederholen muß.

Bitten Sie den Patienten, aufzustehen und zu gehen

Betrachten Sie das Gangbild sehr sorgfältig.

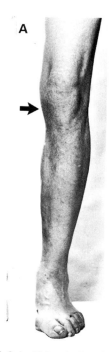

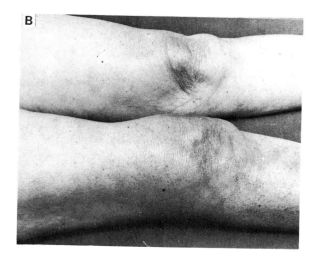

(B) Ergüsse füllen die Gruben auf beiden Seiten der Patella aus.

(A) Bedenken Sie, daß der Kniegelenkspalt unterhalb der Hauptmasse des Kniegelenks liegt.

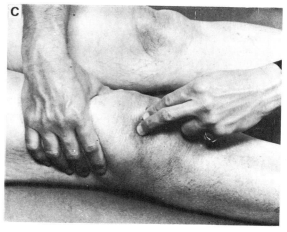

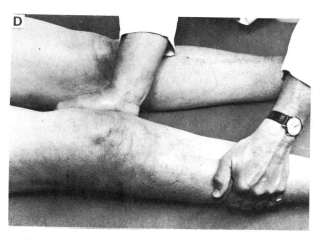

(D) Die Kollateralbänder werden durch kräftige Ab- und Adduktion des Gelenkes überprüft.

(C) Bevor man das Ballottement der Patella testet, drückt man den Erguß aus dem Recessus suprapatellaris unter die Gelenkfläche der Patella.

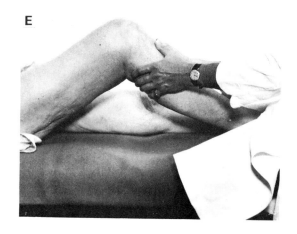

(E) Untersuchung der Kreuzbänder bei 90-Grad-Beugung. Das *vordere* Kreuzband hemmt die Bewegung der Tibia gegen das Femur nach *vorne*.

Abb. 4.**23** Einige wichtige Bilder bei der Untersuchung des Kniegelenkes.

Untersuchung der Wirbelsäule

Viele Beschwerden, die man an der Vorderseite des Rumpfes und entlang der Extremität nach unten verspürt, sind bedingt durch Erkankungen der Wirbelsäule. Der Allgemeinchirurg sollte immer daran denken. Die Untersuchung der Wirbelsäule gehört routinemäßig dazu.
Der Vorgang ist derselbe, wie man ihn zur Untersuchung der anderen Gelenke anwendet.

Inspektion

Sie umschließt:
1. Hautfarbe
2. Narben und Fisteln
3. die Form des Rückens, Knochenkonturen und Deformitäten,
4. die Rückenmuskulatur.

Palpation

Sie umschließt:
1. Hauttemperatur,
2. knöcherne Vorsprünge,
3. Schmerzhaftigkeit.

Beweglichkeit

1. Flexion,
2. Extension,
3. Lateralflexion,
4. Rotation.

Diese Bewegungen sollten am stehenden Patienten durchgeführt werden. Passive Bewegungen sind an der Wirbelsäule nur schwer durchführbar.

Nerven

1. Eine vollständige neurologische Untersuchung,
2. Testung auf Wurzelirritationen oder Schädigungen des N. ischiadicus mittels des **Kernig-Testes**.
3. Palpieren Sie das **Abdomen**, und führen Sie eine **rektale Untersuchung** durch, um intraabdominale oder Beckenerkrankungen auszuschließen, die sekundär auf die Wirbelsäule oder die Spinalnerven übergreifen.

Gelenkserkrankungen

Das Ziel dieses Kapitels ist es darzustellen, daß man die Muskulatur und das Skelett angemessen untersuchen kann. Die zwei hauptsächlichsten Gelenkveränderungen, die man feststellt, sind die Schwellung und die Deformierung.
Die Schwellung eines Gelenkes ist bedingt durch:
1. Zunahme des Knochenwachstums,

2. Verdickung der Synovia oder
3. Erguß.
Gelenkdeformierungen entstehen durch:
1. Hautkontrakturen, z.B. Narben nach Brandwunden,
2. Kontrakturen der Faszie, z.B. Dupuytrensche Kontraktur,
3. Muskelspasmus oder -schwäche,
4. Durchtrennung der Sehnen oder Fixation,
5. Kapselfibrose oder
6. knöcherne Deformierung.
Eine detaillierte Beschreibung von all diesen Gelenkerkrankungen finden Sie in örthopädischen Lehrbüchern. Das folgende Kapitel beschreibt die klinischen Bilder und Symptome der vier häufigsten Gelenkerkrankungen.

Osteoarthritis

Davon kann jedes Gelenk befallen sein. Als Ursache nimmt man eine übermäßige Beanspruchung von Zug und Druck an, die durch ein Trauma exazerbiert und durch eine vermehrte als die normale Belastung und Dehnung, verbunden mit einer vermehrten Gewichtsbelastung des Gelenkes hervorgerufen wird.
Die häufigsten prädisponierenden Faktoren sind daher:
1. Alter,
2. früher erlittene Frakturen mit Gelenkbeteiligung,
3. vorausgegangene Erkrankungen des Gelenkes,
4. Frakturen oder Knochenerkrankungen.
Der Gelenkknorpel ist sehr dünn und wetzt sich schließlich durch. Der Knochen an den Rändern der Knorpelfläche hypertrophiert bei gleichzeitiger Degeneration der Knochenstruktur unter dem Gelenkknorpel.

Anamnese

Alter. Die meisten Patienten mit Osteoarthritis sind älter als 50 Jahre. Eine sekundäre Osteoarthritis nach einem Trauma oder nach einer Erkrankung beginnt meistens im frühen Erwachsenenleben.
Symptome. Das Hauptsymptom ist **Schmerz**, der graduell beginnt und konstant zunimmt, bis alle Gelenkbewegungen schmerzhaft sind. Es ist ein sehr langsamer Prozeß.
Verbunden mit dem Schmerz ist eine **zunehmende Versteifung**. Handelt es sich um eine Arthritis als Sekundärfolge einer alten Verletzung, so beginnt die Versteifung vor Beginn der Schmerzen.
Muskelschwäche. Die Versteifung und der Schmerz führen zu einer Muskelatrophie der das Gelenk bewegenden Muskeln als Sekundärfolge fehlender Belastung.
Deformität. Wenn die Versteifung zunimmt, wird das Gelenk in einer Flexion fixiert unter zusätzlicher Ab- oder Adduktion.
Hinken. Schmerz, Versteifung, Muskelschwäche und Deformität des Gelenkes an der unteren Extremität führen zum Hinken.

Schwellung. Das gesamte Gelenk ist geschwollen durch die knöchernen Osteophyten und den Gelenkerguß. Normalerweise ist die Synovia nicht verdickt.

Lokale Untersuchung

Inspektion

Farbe. Der Hautmantel ist in der Regel **nicht** verändert.
Kontur. Das Gelenk ist gewöhnlich geschwollen.
Deformität. Das Gelenk ist in einer abnormen Position fixiert.
Die benachbarten Muskeln sind hypotrophiert.
Die übrigen Gelenke an derselben Extremität und das gleiche Gelenk an der kontralateralen Extremität sind in ähnlicher Weise erkrankt.

Palpation

Haut. Die Hauttemperatur ist **normal.**
Berührungsempfindlichkeit. Ein Druck auf das Gelenk, speziell wenn es geschwollen ist, verursacht Schmerzen. Allerdings ist die lokale Schmerzempfindlichkeit ungewöhnlich, es sei denn, während der akuten Exazerbation des Leidens, wenn gleichzeitig ein Erguß vorhanden ist.
Synovia. Die Synovia ist in der Regel nicht palpabel.
Muskelstärke. Die das Gelenk überziehende Muskulatur ist hypotrophiert.
Knochenkonturen. Der Knochen an den Rändern des Gelenkknorpels ist unregelmäßig und höckrig.

Beweglichkeit

Alle Gelenkbewegungen sind schmerzhaft in den extremen Gelenkstellungen, so daß die Bewegungen eingeschränkt werden. (Versichern Sie sich, daß Sie die Bewegungsgrenzen sehen, indem Sie den Patienten bitten, aktive Bewegungen durchzuführen, bevor Sie die passive Beweglichkeit überprüfen.)
Nicht alle Gelenkbewegungen sind in gleicher Weise eingeschränkt. Zum Beispiel sind bei einer frühen Osteoarthritis der Hüfte Abduktion, Adduktion und Rotation limitiert, lange bevor die Flexion und Extension eingeschränkt sind.

Krepitation

Während der Bewegungen ist in den Gelenken häufig ein Knacken und Knarren feststellbar.
Obwohl der Patient diese Sensationen bemerkt, verspürt er dabei keine Schmerzen.

Abnorme Beweglichkeit

Solange die Kollateralbänder intakt sind, resultiert keine abnorme Beweglichkeit.

Arterien und Nerven der Extremität

Diese Strukturen sind nicht involviert.

Übrige Gelenke

Die Osteoarthritis ist häufig bilateral und symmetrisch. Die am meisten betroffenen Gelenke sind die Hüfte, das Knie, die Wirbelsäule, Schulter und Finger.

Allgemeine Untersuchung

Die Osteoarthritis ist nicht von einem generellen Leiden begleitet, so daß der Patient ansonsten gesund ist. In der Regel sind die unter Osteoarthritis leidenden Patienten adipös und haben Begleiterkrankungen, die jedoch damit nicht zusammenhängen, insbesondere koronare, zerebrale, peripher arterielle Erkrankungen. Es ist sehr wichtig, die Diagnosen der Begleiterkrankungen zu stellen; denn davon hängt letztendlich die Behandlung des Patienten ab.

Primär chronische Polyarthritis (PCP; rheumatoide Arthritis)

Die primär chronische Polyarthritis ist eine entzündliche Gelenkerkrankung. Ihre Ätiologie ist unbekannt. Die Synovialmembran ist verdickt, hyperämisch und von Lymphozyten infiltriert. Es treten Ergüsse auf. Wenn die Erkrankung fortschreitet, wird der Gelenkknorpel zerstört und erodiert, und es kommt evtl. zur Gelenkzerstörung. Man findet Knötchen in der Nähe der Gelenke, die aus nekrotischen Kollagenfasern, umgeben von Fibroblasten, bestehen.

Anamnese

Alter. Die PCP findet sich bei Patienten jeden Alters. Das übliche Manifestationsalter liegt jedoch zwischen dem 30. und 40. Lebensjahr.
Geschlecht. Frauen werden dreimal häufiger als Männer befallen.
Symptome. Die Leitsymptome sind der **Schmerz** und die **Schwellung,** die in der Regel gemeinsam auftreten. Am häufigsten finden sich als erstes Symptom die geschwollenen, steifen Finger.
Muskelschwäche. Wenn die Erkrankung fortschreitet, sind die Gelenkbewegungen eingeschränkt, und die das Gelenk überziehenden Muskeln werden atrophisch und entsprechend schwach. Da die Gelenke der oberen Extremität häufig zuerst befallen werden, läßt der Patient Gegenstände fallen und kann keinen Einkaufskorb mehr tragen.
Allgemeinerkrankung. Der Patient fühlt sich krank, lustlos und hat Gewichtsverlust. Es bestehen Muskelschmerzen, vor allen Dingen nach deren Betätigung, Allgemeinschmerzen, es entstehen schmerzhafte Knoten in Gelenknähe.
Hautflecken. Der Patient leidet unter Hautirritation und Flecken, besonders dann, wenn die Gelenkveränderungen sich als Teil einer generalisierten Erkrankung manifestieren, wie beim Reiter-Syndrom oder beim systemischen Lupus erythematodes.

Lokale Untersuchung

Inspektion

Die Krankheit beginnt gewöhnlich in den kleinen Gelenken, an den Akren der Extremitäten – Finger, Handgelenk, Zehen, Sprunggelenk –, bevor sie zu den größeren Gelenken fortschreitet, um schließlich auf diejenigen des Stammes überzugreifen. Die Manifestationen der Erkrankung an den Händen sind beschrieben auf Seite 114.

Kontur. Die Gelenke sind mäßig vergrößert, die Fingergelenke sind keulenförmig deformiert.

Farbe. Der Hautmantel der Gelenke ist gerötet. Wenn eine massive Schwellung besteht, so ist die Haut durchscheinend und gespannt.

Deformität. Bei weiterem Fortschreiten der Erkrankung werden die Bänder und Sehnen um die Gelenke befallen ebenso wie die Gelenkoberflächen, so daß die verschiedensten **Gelenkdeformitäten** entstehen. Zum Beispiel die typische Ulnardeviation des Handgelenkes und die Hyperextension der proximalen Interphalangealgelenke.

Muskelschwäche. Die darüberziehenden Muskeln zeigen eine Atrophie.

Andere Gelenke. Es sind mehrere Gelenke befallen und das Krankheitsbild tritt symmetrisch auf.

Palpation

Temperatur. Die Haut über den Gelenken ist überwärmt.

Berührungsempfindlichkeit. Im akuten Krankheitsstadium besteht eine durch Palpation auslösbare Schmerzhaftigkeit. Im chronischen Stadium läßt diese nach, wobei jedoch der Schmerz während der Gelenkbewegungen persistiert.

Synovia. Das Weichteilgewebe ist verdickt, man kann es rings um das Gelenk palpieren. Es ist natürlich nur an den Gelenken sicher, daß es sich um eine verdickte Synovia handelt, deren Konturen man komplett palpieren kann.

Es finden sich **Gelenkergüsse.**

Muskeltonus. Die am Gelenk ansetzenden Muskeln sind verschmächtigt, atrophisch.

Knochenkonturen. Solange die Gelenkfläche nicht disloziert ist und keine pathologische Dislokation aufgetreten ist, sind die Gelenkkonturen unverändert, lediglich durch die verdickte Synovia verstrichen.

Beweglichkeit

Aktive Bewegungen sind durch den Schmerz eingeschränkt und sind in ihrer Kraft gemindert, und die passiven Bewegungen sind durch Schmerz und fibröse Kontrakturen eingeschränkt. Pathologische Beweglichkeiten treten nur dann auf, wenn die Erkrankung die Kollateralbänder ergriffen hat und Sehnen rupturieren.

Arterien und Nerven der Extremität

Alle übrigen Strukturen an der Extremität sind unauffällig. Patienten mit langbestehender PCP leiden gentlich unter einer peripheren Arteriitis, die sich in einer Gangrän der Finger- und Zehenspitzen äußert.

Allgemeinuntersuchung

Unabhängig von den Gelenkveränderungen besteht eine allgemeine Schwäche und Anämie. Es gibt drei Systemerkrankungen, die mit einer rheumatoiden Arthritis verbunden sind:

1. **Morbus Still:** Eine Erkrankung, die bei Kindern auftritt mit Arthritis, Splenomegalie und Lymphadenopathie.

2. **Reiter-Syndrom:** Urethritis, Konjunktivitis, Hautflecken und Arthritis.

3. **Systemischer Lupus erythematodes:** Eine Kollagenerkrankung mit schuppig-fleckiger Rötung des Gesichtes, Debilität, Manifestationen in allen Geweben im Sinne einer Arteriitis der kleinen Gefäße.

Psoriasis. Bei Psoriasis findet man oft eine rheumatoide Arthritis.

Die Verbindung zwischen diesen beiden offensichtlich sehr verschiedenen Erkrankungen ist noch nicht bekannt.

Tuberkulöse Arthritis

Jedes Gelenk kann durch den Tuberkulosebazillus vom Typ humanus infiziert werden. Am häufigsten jedoch werden die Hüfte, das Knie und die Wirbelsäule befallen. Die Infektion erfolgt hämatogen, und es treten die typischen pathologischen Veränderungen der Synovia auf: Langhans-Riesenzellen, Lymphozyten, Infiltration und Verkäsung. Bei Fortschreiten der Erkrankung kommt es zu einem purulenten Gelenkerguß mit Zerstörung des Gelenkknorpels und des Knochens.

Anamnese

Alter. Tuberkulöse Arthritis tritt bei jungen Erwachsenen und bei Kindern auf.

Symptome. Es handelt sich um die üblichen Gelenkbeschwerden mit **Schmerz** und **Schwellung**, die simultan beginnen; aber im Hüftgelenk und an der Wirbelsäule, wo die Schwellung nicht sichtbar ist, ist der **Schmerz** das Leitsymptom.

Bewegungseinschränkung. Der Schmerz schränkt die Beweglichkeit des Gelenkes ein, und es kommt zur Beeinträchtigung des Ganges, zu Verkrümmungen und zur Gibbusbildung.

Es entsteht eine chronische Fistel mit seropurulenter Absonderung, die solange besteht, bis die Erkrankung geheilt ist oder zum Stillstand kommt.

Allgemeines Krankheitsgefühl und Gewichtsverlust sind die üblichen Symptome.

Sozialanamnese. Es ist sehr wichtig, die **sozialen Konditionen** zu erfragen, wie Essensgewohnheiten, Wohnung und auch nach einer **Familienanamnese** bezüglich der Tuberkuloseerkrankung zu forschen.

Lokale Untersuchung

Inspektion

Kontur. Das Gelenk (vor allem das Knie) ist diffus geschwollen.
Farbe. Die Hautfarbe über dem Gelenk ist normal.
Fisteln. Es finden sich Fisteln in der Nähe der Gelenke oder Narben nach eingetretener Heilung.
Muskelschwund. Es besteht gewöhnlich ein auffälliger Muskelschwund, speziell beim M. quadriceps femoris, wenn das Kniegelenk erkrankt ist.

Palpation

Haut. Die Haut über dem Gelenk ist nicht überwärmt. Es findet sich aber eine entzündlich bedingte Hyperämie in der darunterliegenden Synovia, so daß eine diskrete Hautüberwärmung besteht.
Schmerzempfindung. Das Gelenk ist nur während kurzer Zeit in der frühakuten Phase der Erkrankung schmerzempfindlich, aber sobald die Krankheit chronisch ist, ist das Gelenk unauffällig.
Synovia. Die Schwellung im Gelenk fühlt sich weich und teigig an – so wie **nicht gebackener Teig** –. Es ist immer ein Gelenkerguß vorhanden.
Knochenkonturen. Die Knochenkonturen zeigen nur bei schwerer, lang bestehender, zerstörender Krankheit Deformitäten.

Beweglichkeit

Die Gelenkbewegungen sind lediglich in der Schmerzphase limitiert. Unter diesen Umständen besteht ein protektiver Muskelspasmus. Es finden sich keine abnormen Bewegungen.
Wenn die Erkrankung das Gelenk zerstört hat, resultiert eine fixierte **fibröse Ankylose.**

Allgemeinuntersuchung

Die Allgemeinuntersuchung ist eine Conditio sine qua non, da es sich um eine generalisierte Tuberkulose handelt, man muß deshalb nach Lungen- und Nierenmanifestationen suchen.

Neuropathische Gelenke (Charcot-Gelenk)

Das zentrale Nervensystem kann ein Gelenk, das seine Tiefen- und Schmerzsensibilität verloren hat, nicht mehr vor Überlastungen und Zerrungen bewahren. Das Resultat besteht in häufigen Mikrotraumen, die letztendlich in einer Zerstörung des Knochens und der Bänder resultieren. Ein neuropathisches Gelenk ist deshalb ein **schmerzloses, desorganisiertes Gelenk.**
Ursachen für die Erkrankungen sind:
1. diabetische Neuropathie,
2. Tabes dorsalis,
3. Syringomyelie,
4. Lepra,
5. Läsionen der Cauda equina wie eine Myelomeningozele.

In Großbritannien war die häufigste Ursache des Charcot-Gelenkes die Tabes dorsalis, heute jedoch ist die unbehandelte tertiäre Syphilis selten, und die häufigste Ursache ist der Diabetes mellitus.

Anamnese

Alter. Neuropathische Gelenke treten im mittleren und fortgeschrittenen Alter auf.
Symptome. Die Patienten bemerken eine Gelenkschwellung und eine Deformierung und ein Nachgeben, aber es besteht immer eine **Schmerzfreiheit.**
Die mechanische Schwäche des Gelenkes zusammen mit dem sensorischen Defekt der Neuropathie ergeben ein instabiles Gangbild.
Vorausgegangene Krankheiten. Gewöhnlich weiß der Patient, daß er seit Jahren eine Diabetes hat. In der Regel ist eine vorausgegangene Syphilis unbekannt.

Lokale Untersuchung

Inspektion

Farbe. Die Hautfarbe über dem Gelenk ist unauffällig.
Kontur. Das Gelenk ist in der Regel geschwollen und offensichtlich deformiert, wobei es jedoch kein allgemeines Muster der Deformierung gibt.

Palpation

Schmerzhaftigkeit. Das Gelenk ist nicht schmerzhaft, und die Bewegungen sind in allen Gelenkexkursionen schmerzfrei.
Synovia. Die Synovia ist nicht verdickt. Es findet sich aber immer ein Gelenkerguß.

Knochenkonturen. Anatomische, knöcherne Merkmale sind verschoben oder deformiert. Das normale Aussehen des Gelenkes ist vollständig verschwunden, als ein Ergebnis einer Kombination von Knochenzerstörung in einigen Arealen und Neubildung bzw. Hypertrophie an verschiedenen Stellen. Es gibt zwei Varianten des neuropathischen Gelenkes:
das hypertrophe und das atrophe Gelenk.
Die Gelenke können subluxiert und disloziert sein.

Beweglichkeit

Der Patient kann keine normalen Bewegungen ausführen wegen der Zerstörung des Gelenkes und der Bänder.
Einige passive Bewegungen sind durch die knöchernen Deformitäten limitiert, wobei jedoch die Gelenkbeweglichkeit im großen und ganzen in allen Richtungen frei ist. Es ist möglich, das Gelenk zu dislozieren und zu reponieren und es in verschiedene pathologische Richtungen zu bewegen, ohne daß der Patient irgendwelche Schmerzen oder Beschwerden hat. Am Knie- und Ellbogengelenk kann die Desorganisation soweit führen, daß der obere und untere Anteil der Extremität schlottert, als wären sie wie ein **Dreschflegel** miteinander verbunden.

Nerven der Extremität

Die die Extremität versorgenden Nerven müssen sehr sorgfältig untersucht werden.
Die Vibrationsempfindung, Tiefensensibilität, Tiefen-

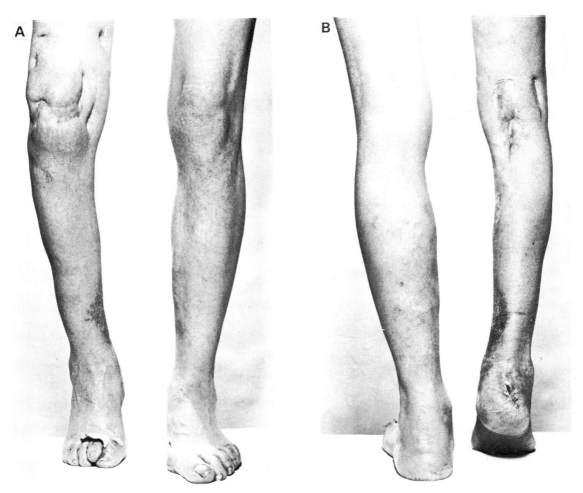

Abb. 4.**24** Das Endergebnis einer schweren Tuberkulose des rechten Kniegelenkes. Eine fibröse Ankylose, Verkürzung und Atrophie der Extremität und mehrere abgeheilte Fisteln.

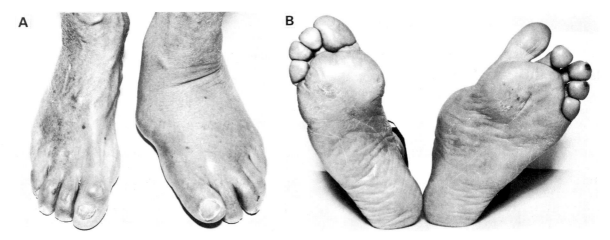

Abb. 4.**25** Ein vollständig desorganisiertes, aber schmerzloses Sprunggelenk und Fuß. Es handelt sich um ein Charcot-Sprunggelenk und -Fuß. Die Grundkrankheit ist eine diabetische Neuropathie.

schmerz und Oberflächensensibilität sind insgesamt reduziert oder vollständig aufgehoben. Die motorische Innervation ist normal.

Allgemeine Untersuchung

Suchen Sie nach Zeichen des Diabetes und der Syphilis. Untersuchen Sie sehr sorgfältig das gesamte Nervensystem, und führen Sie einen Urin-/Zuckertest durch.

Ankylose

Ein ankylosiertes Gelenk ist ein fixiertes Gelenk. Ist der Gelenkspalt knöchern überbrückt, so handelt es sich um eine knöcherne **Ankylose**. Ist der Gelenkspalt mit dichtem fibrösem Gewebe überbrückt, so spricht man von einer **fibrösen Ankylose**.
Die knöcherne Ankylose stellt eine absolute Fixation dar und ist **schmerzlos**, auch bei Belastung.
Die fibröse Ankylose erlaubt kleinste Bewegungsausschläge, und bei forcierter Bewegung tritt **Schmerz** auf.

Bursa semimembranosa und Baker-Zyste

Die üblichen Erscheinungsbilder der subkutanen Schleimbeutel sind beschrieben in Kapitel 3, Seite 63.
Die anatomisch immer vorhandenen Bursae an Kreuzungsstellen zwischen Gelenken und Sehnen sind sehr selten vergrößert. Einer dieser Schleimbeutel, der Beschwerden machen kann, ist derjenige zwischen der Sehne des M. semimembranosus und der posteromedialen Fläche des Femurkondylus.
Es erscheint jetzt eine Schwellung an der Rückseite des Knies, und diese wird sehr häufig mit einer anderen dort vorkommenden Schwellung verwechselt, der Baker-Zyste.

Bursa semimembranosa

Anamnese

Die Hauptbeschwerden bei einer Schwellung an der Rückseite des Kniegelenkes bestehen darin, daß die Beweglichkeit eingeschränkt ist, vor allem die Flexion. Die Schwellung nimmt langsam zu und verursacht keine Schmerzen.

Untersuchung

Es handelt sich gewöhnlich um junge Patienten oder Erwachsene mittleren Alters.
Die Haut über der Schwellung ist von normaler Farbe und Temperatur.
Der Tumor liegt **oberhalb** der Gelenkebene an der Medialseite der Fossa poplitea.
Er hat eine pralle Konsistenz, aber eindeutig zystisch, da er fluktuiert und oft eine Diaphanie möglich ist. Man kann auch Undulationen auslösen.
Die Schwellung tritt in der Fossa poplitea zutage und ist nur von Haut bedeckt.
Die Bursa semimembranosa scheint sich oft durch kräftigen Druck zu entleeren oder auch während der Flexion des Kniegelenkes, aber dies kann nicht passieren, da keine Verbindung zum Kniegelenk besteht.
Die Flüssigkeit entleert sich lediglich in die tieferen Recessus der Bursa, die zwischen der Sehne liegen.
Die lokalen Lymphknoten sind nicht vergrößert.
Das Kniegelenk und die anderen benachbarten Strukturen sind **unauffällig**.

Baker-Zyste

Bei der Baker-Zyste handelt es sich um ein Pulsionsdivertikel des Kniegelenkes, das bei chronischer Erkrankung entsteht.

Anamnese

Der Patient klagt gewöhnlich über eine chronische Schmerzanamnese und Schwellung des Kniegelenkes. Es finden sich Anzeichen einer Osteoarthritis oder einer rheumatoiden Arthritis.
Der Gebrauch des Kniegelenkes ist bereits limitiert, wenn der Patient eine Schwellung an der Rückseite des Kniegelenkes bemerkt, die die Flexion noch weiter einschränkt.
Die Schwellung selbst ist nicht schmerzhaft, sie wechselt in der Größe.
Oft besteht eine Arthritis an den übrigen Gelenken.

Untersuchung

Die Baker-Zyste findet sich bei älteren Patienten mit lange bestehender Osteoarthritis oder bei jungen Leuten mit rheumatoider Arthritis.
Die Haut über der Zyste ist in der Regel von normaler Farbe. Sie kann gelegentlich ein wenig gerötet und überwärmt sein, wenn die Arthritis des Kniegelenkes sich im aktiven Stadium befindet. Die Geschwulst ist **unterhalb** der Kniegelenkebene und liegt tief im M. gastrocnemius.
Dies ist bedingt, weil das Divertikel, aus dem die Zyste entsteht, durch die hintere Oberfläche der Kapsel des Kniegelenkes austritt, die von den Mm. gastrocnemii bedeckt ist, deren Ursprung ja oberhalb des Kniegelenkes an der Rückseite der Femurkondylen liegt.
Manche dieser Zysten wölben sich zwischen den Köpfen des M. gastrocnemius hervor.
Die Schwellung ist weich und fluktuierend. Eine Diaphanie ist nicht auszulösen, da sie von einer dicken Muskelschicht bedeckt sind.
Der Klopfschall ist verkürzt, und **die Zyste entleert sich oft in das Gelenk**. Daß sich die Zystenflüssigkeit in das Gelenk entleert, erkennt man daran, daß der Zysteninhalt in den Gruben beidseits der Patella beim Zusammenpressen der Zyste sichtbar wird.
Das Kniegelenk zeigt deutliche Veränderungen einer Arthritis – eingeschränkte Beweglichkeit, Krepitation und oft Gelenkerguß –. Manchmal rupturieren die Zysten spontan, und es kommt zu Schmerz und Schwellung im Unterschenkel, was in der Regel fälschlicherweise als tiefe Beinvenenthrombose diagnostiziert wird.

Differentialdiagnose

Es ist sehr einfach, zwischen einer Baker-Zyste und einer Bursa semimembranosa zu differenzieren.

Man muß jedoch auch an andere Ursachen einer Schwellung der Rückseite des Kniegelenkes denken – ein Aneurysma der A. poplitea. Dies ist leicht zu diagnostizieren, da dieser Tumor kräftig pulsiert, allerdings ist eine Verwechslung dann möglich, wenn das Aneurysma thrombosiert ist.

Denken Sie immer daran, die Pulse am Sprunggelenk und am anderen Bein zu tasten; popliteale Aneurysmen sind häufig beidseitig.

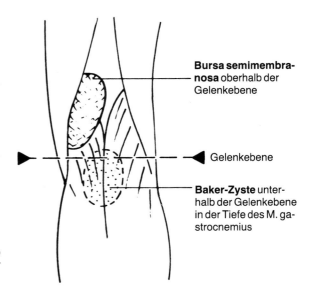

Bursa **semimembranosa** oberhalb der Gelenkebene

Gelenkebene

Baker-Zyste unterhalb der Gelenkebene in der Tiefe des M. gastrocnemius

Abb. 4.**26**   Die Bursa semimembranosa erscheint oberhalb der Gelenkebene. Die Baker-Zyste erscheint unterhalb der Gelenkebene, sie ist in der Tiefe des M. gastrocnemius.

5 Spezielle Krankheitsbilder der Hand

Die Hand ist das wichtigste Körperwerkzeug des Menschen und anatomisch eines der hervorstechendsten Merkmale. Sie ermöglicht es ihm, die Werkzeuge zu gebrauchen, die das Gehirn erfunden hat, und ist unerläßlich für sein Wohlergehen. **Alles was ein Arzt an der Hand tut, sollte dahin zielen, ihre Funktion wiederherzustellen oder aufrechtzuerhalten.**
Untersucht man die Hand, so muß man vier Organsysteme unterscheiden, die Muskeln, Knochen und Gelenke, die Blutzirkulation, die Nerven und das Bindegewebe. Die allgemeine Untersuchung dieser Organsysteme ist in anderen Kapiteln niedergelegt, aber wichtige Punkte werden hier wiederholt und in dem Untersuchungsplan erneut dargestellt mit dem Ziel, daß keine wichtige pathologische Veränderung übersehen wird.

Vorgehen bei der Untersuchung der Hand

Man muß jedes System für sich untersuchen.

1. Muskel- und Skelettsystem (Knochen, Gelenke, Muskeln und Sehnen)

a) **Inspektion.** Suchen Sie nach einer Abnormität des Aussehens, der Größe und der Kontur der Hand. Suchen Sie nach einer lokalen Verfärbung, nach Narben und Fisteln, suchen Sie nach **Muskelatrophien**, indem Sie die Größe des Thenars und Hypothenars beachten und die Muskelstränge zwischen den Metakarpalknochen (Mm. interossei), betrachten Sie das Handgelenk.
b) **Palpation.** Betasten Sie die Knochenkonturen, schmerzhafte Bezirke und jegliche lokalisierte Schwellung. Betasten Sie die Fingergelenke, um irgendwelche Schwellungen zu verifizieren.
c) **Beweglichkeit.** Untersuchen Sie die Gelenkausschläge und die freie Beweglichkeit der Gelenke:

1. Das Karpometakarpalgelenk des Daumens (Flexion, Extension, Abduktion, Adduktion und Opposition).
2. Die Metakarpophalangealgelenke der Finger (Flexion, Extension, Abduktion und Adduktion).
3. Die Interphalangealgelenke (Flexion und Extension).

Lassen sich diese Gelenke nicht bewegen, bestehen eine Gelenkerkrankung, eine Verdickung der Weichteile, durchtrennte Sehnen oder Muskellähmungen.

2. Zirkulation

a) **Inspektion.** Eine Blässe der Finger ist ein Hinweiszeichen für eine arterielle Insuffizienz oder Anämie. Während einer Episode eines Gefäßspasmus erscheinen die Finger weiß oder blau, stellen Sie die Füllung der Venen am Handrücken fest. Eine ischämische Atrophie der Fingerkuppen läßt die Finger dünn und spitz erscheinen. Schließlich treten ischämische **Ulzera**, kleine **Abszesse** und **Gangräne** auf.
b) **Palpation.** Fühlen Sie die **Temperatur** jedes Fingers. Tasten Sie **beide Pulse** (A. radialis und ulnaris) am Handgelenk. Gelegentlich können die Digitalarterien an jeder Seite der Fingerbasis getastet werden.
Kapillarfüllung. Ein grober Hinweis auf die arterielle Blutversorgung der Finger kann dadurch erhalten werden, indem man die Kapillaren unter dem Fingernagel ausdrückt und die Wiederfüllungszeit betrachtet.
Allen-Test. Bitten Sie den Patienten, eine feste Faust zu machen, und komprimieren Sie dann die Ulnar- und Radialarterie am Handgelenk mit ihrem Daumen. Nach 30 Sekunden soll der Patient die Faust öffnen. Die Handfläche ist dann weiß. Beenden Sie die Kompression der Radialarterie und betrachten den Bluteinstrom in die Hand. Ein langsamer Blutfluß in einen Finger ist bedingt durch den Verschluß einer Digitalarterie, den Bluteinstrom kann man bestimmen an der Zeit, in der sich der Finger wieder rosa färbt.
Wiederholen Sie das Vorgehen mit der Ulnararterie.
c) **Auskultation.** Auskultieren Sie mit dem Stethoskop pathologische Areale. Vaskuläre Tumoren und arteriovenöse Fisteln erzeugen ein Schwirren, manchmal läßt sich dieses auch palpieren.
Messen Sie den Blutdruck an beiden Armen.

3. Nerven

a) **Wahrnehmung.** Besteht ein Verlust der Wahrnehmungsempfindung, so muß man herausfinden, um welche Art es sich handelt. Z.B. leichte Berührung, Schmerz, Tiefensensibilität, Vibrationsempfindung, wie dies in Kapitel 1 beschrieben ist und das Verteilungsmuster. Korrespondiert es zur Ausbreitung eines Nerven oder eines Dermatomes? Die Hand wird von drei Nerven innerviert:
N. medianus. Er versorgt die Palmarseite des Daumens, Zeige- und Mittelfingers, die Dorsalseite der Endphalanx und die Hälfte der Mittelphalanx nämlicher Finger und einen variablen Anteil der Radialseite der Handfläche.
N. ulnaris. Er versorgt die palmare und dorsale Oberfläche des Kleinfingers, die Ulnarseite des Ringfingers

Übersichtstabelle 5.1   **Die Verteilung der Nerven der oberen Extremität**

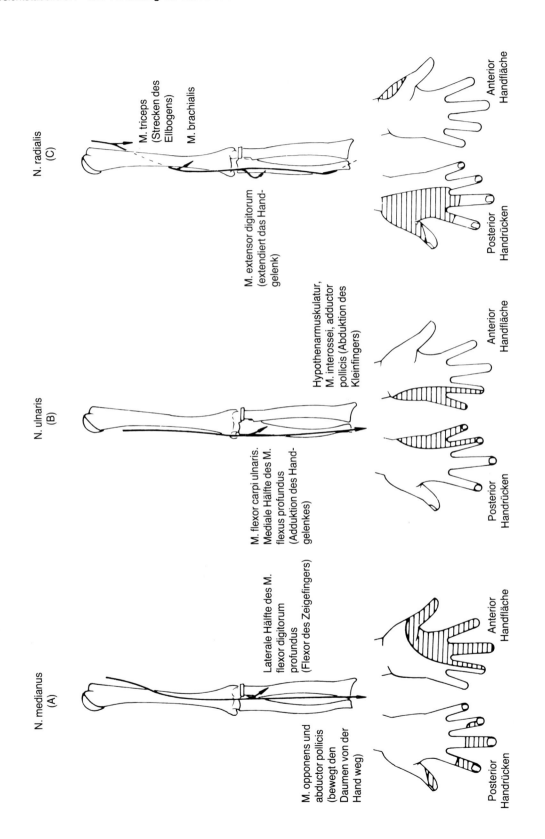

sowie die Haut im Hypothenarbereich palmar und in derselben Ausdehnung auch dorsal. Gelegentlich innerviert er auch den Ringfinger ganz und die Ulnarseite des Mittelfingers.

N. radialis. Er innerviert einen kleinen Hautbezirk an der Lateralseite des 1. Metakarpale und die Streckseite des 1. Interdigitalraumes.

Die Dermatome der Hand sind:
C6 – Daumen,
C7 – Mittelfinger,
C8 – Kleinfinger.

b) **Motorische Innervation.** Die Muskulatur der Hand liegt zum einen in ihr selbst (Handbinnenmuskulatur)

und am Unterarm. Die langen Flexoren und Extensoren der Finger befinden sich am Unterarm, und die motorischen Nerven verlaufen bereits in Höhe oder oberhalb des Ellbogens. Die motorischen Nerven der Handbinnenmuskulatur verlaufen im Unterarm, bis sie die Hand erreichen. Es ist unbedingt notwendig, die motorischen Funktionen der drei Hauptnerven der oberen Extremität zu untersuchen (N. medianus, N. ulnaris und N. radialis), wenn man die Höhe eines evtl. Nervenschadens lokalisieren will. Ein plötzlicher Verlust der motorischen Funktion kann mit folgenden Untersuchungen diagnostiziert werden:

Übersichtstabelle 5.**2**   **Vier Schnelltests für die motorische und sensorische Innervation der Hand**

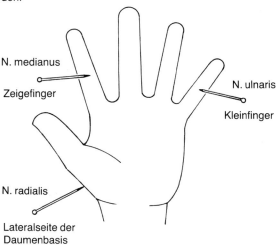

Motorische Innervation

N. medianus

Abduktion des Daumens

N. radialis

Extension des Handgelenkes

N. ulnaris

Abduktion der Finger

Sensorische Innervation
Sie muß in drei Arealen überprüft werden.

N. medianus
Zeigefinger

N. ulnaris
Kleinfinger

N. radialis
Lateralseite der Daumenbasis

Lähmung des **N. medianus:**
1. Atrophie des Thenar,
2. aufgehobene Beugung des Endgelenkes am **Zeige-finger,**
3. aufgehobene Abduktion des Daumens,
4. aufgehobene Opposition des Daumens.

Lähmung des **N. ulnaris:**
1. Atrophie des Hypothenar und Hohlräume zwischen den Metakarpalia,
2. aufgehobene Flexion des **Klein- und Ringfingers,**
3. aufgehobene Adduktion und Abduktion der Finger.

Lähmung des **N. radialis:**
1. aufgehobene Extension des **Handgelenkes,**
2. aufgehobene Extension der Metakarpophalangealgelenke und des Interphalangealgelenkes des Daumens.

Diese Untersuchung kann man simplifizieren, indem man orientierend drei Tests anwendet:
N. medianus: Abduktion des Daumens,
N. ulnaris: Abduktion des Kleinfingers,
N. radialis: Extension der Finger im Metakarpophalangealgelenk.

4. Haut und Bindegewebe

Man hat bereits sehr viel gelernt über die Haut, nachdem die Zirkulation und Innervation dargestellt wurden. Es ist sehr wichtig, die Palmarfaszie zu palpieren, ob sie verdickt ist oder Kontrakturen zeigt. Die hauptsächlichste Deformität ist die Dupuytrensche Kontraktur.

5. Handgelenk, Ellbogen, Schulter, Achselhöhle, Hals

Untersuchen Sie Handgelenk, Ellbogen, Schulter, Achselhöhle und Hals, weil auch hier bestehende pathologische Veränderungen ihre Auswirkungen auf die Hand mit entsprechenden Symptomen haben.

Protokollierungsdaten der Hand

Fast in jeder Ausgabe der Zeitschrift der Medical Insurance Society finden sich Hinweise über Fehler, die auf inadäquaten oder falschen Aufzeichnungen bei Handverletzungen beruhen. Vergessen Sie niemals festzuhalten, welche Hand Sie untersuchen.
Schreiben Sie die Wörter **rechts** oder **links** immer aus, und vermeiden Sie die Abkürzungen **R** oder **L**, es kann zu Verwechslungen kommen.

Namen der Finger

Daumen, Zeige-, Mittel-, Ring- und **Kleinfinger.**
Manche Personen ziehen es vor, die Finger zu numerieren, wobei der **erste Finger** der Daumen, der **zweite Finger** der Zeigefinger ist, usw. Vor diesem Vorgehen möchte ich aber warnen, da man evtl. Fehler machen kann durch den Gebrauch des Wortes Finger, z. B. daß man den ersten Finger mit dem Zeigefinger verwechselt anstelle des Daumens, der jedoch bei der Numerierung der zweite Finger ist. **Gebrauchen Sie nicht dieses System, sondern immer die entsprechenden Namen.**
Es ist durchaus akzeptabel, die Zehen zu numerieren mit Ausnahme der ersten, die als Großzehe zu bezeichnen ist.

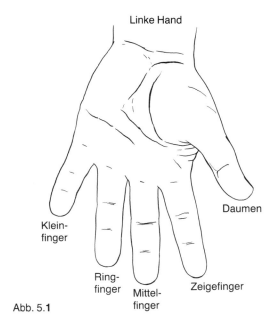

Abb. 5.1

Kongenitale Abnormitäten

Es gibt drei häufig vorkommende Skelettveränderungen der Hand:
1. Fehlt ein Teil der Hand (gewöhnlich ein Finger),
2. es besteht ein zusätzlicher Finger,
3. die Finger sind fusioniert (Syndaktylie).
Alle diese Veränderungen sind selten und leicht zu erkennen.

Dupuytrensche Kontraktur

Es handelt sich um eine Verdickung und Verkürzung der Palmaraponeurose und des umgebenden Gewebes, die in der Tiefe des Subkutangewebes liegen und sich nach der Oberfläche zu den Fingerbeugern ausbreitet. Die Ätiologie der Erkrankung ist nicht bekannt.

Bekanntermaßen kommt sie bei wiederholten lokalen Traumen vor. In Verbindung mit einer Leberzirrhose ist die Entstehungsursache unbekannt.

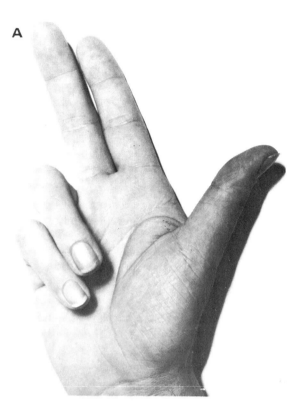

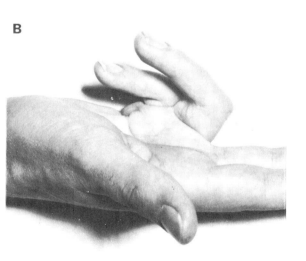

Abb. 5.2 Dupuytrensche Kontraktur. (A) Blick auf die Handfläche: Typische Deformität. Flexion der Metakarpophalangeal- und proximalen Interphalangealgelenke und Streckung der distalen Interphalangealgelenke.
(B) Das Seitenbild zeigt die Hautfalten und den angespannten Strang der Palmarfaszie.

Anamnese

Alter. Die Dupuytrensche Kontraktur beginnt gewöhnlich im mittleren Lebensalter, um dann langsam fortzuschreiten. Die Patienten haben in der Regel erst im höheren Alter Beschwerden.

Geschlecht. Männer sind zehnmal häufiger betroffen als Frauen.

Symptome. **Ein Knoten in der Handfläche.** Der Patient bemerkt eine Verdickung im Handflächengewebe in der Nähe der Basis des Ringfingers, lange Jahre bevor sich die Kontraktur entwickelt.

Kontraktur. Schließlich fällt dem Patienten auf, daß er das Metakarpophalangealgelenk des Ringfingers und später auch des Kleinfingers nicht mehr voll strecken kann. Kommt es zu einer schweren Kontraktur, werden die Finger in die Hand hereingezogen und sind damit gebrauchsunfähig.

Es besteht dabei **kein Schmerz.** Nur selten ist der Knoten in der Hand berührungsempfindlich.

Entwicklung. Der Knoten wird langsam größer, und es bilden sich Stränge der kontraktierten Faszie aus, die prominent sind. Es treten tiefe Hautfalten auf, die an der verdickten Faszie fixiert sind. In diesem Bereich ist die Haut feucht und narbig. In gleichem Ausmaß nimmt die Deformität der Finger langsam zu.

Mehrfaches Auftreten. Die Dupuytrensche Kontraktur ist gewöhnlich beidseits. Man findet sie gelegentlich auch an den Füßen.

Ursache. Sie kann anläßlich wiederholter Traumen der Handfläche auftreten. Man findet sie bei Schustern und anderen Handwerkern. Es besteht jedoch kein zwingender Zusammenhang.

Systemische Erkrankungen. Es kann eine Epilepsie oder eine Leberzirrhose vorliegen, da die Dupuytrensche Kontraktur mit diesen Erkrankungen in höherer Inzidenz auftritt. Die Ursachen dafür sind jedoch unbekannt.

Familienanamnese. Gelegentlich ist sie familiär gehäuft. Sie wird dann autosomal dominant vererbt.

Lokale Untersuchung

Die Handfläche. Bei der Palpation findet sich ein derber, unregelmäßig geformter Knoten mit unscharfer Begrenzung, der etwa 1–2 cm proximal der Basis der Ringfinger liegt. Von dem Knoten zieht ein derber Strang zur Basis des Ring- und Kleinfingers und nach proximal zum Retinaculum der Flexoren. Dieser Strang spannt sich straffer, wenn man versucht, die Finger zu extendieren.

Die Haut ist faltig und gerunzelt und ist fest auf dem Knoten fixiert.

Die Deformität. Das Metakarpophalangealgelenk und das proximale Interphalangealgelenk sind flektiert, da die Palmarfaszie beidseits an die proximalen und mittleren Phalangen heranreicht. Das distale Interphalangealgelenk steht in Streckstellung. Meistens ist der Ringfinger betroffen, dieser kann so eingezogen sein, daß der Fingernagel sich in die Handfläche eingräbt. **Diese fixierte Flexion ist durch eine Flexion des Handgelenkes nicht zu lösen.**

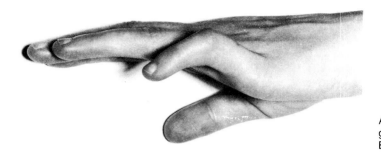

Abb. 5.**3** Angeborene Kontraktur des Kleinfingers. Das proximale Interphalangealgelenk in Beugestellung.

Lokales Gewebe. Die übrige Hand ist unauffällig. Gelegentlich finden sich Verdickungen des Subkutangewebes an der Streckseite der proximalen Phalangen der befallenen Finger. Man nennt dies auch den Garrodschen Wulst.

Allgemeinuntersuchung

Die Dupuytrensche Kontraktur tritt gelegentlich im Zusammenhang mit einer Epilepsie oder einer Leberzirrhose auf. Dies sollte man ausschließen. Unter Umständen tritt sie auch an den Füßen auf.

Kongenitale Kontraktur des Kleinfingers

Es handelt sich um eine kongenitale Deformität. Der Patient ist sich meistens gar nicht bewußt, daß sie vorliegt und hält das Aussehen des Kleinfingers für normal. Diese Erkrankung wurde deshalb erwähnt, weil sie die gegenteilige Deformität der Dupuytrenschen Kontraktur darstellt. Studenten, die dieses Krankheitsbild nicht kennen, stellen häufig eine Fehldiagnose.
Nehmen Sie Ihre Teetasse zwischen Daumen und Zeigefinger und strecken Sie den Kleinfinger in der Art eines affektierten Snobs auf einer Teeparty ab. Er wird eben in dieser Stellung der kongenitalen Deformität abgespreizt.

Volkmannsche ischämische Kontraktur

Es handelt sich um eine Verkürzung der langen Flexoren des Unterarmes infolge einer Muskelfibrose oder Sekundärfolge einer Ischämie. Ursachen dafür sind ein direktes Trauma der Arterie im Zusammenhang mit einer Fraktur in Ellbogennähe (meistens handelt es sich um suprakondyläre Frakturen), ein schnürender Verband mit Minderung der Blutversorgung und arterielle Embolien.

Anamnese

Alter. Suprakondyläre Frakturen sind häufig im Kindes- und Jugendalter. Die Volkmannsche Kontraktur beobachtet man deshalb zwischen dem 5. und 25. Lebensjahr.
Ursache. Der Patient ist sich in der Regel über die Entstehung im klaren. Er kann einen Zusammenhang zwischen dem Verlust der Fingerextension und einem stattgehabten Trauma herstellen. In der Tat kommt es zu einem Verlust der Fingerbeweglichkeit sehr häufig bei Immobilisierung des Armes während einer Frakturbehandlung.
Symptome. **Schmerz.** Die Ischämie der Muskulatur ist sehr schmerzhaft. Der Patient klagt über Schmerzen im Verband am distalen Frakturfragment. Wenn dies vorliegt, muß man den Verband sofort entfernen und die Muskulatur sehr sorgfältig untersuchen.
Verlust der Fingerbeweglichkeit. Die Fingerbewegungen, speziell der Extension, werden schmerzhaft und eingeschränkt. Dies ist ein sehr bemerkenswertes Zeichen, da in der Regel bei einer Fraktur keine Einschränkung der Fingerbeweglichkeit vorliegt. Ist der Unterarm nicht durch den Gipsverband ruhiggestellt, so kann der Patient bei Beugung im Handgelenk die Finger extendieren.
Kältegefühl. Wenn die Blutversorgung der Hand auch vermindert ist, so ist die Haut kalt und blaß.
Parästhesien. Wenn zusätzlich eine Ischämie der Nerven im anterioren Kompartiment vorliegt (N. medianus und N. interosseus anterior), so entsteht ein »Bitzeln« im Ausbreitungsgebiet des N. medianus, oder der Patient verspürt einen schweren, brennenden Schmerz der ischämischen Neuritis.
Entwicklung. Wenn die akute Phase beendet ist, nimmt der Schmerz langsam ab, die Einschränkung der Fingerextension nimmt zu, die Hand bekommt das Aussehen einer Klaue. In der Regel sucht der Patient den Arzt erst mit der Ausbildung des vollen Krankheitsbildes auf.

Lokale Untersuchung

Inspektion. Die Haut in der Hand ist in der Regel **blaß**, und die Hand erscheint **hypotrophiert**. Alle Finger sind gebeugt, und die Beugeseite des Unterarmes ist verschmächtigt und atrophisch.
Die Deformität wird als »Klauenhand« bezeichnet.
Palpation. In der Akutphase ist der Unterarm geschwollen und gespannt, und anschließend kommt es zur Verschmächtigung, die Hand ist kalt und pulslos. Später kommt es zur Muskelfibrose und zur Verkürzung der Unterarmmuskulatur mit Verhärtung und Strangbildung.

Beweglichkeit. **Die Fingerstreckung ist eingeschränkt, wird aber durch eine Flexion im Handgelenk verbessert.** Dies ist ein wichtiges differentialdiagnostisches Kriterium, um die Volkmannsche Kontraktur von der Dupuytrenschen zu unterscheiden. Zwar können die Finger weiter flektiert werden bei jedoch kraftlosem Faustschluß. Alle anderen Hand- und Fingerbewegungen sind zwar ausführbar, jedoch behindert durch die Fingerkontrakturen.

Die forcierte Extension der Finger ist in der akuten Phase schmerzhaft und im chronischen Stadium unangenehm. Ein wichtiges differentialdiagnostisches Kriterium der ischämischen Kontraktur gegenüber einem Nervenschaden besteht darin, daß alle Muskeln, auch die geschädigten, noch funktionsfähig sind, während sie bei der »Klauenhand« aufgrund eines Nervenschadens gelähmt sind.

Zustand des lokalen Gewebes. Die Veränderungen der Arterien und Nerven des Unterarmes und der Hand wurden bereits beschrieben. Ist die Kontraktur Folge einer Fraktur, sind Gefäße und Nerven proximal dieses Niveaus unauffällig.

Herz, große Gefäße, Subklavia und Axillararterien müssen sehr sorgfältig untersucht werden, um einen arteriellen Embolus auszuschließen.

Palpieren Sie die Fossa supraclavicularis, um eine Halsrippe oder ein Aneurysma der A. subclavia auszuschließen.

Karpaltunnelsyndrom

Dies ist ein Krankheitsbild, bei dem der N. medianus bei seiner Passage durch den Karpaltunnel komprimiert wird – es ist der Raum zwischen den Handwurzelknochen und dem Retinaculum flexorum–. Die Ursache der Kompression können Skelettveränderungen, Schwellungen des umgebenden Gewebes im Karpaltunnel oder eine Verdickung des Retinaculum sein. Man findet es häufig während der Schwangerschaft, bei CP, Myxödem und bei der Osteoarthritis.

Anamnese

Alter und Geschlecht. Man findet das Karpaltunnelsyndrom häufig bei Frauen mittleren Alters, speziell während der Menopause.

Lokale Symptome. **»Das Fingerkribbeln«**, vor allem im Zeige- und Mittelfinger ist das Leitsymptom. Manchmal ist auch der Daumen betroffen. Theoretisch ist der Kleinfinger immer ausgeschlossen, da er vom N. ulnaris versorgt wird, gelegentlich klagen die Patienten jedoch über Kribbeln in der ganzen Hand.

Schmerzen im Unterarm. Gelegentlich kommt es zu ausstrahlenden Schmerzen vom Handgelenk in die Medialseite des Unterarmes in Form eines stechenden Schmerzes.

Funktionsverlust. Bei Zunahme der Kompression kommt es zur Nekrose von Axonen des Nerven mit kompletter Schädigung. Da es zur Einschränkung der Oberflächensensibilität kommt, fallen dem Patienten kleine Gegenstände aus der Hand, außerdem ist die Feingreiffähigkeit gestört. Beachten Sie, daß das nicht durch eine Einschränkung der Muskelkraft verursacht ist, sondern durch einen Verlust der Feingreiffähigkeit. Im Endstadium, bei voll ausgeprägtem Nervenschaden tritt ein zusätzlicher motorischer Verlust auf, der zu einer Kraftlosigkeit und Muskellähmung des Thenar und der ersten beiden Lumbrikalmuskeln führt.

Nächtliche Exazerbationen. Die Patienten wachen in der Nacht durch ihre Beschwerden auf. Warum dies so ist, ist schwierig zu erklären. Aber gerade diese Angaben sind charakteristisch und pathognomonisch.

Allgemeinuntersuchung. Eine **Gewichtszunahme** kann die Symptomatik des Karpaltunnelsyndroms verstärken. Diese kann wieder eine sekundäre Folge anderer Grundkrankheiten, wie eines Myxödemes oder einer Steroidtherapie oder einer physiologischen Wasserretention während einer Schwangerschaft sein.

Ist es die Folge einer CP oder einer Osteoarthritis, so hat der Patient **Symptome dieser Erkrankung auch an anderen Gelenken.**

Lokale Untersuchung

Inspektion. Gewöhnlich ist die Hand unauffällig, lediglich in fortgeschrittenen Fällen findet sich eine Atrophie des Thenar.

Palpation. Forcierter Druck auf das Retinaculum löst keine Symptome aus, wogegen eine maximale Flexion des Handgelenks über 1–2 Minuten die typische Symptomatik hervorruft.

Die Oberflächensensibilität und Zweipunktediskrimination der Hand ist im Bereich des Ausbreitungsgebietes des N. medianus vermindert (Handflächen, Daumen, Zeigefinger- und Mittelfinger). Die Atrophie des Thenar ist leichter bei Muskelkontraktion zu tasten.

Die Handgelenkpulse, Farbe und Temperatur der Haut sind unauffällig.

Bewegung. Alle Gelenkbewegungen der Hand, sowohl aktiv wie passiv, sind frei.

Abduktion, Adduktion und Opposition des Daumens können kraftlos sein, wobei jedoch nie ein vollständiger Funktionsausfall zu verzeichnen ist.

Allgemeine Untersuchung

Es gilt, zwei wichtige Grundsätze zu beachten.

Erstens, man muß andere Ursachen der Parästhesie der Hand ausschließen, wie zervikale Spondylose, Halsrippe, periphere Neuritis und seltene neurologische Erkrankungen. Dies setzt eine detaillierte Untersuchung des Kopfes, des Halses und des Armes voraus.

Zweitens, man muß nach einer möglichen Ursache des Karpaltunnelsyndromes suchen, wie Schwangerschaft, CP, Osteoarthritis und Myxödem.

Klauenhand

Unter diesem Krankheitsbild versteht man eine Deformität, in der alle Finger permanent flektiert sind. Obwohl dies auch bei einer Lähmung des N. ulnaris auftritt, mit dem Ergebnis der Flexion des Ring- und Kleinfingers, so ist dies keine Klauenhand, da die übrigen Abschnitte der Hand unauffällig sind. Die Ursachen dafür sind neurologische oder Erkrankungen der Muskulatur des Skelettsystemes.

Neurologische Ursachen

Halten Sie sich nochmals den anatomischen Nervenverlauf von seinem Ursprung aus dem Rückenmark bis in die Peripherie vor Augen. Obwohl die neurologisch bedingte Klauenhand zunächst einen Verlust der motorischen Funktion darstellt, ist sie sehr oft von einem sensorischen Funktionsverlust begleitet.
Rückenmark. Poliomyelitis, Syringomyelie, amyotrophe Lateralsklerose.
Plexus brachialis. Trauma der medialen Wurzeln und der Faszikeln, vor allen Dingen Geburtstraumen der unteren Faszikeln (Klumpkesche Lähmung), Infiltration des Plexus brachialis durch maligne Erkrankungen.
Periphere Nerven. Trauma, Durchtrennung des N. medianus und ulnaris. Periphere Neuritis.

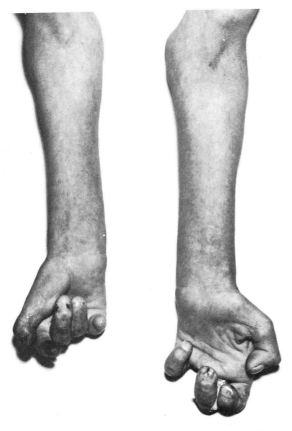

Abb. 5.4   Beidseitige Klauenhand bei Syringomyelie. Beachten Sie, die Fingerveränderungen und die Amputationen sind Ursache aufgehobener Schmerz- und Temperaturwahrnehmung.

Ursachen muskulärer Skelettveränderungen
Volkmannsche und ischämische Kontraktur

Dies ist die einzige Form der Klauenhand, bei der es gelingt, durch eine Flexion im Handgelenk diese zu vermindern.
Gelenkerkrankungen. Asymmetrische Muskelspannung, Knochen- und Gelenkdeformitäten und Subluxation der Fingergelenke bei CP können eine Klauenhand hervorrufen.

Schnellender Finger

Es handelt sich um ein Krankheitsbild, wobei der Finger in voller Flexion gesperrt ist und nur durch exzessive forcierte Kraftanstrengung gestreckt werden kann. Gelegentlich ist die Hilfe der anderen Hand dazu nötig. Die Extension erfolgt plötzlich und mit einem Schnappen, daher der Name schnellender Finger. Die Ursache ist eine Verdickung der Beugesehne in Höhe ihres Eintrittes in die Sehnenscheide. Daraus resultiert die Bewegungsbehinderung.

Anamnese

Alter und Geschlecht. Zwei Gruppen von Patienten werden davon betroffen, Frauen mittleren Alters und sehr kleine Kinder. Bei Neugeborenen und Kindern kann der Daumen betroffen sein. Das ist allerdings sehr selten. Darüber wurde früher schon berichtet.
Symptome. Der Patient klagt über das Schnappen des Fingers und die schnellende Bewegung oder die durch die Fixation flektierte Stellung.
Dabei handelt es sich nicht um ein schmerzhaftes Leiden, selbst dann nicht, wenn die forcierte Extension notwendig ist.
Die Erkrankung nimmt an Schwere zu, aber eine vollkommen fixierte Flexion ohne Streckung ist ungewöhnlich.
Ursache. Gelegentlich erinnert sich der Patient an ein vorausgegangenes Trauma der Sehne oder Sehnenscheide mit Verdickung, aber in der Regel fehlen solche Angaben.

Lokale Untersuchung

Inspektion. Der Patient führt in der Regel das Verhalten des Fingers vor, der Finger selbst ist unauffällig.
Palpation und Beweglichkeit. Die Verdickung der Sehne und der Sehnenscheide kann man in Höhe des Metakarpalköpfchens tasten. Während der Bewegung tastet man das Schnappen der verdickten Sehne beim Eintritt in die Sehnenscheide.

Allgemeinuntersuchung

Der schnellende Finger ist ein isoliertes Krankheitsbild.

Mallet-Finger

Es handelt sich um eine fixierte Flexion des distalen Interphalangealgelenkes der Finger. Die Ursache ist eine Ruptur des Strecksehne oder eine Absprengung des knöchernen Ansatzes am Endglied. Gelegentlich bezeichnet man ihn auch als »Baseball«-Finger, da diese Verletzung am häufigsten bei dieser Sportart auftritt. Allgemein ist der Verletzungsmechanismus in einer forcierten Flexion bei Streckung des Endgelenkes zu suchen.

Anamnese

Der Patient kann sich an das Trauma in der Regel erinnern, da es jedoch nicht schmerzhaft ist, sucht er nicht sofort den Arzt auf. Dieser wird oft erst dann konsultiert, wenn der Finger behindert ist.
Symptome. Das Streckdefizit am Endglied des Fingers ist nicht sehr störend, es sei denn, der Patient ist beruflich auf die volle Beweglichkeit aller seiner Finger angewiesen. In diesem Falle liegt dann eine erhebliche Störung vor.
Einige Patienten empfinden den Mallet-Finger als entstellend.

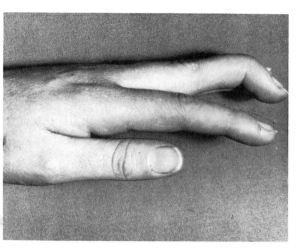

Abb. 5.**5**   Mallet-Finger. Die Streckhemmung im Endglied fällt nur bei gestreckten Fingern auf.

Untersuchung

Bei voller Streckung aller Finger ist das betroffene Endglied 15–20 Grad flektiert. Ist das distale Interphalangealgelenk um 90 Grad flektiert, so kann der Patient die Streckung bis zu einem Winkel von 20 Grad ausführen.
Röntgenologisch sollte eine Abrißfraktur des knöchernen Ansatzes der Sehne ausgeschlossen werden.

Frostbeulen (Erythema pernio)

Die Frostbeule ist definiert als ein Haut- und subkutanes Ödem, das durch eine durch Kälte induzierte kapilläre Störung entsteht. Frostbeulen sind das bei weitem am häufigsten vorkommende Krankheitsbild an Körperstellen mit **erhöhter Kälteempfindlichkeit.** Gleichzeitig mit dem Ödem besteht ein Gefäßspasmus und eine interstitielle Lymphozyteninfiltration.

Anamnese

Alter. Frostbeulen treten erstmals in der Kindheit oder im frühen Erwachsenenalter auf.
Geschlecht. Frauen sind häufiger betroffen als Männer.
Beruf. Ein Beruf, der im Freien ausgeübt wird, ist prädisponiert für diese Erkrankung.
Symptome. Der Patient klagt über eine **Schwellung** an der Seite oder am Rücken der Finger oder Zehen, die sich innerhalb weniger Minuten oder Stunden nach Kälteexposition entwickelt.
Die Schwellung ist **schmerzhaft,** besonders in warmer Umgebung, und **juckt** oft. Die Haut ist exulzeriert, und es wird seröse Flüssigkeit abgesondert. Da eine unabdingbare Voraussetzung die Kälteexposition ist, treten sie gewöhnlich **im Winter** auf. Frostbeulen sind oft **multipel** und treten an den Zehen, Fersen, Unterschenkeln und an den Händen auf.
Entwicklung. Erstmals findet man sie in der Kindheit und in der Adoleszenz, und dann treten sie regelmäßig im Winter auf, bis der Patient das mittlere Lebensalter erreicht. Läßt die Anfälligkeit für diese Erkrankung im Laufe des Lebens nach, so bleibt trotzdem eine Überempfindlichkeit für Kälte bestehen, vor allen Dingen an den Händen, im Sinne eines Raynaud-Syndroms.
Familienanamnese. Die Tendenz zum Auftreten der Erkrankung ist oft familiär.

Lokale Untersuchung

Lokalisation. Gewöhnlich treten die Frostbeulen an der Streck- und Lateralseite der Finger auf.
Farbe. Zunächst ist die Haut über der Schwellung blaß, um dann rasch in rötlich-blau zu wechseln.
Temperatur. Die Hauttemperatur in diesem Bereich ist normal oder geringgradig kühler.
Aussehen und Größe. Es handelt sich um abgeflachte Effloreszenzen mit aufgeworfenen und schlecht abgrenzbaren Rändern mit langsamem Übergang zum normalen Finger.

Übersichtstabelle 5.**3**   **Die Ursachen der Klauenhand (Affenhand)**

Kombinierte Lähmung des N. ulnaris und medianus
Volkmannsche ischämische Kontraktur
Fortgeschrittene CP
Schädigung des Plexus brachialis (medialer Faszikel)
Rückenmarksläsionen:
Syringomyelie
Poliomyelitis
amyotrophe Lateralsklerose

Sie variieren in der Größe, an den Fingern erreichen sie einen Durchmesser von über 0,5–2 cm, an den Beinen bis zu 4–5 cm.
Oberfläche. Haut- und Subkutangewebe sind ödematös verändert. Es sammelt sich Gewebsflüssigkeit in den intradermalen Blasen, die dann spontan platzen und oberflächlich exulzerieren. Kommt es zu keiner Spontanheilung, kommt es zur tiefen Exulzeration und

damit zur Zerstörung der gesamten Dicke des Hautmantels unter Hinterlassung einer deutlichen Narbe.

Zusammensetzung. Obwohl die Geschwulst hauptsächlich aus Ödemflüssigkeit besteht, kommt es sehr oft zu einer zusätzlichen beträchtlichen zellulären Infiltration, so daß sich die Frostbeulen hart und fest anfühlen.

Lymphknoten. Die axillären oder inguinalen Lymphknoten sind nicht vergrößert, es sei denn, die Beulen sind infiziert – ein seltenes Ereignis.

Lokale Gewebsreaktion. Gelegentlich findet sich eine lange bestehende arterielle Durchblutungsstörung, fehlender Handgelenkpuls und positiver Allen-Test (s. S. 103), Atrophie der Fingerbeeren, rezidivierende Paronychien und Narben von früheren Frostbeulen. Die Innervation der Hand ist unauffällig.

Allgemeine Untersuchung

Die übrigen Extremitäten erscheinen kalt und zeigen das Raynaud-Phänomen oder eine Akrozyanose.

Raynaud-Phänomen

Die Symptome und das klinische Bild, die zu der Bezeichnung Raynaud-Phänomen geführt haben, bestehen aus einer Reihe von Hautverfärbungen der Hand bei Kälteexposition.

Die Reihenfolge der Farbveränderungen der Haut sind typisch: weiß, blau und rot.

Weiß. Die Haut eines oder mehrerer Finger wird weiß.

Blau. Nach einem entsprechenden Zeitintervall verfärbt sie sich tief-blau, die Finger sind kalt und taub.

Rot. Läßt der Gefäßspasmus nach, verfärbt sich die Haut rot, und sie wird heiß; der Patient hat das Gefühl eines brennenden Schmerzes.

Ein oder zwei dieser typischen Phasen können fehlen. Die Finger können sich von weiß nach rot verfärben oder können die normale Hautfarbe nach der blauen Phase einnehmen, oder sie können nur blau werden.

Die schulmäßige Erklärung dieser Veränderungen ist: Die **weiße** Phase ist bedingt durch einen Spasmus der Arteriolen und damit einem Stopp der Blutversorgung des Gewebes.

Der **blauen** Phase liegt eine zunehmende Deoxygenierung des Blutes zugrunde, bedingt durch die erweiterten Kapillaren. Gleichzeitig besteht eine venöse Gefäßfüllung infolge eines persistierenden venösen Spasmus.

Die **rote** Phase ist die Periode der reaktiven Hyperämie, die dem Ende des Arteriolenspasmus folgt. Diese Luxusperfusion über die erweiterten Gefäße läßt die Haut rot, heiß und schmerzhaft werden.

Es gibt viele Gründe für das Raynaud-Phänomen. Sie sind in Kapitel 7 beschrieben (S. 141), da das Raynaud-Phänomen keine auf die Hand beschränkte Erkrankung ist, obwohl diese am meisten davon befallen wird. Es kann an den Füßen, den Ohren, an der Nase und an den Lippen auftreten.

Im Intervall finden sich keine Auffälligkeiten des Gewebes. Letztendlich kommt es zu einem dauernden Strukturschaden der Arterien mit bleibenden Veränderungen des Gewebes.

Skleroderma

Das Skleroderma ist eine ungewöhnliche Erkrankung der Haut und des Subkutangewebes, das verdickt und steif wird. Obwohl es sich um eine systemische Erkrankung handelt, speziell des Ösophagus und Dickdarmes, aber ebensogut der Haut, sind die Hände häufig bereits Jahre vorher befallen, bevor es zur Generalisierung kommt.

Den strukturellen Veränderungen an den Händen geht oft viele Jahre ein Raynaud-Phänomen voraus. Die Ätiologie der Erkrankung ist unbekannt; die typische Pathologie sind verdickte und steife Kollagenfibrillen im Gewebe.

Anamnese

Alter. Die Sklerodermie beginnt etwa Ende Dreißig mit sehr diskreten Anzeichen.

Geschlecht. Frauen werden häufiger betroffen als Männer.

Symptome. **Dicke Finger.** Die Patienten bemerken, daß die Haut der Finger langsam blaß und dicker wird und daß die Bewegungen in den Interphalangealgelenken eingeschränkt sind.

Viele Patienten kommen unter dem Bild eines **Raynaud-Phänomens** Jahre bevor die strukturellen Hautveränderungen auftreten. **Schmerzhafte Schrunden und Ulzerationen** findet man in der Haut der Fingerspitzen.

Manche Patienten leiden unter multiplen, rezidivierend auftretenden, kleinen Abszessen im Bereich der Fingernägel mit pochendem und dumpfem Schmerz, aus denen sich schließlich ein kleiner Eiterpfropf entleert.

Entwicklung. Obwohl diese Symptome meistens an einer Hand oder an einem Finger beginnen, werden jedoch allmählich alle Finger an beiden Händen befallen.

Systemische Ausbreitung. Wird der Ösophagus befallen, so leidet der Patient unter **Dysphagie**, ein Befall des Kolons äußert sich in **Verstopfung** und **kolikartigem Schmerz.**

Lokale Untersuchung

Farbe. Die Hände sind weiß, wächsern, als eine Kombination von Ischämie und Dickenzunahme der Haut.

Temperatur. Die Hände sind kalt, vor allem die Fingerspitzen.

Größe und Aussehen. Die Hände und Finger sind geschwollen, die Haut **verdickt**, die Papillarleisten der Finger sind **atrophiert**. Beidseits der Fingernägel und an der Fingerbeere finden sich oft kleine Narben als Ausdruck abgelaufener Abszesse.

Knötchen. Man findet kleine, harte, subkutan gelegene Knötchen in den Fingerbeeren, an der Streckseite der Hand und den Fingern. Es handelt sich um kalzifiziertes, ischämisches Fettgewebe.

Pulse. Die Handgelenkpulse sind in der Regel unauffällig. Beim Allen-Test kommt es jedoch häufig zu einer Unterbrechung der Blutzufuhr in den Digitalarterien.

Nerven. Die Innervation der Hand ist unauffällig.
Gelenke. Durch die Dickenzunahme der Haut kommt es zur Einschränkung der Gelenkbeweglichkeit der Finger. Gelegentlich sind die Interphalangealgelenke selbst betroffen, was sich in einer Streckhemmung äußert.

Allgemeinuntersuchung

Andere klinische Zeichen der Sklerodermie können auftreten:

Gesicht. Die Gesichtshaut erscheint teigig, durchscheinend und der Mund klein – **Mikrostomie** –. Es finden sich häufig **multiple Teleangiektasien** im gesamten Gesicht (und manchmal an den Händen).
Allgemeine Schwäche. Durch die Dysphagie kommt es zur Gewichtsabnahme und allgemeinen Schwäche.
Subileus. Die Sklerodermie des Kolons führt zu einer verminderten Peristaltik, chronischer Obstipation und zum Subileus.

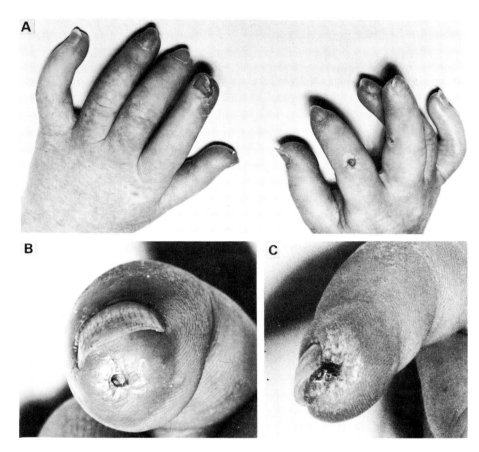

Abb. 5.**6**   Die Auswirkungen der Sklerodermie auf die Hand. (A) Dicke, steife Finger mit blasser, wächserner, verdickter Haut. (B) Ein ischämisches Ulkus an der Fingerspitze. Diese zerstören die Fingerbeere. Der Finger wird spitz. (C) Chronische Paronychie.

Fingergelenksganglion

Unter einem Ganglion versteht man eine Inkapsulation von myxomatös degeneriertem Bindegewebe. Findet sich ein Ganglion an der Beugeseite eines Fingergelenkes, so ist der Griff beeinträchtigt, es treten Schmerzen auf, die in keinem Verhältnis zur Größe der Läsion stehen.

Anamnese

Alter und Geschlecht. Fingergelenksganglien sind eine häufige Erkrankung von Männern mittleren Lebensalters.

Symptome. Der Patient klagt über einen **scharfen Schmerz** an der Basis eines Fingers bei jedem Griff. Er hat auch durch die **Geschwulst** Beschwerden.

Lokale Untersuchung

Hautfarbe und Temperatur sind unauffällig.
Lokalisation. Man findet einen kleinen, schmerzhaften Knoten an der Palmarseite einer Fingerbasis über der Sehnenscheide der Beuger.
Berührungsempfindlichkeit. Ein direkter Druck auf das Knötchen ist **äußerst schmerzhaft**.
Aussehen. Das Knötchen ist halbkugelig oder kugelig.
Größe. Das Ganglion ist gewöhnlich sehr klein.

Symptome. Sie können bereits bei einer Größe von 2–3 mm im Durchmesser auftreten.
Oberfläche und Rand. Die Oberfläche des Knötchens ist glatt und der Rand scharf begrenzt.
Zusammensetzung. Es fühlt sich solid und hart an. Wegen der geringen Größe ist eine weitere Untersuchung oft nicht möglich.
Lymphknoten. Die lokalen Lymphknoten sind unauffällig.
Lokale Reaktion. Die übrige Hand ist unauffällig.

Heberden-Knoten

Bei den Heberden-Knötchen handelt es sich um knöcherne Auftreibungen im Bereich des distalen Fingergelenkes. Es ist eine reine Lokalerkrankung ohne Hinweis auf Begleiterkrankungen oder Generalisierung.

Anamnese

Die Patienten klagen über die Schwellung und Deformität der Fingergelenke. Gelegentlich findet sich ein altes Fingertrauma oder ein länger bestehender steter Schmerz.

Untersuchung

Die Heberden-Knötchen findet man gewöhnlich an der Streckseite knapp distal des Endgelenkes, sie sind unbeweglich, man kann eindeutig einen Zusammenhang mit dem Knochen feststellen.
Die Gelenkbewegungen sind nur geringfügig durch eine Begleitosteoarthritis eingeschränkt, oder es besteht eine Radialdeviation der Fingerendphalanx.
Am häufigsten ist der Zeigefinger befallen. Gelegentlich entstehen in diesem Gebiet Schleimbeutel. Ähnliche Erscheinungen können auch in den proximalen Fingergelenken auftreten.

Bemerkungen

Bei den Heberden-Knötchen handelt es sich um eine streng lokale Erkrankung, ohne daß eine systemische Knochenerkrankung vorliegt. Man sollte sie nicht mit rheumatoiden Knötchen verwechseln. Diese unterscheiden sich histopathologisch durch eine Nekrose mit einem Wall von Fibroblasten und chronischen Entzündungszellen. Man findet sie überall im Bindegewebe. Außerdem finden sich bei Patienten mit rheumatoiden Knötchen die übrigen Manifestationen der CP.

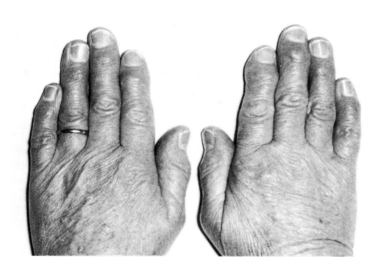

Abb. 5.**7**   Heberden-Knoten. Der Patient kann die Finger ohne Schmerz frei bewegen trotz großer Heberden-Knoten an der Basis der distalen Phalanx des Zeige- und Mittelfingers.

Rheumatoide Arthritis der Hand

Die Symptome und die klinischen Bilder der CP wurden in Kapitel 4 beschrieben. Hier sollen lediglich die Manifestationen an der Hand aufgezeigt werden. Die Deformitäten der rheumatoiden Arthritis sind das Ergebnis einer Kombination von einem ungleichen Zug der Sehnen und einer Zerstörung der Gelenkflächen.

Gelenkschwellungen

Am meisten sind die Metakarpophalangeal- und die proximalen Interphalangealgelenke betroffen. Diese Gelenkschwellungen verformen den Finger keulen- bzw. spindelförmig.

Ulnardeviation der Finger

Die Finger weichen zur Ulnarseite der Hand ab, es tritt eine Varusdeformität der Metakarpophalangealgelenke auf. In fortgeschrittenen Stadien kann diese Varusdeformität 45–60 Grad erreichen.

Beugung des Handgelenkes

Am Handgelenk entwickelt sich eine fixierte Flexion gewöhnlich von einer Ulnardeviation begleitet.

»Schwanenhals«-Deformität der Finger

Als Schwanenhalsdeformität bezeichnet man eine Hyperextension in den proximalen und eine Flexion in den distalen Interphalangealgelenken. Sie entsteht

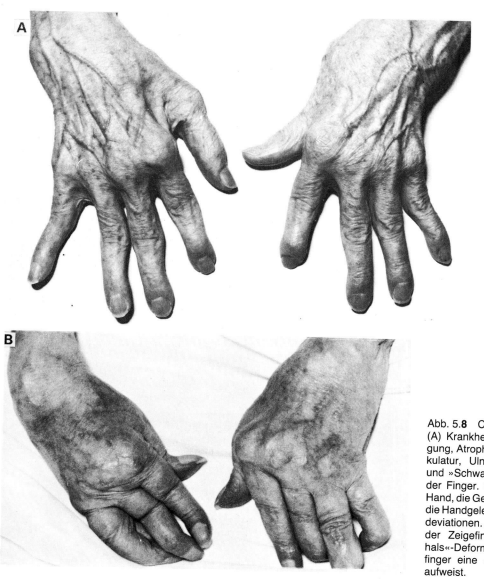

Abb. 5.8   CP der Hand.
(A) Krankheitsbild: Mäßige Ausprägung, Atrophie der Handbinnenmuskulatur, Ulnardeviation der Finger
und »Schwanenhals«-Deformierung
der Finger. (B) Schwer deformierte
Hand, die Gelenke sind geschwollen,
die Handgelenke gebeugt mit Finger-
deviationen. An der rechten Hand hat
der Zeigefinger eine »Schwanenhals«-Deformität, während der Ringfinger eine »Knopfloch«-Deformität
aufweist.

durch fibrotische Umwandlung der interossealen und
lumbrikalen Muskeln.

»Knopfloch«-Deformität

Sie ist das Gegenteil der »Schwanenhals«-Deformität.
Sie besteht in einer Flexion der proximalen und einer
Hyperextension der distalen Interphalangealgelenke.

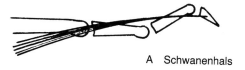

A   Schwanenhals

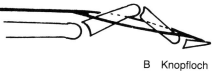

B   Knopfloch

Abb. 5.9   (A) Die »Schwanenhals«-Deformität hat ihre Ursa-
che in einer fibrotischen Umwandlung der Interosseal- und
Lumbrikalmuskeln.
(B) Die »Knopfloch«-Deformität entsteht dadurch, daß sich das
proximale Interphalangealgelenk durch das Zentrum der
Strecksehne bohrt mit einer sekundären Ruptur des zentralen
Strecksehnenanteiles.

Die Ursache ist ein Durchtreten und Einzwängen des gebeugten proximalen Interphalangealgelenkes durch den rupturierten zentralen Anteil der Strecksehne.

Sehnenrupturen

Bei schwerer CP unterliegen manche Sehnen einem vermehrten **Verschleiß** und rupturieren. Daraus entsteht eine Vielfalt von Deformitäten. Die häufigste Sehnenruptur ist die der langen Finger- oder des Daumenstreckers.

Das kombinierte Palmar-»Ganglion«

Dieser Ausdruck wird angewendet bei einer Schwellung der Synovia, der Sehnenscheide der Fingerbeuger. Es handelt sich **nicht um ein Ganglion**. Es tritt heute gewöhnlich bei der rheumatoiden Arthritis auf, vor 50 Jahren etwa war es eine häufige Begleiterscheinung der Tuberkulose.

Anamnese

Prädilektionsstelle ist eine **Schwellung** an der Beugeseite des Handgelenkes und manchmal auch in der Handfläche.
Schmerzen sind ungewöhnlich.
Der Patient bemerkt eine **Krepitation** während der Fingerbewegung.
Parästhesien treten bei Druck auf den N. medianus auf.

Lokale Untersuchung

Eine Zunahme der Synovialschicht der Sehnenscheiden der Beuger führt zu einer fluktuierenden Schwellung, die man an der Beugeseite des Handgelenkes oder im proximalen Unterarm oder auch in der Handfläche tasten kann. Da diese Schwellung in der Nähe des Retinaculum der Flexoren lokalisiert ist, kann man die flüssigkeitsgefüllte Zyste oder das Retinaculum durch Fingerdruck hin und her bewegen.
Eine Krepitation tastet man während der Palpation und bei Fingerbewegungen des Patienten. Diese wird hervorgerufen durch freie Fibrinkörper in der Synovialschicht, gewöhnlich als »Reiskörner« bezeichnet. Es bestehen keine Zeichen einer Entzündung.

Allgemeine Untersuchung

Alle Gelenke sollten auf das Vorhandensein einer rheumatoiden Arthritis untersucht werden. Eine klinische und röntgenologische Untersuchung des Thorax ist zum Ausschluß einer Tuberkulose angezeigt.

Nägel

Die Inspektion der Nägel bringt oft wertvolle Informationen über den Gesundheitszustand des Patienten. Die Nägel sind in der Regel blaß-rosa. Die häufigste Ursache einer blassen Verfärbung der Nägel ist die **Anämie**.
Andere Hinweiszeichen an der Hand für eine Anämie ist das Abblassen der Farbe der Hautfalten. Bei entspannter Hand sind die Hautfalten in der Handfläche

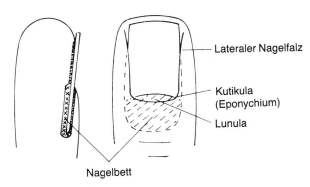

Abb. 5.10　Die Anatomie des Nagels.

dunkler als die umgebende Haut. Spannt man die Hautfläche an, so erscheinen diese Falten tief rot. Bei Anämie sind sie abgeblaßt.

Splitterförmige Hämorrhagien

Splitterförmige Hämorrhagien sind kleinste Extravasate aus den Blutgefäßen des Nagelbettes bedingt durch Mikroembolien der Arteriolen. Es handelt sich um längliche, dünne, rot-braune Streifen, die in der Längsachse des Nagelwachstums verlaufen. Farbe und Aussehen ähneln denen von Holzsplittern unter dem Nagel.
Diese Veränderungen sind ein sehr wichtiger Hinweis auf das Vorliegen einer bakteriellen Endokarditis oder einer fulminanten Septikämie. Gelegentlich kommen sie auch bei einer rheumatoiden Arthritis, bei Mitralstenose und bei schwerer Hypertension vor.

Trommelschlegelfinger

Unter Trommelschlegelfinger versteht man ein Mißverhältnis zwischen Nageloberfläche und umgebendem Weichteilgewebe. Betrachtet man die Finger von der Seite, so sieht man, daß zwischen der Haut und dem Fingernagel ein Winkel von 130–170 Grad besteht.
Es handelt sich hierbei um eine Hypertrophie des umgebenden Gewebes des Nagelbettes, wodurch der Nagel vorgewölbt wird und es zu Störungen des Nagelwachstums kommt, so daß sich der Nagel verbiegt. Durch dieses Mißverhältnis kommt es zu einer Auftreibung im Bereich des Fingerendgliedes.
Einerseits treten dadurch gebogene Nägel auf, andererseits können sie jedoch noch ganz normal sein; diese Veränderung kann sich auch am ganzen Finger abspielen.
Die Endphalanx ist vergrößert und bildet sich kugelig um.

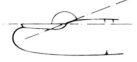
Normaler Nagel-Nagelfalz-Winkel

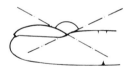
Scharfer Winkel, wie man ihn bei gebogenen Nägeln findet, **kein Trommelschlegel**

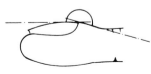
Nagel-Nagelfalz-Winkel größer als 180 Grad = Trommelschlegel

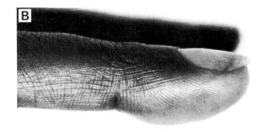

(A) Normale und pathologische Nagel-Nagelfalz-Winkel.   (B) Normaler Finger.

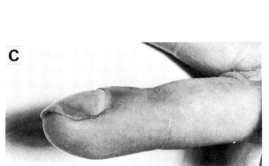

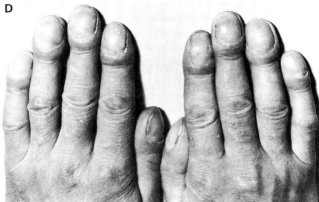

(C) Ein Nagel-Nagelfalz-Winkel größer als 180 Grad = Trommelschlegel. (D) An beiden Händen Trommelschlegelfinger. Beachte die Schwellung der Endphalangen.

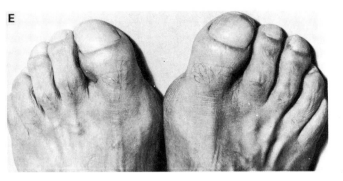

(E) Trommelschlegelzehen.

Abb. 5.**11**

Spatennägel (Koilonychie)

Normalerweise ist der Nagel in der Transversal- und Longitudinalebene konvex mit individuellen Unterschieden.
Bei umgekehrtem Verhalten ist der Nagel wie ausgehöhlt, spatenähnlich (Koilonychie).
Klagt der Patient über dieses veränderte Nagelwachstum, so hat er in der Regel eine Anämie entwickelt als Folge eines chronischen Blutverlustes, z.B. bei Menorrhagien oder Hämorrhoidalblutungen.

Subunguales Hämatom und Melanom

Bei einem Schlag auf den Nagel kommt es zur Einblutung. Diese Blutansammlung unter dem Nagel wird als subunguales Hämatom bezeichnet. Ist ein zeitlicher Zusammenhang zwischen dem Unfall und dem Auftreten der Blutung, so stellt der Patient selbst die Diagnose und kommt lediglich bei Auftreten von Schmerzen zur Behandlung.
Manchmal ist dem Patienten das Trauma nicht erinnerlich, und er ist beunruhigt wegen brauner Flecken unter dem Nagel. Die klinische Problematik in diesem Fall besteht darin, ob es sich bei diesen braunen Flecken um Hämosiderin oder um Melanin handelt, also ein Hämatom oder ein Nävus (s. Abb. 6.15, S. 128).
Das Aussehen der Flecken ist manchmal hilfreich. Das Hämatom ist in der Regel rot-braun mit scharfer Begrenzung und hat eine amorphe Gestalt. Das Melanom ist braun mit einem Stich ins Graue, hat unscharfe Ränder und sieht zellulär aus.
Die Betrachtung mit einem normalen Vergrößerungsglas kann Aufschluß darüber geben, ob sich in dem Gebilde kleine Blutgefäße befinden, dies ist ein Hinweis für eine zelluläre Läsion.
Hat der Patient die Läsion über mehrere Wochen beobachtet, so kann er darüber Auskunft geben, ob sie mit dem Nagelwachstum mitgewandert oder noch an derselben Stelle ist. Hämatome wandern mit dem Nagelwachstum, Melanome sind stationär.
Ist es nicht möglich, aufgrund klinischer Befunde die Diagnose zu stellen, sollte man immer vom Melanom ausgehen und eine histologische Diagnose erzwingen.

Glomustumor

Er ist ausgesprochen selten, wird aber hier erwähnt, weil er sehr schmerzhaft ist und oft unter dem Nagel entsteht. Es ist ein Angioneuromyom.
Der Patient leidet jedesmal, wenn er den Fingernagel berührt, unter massiven Schmerzen. Bei der Untersuchung findet sich in der Regel ein kleiner, tiefroter Punkt unter dem Nagel. Die Farbe rührt von der angiomatösen Natur des Tumors her, der Schmerz wird durch die pathologische Innervation verursacht. Glomustumoren können überall an der Haut auftreten, manifestieren sich jedoch meistens an der Hand.

Veränderungen des Nagels im Zusammenhang mit Allgemeinerkrankungen

Psoriasis – getüpfelte und gerillte Nägel mit vermindertem Wachstum.
Leberzirrhose – weiße Nägel.
Allgemeinkonsumierende Erkrankungen – Querrillen.
Anämie – Koilonychie.

Infektionen der Hand

Infektionen der Hand verursachen schwerste Schmerzen und eine Schwellung. Die Patienten kommen mehr in unfallchirurgische Abteilungen als in die Ambulanz des Allgemeinchirurgen zur Vorstellung. Aber zwei Arten der Infektion sind so häufig, daß sie eine Beschreibung in diesem Kapitel verdienen.

Paronychie

Dabei handelt es sich um eine Infektion im Bereich des Nagelfalzes und der Nagelumschlagsfalte mit Abszeßbildung.

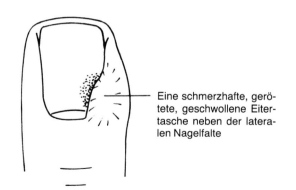

Eine schmerzhafte, gerötete, geschwollene Eitertasche neben der lateralen Nagelfalte

Abb. 5.12   Paronychie.

Der Patient hat massivste Beschwerden im Entzündungsbereich; neben dem Nagel verspürt er klopfende Schmerzen, die ihn nächtelang wach halten. Oft erinnert er sich an ein Mikrotrauma, im Sinne einer Stichverletzung, Tage bevor die Schmerzen auftraten.
Die Haut am Nagelfalz und am lateralen Nagelwall ist gerötet, durchscheinend, vorgewölbt, und das gesamte Gebiet ist überaus schmerzempfindlich.
In der Frühphase ist die Eiteransammlung zwischen dem Nagel und der Nagelhaut, später jedoch dringt sie tief unter den Nagel ein, so daß eine Berührung des Nagels sehr schmerzhaft ist und der Eiter unter demselben sichtbar wird.
Die Paronychie kommt häufiger bei Fingern mit schlechter Durchblutung vor.

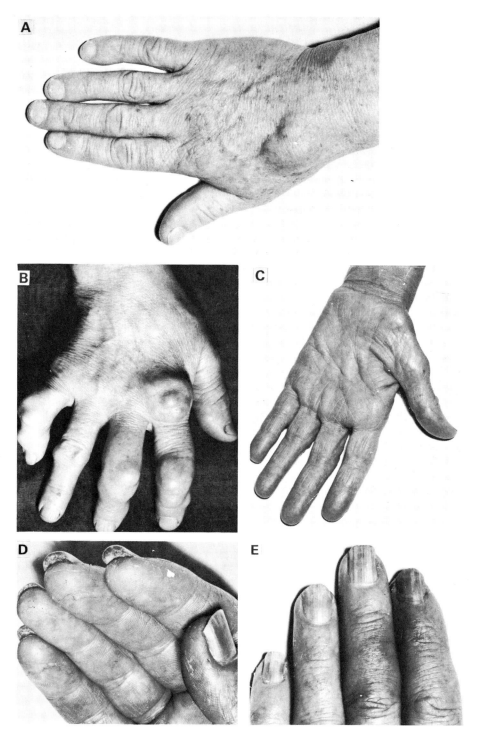

Abb. 5.**13**   Einige andere Krankheitserscheinungen, die häufig an der Hand gefunden werden. (A) Ein Ganglion an der Streckseite des Handgelenkes (s. Kap. 3). (B) Gichttophi. (C) Atrophie der Handbinnenmuskulatur aufgrund einer zervikalen Spondylosis. (D und E) Tüpfelung, Furchen und Verdickung der Nägel bei Psoriasis.

Chronische Paronychie

In der Regel heilt die Paronychie nach Entleerung des Eiters ab, bleiben jedoch ein Fremdkörper zurück oder die infektauslösenden Organismen, seltene Bakterien und Pilze, so kommt es zu keiner Abheilung, sondern die Entzündung geht in das chronische Stadium über. Der Patient erscheint mit einer chronischen Fistel in einem verfärbten Areal dicht neben dem Nagel, das sich durch ungesund bläulich aussehendes, überschießendes Granulationsgewebe auszeichnet. In diesem Fall ist eine Biopsie für das weitere Vorgehen erforderlich, um eben die Fälle auszuschließen, bei denen es sich um ein malignes Melanom oder um ein Plattenepithelkarzinom handelt (s. Abb. 2.10, S. 38).

Panaritium

Hier handelt es sich um eine Infektion im Subkutangewebe der Fingerbeere, die abszediert.

Sie zeichnet sich durch klopfenden Schmerz, Schwellung und Rötung aus. Gelegentlich findet sich in der Unfallanamnese ein Penetrationstrauma, wie Nagelstichverletzungen. Bei der Untersuchung findet sich im Zentrum der Schwellung und der Berührungsempfindlichkeit manchmal eine eitergefüllte Blase. Nach deren Eröffnung erkennt man ein Loch in der Haut, das in einen subkutanen Abszeß drainiert.

Bei Nichtbeachtung oder falscher Behandlung kommt es zum Fortschreiten und zur Nekrose bis hin zum Panaritium ossale. Differentialdiagnostisch kommt in den seltensten Fällen, die fälschlicherweise für ein Panaritium gehalten wird, eine Metastase eines rasch wachsenden Gefäßtumors der Endphalanx in Betracht. Obwohl auch hier eine Rötung, Überwärmung und Berührungsempfindlichkeit vorliegt, ist das Wachstum sehr viel langsamer als bei der Infektion, und es findet sich kein Eiter. Außerdem ist in der Regel der Primärtumor bekannt.

6 Spezielle Krankheitsbilder des Fußes

Plattfuß (Pes planus)

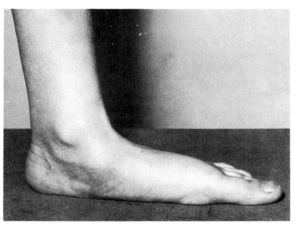

Abb. 6.1   Plattfuß (Pes planus). Die mediale Linie des Fußes hat Bodenkontakt.

Der Fuß hat ein longitudinales und transversales Gewölbe. Bricht das longitudinale Gewölbe vollkommen ein, so hat die mediale Fußkante Bodenkontakt, der Patient hat einen Pes planus.

Dieser ist in der Regel mit einer geringen Valgusabweichung kombiniert.

Die Ursache des Plattfußes ist selten klar. Er kann entstehen bei knöchernen Abnormitäten der Extremität oder sekundär nach Unfällen des Fußes oder des Sprunggelenkes.

Alle Kinder haben, wenn sie das Laufen lernen, einen Plattfuß und erst durch die Zunahme des Wachstums und durch die dauernde Übung entwickelt sich das normale Gewölbe.

Hohlfuß (Pes cavus)

Er ist das Gegenteil des Plattfußes; das longitudinale Gewölbe ist akzentuiert. Der Pes cavus ist gewöhnlich angeboren, er kann jedoch auch sekundär auftreten bei muskulärem Ungleichgewicht, in der Folge einer Erkrankung des Nervensystemes, z.B. **Spina bifida** oder **Poliomyelitis**.

Das hohe Gewölbe ist eindeutig zu sehen und leicht zu diagnostizieren. Die Zehen sind immer in Klauenform (Hyperextension des Metatarsophalangealgelenkes und Flexion des Interphalangealgelenkes), und der Patient kann sie nicht strecken. Durch die Extension der

Metatarsophalangealgelenke und des hohen Bogens treten die Fußballen prominent hervor, so daß die Zehenspitzen den Boden nicht berühren und sie keinen Anteil am Ausbalancieren des Körpergewichtes haben. Konsequenterweise entstehen Schwielen an den Fußballen im Bereich der Köpfe der Metatarsalia und an der Streckseite der Zehen, wo sie an den Schuhen reiben.

Angeborene Deformitäten des Fußes und Sprunggelenkes (Klumpfuß, Talipes)

Es gibt eine Menge von Deformitäten des Sprunggelenkes und des Fußes, die in utero entstehen können und bei der Geburt vorhanden sind. Sie werden alle nach der entsprechenden Skelettdeformation klassifiziert, sind aber unter dem Kollektivbegriff des »Talipes« oder »Klumpfußes« bekannt. Es ist eigentlich ein schlechter Ausdruck, eine große Breite an Fehlbildungen unter diesen Begriff zu subsumieren. Ähnliche Deformierungen können sich im Erwachsenenleben entwickeln, entweder posttraumatisch oder aufgrund einer Lähmung oder anderer Erkrankungen des Muskel- oder Skelettsystemes.

Es gibt zwei Hauptarten von Deformierungen:

1. Das Sprunggelenk ist in abnormaler Hyperextension, so daß das Körpergewicht auf den Zehen ruht, eine **Equinusdeformierung**, oder es findet sich eine vermehrte Dorsalflexion, so daß das Körpergewicht auf der Ferse ruht, eine **Hackendeformität**.

2. Der Fuß kann nach varus oder valgus abweichen, das ist gleichbedeutend mit einer zusätzlich bestehenden Inversion oder Eversion. Diese Begriffe sind in Kapitel 4 definiert, Seite 89.

Insgesamt gibt es also acht Typen von Fehlbildungen, vier einfache und vier kombinierte.

Jede von ihnen trägt das Präfix des »Talipes« als Anzeichen dafür, daß es sich um eine Fehlbildung im Sprunggelenk und Fuß handelt.

1. Einfache Fehlbildung:
   Talipes varus
   Talipes valgus
   Talipes equinus
   Talipes calcaneus
2. kombinierte:
   Talipes equinovarus
   Talipes equinovalgus
   Talipes calcaneovarus
   Talipes calcaneovalgus

Die häufigste Fehlbildung ist der angeborene Spitz-Klump-Fuß. Der Spitzfuß ist die häufigste erworbene Fehlbildung.

Die klinische Untersuchung des Fußes sollte dem gleichen Muster folgen wie diejenige der Knochen und Gelenke in Kapitel 4. Betrachten, Betasten und Bewegen. Die Gelenkbewegungen sind in der Regel limitiert, und es findet sich eine Muskelschwäche in den entsprechenden Muskelgruppen des Sprunggelenkes.

Nerven und Arterien sind unauffällig bei angeborenen Fehlbildungen, aber es können auch neurologische Ausfälle vorliegen bei einer Fehlbildung, die bei Geburt erworben wurde.

Hallux valgus und Bunion

Die Valgusdeformierung des Metatarsophalangealgelenkes der Großzehe ist eine sehr häufige Fehlbildung. Sie kann angeboren oder erworben sein. Die erworbene Form ist häufiger bei Frauen als bei Männern und tritt beim Tragen des falschen Schuhwerkes auf.

Die Valgusfehlstellung sehen sowohl Patient wie Arzt. Für sich allein ist sie wenig störend, aber zwei Sekundärfolgen sind die Ursache großer Beschwerden.

Bunion

Es ist ein Eigenname für den Schleimbeutel, der sich über der Medialseite des vorstehenden Köpfchens des 1. Metatarsalknochens ausbildet. Er schwillt häufig an

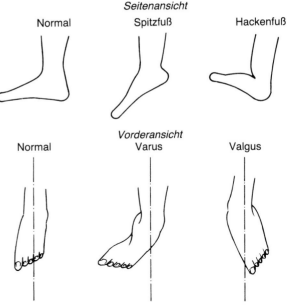

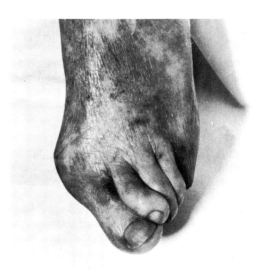

Abb. 6.3   Die Fehlbildungen des Fußes.

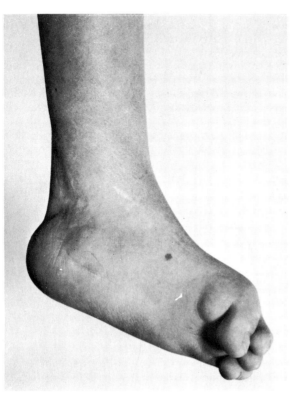

Abb. 6.2   Talipes equinovarus (Spitz-Klump-Fuß)

Abb 6.4   Ein Beispiel eines schweren Hallux valgus. Die zweite Zehe liegt über der Großzehe, und die restlichen Zehen sind ebenfalls zur Lateralseite des Fußes abgewichen.

und ist gelegentlich infiziert. Der Patient hat große Schwierigkeiten, komfortable und passende Schuhe zu finden, da das Bunion bei jedem Reiben und bei jeder Berührung schmerzt.

Diese fluktuierende und subkutane Schwellung ist leicht zu tasten und leicht von dem darunter befindlichen Knochen abzugrenzen.

Osteoarthritis

Als Ergebnis einer lange bestehenden pathologischen Beanspruchung des deformierten Metatarsophalangealgelenkes degeneriert die Gelenkfläche, und es entwickelt sich eine Osteoarthritis. Es kommt zu erheblichen Gelenkschmerzen bei Bewegung und bei Gewichtsbelastung, und schließlich resultiert eine Hypertrophie des Knochens, die eine Verstärkung der Fehlbildung hervorruft. Die klinische Untersuchung deckt diese Fehlbildung auf, das Bunion, den Bewegungsschmerz des Gelenkes, eingeschränkte Beweglichkeit und gelegentlich Krepitation.

Hallux rigidus

Das erste Metatarsophalangealgelenk ist oft von Osteoarthritis befallen, auch wenn es in normaler Stellung steht. Diese führt zu Schmerzen und zunehmender Einschränkung in der Gelenkbeweglichkeit.
Ein versteiftes, schmerzhaftes Gelenk als Folge einer Osteoarthritis wird als Hallux rigidus bezeichnet.
Die Schmerzen hören auf, sobald eine fixierte fibröse Ankylose ausgebildet ist.

Hammerzehe

Man bezeichnet damit Zehen, deren Mittelglieder bodenwärts zeigen, so daß die Zehenspitze anstelle der Zehenbeere den Boden berührt. Diese Fehlbildung beruht auf einer fixierten Flexion des proximalen Interphalangealgelenkes. Gewöhnlich besteht gleichzeitig eine Hyperextension im Metatarsophalangealgelenk und im distalen Interphalangealgelenk. Ansonsten sind diese Gelenke unauffällig.
Die Ätiologie der Hammerzehe ist unbekannt. Es sei denn, sie tritt im Endstadium eines Muskelungleichgewichtes auf.
Hammerzehen sind schmerzhaft und bereiten Beschwerden, wenn die Spitzen oder die streckseitige Haut über dem proximalen Interphalangealgelenk auf der Schuhsohle bzw. am Oberleder des Schuhes reiben.

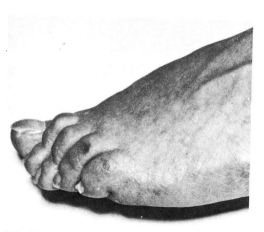

Abb. 6.5   Eine Reihe von Hammerzehen. Die Zehenspitzen berühren den Boden, und über der Streckseite der flektierten proximalen Interphalangealgelenke finden sich Schwielen. Die distalen Interphalangealgelenke sind nur leicht hyperextendiert.

Schwielen und Hühneraugen

Schwielen

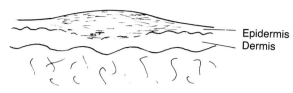

Hühnerauge

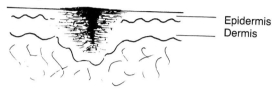

Abb. 6.6   Schwielen und Hühneraugen sind Stellen verdickter, harter Epidermis. Während sich die Schwiele über das Hautniveau erhebt, wird das Hühnerauge in die Haut eingedrückt.

Kontinuierlicher Druck und Zug in umgrenzenden Hautarealen des Fußes bei schlecht sitzenden Schuhen oder Fehlbildungen des Skelettes stimulieren eine Dickenzunahme der Haut. Einen Bezirk verdickter, hyperkeratotischer Haut nennt man eine **Schwiele**. Wird diese in die Haut hineingedrückt, so erscheint dies wie ein tiefer zentraler Krater und wird dann **Hühnerauge** genannt, wobei histologisch kein Unterschied zwischen beiden Krankheitsbildern besteht (vergl. auch Kap. 2, S. 47).

Plantarwarze (Verruca plantaris)

Es handelt sich um eine Warze der Fußsohle. Es ist eine Virusinfektion ähnlich der bei den Warzen an der Hand, aber weil sie an der Fußsohle in die Haut eingedrückt wird, bestehen verschiedene klinische Erscheinungsformen.

Anamnese

Bei den Patienten handelt es sich gewöhnlich um Kinder oder junge Erwachsene. Schmerzhafte Beschwerden an der Fußsohle treten nur beim Gehen auf.

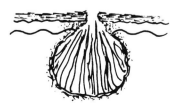

Abb. 6.7   Eine Plantarwarze (Verruca). Die feinen Fältchen drücken sich in die Fußsohle.

Lokale Untersuchung

Vorkommen. Die Plantarwarzen findet man gewöhnlich an den Fußballen und an den Fersen.

Farbe. Das schmerzhafte Zentrum ist von perlweißer Farbe mit gelegentlich braunen Flecken durch Einblutungen bedingt.

Schmerzhaftigkeit. Ein Druck auf die Warze ist **sehr schmerzhaft** im Gegensatz zum Hühnerauge oder zu Schwielen, bei denen kein Druckschmerz auszulösen ist.

Größe. Das schmerzhafte Areal beträgt wenige Millimeter bis 1 cm im Durchmesser.

Oberfläche. Bei kleinen Warzen ist die bedeckende Haut normal, vergrößert sie sich, so kommt es zur Hautnekrose und zum zirkulären Loch, an dessen Ende man grauweiße filiforme Fäden findet, die die Ursache der Warze sind.

Konsistenz. Da die Warze in die harte dicke Fußsohle eingezogen ist, ist es möglich, eine scharf begrenzte Geschwulst zu tasten. Die feinen Fäden im Zentrum der Warze sind weich.

Multilokuläres Entstehen. In der Regel hat man mehr als eine Plantarwarze.

Die lokalen Lymphknoten, Arterien und Nerven sind unauffällig.

Trophische und ischämische Ulzera

Durchblutungsstörungen in der unteren Extremität werden in Kapitel 7 beschrieben, aber nachdem die ischämischen Ulzera an den Füßen sehr häufig sind, werden sie hier erwähnt.

Sie entstehen durch ungenügende Hautzirkulation. Trophische Ulzera entstehen als Sekundärfolge bei inadäquater sensibler Innervation. Beide entstehen an den Stellen des Fußes, die einem dauernden Druck oder Mikrotraumen ausgesetzt sind. Dies ist gleichzeitig die Hauptursache beider Arten der Geschwüre. Lange bestehender Druck auf einen Teil des Fußes bewirkt einen ischämischen Gewebsschaden und Schmerzen. Ist die Blutversorgung nicht ausreichend, so kann sich das Gewebe nicht erholen, und es entsteht ein ischämisches Ulkus. Hat der Patient eine ungenügende Innervation, so bemerkt er die Schmerzen nicht, so daß infolge des Dauerschadens ebenfalls ein Ulkus besteht.

Prädilektionsstellen sind die Ferse und der Fußballen über dem Köpfchen des Metatarsale V, an den Zehenspitzen und an den Zehengelenken.

Ist der Patient **gehfähig**, liegt der Hauptdruck auf der **Fußsohle**, d.h. Ferse, Fußballen und Zehenspitzen. Liegt der Patient **im Bett,** so tritt der Hauptdruck an der **Rückseite der Ferse** und an der Seitenkante des Fußes auf.

Jedesmal wenn Sie einen Patienten mit Geschwüren am Fuß untersuchen:

1. Überprüfen sie die Blutzirkulation (Pulse usw.).
2. Überprüfen Sie die Innervation (Oberflächen- und Tiefensensibilität, Schmerzempfindung).
3. Überprüfen Sie den Harnzucker.

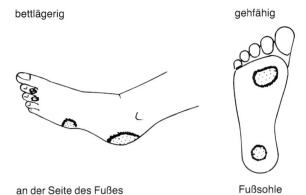

Abb. 6.8   Die Lokalisation ischämischer und trophischer Ulzerationen.

Ischämische Ulzera sind in der Regel Sekundärfolgen einer Arteriosklerose der A. iliaca und femoralis. Trophische Ulzera sind in der Regel Sekundärfolgen einer peripheren, diabetischen Neuritis.

Fußnägel

Die Fußnägel zeigen dieselben Veränderungen als Antwort auf lokalisierte oder generalisierte Erkrankungen, wie sie in dem Kapitel über die Fingernägel (S. 114) beschrieben sind. Paronychien und andere Formen der Infektion sind jedoch viel geringer, wogegen Pilzinfektionen (Athletenfuß), zwischen den Zehen und an den Nägeln sehr häufig sind.

Onychogryposis

Der Normalnagel ist eine dünne Platte, die entlang des Nagelbettes wächst. Ist der Wachstumsmechanismus gestört, so verdickt sich der Nagel, hebt sich ab und wächst vertikal aus dem Nagelbett. Schließlich wölbt er sich über die Zehenspitze und sieht aus wie eine Tierklaue. Diese Fehlbildung des Nagels nennt man Onychogryposis. Man findet sie bei jungen Menschen als Unfallfolge des Nagelbettes, häufiger tritt sie jedoch bei älteren Menschen auf, bei denen es zu Nagelwachstumsstörungen wegen des Alters kommt.

Eingewachsener Zehennagel

Es kommt sehr häufig vor, daß sich die eine Seite des Nagels, gewöhnlich die Lateralseite des Großzehennagels, in die Weichteilsubstanz durch das Wachstum eindrückt. Eigentlich handelt es sich um eine falsche Bezeichnung. Es besteht lediglich eine vermehrte Biegung des Nagels in seiner Transversalebene, im übrigen ist das Wachstum normal.

Entfernt man den eingewachsenen Zehennagel, so findet man sehr häufig einen unregelmäßigen Rand, der

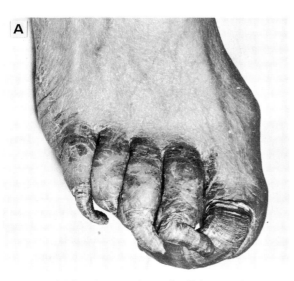

Abb. 6.**9** (A) Onychogryposis an allen Zehennägeln.

B

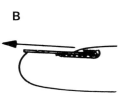

Der normale Nagel ist eine dünne, gerade, nach vorne gerichtete Platte.

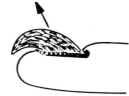

Bei der Onychogryposis ist der Nagel verdickt und wölbt sich über die Zehenspitze.

Abb. 6.**9** (B) Eine Skizze, um das Fehlwachstum des Nagels, wie er bei Onychogryposis besteht, darzustellen.

die Haut verletzt. Dieser Schaden verschlimmert sich, wenn die Haut an dieser Seite des Nagels sich beim Gehen nach oben schiebt. Gewöhnlich entsteht dieser unregelmäßige Nagel beim Versuch des Patienten, sich die Nagelecken zu schneiden, wobei dann wegen der Krümmung scharfe Spitzen an den Nagelrändern belassen werden.

Anamnese

Alter und Geschlecht. Man findet den eingewachsenen Zehennagel in der Regel in der **Adoleszenz** oder bei jungen erwachsenen **Männern.**
Der übermäßige Fußeinsatz beim Fußballspielen, eine ungenügende Hygiene der jungen Knaben und Männer lassen eine vermehrte Inzidenz beim männlichen Geschlecht erscheinen.
Symptome. Das Hauptsymptom ist der Schmerz. Die Zehe ist wund und schmerzt beim Gehen. Besteht ein schwerer Infekt, so besteht nachts ein klopfender Schmerz. Es kommt zur eitrigen oder serösen **Absonderung** an der lateralen Nagelumschlagfalte. Die

Zehe **schwillt an und wird breit,** da die Haut am lateralen Nagelrand durch das Ödem verdickt ist.

Lokale Untersuchung

Vorkommen. Die Symptome dieses eingewachsenen Zehennagels finden sich vor allen Dingen an Großzehen. Die Lateralseite des Nagels (zwischen großer und zweiter Zehe) ist häufiger befallen als die Medialseite, aber beide Seiten und beide Großzehen sind in der Regel davon betroffen.
Farbe. Die Haut an der lateralen Nagelfalte ist rötlichblau. Das rote Granulationsgewebe ist sichtbar zwischen der Hautfalte und dem Nagel.
Schmerzhaftigkeit. Die geschwollene Haut und der Nagel sind schmerzhaft. Besteht eine ausgeprägte Infektion, so sind die gesamte Zehe und die Bewegungen in dem Interphalangealgelenk schmerzhaft.
Aussehen. Die Zunahme am Entzündungsgewebe am lateralen Nagelrand läßt die Großzehe verbreitert und spatelförmig aussehen. Der Nagel selbst ist unauffällig. Kann man die Nagelfalte ohne große Schmerzen vom Nagel abziehen, so sieht man das Ausmaß, in dem der Nagel sich in das umgebende Weichteilgewebe eindrückt und die die Infektion verursachende Spitze.
Lokale Lymphknoten. Die inguinalen Lymphknoten können vergrößert sein bei lange bestehender, schwerer Infektion. Dies ist jedoch ungewöhnlich.
Komplikationen. Bei inadäquater Exzision des Nagelbettes kommt es zum Wiederwachsen des Nagels, jedoch mit erheblichen Fehlbildungen in Form von spitzen Zacken.

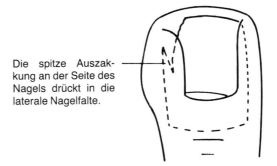

Die spitze Auszakkung an der Seite des Nagels drückt in die laterale Nagelfalte.

Abb. 6.**10** Der gezackte unregelmäßige Rand des Nagels unterhalb der lateralen Nagelfalte ist die eigentliche Ursache des Schmerzes und der Infektion, die man als »eingewachsenen Zehennagel« bezeichnet. Der Nagel ist geschädigt durch das mißlungene Bemühen, die Nagelecken zu schneiden.

Subunguale Exostose

Entsteht eine Exostose an der dorsalen Oberfläche der distalen Zehenphalanx, so drückt sie sehr bald auf das Nagelbett und ruft Schmerzen und eine Verlagerung des Nagels hervor.

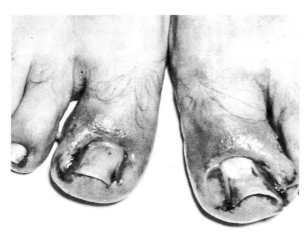

Abb. 6.11 Beidseits eingewachsene Zehennägel.

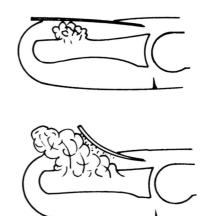

Abb. 6.13 Eine kleine und eine große subunguale Exostose.

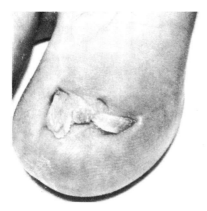

Abb. 6.12 Dem Patienten wurde das rechte Nagelbett vor 4 Jahren entfernt. Jetzt sieht man ein zackiges Nagelwachstum, das von den nicht exzidierten Enden des Nagelbettes ausgeht (oben), der linke Nagel (unten) zeigt eine Verdickung als Frühstadium einer Onychogryposis.

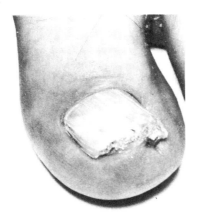

Anamnese

Alter. Subunguale Exostosen entstehen in allen Altersgruppen, prädisponiert sind jedoch junge und Erwachsene mittleren Alters.

Symptome. Der Patient klagt über **Schmerzen in der Zehe**, speziell auf Druck. Es kommt langsam zu einer Dickenzunahme der Zehe, und der Nagel hebt sich ab und wird **deformiert**.

Lokale Untersuchung

Im Frühstadium sieht die Zehe normal aus, auffallend ist jedoch ein heftiger Schmerz, den man beim Druck auf den Nagel auslöst. Wächst die Exostose, so wird der Nagel nach oben gebogen, und schließlich erscheint eine Schwellung zwischen der Zehe und dem Nagelende. Die die Schwellung bedeckende Haut (es handelt sich hierbei um die Exostose) ist hart, rauh und rissig. Wird die Exostose nicht entfernt, kommt es zur weiteren Größenzunahme, und es erscheint eine sich an der dorsalen Oberfläche der Zehe vorwölbende Geschwulst, die den Nagel nach oben biegt und nach hinten disloziert.

Die darüberliegende, geschädigte Haut wird schließlich infiziert.

Dupuytrensche und ischämische Kontrakturen

Denken Sie immer daran, daß beide Krankheitsbilder auch am Fuß auftreten können. Sie sind denen an der Hand sehr ähnlich (s. S. 106) mit Ausnahme, daß die Dupuytrensche Kontraktur in der Regel die ganze Plantarfaszie erfaßt und alle Zehen einbezieht.

Subunguales Melanom

Das klinische Bild des malignen Melanomes ist in Kapitel 2, Seite 36 beschrieben.

Achten Sie auf den braunen Fleck unter dem Nagel von Abb. 6.15. Es kommt ein subunguales Hämatom oder

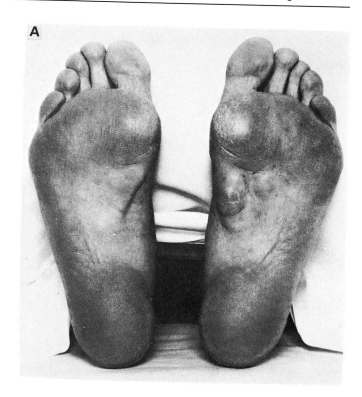

Abb. 6.**14**   (A) Dupuytrensche Kontraktur am Fuß. Man sieht beidseits dicke Knoten in der Plantaraponeurose, aber keine pathologische Flexion der Zehen.

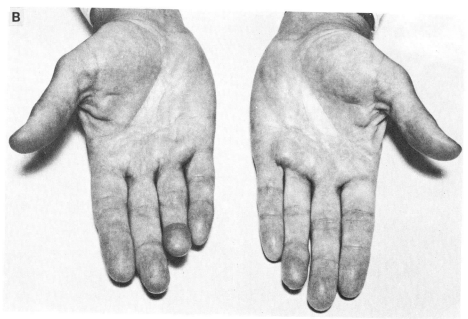

Abb. 6.**14**   (B) Leichte Dupuytrensche Kontraktur an den Händen desselben Patienten wie in (A). Es findet sich eine leichte Flexion beider Ringfinger, die Aufwerfung der Haut ist an der linken Hand sichtbar.

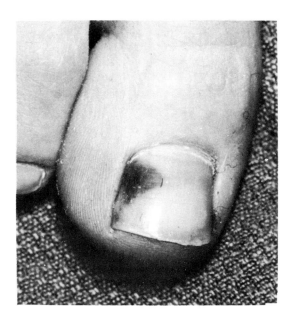

ein Melanom in Frage. Gehen Sie immer davon aus, daß es sich um letzteres handelt, es sei denn, daß in der Anamnese ein Trauma bekannt ist; und klären Sie die Frage, ob dieser braune Bezirk sich im Laufe des Nagelwachstums zum Nagelende hin bewegt.

Abb. 6.**15** Ein brauner Fleck unter dem Großzehennagel. Subunguales Hämatom oder Melanom? Ersteres wird mit dem Nagelwachstum zum Nagelende hin wandern, dieses abwartende Vorgehen sollte man jedoch unterlassen und unbedingt den Nagel entfernen und die Läsion pathohistologisch untersuchen.

7 Arterien, Venen und Lymphgefäße

Die Untersuchung von Arterien, Venen und Lymphgefäßen erfordert eine spezielle Technik, die zunächst beschrieben wird, bevor detailliert auf die einzelnen Krankheitsbilder eingegangen wird.

Erkrankungen der Arterien

Klinische Untersuchung der arteriellen Zirkulation einer Extremität

Die Symptome einer arteriellen Verschlußkrankheit werden später beschrieben.
Untersuchen Sie die Extremitäten des Patienten in einem warmen Raum.

Inspektion

Farbe

Das erste und sofort auffallende Zeichen einer ischämischen Extremität ist ihre Farbe.
Sie erscheint weiß und marmoriert mit verschiedenen Graden der Blässe, die zum distalen Ende hin immer deutlicher wird. Manchmal erscheint die Haut bei exzessiver Deoxygenation des Blutes in den Kapillaren am Fuß dunkelblau, zyanotisch, aber dieser blaue Farbton wechselt sofort nach weiß, wenn man den Patienten hinlegt.

Gefäßwinkel

Er wird auch Bürger-Winkel genannt und ist der Winkel, bis zu dem man das Bein anheben muß, bevor es sich weiß färbt. Bei gesunden Personen kann das gestreckte Bein bis zu 90 Grad angehoben werden, ohne daß sich eine Farbänderung einstellt. Bei einem ischämischen Bein bewirkt bereits eine Elevation von 15–30 Grad eine Blässe. Dieser Winkel steht im direkten Verhältnis zum Druck in den kleinen Gefäßen des Fußes. Die Höhe, in Zentimetern, zwischen dem Sternum und der Ferse bei Anheben des Beines, bis eine Blässe im Fuß auftritt, entspricht annähernd dem Blutdruck in den Gefäßen des Fußes in mmHg. Ein Gefäßwinkel von weniger als 20 Grad bedeutet eine schwere Ischämie.

Kapillarfüllungszeit

Nach Anheben des Beines und Bestimmung des Vaskularwinkels bittet man den Patienten, sich aufzusetzen und die Beine hängen zu lassen. Ein normales Bein behält seine rötliche Farbe. Ein ischämisches Bein wird **langsam** wieder normales Aussehen annehmen, um dann eine vermehrte Rötung zu zeigen. Die Ursache liegt in der Blutfüllung der erweiterten Hautkapillaren. Die Zeit, die der Fuß benötigt, um die normale Farbe wieder anzunehmen, wird als **Kapillarfüllungszeit** bezeichnet und hängt ab von dem Grad des arteriellen Verschlusses. Bei schwerer Ischämie liegt die Dauer bei 15–30 Sekunden. Das Auftreten einer tiefroten Verfärbung des Fußes ist ein weiteres Hinweiszeichen auf eine schwere Ischämie.

Venöse Füllung

In einem warmen Raum sind die Fußvenen entspannt und mit Blut gefüllt, auch wenn der Patient auf dem Rücken liegt. Bei einer arteriellen Verschlußkrankheit sind die Venen kollabiert, und man kann ein blaues Gitternetz im Subkutangewebe sehen. Dieses Bild wird oft als **Venengitter** bezeichnet.
Die Venen kollabieren, sobald das Bein über Herzhöhe gehoben wird, wobei sie sich bei normaler Zirkulation nicht vollständig entleeren. Bei einer mäßigen Ischämie sinken die Venen erst dann ein, wenn das Bein auf 10–15 Grad angehoben wird.

Areale mit verstärktem Druck

Betrachten Sie all jene Areale sehr sorgfältig, die einem erhöhten Druck oder einer Traumatisierung während des Gehens oder der Bettruhe ausgesetzt sind. Dies sind die Prädilektionsstellen, an denen trophische Veränderungen in Form von Ulzerationen und Gangränen auftreten.
Betrachten Sie die **Ferse** von allen Seiten, sowie den **Außen-** und **Innenknöchel**. Betrachten Sie die Haut über **dem Köpfchen des 5. Mittelfußknochens**. Schauen Sie auf die **Zehenspitzen** und **zwischen die Zehen**, an die Stellen, an denen die Zehen aneinander reiben, und betrachten Sie den **Fußballen**. Drucknekrosen manifestieren sich folgendermaßen: Hautverdickung, eine dunkelrote oder blaue Verfärbung, Blasenbildung, Ulzeration oder Stellen mit schwarzer, gangränöser Haut.

Palpation

Temperatur

Die Hauttemperatur kann nur dann vernünftig abgeschätzt werden, wenn beide Beine derselben Umgebungstemperatur für etwa 5 Minuten ausgesetzt sind. Schlagen Sie die Bettdecke zurück, legen Sie die Beine des Patienten nebeneinander und tasten nun die Haut von oben nach unten ab.

Während man die Beine entkleidet und die übrigen klinischen Untersuchungen durchführt, ist genügend Zeit verstrichen, daß sich die Hauttemperatur mit der Umgebungstemperatur äquilibriert hat. Einige Kliniker meinen, daß man die Temperatur am besten in den Handflächen abschätzen kann, die meisten ziehen jedoch die Streckseite der Finger vor. Die Sensitivität der Fingerstreckseiten ist kein neurologisches Phänomen, sondern beruht auf der Temperaturdifferenz zur Haut der Hand. Die Handflächen sind in der Regel warm und feucht und in diesem Zustand kein so guter Temperaturfühler wie die kühlen, trockenen Streckseiten der Finger.

Fahren Sie mit der Hand über die gesamte Extremität, und schätzen Sie die warmen und kühlen Anteile ab und das Niveau, in denen die Temperaturveränderungen auftreten. Es ist falsch, von der Annahme auszugehen, daß blau oder rot verfärbte Füße warm sind. Im Gegenteil, sie sind sehr kalt.

Wiederauffüllung der Kapillaren

Drücken Sie auf die Zehennägel oder auf die Finger- oder Zehenbeeren für etwa 2 Sekunden, und beobachten Sie dann die Zeit, bis sich die abgeblaßten Areale wieder rot verfärben. Dies ist ein grobes Maß für den Blutfluß und den Druck in den Kapillaren.

Tasten Sie alle Pulse

Die Pulse sind sehr leicht zu tasten, wenn eine Arterie oberflächlich liegt und Knochen überkreuzt.

Am Hals, an der Schulter, an den oberen Extremitäten liegen die Aa. carotis, subclavia, brachialis und beide Handgelenkarterien dicht unter der Haut und sind leicht zu palpieren, so daß man selbst bei einer minima-

len anatomischen Vorkenntnis keine Schwierigkeit hat, die Pulse zu tasten.

Der **Femoralpuls** in der Leiste liegt in der Mitte zwischen der Symphyse (Mittellinie) und der Spina iliaca anterior superior. Die Arterie liegt oberflächlich und kann sehr leicht getastet werden, selbst wenn sie pulslos ist.

Die **Fußpulse** sind ebenso leicht zu tasten. Die A. dorsalis pedis verläuft von einem Punkt etwa in der Mitte zwischen Innen- und Außenknöchel in Richtung der ersten Interdigitalfalte.

Die **A. tibialis posterior** liegt ein Drittel ihres Weges in einer Linie zwischen der Spitze des Innenknöchels und der Ferse, ist jedoch leichter ca. 2½ cm oberhalb des Innenknöchels an seiner Hinterseite zu tasten.

Der **Popliteapuls** ist sehr schwer zu tasten, weil die Arterie keine vorspringenden Knochen kreuzt und in der Tiefe liegt. Es gibt **drei** Möglichkeiten, den Popliteapuls zu tasten, und man sollte diese immer ausschöpfen, bevor man einen fehlenden Puls diagnostiziert.

1. Man flektiert das Knie bis zu 135 Grad mit aufliegender Ferse. Den Daumen plaziert man auf die Tuberositas tibiae, die Finger legt man in den **unteren** Anteil der Fossa poplitea und bewegt die Finger hin und her, bis man das neurovaskuläre Bündel zwischen ihnen tasten kann. Es tastet sich wie ein gespanntes Gummiseil. Anschließend preßt man dieses Bündel gegen die Tibia und kann den Puls fühlen. Oberhalb der Kniegelenkebene kann man den Puls nicht tasten, da die Arterie tief zwischen den Femurkondylen in einem dicken Fettpolster liegt.

2. Bei gestrecktem Bein legt man eine Hand rund um das Knie mit den Fingerspitzen in der Mittellinie der Fossa poplitea und hyperextendiert das Knie gegen die Hand mit der anderen.

3. Man legt den Patienten auf den Bauch und tastet mit den Fingerspitzen beider Hände den Verlauf der Arterie. Dies ist die zuverlässigste Methode. Hat man Zweifel, ob ein Puls vorhanden ist, so zählt man seinen eigenen Puls an der A. temporalis superficialis, um sicher zu sein, daß man sich nicht durch die eigenen Fingerpulsationen täuschen läßt. Im Zweifelsfalle muß man das Fehlen des Popliteapulses annehmen.

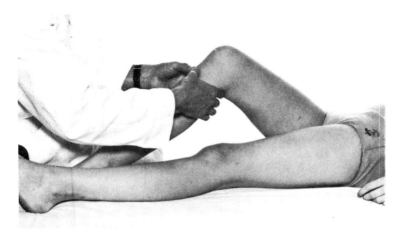

Abb. 7.**1** Der Popliteapuls kann auf drei Wegen getastet werden. Die Methode ist links abgebildet (beschrieben auf der folgenden Seite), sie ist die meist angewandte Technik.
Die zuverlässigste, aber unbequemste Methode besteht darin, daß man den Patienten auf den Bauch dreht und mit den Fingern beider Hände den Verlauf der Arterie abtastet.

Auskultation

Auskultieren Sie den Verlauf aller größeren Arterien. Es ist sehr wichtig, bei einer Routineuntersuchung die Halsarterien, Abdominal-, Leisten- und Beinarterien zu auskultieren. Haben Sie den Verdacht auf eine Arterienstenose beim Pulsfühlen, so auskultieren Sie. Man benützt dazu die kleine Glocke des Stethoskopes; bei der Auskultation darf man nur einen leichten Druck über den Arterien ausüben. Ein zu starker Druck kann ebenfalls ein Strömungsgeräusch hervorrufen.

Strömungsgeräusche werden durch Vibrationen der Arterienwand hervorgerufen, induziert durch Turbulenzen hinter der Stenose. Sie ändern sich in Lautstärke und Charakter, sobald sich der Blutfluß hinter der Stenose ändert.

Messen Sie den **Blutdruck an beiden Armen**, um Erkrankungen der A. subclavia oder anonyma auszuschließen.

Selbstverständlich ist es möglich, den Blutdruck an den Beinen mit einem Sphygmomanometer zu messen, jedoch ist dieses Vorgehen zugunsten der Doppler-Sonographie verlassen.

Ein Hinweis auf die Schwere einer arteriellen Verschlußkrankheit kann man über den **reaktiven Hyperämietest** erhalten. Blasen Sie den Cuff des Sphygmomanometers für 5 Minuten auf 250 mmHg auf, und messen Sie das Zeitintervall nach Ablassen des Druckes und dem Auftreten einer Rötung in der Haut. Am gesunden Bein tritt dies nach 1–2 Sekunden auf, bei einer schweren Ischämie fehlt dieses Zeichen.

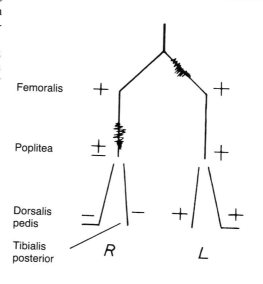

Übersichtstabelle 7.1 Aufzeichnungen der Pulse und der Strömungsgeräusche auf ein einfaches Diagramm

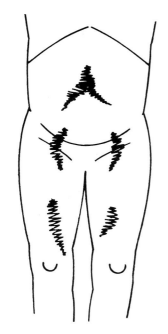

Abb. 7.**2** Die üblichen Lokalisationen, um Strömungsgeräusche über den Arterien der unteren Extremität zu hören.

Claudicatio intermittens

Im eigentlichen Sinne bedeutet »Claudicatio intermittens« intermittierendes Hinken *(claudio = ich hinke)*, in der Umgangssprache, wenn auch grammatikalisch falsch und unlogisch, bezeichnet dieser Ausdruck einen Muskelschmerz, der auftritt nach körperlicher Betätigung bei inadäquater arterieller Blutversorgung.

Anamnese

Alter. Die Altersverteilung der Patienten mit Claudicatio intermittens ist abhängig von der Altersverteilung arterieller Verschlußkrankheiten. Obwohl die Mehrzahl der Patienten älter als 50 ist, sind auch junge Leute von arteriellen Embolien betroffen, durch die Winiwarter-Buerger-Krankheit oder durch traumatischen Verschluß der Arterien.

Geschlecht. Die Beschwerden sind zehnmal häufiger bei Männern als bei Frauen.

Symptome. Der **Schmerz** der Claudicatio intermittens ist ganz spezifisch und muß drei Kriterien erfüllen.

1. Der Patient hat **Muskelschmerzen**, gewöhnlich im Unterschenkel, die er meistens als Krämpfe beschreibt.
2. Der Schmerz tritt nur dann auf, **wenn der Muskel betätigt wird.**
3. Der Schmerz **verschwindet in Ruhe.**

Selbstverständlich ist die Schwere und Dauer des Schmerzes bis zum Einsetzen und Nachlassen von Patient zu Patient verschieden, aber er muß immer diese drei Kriterien erfüllen, bevor man die Diagnose der Claudicatio intermittens stellen darf. Jeder Muskel kann davon betroffen sein. Am häufigsten ist er am Unterschenkel, ebenso können Oberschenkel, Gesäß und Fußmuskulatur betroffen sein, und die Claudicatio-Schmerzen können in den Muskeln des Ober- und Unterarmes auftreten.

Der Schmerz verschwindet in Ruhe oder sobald der Patient stehen bleibt. Tritt er in anderen Geweben als der Muskulatur auf und verschwindet nicht in Ruhe, so handelt es sich **nicht** um Claudicatio-Schmerzen, auch wenn diese unter körperlicher Betätigung auftreten.

Parästhesien. Der Patient bemerkt oft ein **Taubheitsgefühl** und ein **Kribbeln wie von Nadelstichen,** oder es treten Parästhesien in der **Haut des Fußes** auf zu der Zeit, in denen der Muskelschmerz beginnt. Die Ursache besteht in der Ausbildung von Shunts zwischen Haut und Muskeln.

Die Einschränkung der Wegstrecke ist das Leitsymptom. Der Patient kann nur eine gewisse Strecke gehen, dann beginnt der Schmerz. Er verstärkt sich zu einem Muskelkrampf im Bein, wenn er weitergeht. Die Wegstrecke wird oft als **Claudicatio-Distanz** bezeichnet. Diese muß man sehr sorgfältig notieren.

Man muß den Patienten fragen, wie lange er eine Ruhepause einlegen muß, bevor der Schmerz verschwindet, und ob er anschließend dieselbe Gehstrecke zurücklegen kann.

Einige Patienten leiden unter Schmerzen, die beim Gehen nicht aufhören, die jedoch verschwinden, wenn sie sich zwingen, weiterzumarschieren. Andere geben an, daß sie den Schmerz zum Verschwinden bringen, wenn sie langsam gehen.

Beginn und Weiterentwicklung. Der Claudicatio-Schmerz beginnt plötzlich oder schleichend. Letzteres ist das häufigste. Die Gehstrecke verkürzt sich graduell über wenige Monate, um dann gleichbleibend zu sein. Bei vielen Patienten **verlängert** sie sich dann wieder, und es kommt zu einer befriedigenden Spontanremission der Symptome bei ca. 30% der Patienten.

Systematisches Abfragen. Es ist wichtig, nach anderen Symptomen, die einen Hinweis auf das Vorliegen einer andersartigen Gefäßkrankheit ergeben, zu fragen. Fragen Sie nach **Brustschmerz, Mattigkeit, Schwäche** oder **Parästhesien** in den oberen Extremitäten und nach Episoden von **verschwommenem Sehen** oder **Sehverlust.**

Frühere Anamnese. Die Patienten geben frühere Episoden der Claudicatio in dem Bein an, bei dem eine Spontanregression eingetreten ist. Anamnestisch haben sie eine **koronare Herzerkrankung** oder einen **apoplektischen Insult.**

Familienanamnese. Manchmal sind arterielle Erkrankungen familiär gehäuft. Erfragen Sie die Todesursachen der Eltern oder ob die Geschwister an Gefäßerkrankungen leiden. Man ist erstaunt, wie oft andere Familienmitglieder arterielle Erkrankungen haben.

Untersuchung

Allgemeines Erscheinungsbild

Erkrankungen der Gefäße können bei allen Patienten auftreten, ob sie dick oder dünn sind. Obwohl bei den Patienten mit Fettleibigkeit und bestehender Angina

Übersichtstabelle 7.2   Routineuntersuchungen der arteriellen Zirkulation

Inspektion
Farbe
  – liegend
  – angehoben
  – Gefäßwinkel
  – hängend
Venöse Füllung
Schauen Sie nach Arealen, die Druck ausgesetzt sind und zwischen die Zehen
Palpation
  Hauttemperatur
  kapilläre Füllungszeit
  Palpation der Pulse
Auskultation
  Auskultation von Strömungsgeräuschen
  Blutdruckmessung
  reaktive Hyperämiezeit

eine Prädisposition vorhanden zu sein scheint, findet man aber auch sehr viele dünne Männer mit schwersten arteriellen Erkrankungen. Ein Arcus senilis, der weiße Ring um die Iris, ist **nicht** diagnostisch verwertbar für eine Gefäßerkrankung.

Allgemeine Untersuchung

Auch wenn die Hauptbeschwerden in Beinschmerzen bestehen, so muß man doch das gesamte kardiovaskuläre System sehr sorgfältig untersuchen – Blutdruck, Herz, Karotiden am Hals, Betastung der Bauchaorta für den Fall eines Aneurysmas –.

Untersuchung der Beine

Äußerlich erscheinen die Beine unauffällig.

Inspektion. Die Fußhaut eines betroffenen Beines kann **blaß und bei Anheben weiß imponieren;** jedoch muß der Gefäßwinkel mindestens 30 Grad betragen. Meistens ist die Hautfarbe normal.

Die **venöse Füllung** ist unauffällig mit Ausnahme bei schweren Verlaufsformen.

Die Haut über **druckausgesetzten** Stellen ist ebenso unauffällig.

Palpation. **Temperatur.** Der Fuß und das Bein sind in der Regel **kälter** als die normale Seite.

Pulse. Der Puls unmittelbar oberhalb der betroffenen Muskelgruppen ist entweder schwach oder überhaupt nicht zu tasten. Wenn also die Claudicatio-Beschwerden im Unterschenkel liegen, so ist der Popliteapuls nicht tastbar, sehr wohl jedoch der Femoralispuls. Sind die Schmerzen im Oberschenkel, so fehlt der Femoralispuls.

Allerdings ist dies nur eine Faustregel. Es ist nämlich sehr wohl möglich, daß trotz bestehender Claudicatio-Beschwerden im Unterschenkel normale Pulse vorhanden sind, lediglich die sorgfältige Untersuchung ergibt oftmals ein Strömungsgeräusch, und die Fußpulse verschwinden erst bei körperlicher Betätigung des Beines.

Auskultation. **Strömungsgeräusche.** Die Hauptlokalisation von Strömungsgeräuschen in Verbindung mit einer Claudicatio intermittens hört man über der Aortenbifurkation, über der A. iliaca communis, der A. femoralis und über der A. femoralis superficialis im Hiatus adductorius.

Das Muskel- und Skelettsystem des Beines ist unauffällig. Es findet sich nur eine diskrete Schwäche der befallenen Muskelgruppe, während Bewegung und die Kraftentfaltung normal sind. Gleichzeitig haben viele dieser Patienten, wenn sie alt sind, eine Arthrosis des Hüft- und Kniegelenkes.

Die Innervation der Extremität – motorisch, sensibel, sensorisch und der Reflexstatus – ist normal. Dies ist sehr wichtig, da Nervenwurzelschmerzen, wie z.B. die Ischialgie eine Claudicatio vortäuschen können.

Ruheschmerz

Diesen Ausdruck gebraucht man zur Beschreibung des Dauerschmerzes bei schwerster Ischämie. Im Gegensatz zum Claudicatio-Schmerz, der lediglich bei körperlicher Betätigung auftritt, besteht der Ruheschmerz ununterbrochen, Tag und Nacht.

Anamnese

Alter. Die meisten Patienten, die den Ruheschmerz aufgrund arterieller Verschlußkrankheit haben, sind älter als 60. Der Morbus Winiwarter-Buerger und ein Trauma können jedoch dieselben Beschwerden auch bei jungen Menschen hervorrufen.

Geschlecht. Die Mehrzahl der Patienten mit Ruheschmerzen sind Männer.

Symptome. Die Patienten klagen über einen **kontinuierlichen, schwersten Schmerz**, den sie als **brennend** beschreiben und der so schlimm ist, daß sie nicht mehr schlafen und die Extremität nicht mehr gebrauchen können.

Er tritt in der Regel im distalen Anteil der Extremität auf – **an Zehen und Vorfuß** –. Findet sich ein Begleitgangrän, so lokalisiert der Patient den Schmerz am Übergang vom nekrotischen zum durchbluteten Gewebe.

Eine Erleichterung verspüren die Patienten häufig, wenn sie das Bein herabhängen lassen. Die Patienten **lassen ihr Bein über die Bettkante hängen** und ziehen es vor, in einem Lehnstuhl zu schlafen.

Die schmerzhafte Partie ist sehr berührungsempfindlich, und Bewegung und Druck bewirken eine akute Exazerbation. Man findet sie häufig im Bett sitzen mit gebeugtem Knie, den Fuß haltend, um eine Schmerzerleichterung herbeizuführen. Diese wird jedoch nur durch stark wirkende Schmerzmittel erzielt. Der Ruheschmerz ist nicht mehr rückbildungsfähig, im Gegenteil, er nimmt eher an Stärke zu, und der Patient bittet um die Amputation.

Systematische Befragung. Die Patienten berichten, daß sie vor Jahren eine Spontanremission einer Claudicatio intermittens gehabt hätten, bevor der Ruheschmerz aufgetreten sei. Man findet auch andernorts Symptome einer arteriellen Verschlußkrankheit, wie Angina pectoris, Muskelschwäche und vorübergehenden Sehverlust.

Ebenso finden sich Symptome des Diabetes mellitus mit Polyurie, Durstgefühl, Gewichtsverlust, allgemeine Leistungsminderung.

Frühere Anamnese. Viele dieser älteren Patienten hatten einen Schlaganfall oder Herzinfarkt erlitten. Einige von ihnen berichten über Ruheschmerz oder Claudicatio-Schmerz in einem oder beiden Beinen, der früher erfolgreich behandelt worden ist oder vielleicht schon eine Amputation notwendig gemacht hatte.

Die Patienten können einen manifesten Diabetes haben.

Familienanamnese. Es werden auch bei anderen Familienmitgliedern vaskuläre Erkrankungen angegeben.

Untersuchung

Allgemeiner klinischer Aspekt

Der Patient ist durch den Schmerz stigmatisiert und verhärmt, als Auswirkung des kontinuierlichen Schmerzes und der schlaflosen Nächte. Die meisten von ihnen leiden unter Gewichtsverlust, und weniger als die Hälfte sind adipös und übergewichtig.

Dem Patienten ist es unmöglich, für eine längere Zeit flach dazuliegen, da die Schmerzen sofort zunehmen.

Allgemeine Untersuchung

Untersuchen Sie das gesamte kardiovaskuläre System sehr sorgfältig. Gewöhnlich findet man eine Hypertension und Strömungsgeräusche.

Lokale Untersuchung

Inspektion. Farbe. **Hängt** der schmerzhafte Fuß herunter, so nimmt er eine tief **dunkelrote** Farbe an. Die Zehenspitzen sind grau oder weiß, wenn sie vollständig blutleer sind. Man findet auch schwarze Flecken einer Gangrän an den Zehen oder der Ferse.

Ist der Fuß in der **Horizontalen**, wird er blaß und marmoriert, und die Venen sind eingesunken und entleert.

Beim Anheben des Beines verstärkt sich die Blässe. Ist der Fuß bei Horizontallagerung noch nicht weiß, so wird er diese Farbe annehmen, wenn man ihn über 20 Grad anhebt.

Gelegentlich findet man auch eine schwere Ischämie der **Zehen**, während die übrige Durchblutung des Fußes in Ordnung ist. In diesen Fällen ist das Krankheitsbild auf die Zehen beschränkt. Hat ein schmerzhafter Fuß eine normale Hautfarbe, auch beim Anheben des Beines, so handelt es sich um keinen ischämischen Schmerz. Der Winkel von 20 Grad korrespondiert mit einem Blutdruck in den kleinen Gefäßen, der etwa 30 mmHg entspricht.

Liegt der Druck über diesem Niveau, so besteht in der Regel kein Schmerz, trotz schwerer Claudicatio.

Druckstellen. Achten Sie auf die Ferse und die Zwischenzehenräume. Diese Stellen können gangränös, ulzeriert und infiziert sein. Gelegentlich findet sich auch eine subunguale Infektion.

Palpation. Temperatur. Die Hauttemperatur ist in der Regel in der unteren Unterschenkelhälfte niedriger, auch wenn der Fuß herabhängt und blutgefüllt ist.

Die **kapillare Füllungszeit** ist verzögert.

Pulse. Es gibt kein festes Muster der Pulslosigkeit mit dem Ruheschmerz. Es besteht durchaus die Möglichkeit, daß der Patient keine palpablen Pulse im Bein hat und symptomfrei ist, bzw. umgekehrt, daß die Fußpulse tastbar sind und ein Ruheschmerz in den Zehen besteht.

Allgemein ist der Ruheschmerz eine Kombination einer Verschlußkrankheit der großen und kleinen Gefäße, so daß man in der Regel ein Fehlen des Popliteal- und Femoralpulses vorfindet. Sind sie vorhanden, so handelt es sich um eine Erkrankung der kleinen Gefäße, deren Ursache entweder ein Diabetes mellitus oder der Morbus Winiwarter-Buerger sind. Letzteres ist eine **seltene Erkrankung**.

Auskultation. Strömungsgeräusche hört man gewöhnlich über der A. iliaca und femoralis. Trotz der Manifestation der Erkrankung in diesen großen Gefäßen, liegt der Verschluß, der den Ruheschmerz hervorruft, meist tiefer im Bein.

Muskel- und Skelettsystem sind üblicherweise unauffällig, jedoch liegt meistens eine Muskelschwäche durch Schonung vor. Hat der Patient mehrere Wochen gesessen, um den Fuß zu schonen, findet man eine **fixierte Flexion** des Knies und der Hüfte. **Die Nerven der Extremität** sind unauffällig, es sei denn, daß die arterielle Erkrankung eine Folge eines lange bestehenden Diabetes ist. In diesen Fällen findet man zusätzlich einen Verlust der Tiefen- und Oberflächensensibilität durch die periphere diabetische Neuropathie. Allerdings haben diese Patienten wegen der diabetischen Neuropathie nur selten Schmerzen durch die Gewebsischämie aufgrund des Verlustes der Schmerzempfindung.

Beginnende und voll ausgebildete Gangrän

Bei der beginnenden Gangrän ist die Blutversorgung gerade noch ausreichend zur Gewebsversorgung.

Das Kardinalsymptom ist der **Ruheschmerz**, der oben im Detail beschrieben wurde.

Klinisch findet man folgende Zeichen:
Gewebsblässe beim Anheben, Blutstau beim Hängenlassen, Venengitter, atrophische Veränderungen, die sich in einer Verdickung und Schuppung der Haut manifestieren, Verlust der Papillarlinien an Zehen und Fingern, Kühle, schlechte Kapillarfüllung, Berührungsempfindlichkeit des ischämischen Gewebes.

In vielen Lehrbüchern wird der Haarausfall am Unterschenkel und an den Zehen als Zeichen für eine Ischämie beschrieben. Dies ist falsch.

Die eben beschriebenen Symptome und das klinische Bild in Verbindung mit dem Ruheschmerz sind ein Indikator dafür, daß das Gewebe in seiner Versorgung hochgradig gefährdet ist. Ein Fortschreiten der Durchblutungsstörung führt zur Gewebsnekrose, der Gangrän. Wenn diese Symptome vorhanden sind, bedürfen sie einer dringenden, mit aller Energie durchgeführten Therapie.

Als **Gangrän** bezeichnet man eine eingetretene Gewebsnekrose. Das nekrotische Gewebe ist **braun oder schwarz**, und es kommt graduell zur Umwandlung in eine **faltige, trockene, harte Gewebsmasse.** Diese Veränderungen können an zirkumskripten Hautarealen, an den Zehen oder am ganzen Unterschenkel auftreten.

Der nekrotische Teil ist **gefühllos** und **nicht schmerzhaft**. Die Grenzlinie zwischen nekrotischem und lebendem Gewebe zeichnet sich allmählich scharf ab und wird als **Demarkationsgrenze** bezeichnet.

Beläßt man das nekrotische Gewebe, so fällt es unter Umständen von selbst ab. Das noch lebende Gewebe am proximalen Ende der Demarkationslinie ist bereits ischämisch und oft sehr schmerzhaft. Hier findet sich ein Ruheschmerz. Diese Symptome fehlen, wenn die Gangrän aufgrund eines lokalen Traumas entsteht und das umgebende Gewebe normal ist.

Die bevorzugten Hautareale für Gangräne bei arterieller Verschlußkrankheit sind die Akren der Extremitäten – Zehenspitzen – und Areale, die einem Druck ausgesetzt sind.

Bei einer Superinfektion ist die Nekrose nicht borkig und hart, sondern **weich und nässend**. Im Bereich der Demarkationslinie kommt es zur Ausbildung **von Eiter.**

Eine harte, nicht infizierte Gangrän wird auch als **trockene Gangrän** bezeichnet. Eine feuchte, infizierte Gangrän wird **feuchte Gangrän** genannt.

Die Bezeichnung ist nicht besonders gut, es ist besser von einer infizierten oder nicht infizierten Gangrän zu reden. Die Unterscheidung ist sehr wichtig, weil unter besonderen Umständen – vor allem beim Diabetes – die Gangrän als Sekundärfolge einer Infektion entstehen kann.

Ischämisches Ulkus

Das ischämische Ulkus ist ein weiter fortgeschrittenes Stadium der Gangrän, da es – oberflächlich oder tief – nur in Bezirken mit nekrotisierter Haut entstehen kann.

Definitionsmäßig ist ein ischämisches Ulkus also kein Geschwür, das aufgrund ungenügender Blutversorgung entsteht.

Anamnese

Ischämische Ulzera finden sich in der Regel bei älteren Patienten, sie können jedoch auch bei jungen als Folge eines Traumas auftreten. Bei älteren Patienten liegen oft Anzeichen einer koronaren Herzerkrankung oder einer zerebralen Minderdurchblutung vor.

Symptome. Ischämische Ulzera – mit Ausnahme derer, die bei neurologischen Erkrankungen auftreten – sind **sehr schmerzhaft**. Sie verursachen einen Ruheschmerz. Sie bluten kaum, die Absonderung des serösen Exsudates ist gelegentlich infiziert.

Die Patienten erinnern sich manchmal eines vorausgegangenen Mikrotraumas.

Auffallend ist die schlechte Heilungsneigung, im Gegenteil, es kommt trotz aller Bemühungen zu einem langsamen Fortschreiten des Ulkus an Tiefe und Größe. Liegen sie in der Nähe von Gelenken, so penetrie-

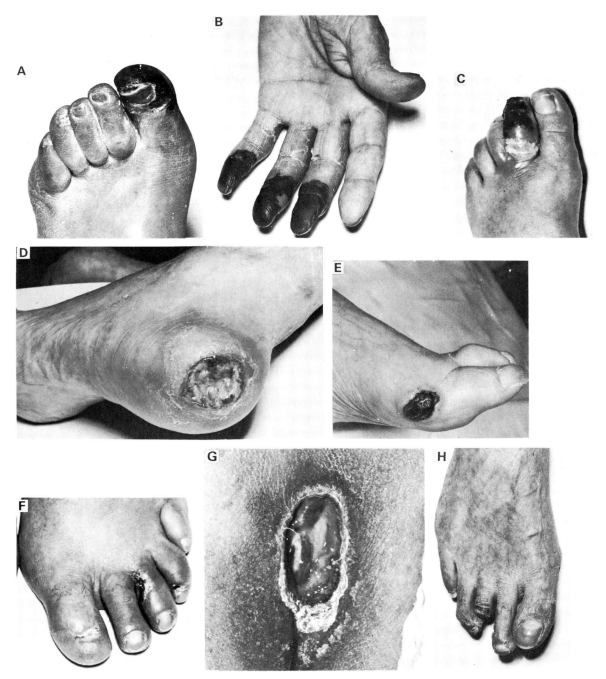

Abb. 7.3 Die typischen Lokalisationen und Ursachen einer Gangrän. (A) Gangrän der Großzehe durch arteriosklerotischen Verschluß der A. iliaca und femoralis. (B) Gangrän der Fingerspitzen aufgrund von Embolien, ausgehend von einem Aneurysma der A. subclavia. (C) Infizierte (feuchte) Gangrän als Ursache einer Kombination von Infektion und leichter Ischämie beim *Diabetes*. (D) Drucknekrose der Ferse als Folge eines bestehenden Verlustes der Oberflächensensibilität bei normaler Zirkulation. (E) Drucknekrose über einem Bunion bei schnürendem Verband und leichter arterieller Verschlußkrankheit. (F) Feuchte Gangrän zwischen der zweiten und dritten Zehe links bei Diabetes. (G) Ein Dekubitalulkus über dem Sakrum aufgrund langer Bettlägerigkeit. (H) Lang bestehende Ischämie der Zehen mit Gangrän der 3. Zehe, die zur *Selbstamputation* geführt hat.

ren sie in diese mit dem Resultat der schmerzhaften Gelenkbeweglichkeit.

Die Ursachen der ischämischen Ulzera sind:
1. **Verschluß der großen Arterien:** Arteriosklerose, Embolie.
2. **Verschluß der kleinen Gefäße:** Raynaud-Syndrom, Skleroderma, Winiwarter-Buerger-Erkrankung, Embolie, Diabetes, Drucknekrose, Bestrahlung, Trauma und Elektrounfall.

Systematische Befragung. Die Erhebung der Vorgeschichte des Patienten deckt häufig eine bereits lange bestehende generalisierte Gefäßerkrankung auf.

Lokale Untersuchung

Lokalisation. Ischämische Ulzera aufgrund einer arteriellen Verschlußkrankheit findet man an den Zehenspitzen (oder Fingerspitzen) oder über Partien, die ständig dem Druck ausgesetzt sind.
Schmerz. Das Ulkus und die Umgebung sind sehr schmerzempfindlich. Das Entfernen eines Verbandes kann den Schmerz über Stunden exazerbieren.
Temperatur. Das umgebende Gewebe fühlt sich in der Regel wegen der Ischämie kühl an. Gut durchblutetes, gesundes Gewebe in der Umgebung findet sich bei anderen Ursachen des Ulkus.
Größe. Ischämische Ulzerationen können jegliche Größe haben, von kleinen, tiefen Läsionen mit ein bis zwei Millimeter Durchmesser bis zu großen, flachen Geschwüren am Unterschenkel mit einem Durchmesser bis zu 10 cm.
Ränder. Die Ränder des ischämischen Ulkus sind ausgestanzt, so daß sich keine Anzeichen für einen Heilungsprozeß im umgebenden Gewebe finden. Die Heilung zeichnet sich durch das Abflachen der Ränder aus. Die Farbe der Ulkusbegrenzung ist in der Regel blau-grau.
Basis. Die Basis enthält graugelbes, feuchtes Gewebe und ist oft infiziert. Hat sich dieser Belag abgestoßen, so resultiert eine blaß-rosa Farbe. Das Gewebe hat zwar eine Blutversorgung, die jedoch nicht ausreicht, um gesundes Granulationsgewebe auszubilden.
Tiefe. Die ischämischen Ulzera sind oft sehr tief. Sie penetrieren in den Knochen und in die darunter befindlichen Gelenke.

Übersichtstabelle 7.3   Die Ursachen ischämischer Ulzera

Verschluß der großen Arterien
   Arteriosklerose
   Embolie
Verschluß der kleinen Arterien
   Raynaud-Syndrom
   Skleroderma
   Winiwarter-Buerger-Erkrankung
   Embolie
   Diabetes
   Physikalische Einwirkungen:
      Drucknekrose
      Bestrahlung
      Trauma
      Elektrounfälle

Unter dem Hautniveau findet sich häufig rahmiger Eiter, da das subkutane Gewebe infektanfälliger ist als die Haut.
Absonderung. Die Absonderung ist entweder serös oder eitrig. Nur in seltenen Fällen ist sie blutig.
Umgebung. Die Basis des Ulkus bricht in darunterliegende Strukturen ein oder wird von diesen gebildet. Es ist nicht ungewöhnlich, daß man den **blanken Knochen, die Bänder** und **Sehnen** in der Basis eines ischämischen Ulkus sieht.
Lymphdrainage. Da es sich um eine begrenzte Entzündung im Ulkusbereich handelt, sind die lokalen Lymphknoten (Leiste und Axilla) nicht vergrößert.

Zustand des umgebenden Gewebes

Das umgebende Gewebe ist ischämisch – Blässe, Kälte und Atrophie –.
Die **Pulse** fehlen. Es besteht ein Verlust der **Oberflächen- und Tiefensensibilität**, Bewegungsschwäche und Reflexverlust. Es ist **essentiell, die Nerven der Extremität** bei jedem Patienten zu untersuchen, der ein ischämisches Ulkus hat.

Allgemeine Untersuchung

Schauen Sie nach anderen Manifestationsorten einer Gefäßerkrankung.
Suchen Sie nach neurologischen Krankheitsbildern.
Führen Sie den **Urinzuckertest** durch.

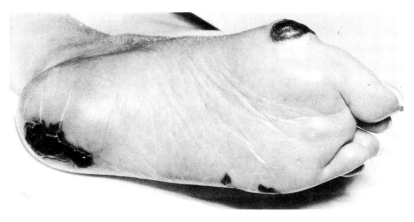

Abb. 7.4 Ein ischämischer Fuß mit Gangränflecken an allen Druckarealen: Ferse, Köpfchen des ersten Mittelfußknochens und Basis des fünften Mittelfußknochens.

Neuropathische Ulzera

Ischämisches Gewebe ist gewöhnlich schmerzhaft. Der Schmerz ist ein Schutzmechanismus des Körpers, der ihm anzeigt, daß Körperteile durch langdauernde Druckeinwirkung nicht mehr durchblutet werden. Wenn Schmerzen in Füßen und Gesäß auftreten bei längerdauerndem Stehen oder Sitzen, so zwingen uns die Beschwerden, uns zu bewegen, um den Druck von dem schmerzhaften Teil zu beseitigen.

Bei fehlender Druckempfindung nehmen wir diese Signale nicht wahr, und das Gewebe wird durch die anhaltende Kompression geschädigt.

Die neuropathischen Ulzera sind demnach eine indirekte Folge einer lokalen Ischämie. Die Ursache ist in dem Verlust der Schmerzempfindung zu suchen.

Neuropathische Ulzera sind tief penetrierend, ähnlich denen der ischämischen. Sie entstehen in Bezirken der Druckeinwirkung, das umgebende Gewebe aber ist **gesund** und hat eine gute Blutzirkulation.

Es gibt drei wesentliche diagnostische Merkmale:
1. Sie sind **schmerzlos**.
2. Das Gewebe reagiert nicht auf Schmerzempfindung.
3. Das umgebende Gewebe hat eine normale Blutversorgung.

Man kann diese Ulzerationen leicht mit ischämischen Geschwüren verwechseln, deshalb ist es sehr wichtig, einen vollen neurologischen Status zu erheben.

Beim Diabetes können echte ischämische Ulzera auftreten – bei einer Arteriosklerose der großen Gefäße – und auch neuropathische Ulzera – bei peripherer diabetischer Neuropathie –. Es ist manchmal sehr schwierig festzustellen, welche Ursache das Ulkus im einzelnen hat.

Die Hauptursachen der neuropathischen Ulzera sind:
1. **periphere Nervenläsionen:** Diabetes, Nervenverletzungen, Lepra.
2. **Rückenmarksläsionen:** Spina bifida, Tabes dorsalis, Syringomyelie.

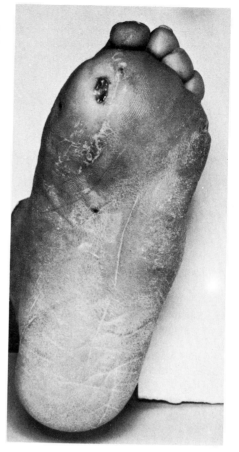

Abb. 7.5   Ein trophisches Ulkus an der Fußsohle bei einem Patienten mit peripherer diabetischer Neuropathie. Die Zirkulation ist gut, alle Pulse sind vorhanden. Es besteht ein Verlust der Schmerzempfindung. Die Großzehe wurde zwei Jahre vorher wegen eines ähnlichen Geschwüres amputiert.

Übersichtstabelle 7.4   **Die klinischen Erscheinungsbilder der Ulzera**

Das Ulkus	*Aussehen*
Lokalisation	Größe
Anzahl	Rand
Schmerz	Basis
Temperatur	Tiefe
	Absonderung
Das umgebende Gewebe	
Beziehungen	
Zustand des umgebenden Gewebes	
Zustand der lokalen Lymphknoten	
Lokale Zirkulation	
Lokale Innervation	

Übersichtstabelle 7.5   **Die Ursachen chronischer Ulzera**

Infektion	Ödem
Wiederholtes Trauma	Denervation
Ischämie	Lokalisierte destruktive Erkrankung (Tuberkulose, Karzinom)

Übersichtstabelle 7.6   **Die Ursachen neuropathischer Ulzera**
(Ulcera infolge eines Verlustes der Sensibilität)

Periphere Nervenläsionen
  Diabetes
  Nervenverletzungen
  Lepra
Rückenmarksläsionen
  Spina bifida
  Tabes dorsalis
  Syringomyelie

Arteriosklerotisches Aneurysma

Ein Aneurysma ist eine Dilatation eines Anteiles der gesamten Arterie. Die Mehrzahl tritt im Zusammenhang mit der Arteriosklerose auf und ist durch diese bedingt.
Die Ursachen der Aneurysmen sind wie folgt:

Wahres Aneurysma

Kongenital:
Pathologische Gefäßwand.
Arterielle Dilatation verbunden mit einer arteriovenösen Fistel.
Erworben:
Trauma: Direktes Trauma, Bestrahlung.
Infektion: Mykotisches Aneurysma, Syphilis.
Degeneration: Atherosklerose, Arteriomegalie, zystische Nekrose der Media.

Falsches Aneurysma

Traumafolge.
Aneurysmen können grundsätzlich an allen Gefäßen auftreten, haben jedoch Prädilektionsstellen.
Kongenitale Aneurysmen treten im Schädel auf, im Circulus arteriosus cerebri (Willisi). Sie verursachen subarachnoidale Hämorrhagien und plötzlichen Tod.
Erworbene atherosklerotische Aneurysmen findet man gewöhnlich in der **Aorta abdominalis**, der **A. femoralis communis** und **A. poplitea**.
Erworbene syphilitische Aneurysmen sind in der Aorta thoracica lokalisiert.
Atherosklerotische Aneurysmen haben typische Symptome und klinische Bilder, die gemeinsam besprochen werden.

Anamnese

Alter. Atherosklerotische Aneurysmen treten selten vor dem 50. Lebensjahr auf und nehmen dann an Häufigkeit mit dem Alter zu.
Geschlecht. Männer sind 10- bis 20mal häufiger als Frauen betroffen.
Symptome. Das Kardinalsymptom ist ein **dumpfer Schmerz.** Beim Abdominalaneurysma ist dieser in der Regel über der Schwellung in der Mitte des Abdomens lokalisiert. Er strahlt nicht aus und ist durch nichts beeinflußbar. Dieser dumpfe Schmerz des abdominalen Aneurysmas, der sehr häufig durch den Rücken strahlt, wird oft mit Verdauungsstörungen verwechselt. Er entsteht durch die Dehnung der Arterienwand.
Ein **akuter Schmerz** tritt auf, wenn das Gefäß plötzlich gedehnt wird oder es zur Ruptur kommt.
Ein **schwerer berstender Schmerz** tritt dann auf, wenn das Aneurysma rupturiert und sich ein großes Hämatom ausbildet.
Druck auf einen Nerven, was nicht ungewöhnlich ist, ruft einen **zugeordneten Schmerz** hervor. Einige Patienten mit abdominalem Aortenaneurysma haben eine **Ischialgie.**
Manchmal kann man einen **pulsierenden Tumor** fühlen. Dies findet man am häufigsten bei Aneurysmen der Femoral- und Poplitealarterien, seltener bei Aneurysmen der Aorta abdominalis. **Eine schwere Ischämie der unteren Extremität** tritt bei Thrombosierung des Aneurysmas auf. Es ist ein sehr seltenes Ereignis bei einem Aorten- und Femoralaneurysma, aber ein häufiges Ereignis bei den Aneurysmen der Poplitealarterien. Weniger schwere Ischämien entstehen oft durch **Emboli**, die vom Aneurysma ausgehen. Das beste Beispiel dieser Komplikation sind multiple kleine Embolien in den Fingerarterien beim Aneurysma der A. subclavia. An der unteren Extremität leidet der Patient häufig an der Claudicatio intermittens oder Ruheschmerz.
Venöse Thrombose und Venenverschluß. Die Aorta, Femoral- und Poplitealarterien sind eng benachbart zur V. cava inferior, Femoral- und Poplitealvene. Eine Erweiterung der Arterie kann die Vene durch direkten Druck oder durch Thrombose verschließen. Der Patient erscheint mit einem geschwollenen, blauen, schmerzhaften Bein oder Unterschenkel.
Bei der systematischen Befragung und Eigenanamnese deckt man häufig eine koronare Verschlußkrankheit oder eine zerebrale Minderdurchblutung oder frühere Aneurysmen auf. Die Femoral- und Poplitealaneurysmen sind häufig bilateral, müssen jedoch nicht einzeitig auftreten.

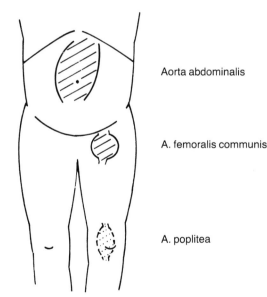

Aorta abdominalis

A. femoralis communis

A. poplitea

Abb. 7.6   Die typischen Lokalisationen der Aneurysmen.

Untersuchung

Aneurysma der Aorta abdominalis

Die Aorta abdominalis liegt **oberhalb** des Nabels, so daß man die Aneurysmen in Nabelhöhe oder im Epigastrium vorfindet. Ein Wesensmerkmal ist die **deutliche Pulsation.** Um dies festzustellen, legt man die Hände auf beide Seiten des Tumors und fühlt, ob dieser pulsiert. Viele Geschwülste im Oberbauch – vor allem Karzinome des Pankreas und Magens – haben eine fortgeleitete Pulsation und werden fälschlicherweise als Aneurysmen diagnostiziert.

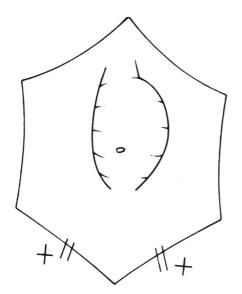

Abb. 7.7   Ein Aneurysma der Aorta abdominalis. Wenn man es tasten kann, muß es unterhalb der Abgänge der Nierenarterien beginnen, die Femoralpulse sind gewöhnlich vorhanden.

Aneurysmen sind oft schmerzhaft, gewöhnlich sind sie von fester Konsistenz, nicht zusammendrückbar und fixiert. Gelegentlich schlängelt sich eine dilatierte und elongierte Aorta von einer Seite auf die andere.
Die Pulse in der Leiste und in den Beinen sind in der Regel **vorhanden**. Diese Gefäße zeigen oft eine leichte Dilatation. Die meisten Studenten erwarten einen Verschluß der peripheren Arterien, wenn sie ein Aneurysma entdecken. Diese Kombination von Fehlbildungen ist jedoch **ungewöhnlich**.

Aneurysma der A. femoralis

Dieses tritt gewöhnlich in der A. femoralis communis auf. Es wölbt sich in der Regel direkt unter dem Leistenband hervor. Es liegt so oberflächlich, daß es schwierig ist, die Pulsation zu übersehen, und dennoch ist es sehr wichtig, sich von dieser **Pulsation zu überzeugen**. Fortgeleitete Pulsationen findet man bei vergrößerten Lymphknoten, was gelegentlich zur Fehldiagnose führt.
Die übrigen Pulse am Bein können fehlen, oder es kann gleichzeitig ein Poplitealaneurysma vorliegen.
Untersuchen Sie die Extremität sehr sorgfältig auf jede Möglichkeit einer arteriellen Minderdurchblutung oder eines venösen Verschlusses.

Aneurysma der A. poplitea

Man bemerkt sie erst dann, wenn sie groß genug sind und sich aus der Fossa poplitea hervorwölben. Sie bestehen in der Regel über längere Zeit und verursachen die oben erwähnten Symptome.
Auch hier gilt es wieder, sich von der **Pulsation** zu überzeugen.
Thrombosierte popliteale Aneurysmen sind sehr schwierig zu diagnostizieren und werden häufig mit

einer Baker-Zyste oder einer Bursa semimembranosa verwechselt.
Der Tumor ist solid, hat verkürzten Klopfschall und fluktuiert nicht. Er läßt sich seitlich hin- und herbewegen, jedoch nicht nach oben und unten, und seine Größe verändert sich nicht bei Beugung des Knies.
Die Fußpulse sind ebensowenig tastbar bei Thrombosierung des Aneurysmas wie auch bei Pulsation wegen der stenotischen Erkrankung oder durch Emboli, die die Poplitealtrifurkation verschließen. Untersuchen Sie das Bein sehr sorgfältig auf venöse Verschlüsse. Eine Thrombose der Poplitealvene ist eine sehr häufige Begleiterscheinung bei poplitealen Aneurysmen.

Übersichtstabelle 7.7   **Ursachen der Aneurysmen**

Wahre
Kongenital:
Pathologische Wandveränderungen
Arterielle Dilatation im Zusammenhang mit einer arteriovenösen Fistel
Erworben:
Trauma:
Direktes Trauma
Bestrahlung
Infektion:
Mykotisches Aneurysma
Syphilis
Degeneration:
Atherosklerose
Arteriomegalie
Zystische Medianekrose
Falsche:
Traumafolge

Falsches Aneurysma

Unter einem falschen Aneurysma versteht man ein großes Hämatom, dessen Zentrum flüssiges Blut enthält, das in Verbindung mit dem Lumen des Blutgefäßes steht.
Die häufigste Ursache ist eine Stichverletzung. Das Hämatom bildet sich außerhalb der Arterie, wobei die Arterienverletzung zunächst von einem Thrombus verschlossen wird. Durch den pulsierenden Blutstrom wird dieser Thrombus nach außen in das Hämatom vorgetrieben, es formt sich eine Höhle aus, die Verbindung mit dem Gefäßlumen hat.
Die Symptome, das klinische Bild und die Komplikationen des falschen Aneurysmas unterscheiden sich nicht von denen der echten mit Ausnahme:

1. Traumaanamnese (wobei sich der Patient nicht immer an dieses erinnert).
2. Plötzliches Auftreten nach einem Trauma.
3. Ein Aneurysma an ungewöhnlicher Lokalisation, z.B. Hand oder Sprunggelenk.

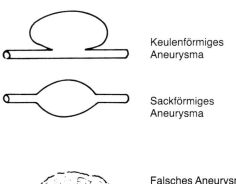

Keulenförmiges Aneurysma

Sackförmiges Aneurysma

Falsches Aneurysma. Eine Höhle in einem Hämatom, die mit dem Lumen der Arterie in Verbindung steht.

Abb. 7.**8**   Arten von Aneurysmen.

Koarktation der Aorta

Es handelt sich um ein seltenes Krankheitsbild, aber man muß das klinische Bild kennen, um es zu entdecken, da auch die symptomlose Krankheit zur Lebensverlängerung chirurgisch korrigiert werden muß.

Unter Koarktation versteht man eine Stenose der Aorta unmittelbar unter dem Abgang der linken A. subclavia dicht am Lig. arteriosum, dem Rest des Ductus arteriosus Botalli. Vorausgesetzt, der Ductus arteriosus verschließt sich normal, kommt es zu keinen Symptomen im Bereich des Isthmus (trotzdem muß man die klinischen Zeichen erkennen). Ist der Ductus arteriosus offen, so hat der Patient die entsprechenden Beschwerden, wobei häufig noch andere kardiale Fehlbildungen vorliegen.

Symptome. Die Kardinalsymptome sind Dyspnoe, bei Anstrengung zerebrale Synkopen, beides bedingt durch die Hypertension in der oberen Körperhälfte, da diese Gefäße proximal der Stenose abgehen.

Klinische Zeichen. Die Untersuchung ergibt eine Hypertension in den Brachialarterien, sichtbar und palpabel an den Kollateralarterien der Schultern und Skapulae, schwache und verzögerte Femoralpulse, einen kräftigen Herzspitzenstoß und ein Systolikum, das am lautesten linksseitig hinten an der Wirbelsäule in Höhe von D4 und D5 zu hören ist.

Um eine nichterwartete Koarktation festzustellen, ist es notwendig, immer die Femoralpulse bei der Routineuntersuchung zu tasten.

Kongenitale Gefäßmißbildungen

Diese sind selten. Sie treten in zwei Hauptformen auf: multiple arteriovenöse Fisteln und Fehlbildungen der Venen.

Multiple arteriovenöse Fisteln (Robertson-Riesenextremität)

Die Auswirkungen der anormalen Fisteln sind ein vermehrter Blutfluß durch das Bein, ein vermehrtes Herzzeitvolumen und vermehrte Herzauswurfleistung.

Diese Veränderungen bedingen ein vermehrtes Längenwachstum des Beines und einen Herzfehler.

Das Kardinalsymptom ist ein **überschießendes Wachstum** der unteren Extremität in Länge und Volumen. Die Haut ist **wärmer** als auf der gesunden Seite und hat einen verstärkten **rosa** Farbton. Es können kleine Ulzerationen im Sprunggelenkbereich entstehen.

Das Herz ist vergrößert, und es entwickelt sich eine linksseitige Herzinsuffizienz.

Unterbricht man die Blutzufuhr der Extremität mit einem Sphygmomanometer, so kommt es zur Bradykardie, **Branhams bradykarde Reaktion.**

Mißbildungen der Venen (Klippel-Trenaunay-Syndrom)

Es gibt die verschiedensten Varianten dieser Erkrankung. Die Kardinalsymptome sind:

1. Dilatierte, variköse Venen. Man findet oft große Gefäße an der Lateralseite des Beines.
2. Kutane Angiome, Portwein-Flecken.
3. Sprunggelenkgeschwüre.
4. Mäßiges überschießendes Wachstum der Extremität.

Bei dieser Erkrankung liegen keine arteriovenösen Fisteln vor, das Herz ist unauffällig, der Bradykardietest unauffällig.

Transiente zerebrale und retinale Ischämie

Die plötzliche Reduktion des zerebralen oder retinalen Blutstromes kann eine Synkope, Parästhesien und Schwindel oder einen vorübergehenden Gesichtsverlust auslösen.

Man nennt diese Anfälle häufig transiente ischämische Attacken (TIA). Dieser Terminus ist unglücklich, da er keine Aussage macht über die befallenen Gewebe.

Die transiente zerebrale Ischämie entsteht durch kleine Emboli, die vom Herz oder den großen Gefäßen ausgehen oder durch einen vorübergehenden Blutdruckabfall, wie bei der Adams-Stokes-Synkope.

Diese kleinen Emboli haben meistens ihren Ursprung von atheromatösen Stenosen oder Ulzerationen im Bereich der Karotisgabel. Läßt man diese Läsionen unbehandelt, so kommt es zum größeren Schlaganfall, so daß es ausgesprochen wichtig ist, die Bedeutung der Frühsymptome zu kennen.

Wenn jemand über kurze Episoden von Schwäche, Nadelstichen und Kribbeln, Halbseitenparesen, die kurzzeitig anhalten und sich voll zurückbilden, berichtet, so muß man immer an die Möglichkeit einer Erkrankung einer A. carotis denken. **Auskultieren Sie immer die A. carotis.**

Häufig findet man ein **Strömungsgeräusch** mit dem Punctum maximum in Höhe des Zungenbeines.

Vorübergehende Erblindung (**Amaurosis fugax**) ist auch häufig von Embolien aus der A. carotis verursacht. Der Patient sieht plötzlich einen grauen Schleier oder leidet unter einem vollständigen Gesichtsverlust eines Auges. Dies dauert nur wenige Minuten, um wieder vollständig zu verschwinden.

Auch hier muß man die Karotiden untersuchen und auf **Strömungsgeräusche** achten.

Untersuchen Sie deshalb auch die Gesichtsfelder, manchmal besteht ein permanenter Defekt. Betrachten Sie die Fundi mit dem Ophthalmoskop – sind bereits Embolien abgelaufen, so sieht man plötzliche Stenosen der Arterien und im Bereich dieser Stenosen gelbweiße Exsudate.

Vorübergehende Erblindung kann auch bei Migräne, disseminierter Sklerose, Arteriitis temporalis und Hysterie auftreten.

Raynaud-Syndrom

Das Raynaud-Syndrom sind Farbveränderungen der Haut der Hände oder Füße als Folge einer Kälteexposition (s. auch Kap. 5, S. 112).

Übersichtstabelle 7.**8**   **Ursachen des Raynaud-Syndroms**

Irritation von Nerven
Zervikale Spondylosis und zervikale Bandscheibenprotrusion
Halsrippe*
Syndrom der 1. Rippe*
Rückenmarkerkrankungen
Abgelaufene Poliomyelitis
Thrombozytenembolie von
Aneurysmen der A. subclavia (als Folge einer Halsrippe)
Atherosklerotische Stenose der A. subclavia
Verletzungen der A. subclavia bei Kreuzen einer Halsrippe
Kollagenerkrankungen
Sklerodermie*
Vibrierende Werkzeuge
Wiederholte Tätigkeiten im kalten Wasser
Hämatologische Erkrankungen
Kälteagglutinine
Kryoglobuline
Kälteempfindlichkeit
Primärer Morbus Raynaud*
Medikamente
Ergotamin
Allgemeinerkrankungen
Hypothyreoidismus
Diabetes
Mangelernährung
* Hauptsächliche Ursachen

Die Haut verfärbt sich zuerst **weiß** und wird kalt und taub. Im nächsten Stadium verfärbt sie sich **blau** bei weiterbestehender Kälte und Taubheit, um letztlich **rot, heiß** und **schmerzhaft** zu werden.

Die Diagnose wird gewöhnlich aufgrund der Angaben des Patienten gestellt, da die Hand im Intervall unauffällig aussieht. Aus diesem Grunde ist die Diagnose schwer zu stellen. Die Symptome können sekundär bei vielen anderen Krankheitsbildern auftreten, und die Diagnose des idiopathischen Morbus Raynaud darf man nur dann stellen, wenn andere Krankheitsursachen ausgeschlossen sind.

Die Ursachen des Raynaud-Syndromes sind in der Übersichtstab. 7.8 niedergelegt.

In der Hauptsache findet man es bei zervikaler Spondylose, Sklerodermie, Halsrippe und bei idiopathischer Raynaud-Erkrankung.

Patienten mit einer **zervikalen Spondylose** geben in der Regel Schmerzen und Beschwerden bei Bewegungen des Halses an, wobei Bewegungseinschränkungen bestehen und sie dabei gelegentlich neurologische Sensationen im Arm und an der Hand verspüren.

Patienten mit **Sklerodermie** haben gewöhnlich pathognomonische Veränderungen der Gesichtshaut und Dysphagie (s. Abb. 8.10, S. 163).

Halsrippen lassen sich nur schwer bei der klinischen Untersuchung entdecken, sie lassen sich aber vermuten, wenn die Supraklavikulargrube verstrichen ist.

Auswirkungen eines lange bestehenden Raynaud-Syndroms (Abb. 7.9)

Bei wiederholt auftretenden Spasmen der Digitalarterien oder bei wiederholtem Verschluß durch Emboli erleiden die Finger einen bleibenden Gewebsschaden. Schließlich kommt es zum permanenten kompletten Verschluß der Digitalarterien durch Embolien und Thrombosen.

Die Finger atrophieren, vor allem die Fingerbeeren, sie werden dünn und spitz.

Die Hand ist kalt, und die Gelenke versteifen.

Es entstehen **kleine Narben** als Folge von zirkumskripten Hautnekrosen.

Manchmal treten kleine, sehr schmerzhafte **ischämische Ulzera** an den Fingerspitzen auf.

Wiederholte Nagelrandinfektionen (Paronychien) sind typisch. Sie sind sehr schmerzhaft und haben eine langsame Heilungstendenz.

Schließlich können **Ruheschmerz** und eine **Gangrän** der Fingerspitzen auftreten.

Bei lange bestehender Erkrankung ist es nicht außergewöhnlich, daß es graduell zur Ausbildung des klinischen Bildes der Sklerodermie kommt. Es handelt sich jedoch hierbei um eine Sekundärerkrankung und nicht um die primäre Sklerodermie (s. Abb. 5.6, S. 113).

Pubertäre Mädchen sind prädisponiert für die **primäre Raynaud-Erkrankung**. Sie hat einen leichten Verlauf, ist familiär, oft mit Frostbeulen verbunden und verschwindet oft spontan Ende der 20er Jahre. Nur wenige Frauen haben ihr Leben lang Symptome, wobei die Erkrankung selten einen schwierigen Verlauf nimmt. Tritt sie erst bei erwachsenen Frauen auf, so um die Menopause, so handelt es sich in der Regel nicht um die primäre Erkrankung, sondern hier ist sie unter Umständen der Vorläufer einer Sklerodermie.

Akrozyanose

Bei diesem Krankheitsbild sind die Hände und Füße andauernd blau und kalt. Die Hautfarbe ändert sich

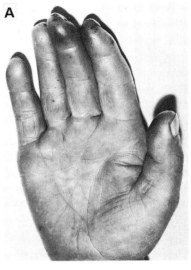

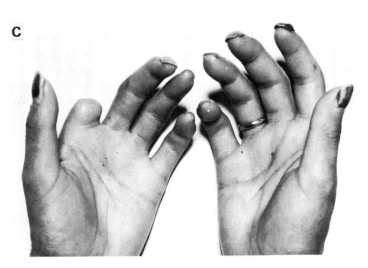

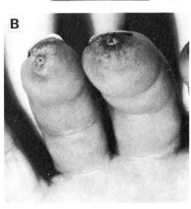

Abb. 7.**9** Die Auswirkungen eines lange bestehenden, schweren Raynaud-Syndroms. (A) Permanent blaue ischämische Fingerspitzen. (B) Kleine ischämische Ulzerationen an den Fingerspitzen. (C) Gangrän mit Fingerverlust. Verdickung der Finger und Verlust der Fingerbeeren, so daß sich die Nägel über die Fingerenden biegen.

nicht mit der Umgebungstemperatur, wie das beim Raynaud-Syndrom der Fall ist. Dieses Phänomen tritt ebenfalls intermittierend auf, wobei die Hände im Intervall unauffällig sind.

Diese Veränderungen sind nicht schmerzhaft. Es besteht jedoch eine Prädisposition für Perniones.

Die Diagnose wird gestellt aufgrund der Hauttemperatur und -farbe.

Erythrocyanosis crurum puellarum frigida

Unter dieser Erkrankung leiden Mädchen zwischen dem 15. und 25. Lebensjahr bei Kälteexposition. Der **hintere untere und mediale Anteil des Unterschenkels verfärbt sich rotblau** (Erythrocyanosis) und ist **geschwollen**. Die angeschwollenen Areale sind schmerzhaft und Prädilektionsstellen für **Perniones** und **oberflächliche Ulzerationen**. Die Schwellung überwiegt häufig die Verfärbung, und die Ausbreitung um das Sprunggelenk kann als Lymphödem fehlgedeutet werden. Es handelt sich um eine Kältesensibilität in diesem Anteil des Beines, das häufig diesen Elementen ausgesetzt ist.

Venenerkrankungen

Klinische Untersuchung der venösen Zirkulation des Beines

Bei der Anamnese und Untersuchung der venösen Zirkulation des Beines erhält man Informationen über zwei Aspekte. Einmal ob der Blutfluß in den einzelnen Etagen in Ordnung ist, zum anderen ob die Venenklappen intakt sind. Die Untersuchung muß unter diesen Voraussetzungen durchgeführt werden.

Die Leitsymptome venöser Erkrankungen sind Schmerz, Schwellung und Hautveränderungen am Unterschenkel. Dies wird im einzelnen bei der Beschreibung der Krankheitsbilder dargestellt.

Inspektion

Bitten Sie den Patienten, sich hinzustellen (beim liegenden Patienten sind die Venen kollabiert).

Die Mehrzahl der Patienten mit venöser Erkrankung hat pathologisch erweiterte, **gut sichbare** subkutane

Venen. Sind diese erweitert und geschlängelt, so nennt man sie Varizen.

Es ist wichtig, ihre Ausdehnung und ihren Verlauf festzuhalten, am besten zeichnet man sich dies auf das Bein auf. Die Lokalisation gibt einen Hinweis auf ihre Ursache.

Einige Venen sind sehr groß und vorspringend, andere sind dagegen klein und intradermal gelegen, so daß blaue Flecken entstehen. Letztere muß man sorgfältig betrachten, ob Venenkapillaren radiär von einer zentralen Vene ausgehen, man nennt dies auch **Venensterne**.

Vergleichen Sie den Umfang der Beine, vor allen Dingen am Sprunggelenk, ob sich ein **Ödem** findet.

Betrachten Sie die Haut des ganzen Beines, vor allen Dingen am distalen Unterschenkel. Venöse Erkrankungen befallen zuerst dieses Areal, es kommt zur **Hyperpigmentation, zum Ekzem und zur Ulzeration.**

Palpation

Betasten Sie den Verlauf der Vene unter Beachtung ihrer Füllung. Die Venen des Unterschenkels verlaufen oft eingesunken in induriertem subkutanem Gewebe.

Betasten Sie den Hiatus saphenus und die saphenopopliteale Einmündung, und bitten Sie den Patienten zu husten. Bei einem starken **Hustenstoß** sieht man, ob die Venenklappen intakt oder insuffizient sind.

Betasten Sie die Medialseite des Unterschenkels bei zunächst stehendem, dann liegendem Patienten auf schmerzhafte Defekte in der tiefen Faszie. Diese Areale sind oft die Lokalisation insuffizienter oberflächlicher Vv. perforantes zu den tiefen Venen.

Die wichtigsten Lokalisationen der Verbindungen zwischen oberflächlichem und tiefem Venensystem sind in Abb. 7.10 aufgezeichnet.

Palpieren Sie die Haut des Unterschenkels. Suchen Sie nach einem eindrückbaren **Ödem** und nach Verdikkungen und Schmerzhaftigkeit des Subkutangewebes.

Die **braune Pigmentation** entsteht durch Hämatineinlagerungen zugrundegegangener Erythrozyten in dem Gewebe. Es kommt zur Ausbildung eines **Ekzemes** und von **Ulzera**.

Tourniquettest

Hiermit kann man das Vorhandensein und die Lokalisation insuffizienter Venenklappen feststellen, die in den Verbindungen zwischen dem tiefen und oberflächlichen System bestehen.

Der Patient liegt flach. Man hebt das eine Bein hoch, bis sich das Blut aus den oberflächlichen Venen entleert hat. Man legt ein Gummitourniquet um das obere Drittel des Oberschenkels so fest, daß die oberflächlichen Venen sicher verschlossen sind.

Nun bittet man den Patienten aufzustehen.

Kommt es zur retrograden Venenfüllung oberhalb des Tourniquets bei bestehendem Kollaps der darunterliegenden Venen, so befindet sich die insuffiziente Venenklappe oberhalb des Tourniquets. Ist das Verhalten umgekehrt, so sind die insuffizienten Venenklappen darunter.

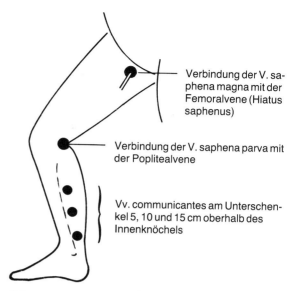

Abb. 7.10 Die typischen Lokalisationen von Verbindungen zwischen dem oberflächlichen und tiefen Venensystem.

Verbindung der V. saphena magna mit der Femoralvene (Hiatus saphenus)

Verbindung der V. saphena parva mit der Poplitealvene

Vv. communicantes am Unterschenkel 5, 10 und 15 cm oberhalb des Innenknöchels

In Abb. 7.11 ist das Prinzip des Testes dargestellt. Führt man diesen Test in verschiedenen Etagen durch, so kann man das Segment der Extremität bestimmen, indem sich insuffiziente Venenklappen befinden.

Ist die anatomische Lokalisation der Verbindung zwischen oberflächlichem und tiefem Venensystem bekannt, z.B. die Verbindung zwischen V. saphena magna und Femoralvene, so kann man diese statt mit dem Tourniquet durch direkten Fingerdruck verschließen, um zu sehen, ob eine retrograde Füllung erfolgt. Diese Untersuchung nennt man den Trendelenburg-Test.

Heben Sie das Bein hoch und überprüfen Sie, ob die Venen kollabieren, wenn sie sich über dem Herzniveau befinden. Bleiben sie gefüllt, so ist der venöse Rückfluß verschlossen, oder es besteht ein erhöhter Venendruck aufgrund einer Rechtsherzinsuffizienz.

Perkussion

Sind die Venen gefüllt, übertragen sie eine Perkussionswelle in ihrem Verlauf. Je größer die Vene und je geringer die Anzahl der Klappen, um so besser wird diese Welle übertragen. Signifikant ist dieses Zeichen, wenn die Übertragung von oben nach unten erfolgt, sie erlaubt eine Aussage über das Vorhandensein von suffizienten oder insuffizienten Klappen.

Plazieren Sie die Finger der einen Hand an das untere Ende einer sichtbaren Vene, und binden Sie das obere Ende ab. Ein palpabler Perkussionsimpuls zwischen diesen beiden Grenzen ist ein Hinweis auf erweiterte, insuffiziente Venen.

Auskultation

Auskultieren Sie Venenknäuel, vor allem dann, wenn Sie bei liegendem Patienten persistieren, sie können der Ausdruck einer arteriovenösen Fistel sein.

Das Bein ist horizontal, die oberflächlichen Venen leer

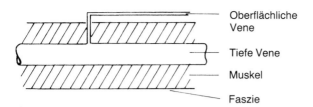

Oberflächliche Vene

Tiefe Vene

Muskel

Faszie

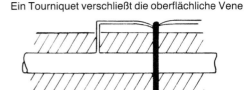

Ein Tourniquet verschließt die oberflächliche Vene

Der Patient steht

Eine insuffiziente V. perforans unterhalb des Tourniquets füllt die oberflächlichen Venen unterhalb desselben.

Eine insuffiziente V. perforans oberhalb des Tourniquets füllt die oberflächlichen Venen oberhalb desselben.

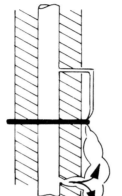

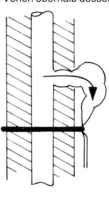

Bei Anlegen des Tourniquets in verschiedenen Etagen kann man das Niveau der insuffizienten Vv. perforantes bestimmen.

Abb. 7.**11**   Das Prinzip des Tourniquettests.

Übersichtstabelle 7.9   Routineuntersuchung der venösen Zirkulation

Bitten Sie den Patienten aufzu-stehen.	*Palpation*
	Lücken in der tiefen Faszie
	Zustand der Haut und des Subkutangewebes
	Trendelenburg-Test
	Tourniquettest
Inspektion	*Perkussion*
Lokalisation und Größe sicht-barer Venen	Übertragung einer Perkussionswelle
Auswirkungen des Anhebens und Hängenlassens	
Schwellung des Sprunggelenkes	*Auskultation*
Hautfarbe	Strömungsgeräusche

Varizen

Varizen sind dilatierte, geschlängelte Venen. In der Regel sind die Klappen insuffizient, aber nicht immer.

Es ist nicht die Varikosis, die die Symptome bei Varizen auslöst mit Ausnahme des kosmetischen Effektes, sondern es ist die pathologische Physiologie durch die insuffizienten Klappen. Deshalb gibt es asymptomatische Varizen oder ausgeprägte Symptome bei nur wenig sichtbaren Varizen.

Varizen können eine primäre Fehlbildung sein oder sekundär auftreten, entweder bei proximalem Verschluß, bei Zerstörung der Klappen durch Thrombose oder infolge eines Anstiegs des Blutflusses oder aufgrund erhöhten Drucks bei arteriovenösen Fisteln. Symptome und klinisches Bild hängen von der Ursache ab.

Anamnese

Alter. Varizen findet man in allen Altersgruppen, bevorzugt jedoch bei jungen und Frauen mittleren Alters. Bei Varizen im Kindesalter handelt es sich um angeborene Gefäßmißbildungen.

Geschlecht. Frauen sind zehnmal häufiger betroffen als Männer.

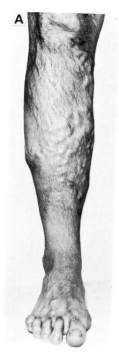

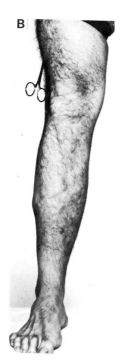

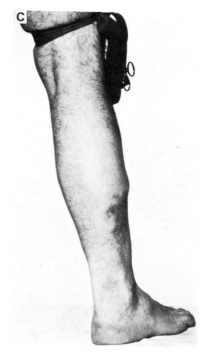

(A) Große Varizen am
Unterschenkel.

(B) Die Venen sind gerade noch
sichtbar bei Anlegen des
Tourniquets am Oberschenkel.

(C) Die Venen sind eben noch sichtbar
bei Anlegen des Tourniquets oberhalb
des Knies.

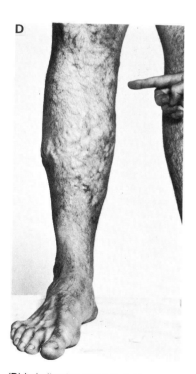

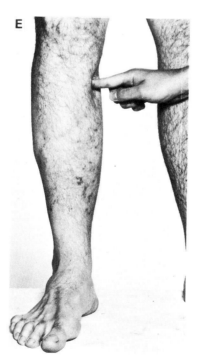

**Rückschluß: Die insuffizienten Vv.
perforantes befinden sich unterhalb des Knies.**

(D) Lokalisation eines Defektes
in der tiefen Faszie.

(E) Die Venen sind vollständig entleert, wenn direkter Druck auf den Defekt ausgeübt wird; in diesem Fall durch den Finger, nicht durch ein Tourniquet, zur besseren
Darstellung.

Abb. 7.**12**   Der Tourniquettest für insuffiziente Vv. perforantes.

Ethnische Gruppen. Ungewöhnlich sind sie in primitiven Kulturen und selten in Afrika und Fernost.

Beruf. Viele der Patienten haben stehende Berufe, wobei es jedoch zweifelhaft ist, ob dadurch Varizen entstehen. Sicherlich kommt es zu einer Verschlimmerung der Beschwerden. Außerdem ist es wichtig für die Behandlung, den Beruf des Patienten zu kennen.

Symptome. Am häufigsten wird über **Schmerzen** geklagt, es handelt sich in der Regel um einen **dumpfen Schmerz** im Unterschenkel und in der Wade, der sich im Laufe des Tages verstärkt, vor allen Dingen beim Stehen.

Der **Schmerz läßt nach beim Liegen** nach etwa 15–30 Minuten. Gelegentlich klagen die Patienten über **brennende Schmerzen** beim Gehen, dies ist ein Hinweis auf eine Insuffizienz der tiefen Venen und hat seine Ursache nicht in den Varizen. **Nächtliche Krämpfe** sind häufig.

Das Kardinalsymptom ist in der Regel der kosmetische Effekt. Erweiterte, sichtbare Venen, Venensterne, Hyperpigmentation, Ekzem und Ulzeration entstellen die Beine.

Ein leichtes, im Laufe des Tages auftretendes Sprunggelenködem findet sich häufig, ist jedoch kein typisches Symptom, und man muß andere Ursachen dieser Sprunggelenkschwellung ausschließen, bevor man sie den Varizen zuschreibt.

Befragen Sie den Patienten sehr sorgfältig nach Symptomen, die einen Hinweis ergeben auf die Ursache seiner Varizen, vor allen Dingen **Schwangerschaft** und abdominale Symptome eines Beckentumors.

Frühere Anamnese. Bei den meisten Patienten bestehen die Varizen über mehrere Jahre, und viele haben bereits Behandlungsversuche hinter sich wie Operation oder Injektion.

Wichtig ist die Frage, ob früher eine tiefe Beinvenenthrombose abgelaufen ist im Zusammenhang mit früheren Erkrankungen, Operationen, Unfällen oder Schwangerschaften.

Frauen muß man befragen, ob sie während der Schwangerschaft unter einer Schwellung der Beine, einer Thrombose oder dem »weißen Bein« litten.

Familienanamnese. Häufig findet sich eine familiäre Häufung, daß Mutter und Schwester ebenfalls unter Varizen leiden.

Lokale Untersuchung

Inspektion

Suchen Sie nach großen, sichtbaren Venen. Halten Sie ihre **Lokalisation**, ihr **Ausmaß** und ihre **Größe** fest. Am besten eignet sich dazu eine Zeichnung, in der man dies skizziert.

Betrachten Sie den Hautmantel des Beines, vor allem im distalen Drittel der Innenseite des Unterschenkels auf Zeichen einer chronischen venösen Hypertension, braune Pigmentation, Ekzem und Ulkus.

Palpation

Palpieren Sie die Struktur der Haut und des Subkutangewebes am Unterschenkel.

Es kann ein teigiges Ödem, eine Verdickung, Rötung und Schmerzempfindlichkeit bestehen. Diese Veränderungen sind durch chronisch-venösen Überdruck bedingt und werden verschieden bezeichnet. Der beste Ausdruck ist **Lipodermatosklerosis**, hier kommt zum Ausdruck, daß es sich um eine Veränderung der Haut und des Subkutangewebes durch eine progressive Sklerosis durch Fibrinablagerungen mit Gewebsnekrosen und Narbenbildungen handelt. Betasten Sie den Venenverlauf, vor allen Dingen an der Medialkante der Tibia auf schmerzhafte Defekte in der tiefen Faszie. Untersuchen Sie die Wirkung des Hustenstoßes in der Leiste. Führen Sie den Trendelenburg- und Tourniquettest aus, um insuffiziente Vv. perforantes festzustellen.

Perkussion

Testen Sie die Übertragung des Perkussionsimpulses in beiden Richtungen der Vene.

Auskultation

Auskultieren Sie über großen Venenknäueln und entlang des ganzen Beines, wenn die Venen beim liegenden Patienten nicht kollabieren.

Allgemeinuntersuchung

Dies ist der wichtigste Teil der Untersuchung.

Untersuchen Sie das Abdomen sorgfältig einschließlich einer rektalen und vaginalen Exploration, um abdominale und im Becken gelegene Ursachen von Varizen auszuschließen.

Vergessen Sie nicht, beim Mann die Testes zu palpieren. Testikulartumoren können sehr klein sein, wogegen die abdominalen Lymphabflußgebiete massiv vergrößert sein können mit konsekutivem Verschluß der V. cava inferior.

Übersichtstabelle 7.10   **Die Ursachen der Varizen am Bein**

Sekundär
Verschluß des venösen Abflusses
Schwangerschaft
Bindegewebstumoren
Ovarialzysten
Abdominale Lymphadenopathie
Beckenkarzinome (Zervix, Uterus, Ovar, Rektum)
Aszites
Thrombose der V. iliaca
Retroperitonealfibrose
Klappeninsuffizienz
Phlebothrombose (Thrombose der tiefen Venen)
Hoher Fluß und Druck
Arteriovenöse Fisteln (vor allem erworbene traumatische Fisteln)
Primär
Unbekannte Ätiologie, oft familiär, möglicherweise eine Wandschwäche der Venen mit sekundärer Erweiterung der Klappenringe.
Sehr selten angeborenes Fehlen der Klappen.

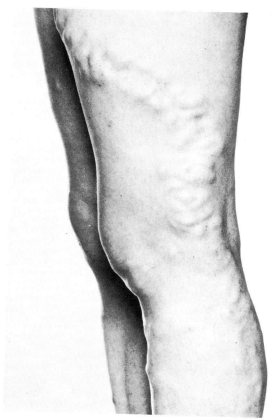

Abb. 7.13 Eine typische variköse Vene mit Erweiterung und Schlängelung und in der Regel insuffizienten Klappen.

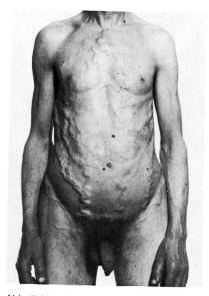

Abb. 7.14 Dilatierte, geschlängelte Kollateralvenen der Abdominalwand bei einem Patienten mit Thrombose der V. cava inferior. Die häufigste Ursache ist ein intraabdominaler maligner Tumor.

Bei der Inspektion der Bauchwand fallen erweiterte Kollateralvenen auf, die von einer Leiste zur anderen kreuzen und sich über das Abdomen und den Brustkorb ziehen, um in die V. cava superior zu münden. Die Flußrichtung in diesen Venen kann man feststellen, indem man die Venen ausstreicht und beobachtet, von welcher Seite aus sie sich füllen. Diese Untersuchung muß man in beiden Richtungen durchführen, um sich sicher über die Flußrichtung zu sein.

Venöses Ulkus

Gebrauchen Sie nicht den Ausdruck »variköses Ulkus«. Das Ulkus ist nicht durch die Varizen verursacht, sondern durch den pathologischen venösen Blutfluß. Viele Patienten mit venösen Ulzera haben keine sichtbaren Varizen.

Anamnese

Alter. Die meisten venösen Ulzera treten nach Jahren bestehender venöser Erkrankung auf, so daß sie frühestens bei Patienten zwischen 40–60 Jahren beobachtet werden. Schwere Erkrankungsformen verursachen die Ulzerationen bereits bei jungen Erwachsenen, und sie entstehen bei Kindern und Adoleszenten mit kongenitalen venösen Mißbildungen.

Geschlecht. Frauen sind häufiger als Männer betroffen.

Symptome. Der Patient leidet gewöhnlich an stechenden Schmerzen, unangenehmem Gefühl und Schmerzempfindlichkeit der Haut, Hyperpigmentation und Ekzem über Monate und Jahre, bevor das Ulkus entsteht.

Das Ulkus selbst ist zuerst schmerzhaft, wobei dies jedoch bei chronischem Leiden abnimmt. Die Hauptsymptome sind **scheuernde Schmerzen** durch die Kleidung, Absonderung und entstellendes Aussehen.

Vorausgehende Anamnese. Die Mehrzahl der venösen Ulzerationen entstehen infolge einer Schädigung der tiefen und perforierenden Venen. Häufig wird eine abgelaufene Thrombose der tiefen Beinvenen angegeben, während einer Erkrankung oder der Schwangerschaft.

Ursache. Gelegentlich beginnen die Ulzerationen nach einer vorausgegangenen Hautschädigung, an die sich der Patient manchmal erinnern kann, wobei dies nicht die Regel ist.

Untersuchung

Das Bein

Untersuchen Sie die gesamte Extremität auf Varizen und vor allen Dingen auf das Vorkommen insuffizienter Vv. perforantes, wie es in den vorausgegangenen Kapiteln beschrieben wurde.

Die Mehrzahl der Patienten mit venösen Ulzerationen haben insuffiziente Vv. perforantes.

Untersuchen Sie den Arterien- und Nervenstatus des Beines, um andere Ursachen der Ulzerationen auszuschließen.

Das Ulkus

Lokalisation. Venöse Ulzerationen finden sich gewöhnlich im »Gamaschen«-Bereich des Unterschenkels (distales Drittel) und an der Medialseite. Sie können aber auch tiefer auftreten, z. B. am Fuß.
»Niemals« sind sie jedoch am Übergang vom mittleren zum oberen Unterschenkeldrittel.
Aussehen und Größe. Diese sind ganz unterschiedlich.
Ränder. Die Ränder sind flach abfallend mit blaß-dunkelblauer Verfärbung.
Ulkusgrund. Der Ulkusgrund ist gewöhnlich von rosa Granulationsgewebe bedeckt, wobei man auch Anteile von fibrösem Gewebe zwischen den Granulationen findet. Beim chronischen Ulkus überwiegt der fibröse Anteil gegenüber dem Granulationsgewebe.
Gelegentlich kommen auch abgestorbene Haut und Fettgewebsinseln zwischen den Granulationen vor.
Tiefere Strukturen sind nur selten nekrotisch, jedoch können Sehnen und Knochen frei sichtbar sein.
Tiefe. Die venösen Ulzerationen sind in der Regel flach.
Absonderung. Die Absonderung ist seropurulent mit gelegentlichen Blutspuren. Schwere Infektionen und Eiterungen sind untypisch.
Umgebendes Gewebe. Der Ulkusgrund ist an den tieferen Gewebsschichten fest fixiert. Das umgebende Gewebe zeigt Spuren von venöser Hypertension: Induration, Hyperpigmentation, Überwärmung, Röte und Schmerzempfindlichkeit.
Es finden sich auch Narben vorausgegangener Ulzera und dilatierte Venen.
Die Bewegungen des Sprunggelenkes sind durch das Narbengewebe eingeschränkt, und gelegentlich findet sich auch eine Spitzfußfehlstellung des Gelenkes.
Lokale Lymphknoten. Die Infektion ist selten so schwer, daß es zu einer Vergrößerung der inguinalen Lymphknoten kommt. **Denken Sie immer daran**, daß ein Plattenepithelkarzinom in einem chronisch benignen Ulkus entstehen kann.
Kommt ein Patient mit einer lange bestehenden venösen Ulzeration zur Vorstellung, dessen Ulkusränder erhaben und verdickt sind, die nicht das typische Ulkus zeigen, besteht ein Malignitätsverdacht. Die maligne Entartung eines chronischen Ulkus wird als **Marjolin-Ulkus** bezeichnet.

Allgemeinuntersuchung

Bei Patienten mit venösen Ulzerationen besteht die venöse Erkrankung mehrere Jahre, was eine maligne intraabdominale Erkrankung ausschließt. Trotz alledem besteht kein Grund, eine sorgfältige Untersuchung des Abdomens und des anderen Beines zu unterlassen.

Tiefe Venenthrombose (Phlebothrombose)

In der Regel tritt die tiefe Beinvenenthrombose als Komplikation nach einer Operation oder einer Erkrankung auf. Sie kann jedoch auch spontan entstehen, vor allen Dingen bei Frauen, die Ovulationshemmer einnehmen.
Lediglich ¼ aller tiefen Beinvenenthrombosen machen Krankheitserscheinungen.

Anamnese

Die Patienten leiden unter Schmerzen und Schwellung im Unterschenkel oder am ganzen Bein.
Die Symptome beginnen plötzlich und sind so schwer, daß Schmerzen beim Gehen mit einer Gehbehinderung auftreten. Besteht gleichzeitig eine Lungenembolie, treten Pleuraschmerzen, Kurzatmigkeit und Hämoptysen dazu.

Untersuchung

Die **Schwellung** des Beines ist das Kardinalsymptom. Findet sich die Schwellung nur im Sprunggelenkbereich, deutet dies auf einen Verschluß der Unterschenkelvenen hin, reicht sie bis zur Leiste, so ist die V. iliaca thrombosiert.
Die Muskeln, die die tiefen Venen umgeben, sind **gespannt** und **schmerzhaft**. Die Veränderungen der Muskulatur sind signifikanter als die Schmerzhaftigkeit, weil es viele andere Ursachen für einen Muskelschmerz gibt. Aber nur wenige bewirken eine Verdickung und holzharte Verfestigung.
Das Auslösen von Unterschenkelschmerzen durch Muskeldehnung bei forcierter Plantarflexion ist bekannt als Homans-Zeichen. Es ist eine andere Möglichkeit, um einen Muskelschmerz auszulösen.
Kommt es zum kompletten Verschluß, so erweitern sich kompensatorisch die oberflächlichen Venen, und das Bein fühlt sich heiß an.
Ein dick geschwollenes Bein mit Blässe und massivem Ödem nennt man **Phlegmasia alba dolens** oder »weißes Bein« oder »Milchbein«. Kommt es zu einem vollständigen Verschluß aller Hauptvenen, so kommt es zum Blutstau in der Haut und Blauverfärbung. Dies nennt man **Phlegmasia coerulea dolens**. Bei diesem schweren Krankheitsbild sind unter Umständen die arteriellen Pulse nicht mehr tastbar, und es folgt eine venöse Gangrän.

Oberflächliche Thrombophlebitis

Die tiefe Venenthrombose (Phlebothrombose) tritt in normalen Venen auf. Eine Entzündung der Venenwand ist eine sekundäre Folge. In der Regel bleibt diese Entzündung jedoch aus. Bei der oberflächlichen Thrombophlebitis ist die Venenwand als mögliche Ursache des Verschlusses immer entzündet.
Die Ätiologie der oberflächlichen Thrombophlebitis findet sich in Übersichtstabelle 7.**11**.
Tritt dieses Ereignis an den **Armen** bei Patienten über 45 Jahren auf und handelt es sich um **vorübergehende** und **wandernde** Episoden, so ist dies ein möglicher Hinweis auf ein okkultes Karzinom. Eine idiopathische Thrombophlebitis migrans ist eine sehr seltene Erkrankung.

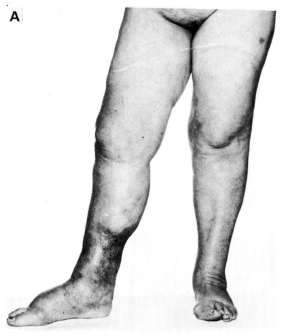

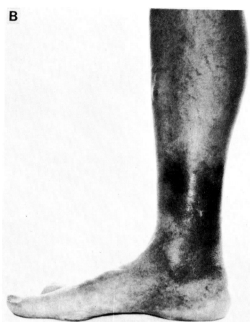

(A) Der »Gamaschen«-Bereich. Das Bild zeigt die Medialseite des distalen Unterschenkeldrittels, das eingezogen und verdickt ist durch die venöse Lipodermatosklerosis. Hier entwickeln sich die Ulzera.

(B) Dasselbe Gebiet wie (A) mit deutlicher Hyperpigmentation und Erweiterung der kleinen Venen unterhalb des Innenknöchels – »Sprunggelenkhof«.

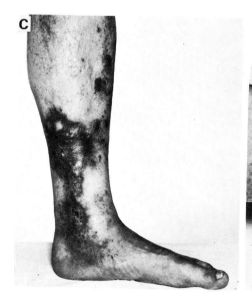

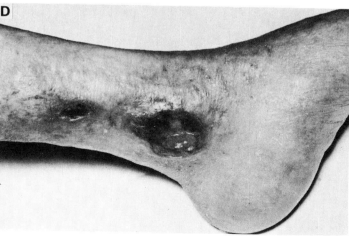

(C) Die Hautveränderungen variieren, während bei dem Bein in Abb. A die gesamte Zirkumferenz des Unterschenkels betroffen ist, findet sich hier eine fleckförmige Pigmentation mit zwei kleinen Ulzerationen.

(D und E) Zwei venöse Ulzerationen in gesünderer Haut als bei den vorher gezeigten Patienten. Das Ulkus (E) zeigt eine beginnende Heilung mit abgeflachten Rändern und am Grund gesundem Granulationsgewebe.

Abb. 7.15   **Venöse Ulzera**

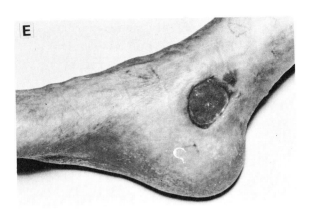

Fortsetzung Abb. 7. **15**

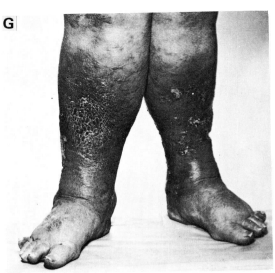

(G) Inkurables Ödem. Pigmentation und Ulzeration als Folge einer Zerstörung der tiefen Beinvenen durch eine Thrombose.

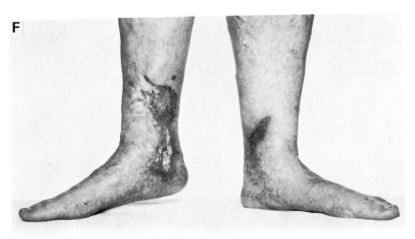

(F) In einigen Hautgebieten findet sich Narbengewebe ohne Ulzerationen. Der Patient hat eine Anzahl von Narben (weiße Flecken) hinter dem Innenknöchel. Gleichzeitig bestehen andere Komplikationen einer lang bestehenden venösen Ulzeration als Folge von Schmerz und Narbenbildung, eine fixierte Flexionsbildung des Sprunggelenkes.

Anamnese

Der Patient klagt über das plötzliche Auftreten einer schmerzhaften Geschwulst an Arm oder Bein, wobei der Schmerz nach 3–7 Tagen nachläßt unter Zurückbleiben einer leicht berührungsempfindlichen Geschwulst, die nach ca. 2–3 Wochen verschwindet.

Hat der Patient Varizen, so tritt die Phlebitis als mögliche Traumafolge der erweiterten Venen auf.

Untersuchung

Die Geschwulst liegt im Subkutangewebe, sie ist länglich wie eine »Wurst« mit einer Ausdehnung von etwa 4–5 cm. Die Längsachse ist parallel zur Beinachse.

Die Geschwulst ist schmerzhaft, die Haut in diesem Bereich verfärbt mit blaß-brauner Pigmentation.

Die Lymphknoten sind nicht vergrößert, und das umgebende Gewebe der Extremität ist unauffällig, es sei denn, es handelt sich um eine Sekundärfolge von Varizen.

Leidet der Patient an Varizen, so muß man eine Allgemeinuntersuchung durchführen, um ein okkultes Karzinom auszuschließen.

Übersichtstabelle 7.11   Die Ursachen der oberflächlichen Thrombophlebitis

Varizen
Okkultes Karzinom:
    Bronchus
    Pankreas
    Magen
    Lymphom
Morbus Winiwarter-Buerger
Polyzythämie
Polyarteriitis
Idiopathisch
Iatrogen:
    Intravenöse Injektionen und Verletzungen

Thrombose der V. axillaris

Die Thrombose der V. axillaris und subclavia kann Folge eines exzessiven Gebrauches der Extremität sein, vor allen Dingen bei Betätigungen über Kopfniveau, die Ursache kann in Venenkompression durch Mißbildungen der Muskulatur und des Skelettes oder durch Lymphknoten bedingt sein.

Anamnese

Der Patient klagt über plötzlich auftretende Beschwerden und eine Schwellung des Armes, wobei die Reihenfolge der Schwellung zentrifugal vom Ober- zum Unterarm und zur Hand verläuft. Die Hauptbeschwerden sind an der Innenseite des Oberarmes und in der Axilla.

Der Arm fühlt sich heiß an, und wenn es zu exzessiven Schwellungen gekommen ist, besteht eine Bewegungseinschränkung. Der Patient gibt eine außergewöhnliche Beanspruchung in den letzten 24 Stunden an. Das Abräumen eines Regales hoch über Kopfniveau ist keine ungewöhnliche auslösende Ursache.

Untersuchung

Der Arm ist geschwollen, manchmal vermehrt blutgefüllt und blau, die Venen sind erweitert. Bei Anheben der Hand über Herzniveau kommt es zu *keinem* Kollaps der Handrückenvenen. Die Axillarvene ist schmerzhaft. Gelegentlich findet sich eine Erweiterung der Subkutanvenen im Schulterbereich. Hals und Kopf, Brust und Abdomen sind sorgfältig zu untersuchen, um mögliche Ursachen vergrößerter, tiefer, zervikaler, axillärer, supraklavikulärer und mediastinaler Lymphknoten auszuschließen.

Kongenitale Venenmißbildungen

Diese Gefäßmißbildungen sind selten, müssen aber erwähnt werden, da sie häufig als einfache Varizen fehldiagnostiziert werden.

Das typische Bild ist in Abb. 7.16 gezeigt.

Es handelt sich um dilatierte Venen, die seit der Geburt oder der frühen Kindheit bestehen, oft an der *Außenseite* des Beines, nicht an der Innenseite; denn hier handelt es sich um Varizen. Das betroffene Bein ist oft länger als das andere, zusätzlich finden sich kutane Angiome (Portwein-Flecken).

Das klinische Symptom wird oft mit dem Eponym Klippel-Trenaunay-Syndrom bezeichnet. Es handelt sich *nicht* um arterielle Mißbildungen und *nicht* um arteriovenöse Fisteln.

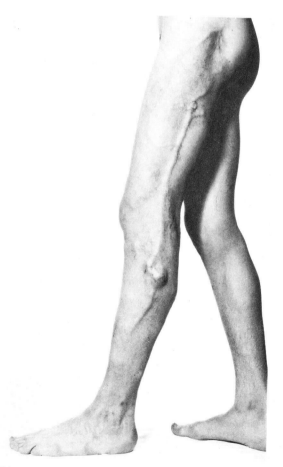

Abb. 7.16   Dilatierte, anatomisch mißgebildete Varizen einer kongenitalen Venenmißbildung. Es finden sich auch Portwein-Flecken.

Lymphgefäße

Primäre Erkrankungen der Lymphgefäße sind selten. Eine sekundäre Beteiligung der Lymphknoten dagegen, die im Abflußgebiet pathologischer Veränderungen liegen, ist die Regel, das sekundäre Lymphödem ist häufiger.

Lymphangitis

Kommt es zur Ausbreitung einer bakteriellen Infektion im Gewebe, so kommt es sekundär zum Bakterieneinstrom in die Lymphgefäße, die in die entsprechenden Lymphknotenstationen drainieren. Sind die Lymphgefäße entzündet, werden sie sichtbar als dünne, rote, schmerzhafte Hautstreifen. Die Lymphangitis tritt am häufigsten als Komplikation einer Infektion der Hände und der Füße auf.

Die Patienten berichten über einen klopfenden Schmerz an der Stelle des Primärinfektes und schmerzhafte rote Streifen entlang der Extremität. Die axillären oder inguinalen Lymphknoten sind in der Regel geschwollen und schmerzhaft.

Bei der Untersuchung sind die roten, schmerzhaften Lymphgefäße leicht zu erkennen. Die Haut ist in dem Bereich leicht ödematös, die Lokalisation der primären Infektion ist in der Regel offensichtlich, allerdings können auch Mikroinfektionen zwischen den Zehen oder im Bereich der Nägel vorliegen.

Die Lymphangitis tritt bei normaler Lymphdrainage in normalem Gewebe auf. Geht die Infektion in ein Ödem über – was auch immer die Ursache eines Ödemes ist –, kommt es zur diffusen Ausbreitung und zum Auftreten einer Zellulitis.

Lymphödem

Das Lymphödem ist ein interstitielles Ödem lymphatischen Ursprungs. Es ist proteinreich, wogegen Ödeme von Herz- und Nierenerkrankungen einen niederen Proteingehalt haben.

Die Ursachen des Lymphödems sind niedergelegt in der Übersichtstab. 7.**12**.

Die wichtigste und häufigste Ursache des Lymphödems ist eine Sekundärfolge von Lymphknotenerkrankungen. Die Diagnose des primären Lymphödems kann nur dann gestellt werden, wenn alle Ursachen eines sekundären Lymphödems sicher ausgeschlossen sind.

Anamnese

Alter. Das primäre Lymphödem besteht von Geburt an oder beginnt im frühen Erwachsenenalter, oder sehr selten im mittleren Alter. Das sekundäre Lymphödem beobachtet man in den mittleren und höheren Altersgruppen.

Geschlecht. Frauen sind häufiger betroffen als Männer. Das sekundäre Lymphödem findet man vor allen Dingen bei Frauen mit Tumoren des Uterus, der Ovarien und der Vagina, die in die iliakalen und inguinalen Lymphknoten metastasieren, und beim Mammakarzinom, das in die axillären Lymphknoten metastasiert.

Geographische Faktoren. Filariasis (eine Infestation von Parasiten *Wuchereria bancrofti*), eine Erkrankung, die endemisch ist in tropischen und subtropischen Ländern, ist eine häufige Ursache eines schweren Lymphödems (Elephantiasis).

Symptome. Der Patient klagt über eine **langsam zunehmende Schwellung** einer Extremität oder des Genitales.

Meistens ist die untere Extremität von primären Lymphödemen befallen, und häufig findet sich der Hinweis auf ein Trauma, wie z.B. ein verstauchtes Sprunggelenk, von dem die Schwellung ausgeht. Sie entwickelt sich über Jahre.

Beim sekundären Lymphödem tritt die Schwellung in wenigen Wochen auf und schreitet schnell fort.

Die Schwellung ist **nicht schmerzhaft**, und es finden sich keine Beschwerden in der geschwollenen Extremität mit Ausnahme einer Gewichtszunahme und einer mechanischen Behinderung.

Das Lymphödem der unteren Extremität ist häufig kompliziert durch den **Athletenfuß** (Tinea pedis) zwischen den Zehen und durch eine anfallsweise auftretende akute **Zellulitis**, manchmal begleitet von einer Septikämie. Die Patienten klagen über erhebliche Schmerzen, Schweißausbrüche, Schüttelfrost und allgemeines Krankheitsgefühl.

Gelegentlich erscheinen Bläschen auf der Haut, die mit klarer Flüssigkeit gefüllt sind.

Man muß auf andere Symptome als Hinweis auf die Entstehung des Ödems achten. Dem Urogenitaltrakt muß man besondere Aufmerksamkeit widmen.

Familienanamnese. Einige Formen des primären Lymphödems sind familiär.

Untersuchung

Lymphödem

Das Lymphödem hat keine speziellen Charakteristika. In vielen Lehrbüchern steht, daß man es nicht eindrücken könne, das ist jedoch nicht richtig. **Alle Ödeme kann man eindrücken.** Je länger es besteht und je dichter die begleitende Fibrose wird, um so **härter** ist das Ödem. Wenn man jedoch fest und lang genug drückt, kommt es zur Dellenbildung.

Zehen werden vom Lymphödem der unteren Extremität häufiger betroffen als von allen anderen Ödemformen; wenn es über Jahre besteht, werden sie aneinandergedrückt und erhalten ein **quadratisches Aussehen**. Dies findet man kaum bei venösen, kardialen oder renalen Ödemen.

Die Haut nimmt an Dicke zu und wird **hyperkeratotisch**. Die verdickten Schuppen wachsen nach außen und sehen wie Warzen aus. Die Diagnose des Lymphödems kann nur dann gestellt werden, wenn alle anderen Ursachen (kardial und renal) und Lokalerkrankungen (venöse Obstruktion, venöse Thrombose) *ausgeschlossen* sind. Es ist von großer Bedeutung, den gesamten Patienten zu untersuchen, vor allem auf Herz-

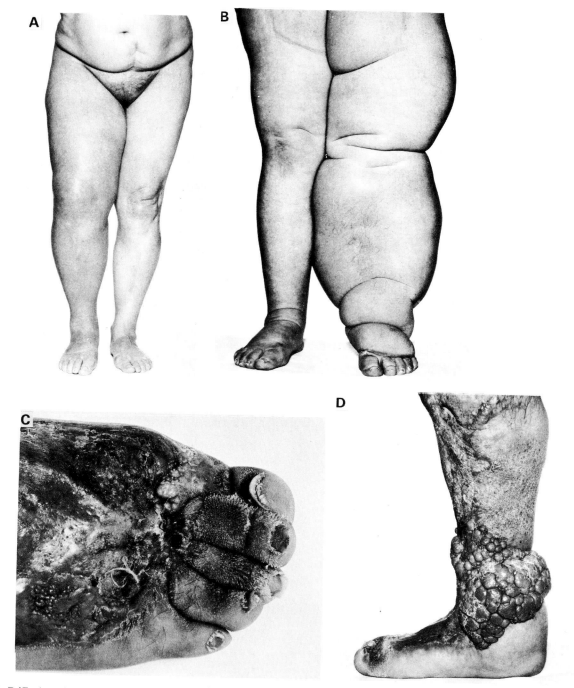

Abb. 7.17   Lymphödem. (A) Sekundäres Lymphödem. Die Patientin hat ein Karzinom des Cervix uteri, das 5 Jahre vor Beginn der Schwellung des rechten Beines entfernt wurde. Die iliakalen Lymphknoten sind palpabel. (B) Schweres, lange bestehendes primäres Lymphödem. (C und D) Die Komplikationen eines lange bestehenden Lymphödems. Die Haut ist verdickt und bedeckt von nodulären und filiformen Effloreszenzen. Ein Lymphangiosarkom kann daraus entstehen.

krankheiten, abdominale und venöse Erkrankungen der Extremität.

Lymphknoten

Die Lymphknoten, die das Lymphödem drainieren, sind beim primären Lymphödem *nicht* vergrößert, im Gegensatz zur metastatischen Infiltration bei Tumoren.
Untersuchen Sie alle Gebiete, die in palpable Lymphknoten drainieren.

Allgemeinuntersuchung

Man muß immer versuchen, die Ursache eines Lymphödems abzuklären.

Postmastektomie-Ödem

Die Armschwellung ist eine typische Komplikation nach jeder Art der Mastektomie oder Kombination von Mastektomie und Nachbestrahlung, da es zur Störung des Lymphabflusses über die axillären Lymphknoten kommt.
Tritt dies jedoch in den ersten Tagen oder Wochen nach der Initialbehandlung auf, so ist das Ödem in der Regel bedingt durch eine **Thrombose der V. axillaris.**
Das Auftreten 1–2 Monate nach der Operation und ein rasches Fortschreiten ist bedingt durch das Narbengewebe mit einer **Stenosierung der V. axillaris** oder **einer lymphatischen Abflußbehinderung.**
Tritt es erst Monate oder Jahre nach der Primärbehandlung im Arm auf, der bisher normal war, dann handelt es sich meistens um ein **Karzinomrezidiv** in den Lymphknoten.

Lymphangiom

Es handelt sich um ein seltenes Krankheitsbild, da es aber eine typische Erscheinungsform hat, ist es leicht zu diagnostizieren und deshalb wert, kurz erwähnt zu werden (s. S. 42).

Anamnese

Der Patient oder die Mutter des Patienten klagt über eine weiche subkutane Schwellung, manchmal treten in der Haut kleine Bläschen auf, die klare oder rotbraune Flüssigkeit enthalten. Diese Mißbildungen bestehen von Geburt an oder treten später auf. Im Laufe der Jahre werden diese Tumoren oft größer und die Bläschen nehmen an Zahl zu.
Diese Läsionen sind nicht schmerzhaft.

Untersuchung

(s. Abb. 2.15, S. 43).

Haut

Die Haut über den Läsionen, die in der Regel an den Verbindungsstellen von Armen, Beinen oder Hals mit dem Körperstamm auftreten, enthält multiple kleine Bläschen. Der Inhalt dieser Bläschen ist eine klar-gelbe, rote oder dunkelbraune Flüssigkeit. Sie können nicht weggedrückt oder entleert werden.

Tumor

Tief in der Haut finden sich eine große Anzahl von weichen, undeutlichen Zysten. Wenn sie groß genug sind, fluktuieren sie und sind durchscheinend. Das klinische Erscheinungsbild ist dem des zystischen Hygromes gleich (s. Abb. 11.14, S. 213). Tatsächlich entwickeln sich in der Haut über einigen zystischen Hygromen gelegentlich Bläschen.

Lymphadenopathie

Dieser Allgemeinplatz bezeichnet jede Vergrößerung von Lymphknoten. Die Ursachen liegen entweder in Beziehung zur Lokalisation der betroffenen Lymphknoten, oder ihre Entstehung ist anderseits lokalisiert. Die Lymphadenopathie ist jedoch ein wichtiges Symptom, das weiter abgeklärt werden muß.

Übersichtstabelle 7.12 Die Ursachen des Lymphödems

Sekundär
Neoplastische Infiltration von Lymphknoten:
    Metastasen eines Karzinoms
    Primäre Retikulosis
Infektion:
    Filariasis
    Lymphogranuloma inguinale
    Tuberkulose
    Rezidivierende nichtspezifische Infektion
Iatrogen:
    Chirurgische Exzision und Bestrahlung von Lymphknoten
Primär
Kongenitales oder erworbenes Defizit an Lymphgefäßen
Dilatation und Insuffizienz der Lymphgefäße

Übersichtstabelle 7.13 Ursachen der Lymphadenopathie

Infektion
    Unspezifisch
    Pfeiffersches Drüsenfieber
    Tuberkulose
    Toxoplasmose
    Syphilis
    Katzenkratzkrankheit
    Filariasis
    Lymphogranuloma (inguinale)
Metastatischer Tumor
Primäre Retikulose
Sarkoidose

8 Allgemeines Aussehen und Aussehen des Gesichtes
(einschließlich Kopfhaut, Gesicht, Augen, Nase, Ohren und Brustwand)

Farbe

Einer der ersten Eindrücke, die man vom Patienten bekommt, ist die Hautfarbe. Nicht die Farbe einer Rasse, obwohl dies ebenso wichtig ist, sondern die Änderungen gegenüber der normalen Farbe. Obwohl geringe Farbveränderungen leichter bei der weißhäutigen Rasse festzustellen sind, sind sie auch bei dunkelhäutigen Rassen sichtbar.
Die Haut kann blaß oder blau tingiert, gelb oder braun sein.

Blässe

Die Hautfarbe variiert nach der Hautdicke, dem Zustand der Hautzirkulation, dem Grad und dem Typ der Pigmentation. Bei dicker Haut und normaler Zirkulation deutet eine Hautblässe in der Regel auf eine Anämie hin.
Die **Anämie** ist am besten bei Betrachtung der Schleimhäute festzustellen.
1. Betrachten Sie die Farbe der Konjunktiva auf der Innenseite des Unterlides.
2. Betrachten Sie die Farbe der **Wangenschleimhaut.**
3. Überstrecken Sie die Handfläche und betrachten die Farbe der **Handfalten.**

Zyanose

Sie äußert sich in einer dunkelblauen Verfärbung der Haut durch deoxygeniertes Blut. Am leichtesten erkennt man dies in Gebieten mit reicher Blutversorgung, wie *Lippen, Zunge, Fingernägel* und *Ohrläppchen.*
Die Ursachen der Zyanose kann man in zwei Hauptgruppen unterteilen: **zentral,** wenn der Defekt in der kardiopulmonalen Zirkulation liegt, und **peripher,** wenn das Gewebe exzessiv deoxygeniert wird, in der Regel bei inadäquater Gewebsperfusion.
Handelt es sich um eine zentrale Zyanose, so ist sie generalisiert, und die Extremitäten des Patienten sind warm.
Handelt es sich dagegen um eine periphere Zyanose, so sind die Extremitäten **blau und kalt,** wobei zentrale Organe wie die Zunge rosa sind, d.h. unauffällig.

Polyzythämie

Ein Überschuß an zirkulierenden roten Blutkörperchen gibt dem Patienten ein dunkelrotes, blühendes Aussehen, das fälschlicherweise für eine Zyanose gehalten wird. Der Unterschied zur Zyanose besteht darin, daß die Hautfarbe insgesamt verstärkt ist, vor allen Dingen an den Wangen, am Hals, am Handrücken und an den Füßen. Die zyanotische Verfärbung dagegen ist gewöhnlich begrenzt auf die Finger, Zehen und die Nase.

Ikterus

Unter Ikterus versteht man eine Gelbverfärbung der Haut. Die Ursache ist ein Überschuß an Gallepigment im Plasma.
Sie wird am ersten gegen den weißen Hintergrund der **Sklera** sichtbar, nimmt der Ikterus zu, verfärbt sich die ganze Haut gelb.
Die Farbe ändert sich mit der Zunahme des Ikterus. Zuerst ist sie zitronengelb, geht in gelborange und schließlich in braun über. In seltenen Fällen, bei schwerem, über Jahre bestehendem Ikterus, wie z.B. bei bilärer Zirrhose, erscheint die Haut gelegentlich graugrün.
Auf die Ursache läßt sich daraus jedoch nicht schließen. Diagnostisch läßt sich diese nur dann klären, wenn man den Beginn und Verlauf erfragt und Vorhandensein oder Fehlen von Schmerzen.
Ein Ikterus kann durch exzessive Hämolyse bedingt sein – prähepatischer Ikterus –, durch eine Funktionsstörung der Leber – hepatischer Ikterus – oder durch den Verschluß der Gallenwege – posthepatischer Ikterus –.
Die Hauptursachen der drei Arten des Ikterus sind:
1. prähepatischer Ikterus: hämolytische Anämie,
2. hepatischer Ikterus: infektiöse Hepatitis,
3. posthepatischer Ikterus: Gallensteine und Pankreaskarzinom.

Die Übersichtstabelle 8.1 beschreibt die hauptsächlichen Frühsymptome, Schmerz und Änderung des Ikterus, die die vier Hauptursachen des Ikterus begleiten.

Braune Pigmentierung

Eine Zunahme der natürlichen braunen Pigmentation der Haut kann generalisiert oder lokalisiert sein.

Ursachen der generalisierten Pigmentation

Der **Morbus Addison** ist eine bedeutende Ursache vermehrter Pigmentation. Er wird häufig nicht diagnostiziert und führt zum plötzlichen Tod.
Die braune Pigmentierung des Morbus Addison ist in der Wangenschleimhaut sichtbar.
Arsen- und Silbervergiftung.
Hämochromatose.
Morbus Gaucher.

Ursachen lokaler Pigmentation

Schwangerschaft. Rings um die Mamille und entlang der Mittellinie des Abdomens.

Chronische venöse Hypertension. Im distalen Drittel des Unterschenkels.

Erythema ab igne. Tritt häufig auf an den Stellen der Beine, die Hitze ausgesetzt sind.

Ultraviolett- und Hochvoltbestrahlung.

Café-au-lait-Flecken, im Zusammenhang mit einer Neurofibromatosis.

Verschiedene Formen des Melanoms.

Pellagra. Nikotinsäuremangel.

Hyperthyreoidismus. Bronzefarbene Augenlider.

Rheumatoide Arthritis.

Vitiligo

Unter Vitiligo versteht man weiße depigmentierte Flecken der Haut. Es liegt keine generalisierte Erkrankung zugrunde, sie kann jedoch sekundär bei Lepra, Sklerodermie und Syphilis auftreten.

Exkoriation/Pruritus (Kratzen/Juckreiz)

Hautjucken ist bedingt durch lokale oder generalisierte Erkrankungen. Das Vorhandensein multipler Kratzeffekte ist in der Regel bei der Erstinspektion des Patienten leicht feststellbar.

Übersichtstabelle 8.1   **Die Unterscheidungsmerkmale der vier Hauptursachen des Ikterus**

Erkrankung	Frühsymptome	Schmerz	Ikterus
Gallensteine	Episoden von Appetitlosigkeit oder Blähungen verursachender Verdauungsstörung, Hautjucken	Intermittierende, schwere Schmerzen (Koliken)	Plötzlicher Beginn, langsamer Abfall über Tage
Infektiöse Hepatitis	Appetitlosigkeit, allgemeines Krankheitsgefühl, Erbrechen	Dumpfer Schmerz	Allmählicher Beginn und Aufhören
Pankreaskopfkarzinom	Appetitlosigkeit, Gewichtsverlust, Hautjucken	Rückenschmerzen	Stetiger Anstieg
Hämolytische Anämie	Generalisiertes Krankheitsgefühl, Kurzatmigkeit, Gewichtsverlust	Keine Schmerzen	Langsamer Beginn und Persistieren

Hautjucken ist bedingt durch:
1. **Hautkrankheiten:**
   Urtikaria,
   Ekzem.
   (Bei der Psoriasis kommt es in der Regel nicht vor.)
2. **Lokale Irritation:**
   Kleider/Waschpulver,
   Parasitosen – Flöhe, Milben,
   Absonderungen – vaginal und rektal,
3. **Okkulte Erkrankungen:**
   Subikterus durch Retention von Gallensalzen,
   Morbus Hodgkin,
   Leukämie,
   Urämie,
   Nahrungsmittelallergie.

Wenn eine Hauterkrankung oder lokale Irritation den Juckreiz und die Kratzeffekte auslöst, so ist das bei der ersten Inspektion in der Regel offensichtlich, andernfalls muß man nach okkulten Erkrankungen suchen. Patienten, die sich mit Hautjucken ohne erkenntliche Ursachen vorstellen, sind verdächtig auf Ikterus, Morbus Hodgkin oder Urämie, bis man das Gegenteil beweisen kann.

Allgemeines Erscheinungsbild (Allgemeinzustand)

Betrachtet man die Größe, das Aussehen und die Konstitution des Patienten, so wird man ihn unbewußt, in eine der vier Kategorien einreihen. Der Körperbau ist normal, abgemagert, übergewichtig, oder es bestehen einige skelett- oder geschlechtsspezifische Charakteristika, die die Proportionen bestimmen. In den folgenden Abschnitten sind die Grundvoraussetzungen beschrieben, die diese drei Änderungen des Körperbaus verursachen.

Magersucht

Es gibt viele Ursachen der Abmagerung, meistens führen alle konsumierenden Erkrankungen zu Appetitlosigkeit und zu Gewichtsverlust. In Übersichtstabelle 8.2 sind nur die häufigsten Ursachen niedergelegt. Abb. 8.1 A zeigt eine ältere Patientin mit ausgeprägter Abmagerung der oberen Körperhälfte und Ödem in der unteren. Dies ist ein häufiges klinisches Erscheinungsbild von älteren Patienten und ist in der Regel verursacht durch ein fortgeschrittenes Karzinom mit Leberzerstörung oder einer Hypoproteinämie oder hervorgerufen durch einen großen intraabdominalen Tumor mit Obstruktion der V. cava inferior oder der Vv. iliacae.
Der Grad der Abmagerung läßt sich ablesen an dem Hervortreten der Skelettknochen, vor allen Dingen am Schultergürtel oder durch entsprechende Hautfalten an den Armen, am Stamm und am Gesäß.

Übersichtstabelle 8.2   **Die häufigsten Ursachen der Magersucht**

Bei Kindern
Hungern
Schwere Gastroenteritis
Bei jungen Erwachsenen
Tuberkulose
Retikulose
Anorexia nervosa
Im mittleren Lebensalter
Diabetes
Thyreotoxikose
Karzinom
Bei hohem Lebensalter
Karzinom
Altersinvolution

Das klinische Erscheinungsbild kann auch durch eine Kombination von zwei Leiden verursacht sein, z.B. Karzinom und Herzinsuffizienz. Obwohl man sich immer bemühen soll, eine Diagnose zu stellen, haben gerade ältere Patienten häufig mehrere Erkrankungen.

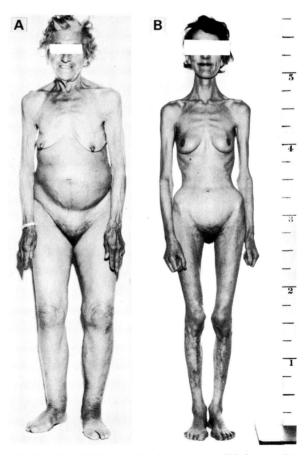

Abb. 8.1 Zwei Beispiele der Abmagerung. (A) Ausgeprägt abgemagerter Oberkörper, verursacht durch eine abdominale Karzinomatose. Das Ödem der unteren Hälfte ist bedingt durch eine Obstruktion der V. cava inferior und eine Sekundärfolge der Hypoproteinämie mit Aszites und Lebermetastasen. (B) Schwere Abmagerung bei Anorexia nervosa.

Übergewicht

Patienten mit normalem Skelettsystem und Geschlechtsproportionen, die dicker sind als sie sein sollten, sind übergewichtig durch zuviel Essen. Andererseits gibt es drei sehr ernste Krankheitsbilder, die einen Gewichtsanstieg verursachen und die man leicht mit Übergewicht verwechseln kann: Wasserretention, Myxödem und Cushing-Syndrom.

Wasserretention

Nephrose oder andere Ursachen der Wasserretention (renal, kardial oder hepatisch) verursachen eine Zunahme des Körpergewichtes. Der Körper nimmt an Umfang zu, wobei die Schwellung vor allem in den abhängigen Partien auftritt. Es existieren Beinödeme oder Ödeme in der Sakralgegend bei Bettlägerigen und in den lockeren Geweben des Gesichtes, vor allen Dingen in den Partien unterhalb der Augen.

Die Schwellung um die Augen ist oft das erste Symptom und bewirkt, daß der Patient wachsam wird. Es unterscheidet sich vom kardialen Ödem, welches sich über Nacht zurückbildet und am Tag erneut auftritt und an den Sprunggelenken beginnt.

Myxödem

Das Myxödem entsteht durch einen Mangel an Schilddrüsenhormon. Es äußert sich durch ein Mondgesicht und durch eine generalisierte, nicht eindrückbare Gewebszunahme im Subkutangewebe des Stammes und der Extremitäten, einer Vergrößerung der supraklavikulären Fettpolster, einer »Pfirsich-und-Creme«-Gesichtsfarbe, einer Verlangsamung im Denken und Sprechen sowie allgemeiner Aktivität (s. S. 230).

Cushing-Syndrom

Das Cushing-Syndrom besteht bei einer pathologischen Mehrbildung von Nebennierenrindenhormonen, gewöhnlich handelt es sich um eine Primärerkrankung der Nebennieren, nur 5% aller Fälle sind Sekundärfolgen einer Erkrankung der Hypophyse. Die Patienten nehmen an Gewicht zu, vor allen Dingen im Gesicht, am Hals und Stamm, die Arme und Beine bleiben dünn, das Gesicht wird »mondförmig«, die Schultern runden sich ab und werden oft als »Stiernakken« beschrieben.

Es findet sich ein vermehrtes Auftreten von Lanugobehaarung mit Zunahme der Hautpigmentation und roten (frischen) Striae der Haut, vor allen Dingen im Abdominalbereich.

Übersichtstabelle 8.3   Die hauptsächlichsten Ursachen der Gewichtszunahme

Fettsucht
Schwangerschaft
Flüssigkeitsretention (renal, kardial oder hepatisch)
Myxödem
Cushing-Syndrom

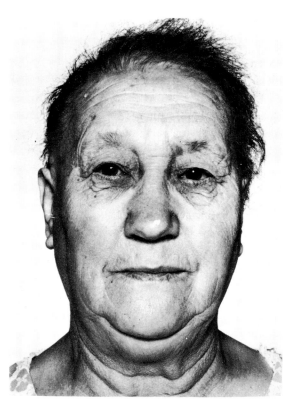

Abb. 8.2   Gesicht bei Myxödem. Haarverlust, Verdickung der Haut, »Pfirsich-und-Creme«-Gesichtsfarbe, Verlangsamung im Denken und Sprechen.

Skelett- oder Geschlechtsmißbildungen

Es gibt eine große Anzahl von Skelettfehlbildungen und weniger bekannte Fehlentwicklungen der Geschlechtsorgane, die bei der ersten Allgemeininspektion offensichtlich sind.

Morbus Paget des Knochens (Osteitis deformans) (s. Kap. 4, S. 82)

Es handelt sich um eine Erkrankung mit Absorption der normalen Knochenstruktur und Ersatz durch primitiven vaskulären (Osteoid) Knochen. Der Knochen ist verdickt und weich.

Der Schädel vergrößert sich, dadurch wölbt sich die Kalotte in den Augen- und Ohrenpartien hervor.

Der Patient berichtet in der Regel, daß er sich einen größeren Hut hat kaufen müssen.

Die Wirbelsäule deformiert sich zu einer massiven Kyphose, die die Körpergröße des Patienten reduziert und die Atmung erschwert. Dadurch erscheinen die Arme länger.

Die langen Extremitätenknochen werden dicker und biegen sich nach vorne und außen.

Akromegalie

Die Akromegalie ist verursacht durch eine Wachstumsstimulation nach Abschluß des Normalwachstums. Die Krankheitsursache liegt in einem azidophilen Adenom der Hypophyse mit vermehrter Sekretion des Wachstumshormons.

Die Patienten haben ein großes Gesicht und große Hände, es kommt zu überschießendem Wachstum des Weichteilgewebes im Gesicht, an der Nase, den Lippen und der Zunge, einer Vergrößerung der Nasennebenhöhlen und des Unterkiefers. Die Größenzunahme der Hand ist bedingt durch überschießendes Wachstum der Fingerknochen, vor allem der distalen Phalangen. In der Regel besteht eine Kyphose, so daß die großen Hände bis zum Knie herabreichen.

Die große Nase, der vorspringende Unterkiefer und die großen Hände geben dem Patienten das Aussehen eines »Affenmenschen«. Die Haut ist fettig, nicht trokken, intellektuell ist der Patient unauffällig. Diese zwei Merkmale sind hilfreich, um die frühe Akromegalie vom Myxödem zu unterscheiden.

Marfan-Syndrom (Abb. 8.5)

Obwohl es sehr selten ist, muß man es kennen. Es ist begleitet von Erblindung aufgrund der Linsendislokation und von schweren Gefäßleiden, wie dissezierendes Aneurysma und Aorteninsuffizienz. Die Ursache liegt in einer Fehlentwicklung der Mukopolysaccharide, die die Grundsubstanz der interzellulären Verbindung darstellen.

Patienten mit Marfan-Syndrom sind hochgewachsen und dünn mit sehr langen Fingern und Zehen (Arachnodaktylie) und einem hohen, spitzen Gaumen.

Wenn dabei noch mäßige Skelettveränderungen auftreten, ist es sehr schwer zu diagnostizieren.

Klinefelter-Syndrom (Abb. 8.6)

Das Klinefelter-Syndrom ist eine angeborene Fehlbildung des Chromosomenstatus. Anstelle des männlichen Chromosomensatzes XY findet sich XXY.

Die Patienten sind hochgewachsen, mit weiblicher Fettverteilung in der Brustpartie und am Becken, aber normalem männlichem Haarwuchs im Gesicht und in der Genitalregion. Die Testes sind klein und weich, und es besteht Azoospermie, so daß der Patient steril ist.

Turner-Syndrom (Abb. 8.7)

Beim Turner-Syndrom handelt es sich ebenfalls um einen angeborenen pathologischen Chromosomenstatus. Anstelle des normalen weiblichen Chromosomenstatus XX ist er X0.

Makroskopische Skelettmißbildungen sind nicht vorhanden. Die Patientin hat das Aussehen eines Mannes – breite Schultern und enges Becken –, leicht unterentwickelte Brüste und Genitalbehaarung.

Die Patientin ist in der Regel kleiner als die Durchschnittsfrau, jedoch das entscheidende Unterscheidungsmerkmal, wenn es vorhanden ist, ist die »Flügelhaut« an den Schultern. Es handelt sich um eine Verbreiterung des Halses und eine vorspringende Hautfalte, die vom Genick zu den Schultern verläuft.

Zwergwuchs

Es gibt eine Vielzahl von Ursachen des Zwergwuchses. Viele von ihnen sind unbekannte endokrine Mißbildungen. Die Hauptursachen sind wie folgt:

Rachitis. Gebogene lange Knochen, Skoliose, hervorspringende kostochondrale Gelenke (»Rosenkranz«), Glockenthorax am Ansatz des Zwerchfelles (Harrison-Furche).

Achondroplasie (der Zirkusclown), großer Kopf, abgeflachte Nase, Rumpf, Hände und Finger gedrungen, watschelnder Gang. Der Nabel liegt unterhalb des Mittelpunktes der Vertikalhöhe.

Renaler Zwergwuchs.

Kretinismus.

Hypophysenunterfunktion.

Symptome und Male der kongenitalen Syphilis

Bei Kindern erscheinen die Merkmale der kongenitalen Syphilis kaum vor dem 7. Lebensjahr. Einige Symptome sind denen ähnlich, die im Stadium II der erworbenen Syphilis auftreten: chronischer Schnupfen, weiche Kondylome um den Mund und Anus und schinkenfarbene, symmetrische, flüchtige rote Effloreszenzen.

Bei Kindern und jungen Erwachsenen äußert sich die kongenitale Syphilis folgendermaßen:
interstitielle Keratitis,
Schwerhörigkeit,
Periostitis (Säbelscheidentibia)
Synovitis (Clutton-Gelenke).

Diese Erscheinungsformen sind permanente Defekte, am besten beschrieben, der Patient wird blind, taub und lahm.

Die Stigmata der Infektion begleiten den Patienten ein Leben lang. Sie sind:

Reste einer interstitiellen Keratitis (Sehverlust),
Schwerhörigkeit,
eingesunkener Nasenrücken (Sattelnase),
perforierter Gaumen oder perforiertes Nasenseptum,
radiäre Narben und Falten um den Mund (Rhagaden),
Hutchinson-Zähne (kleine Schneidezähne mit kolbigem Rand nach Zahnwechsel, Tonnenzähne),
Säbelscheidentibia,
schmerzlose Gelenkergüsse (Clutton-Gelenke),
Minderwuchs.

Interstitielle Keratitis, Schwerhörigkeit und Hutchinson-Zähne sind bekannt unter dem Namen der **Hutchinson-Trias.**

Hysterie

Oben wurden Mißbildungen des Skeletts und der Geschlechtsmerkmale beschrieben. Achten Sie auch auf die Patienten, deren mentaler Zustand nicht mit ihren Symptomen übereinstimmt, die entweder überreagieren oder die Symptome herunterspielen. Patienten, deren Symptome nicht mit dem Allgemeinzustand übereinstimmen, die mit einem Lächeln erzählen, daß sie

A

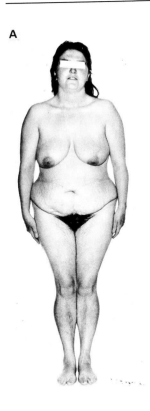

B

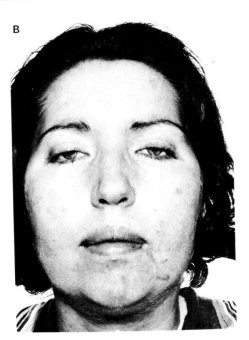

Abb. 8.3 Cushing-Syndrom. (A) eine Zunahme des Fettgewebes am Stamm und an den Schultern bei dünnen Armen und Beinen. Striae am Abdomen und (B) »Mondgesicht«.

A

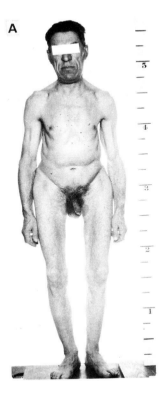

B

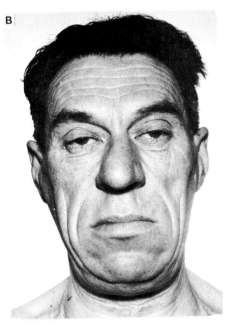

Abb. 8.4 Akromegalie. Großer Kopf mit vorspringender Nase, Kinn und Lippen. Lange Arme und Hände und Füße.

A

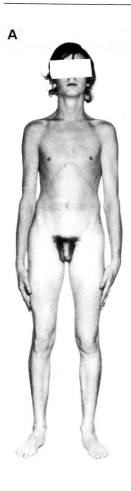

B

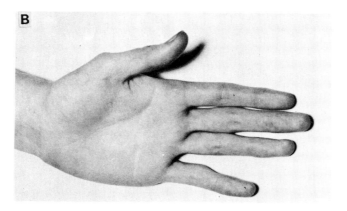

Abb. 8.5 Marfan-Syndrom (links und oben). Schmale und dünne Spinnen-
finger (Arachnodaktylie) und ein hoher gotischer Gaumen.

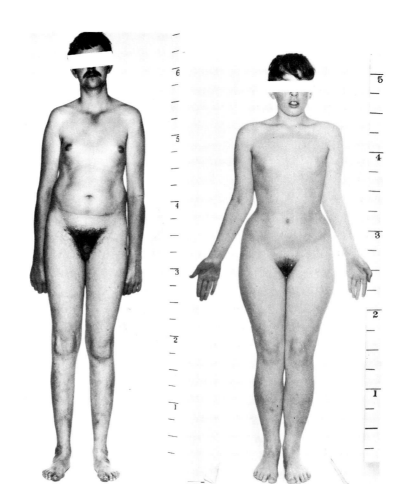

Abb. 8.6 (links). Klinefelter-Syndrom.
Ein hochgewachsener, schlanker Mann
mit weiblichem Fettansatz und athrophi-
schen Testes.

Abb. 8.7 (rechts). Turner Syndrom. Eine gedrungene Frau mit maskulinem
Aussehen und Amenorrhoe. Die »Flü-
gelfalte« an den Schultern ist bei dieser
Patientin nicht sehr deutlich.

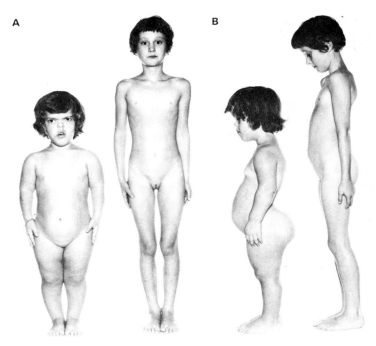

Abb. 8.8   Ein achondroplastisches Kind neben einem normal entwickelten Kind gleichen Alters. Die Mißbildungen des Gesichtes und des Skelettes sind offensichtlich. Man beachte, daß der Nabel des achondroplastischen Kindes unterhalb des Mittelpunktes der Vertikalhöhe liegt.

große Schmerzen haben, oder die, obwohl sie unter schwersten Schmerzen leiden, unbeteiligt erscheinen (»La belle indifference«), sind entweder neurotisch, hysterisch oder spiegeln Symptome vor.

Die Diagnose der Hysterie sollte jedoch erst dann gestellt werden, wenn alle organischen Ursachen für die Symptome sicher ausgeschlossen sind.

In dieser Situation ist die klinische Erfahrung die beste Hilfe.

Gesichtszüge

Das Aussehen des Gesichts spiegelt im wesentlichen den Gesamtzustand des Patienten wider. Dies wird immer wieder beschrieben. Dieses Kapitel handelt von den Erkrankungen, die nur auf das Gesicht bezogen sind.

Bell-Lähmung

Die Bell-Lähmung ist eine Parese des N. facialis – mimische Gesichtsmuskulatur –.

Das Fehlen des Tonus der mimischen Gesichtsmuskulatur läßt die Seite des Gesichtes glatt und herabhängend erscheinen, der Mundwinkel hängt herab, die Nasolabialfalte ist asymmetrisch und verstrichen und das Unterlid hängt herab. Die Asymmetrie des Mundes kann verstärkt werden, indem man den Patienten bit-

tet, seine Zähne zu fletschen. Wenn man ihn bittet, die Augen zu schließen, so kann auf der betroffenen Seite das Augenlid nicht geschlossen werden.

Parkinson-Erkrankung (Paralysis agitans)

Diese Erkrankung ist verbunden mit aufgehobenen Gesichtszügen. Das Gesicht ist fixiert wie eine Maske, die Parkinson-Maske.

Zu diesen Gesichtsveränderungen tritt eine allgemeine Steifigkeit in den Bewegungen und eine Bewegungseinschränkung dazu. Der Patient geht mit kurzen steppenden Schritten, zurückgebeugt mit nach vorne geschobenem Kopf.

An Händen, Armen und Kopf findet sich ein **Tremor**. Das repetierende Schütteln des Daumens und des Zeigefingers ergeben das Bild des »Pillenrollens«.

In floridem Stadium bietet die Parkinson-Erkrankung ein unverwechselbares Bild, aber man kann sie feststellen, lange bevor der Verlust der Gesichtsmimik auftritt.

Sklerodermie

Eine progressive Hautverdickung des Gesichtes, wie sie bei der Sklerodermie auftritt, führt ebenfalls zu einer Veränderung des Gesichtsausdruckes. Die Haut ist verdickt und erscheint fahl und wächsern.

Der Mund wird klein (**Mikrostomie**), und die Unterkieferbewegungen sind eingeschränkt.

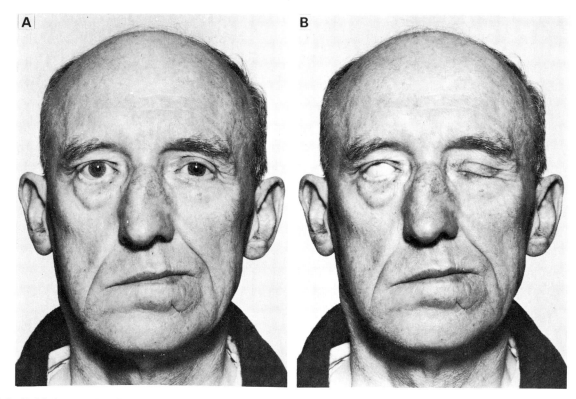

Abb. 8.9 Bell-Lähmung. Der Patient hat eine komplette Lähmung des rechten N. facialis. Wenn das Gesicht in Ruhe ist (A), hängen das Augenlid und die Lippe herab, und die Nasolabialfalte ist asymmetrisch. Wenn er versucht, die Augen zu schließen (B), rollt das Auge nach oben, die Augenlider können nicht geschlossen werden, es fehlen die periorbitalen Falten.

Teleangiektasien treten an den Wangen, um den Mund und die Nase auf.

Am Hals bilden sich in den transversalen Hautlinien feine, weiße horizontale Narben aus.

Wenn der Patient lächelt und lacht, ändert sich dabei der Gesichtsausdruck nicht. Das ist der Unterschied zur Parkinson-Erkrankung, bei der es zwar auch nicht zu einer Änderung der Gesichtsmimik kommt, wobei aber die Gewebsstrukturen des Gesichtes unauffällig sind.

Myasthenia gravis

Bei der Myasthenie kommt es zu einer allgemeinen Muskelschwäche, bevorzugt ist die Muskulatur der Augenlider. Verdächtig ist der Patient, der über Müdigkeit klagt, herabfallende Augenlider und eine Schwäche der Gesichtsmuskulatur und des Unterkiefers.

Diese Schwäche ist vorübergehend, die Kraft und die Beweglichkeit der Muskulatur kehren nach einer Ruhepause zurück.

Kretinismus

Unter Kretin versteht man ein Kind mit Mangel an Schilddrüsenhormonen. Dieses Krankheitsbild sieht

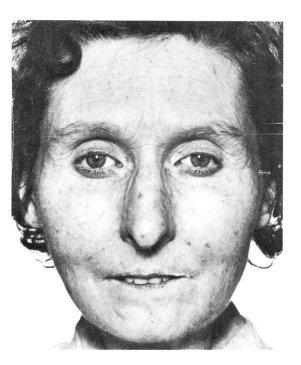

Abb. 8.10 Sklerodermie. Achten Sie auf die verdickte Haut, den kleinen Mund, die feinen Fältchen um den Mund und die kleinen Teleangiektasien.

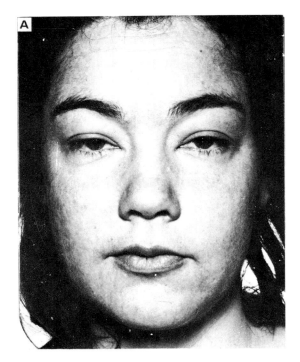

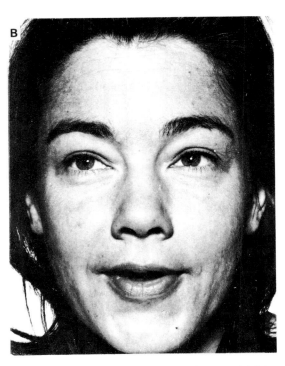

Abb. 8.11   Myasthenia gravis. (A) Die Augenlider sind schwer, und der Patient kann nicht lachen. (B) Nach der Injektion von Neostigmin heben sich die Augenlider, und der Patient kann lächeln.

man nur bei Neugeborenen, da man es sehr bald nach der Geburt erkennt. Die Erkrankung ist heilbar durch Verabreichung von Schilddrüsenhormonen. In fortgeschrittenen Fällen ist das Gesicht breit und flach, die Augen sind weit auseinanderstehend, und die Zunge tritt aus dem Mund hervor.

Wird die Erkrankung nicht behandelt, ist das Wachstum verlangsamt, das Kind klein, dick und geistesgestört.

Mongolismus

Mongolismus ist eine angeborene Mißbildung verbunden mit einem abnormalen Chromosom 21. Die meisten Mongoloiden haben 47 anstelle von 48 Chromosomen. Männer und Frauen sind gleich betroffen. Bei den Negern ist diese Erkrankung selten. Die wichtigste Fehlbildung ist mentale Retardation, kleine Statur und Mikrozephalie.

Der Name beschreibt die dominierenden klinischen Merkmale, die äußeren Augenwinkel stehen nach oben. Es findet sich ein ausgeprägter Epikanthus. Das Gesicht ist abgeflacht, der Kopf ist groß, und die Zunge steht hervor. Das Kind schielt oft, und ein Drittel hat angeborene Herzfehler.

Der Mongoloide ist vom Kretin gut zu unterscheiden, weil Haut und Haare glatt und dünn sind, nicht grob und dick. Er bewegt sich wie ein normales Baby und nicht langsam und träge.

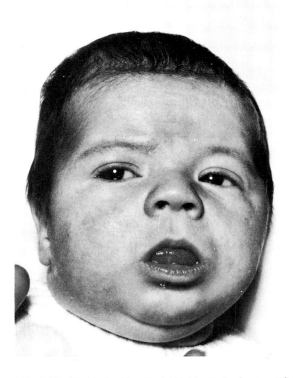

Abb. 8.12   Ein Kretin. Das Gesicht ist breit, die Augen stehen weit auseinander, die Zunge hängt aus dem Mund heraus, und alle Bewegungen und Antworten sind langsam und schwerfällig.

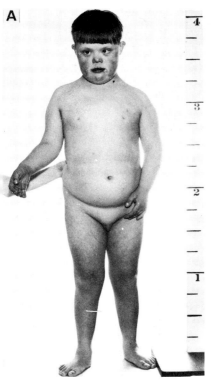

Abb. 8.13   Mongolismus.

Augen

Die Beschaffenheit der Augen beeinflußt tief das Aussehen des Gesichtes. In diesem Buch können längst nicht alle Augenerkrankungen diskutiert werden, die Teile einer generalisierten Erkrankung sind, aber wenige leicht erkennbare und chirurgisch relevante Augenerkrankungen werden vorgestellt.

Arcus senilis (Abb. 8.14)

Mit diesem Ausdruck wird ein weißer Ring um den äußeren Rand der Iris beschrieben. Es ist ein sklerotischer Ring, und er besteht aus Cholesterinablagerungen am Rande der Kornea und ist typisch bei älteren Leuten.
Er hat keine klinische Bedeutung. Er ist *nicht* mit einer generalisierten, degenerativen arteriellen Erkrankung verbunden, obwohl beide Erkrankungen gleichzeitig auftreten können. Ein Arcus senilis bei einem Patienten jünger als 40 Jahre tritt bei bestehender Hyperlipoproteinämie auf.

Xanthelasma (Xanthome)

Xanthelasmen sind Fetteinlagerungen in die Haut der Augenlider. Man erkennt sie als kleine Tumoren von

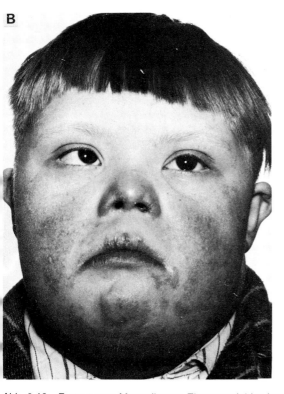

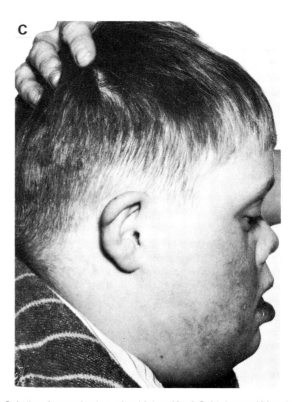

Abb. 8.13   Fortsetzung. Mongolismus. Ein mongoloider Junge. Schräge Augen, breiter, aber kleiner Kopf, Schielen und Muschelohren.

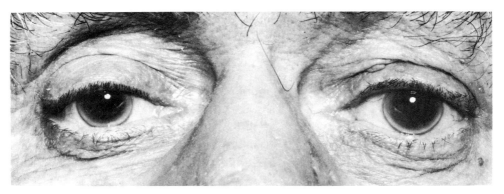

Abb. 8.14   Arcus senilis ist ein dünner, weißer Ring um den äußeren Rand der Iris. Es ist eine allgemeine Abnormität und deutet nicht auf eine fortgeschrittene arterielle Erkrankung hin.

gelbem opaken Fett. Sie sind auf die Haut beschränkt und nicht schmerzhaft. Xanthome sind sehr häufig. Ein oder zwei am Augenlid sind kein Hinweis auf eine zugrundeliegende Allgemeinerkrankung, hat der Patient aber sehr große, multiple und an Größe zunehmende Veränderungen, so sollte man eine zugrunde liegende Cholesterinstoffwechselstörung, einen Diabetes oder eine arterielle Erkrankung ausschließen.

Exophthalmus (Proptosis)

Unter Exophthalmus versteht man eine Protrusion der Augen nach vorne aus ihrer normalen Position in der Augenhöhle. Abb. 8.15 zeigt die Beziehung zwischen Augenlidern und Iris bei normalen und bei hervortretenden Augen (s. auch Kap. 11, S. 221, 222).

Beim gesunden Auge berührt das Unterlied gerade den unteren Rand der Iris (den Limbus inferior), während das Oberlid das Auge in der Mitte zwischen der Pupille und dem oberen Limbus kreuzt.

Das erste Zeichen eines Exophthalmus ist das Erscheinen der Sklera *unterhalb* des unteren Limbus. An eine Proptosis muß man denken, bevor die Sklera über dem oberen Limbus sichtbar wird.

Die Position des Oberlides verändert sich mit dem Tonus des M. levator palpebrae superioris. Eine Retraktion des Oberlides macht die Sklera oberhalb des oberen Limbus sichtbar. Man darf dies nicht mit dem Exophthalmus verwechseln, bevor man nicht die Position des Unterlides überprüft hat.

Tritt das Auge hervor, erscheinen noch vier sekundäre klinische Zeichen:

1. Der Patient kann nach oben sehen, ohne die Stirn zu runzeln.
2. Die Konvergenz für das Nahsehen ist eingeschränkt.
3. Der Lidschlag ist seltener.
4. Der Patient kann die Augen nicht vollständig schließen, es entstehen **korneale Ulzerationen**.

Beeinflußt die Protrusion des Auges die venöse und lymphatische Drainage der Konjunktiva, kommt es zum Ödem und zu Runzeln. Dieses nennt man **Chemosis**.

Die Ursachen des Exophthalmus sind in der Übersichtstabelle 8.4 aufgelistet.

Die häufigste Ursache eines beidseitigen und einseitigen Exophthalmus ist die Thyreotoxikose.

Übersichtstabelle 8.5 listet die Ursachen eines pulsierenden Exophthalmus auf. Dies ist eine sehr seltene Erkrankung, aber leicht zu erkennen. Sie tritt in der Regel bei schwerer Chemosis auf.

Normal

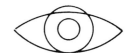

Mäßiger Exophthalmus
Die Sklera ist unterhalb des Limbus inferior sichtbar

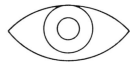

Schwerer Exophthalmus
Die Sklera ist sichtbar rings um die Iris

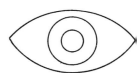

Retraktion des Oberlides
Das Oberlid ist angehoben

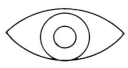

Abb. 8.15

Übersichtstabelle 8.4   **Die Ursachen des Exophthalmus**

Endokrin*
Thyreotoxikose (vor, während und nach dem Beginn)
Cushing-Syndrom
    selten
Akromegalie
Nicht endokrin
Kongenitale Mißbildung des Schädels*
    (Kraniostenose, Oxyzephalie, Hypertelorismus)
Primäre Tumoren:
    Periorbitales Meningiom
    Gliom des N. opticus
    Orbitales Hämangiom
    Lymphom
    Osteom
    Pseudotumor (Granulom)
Sekundäre Tumoren:
    Karzinom der Nasennebenhöhle
    Neuroblastom
Entzündung:
    Orbitalzellulitis
    Ethmoidal- oder Frontalsinusitis
Gefäßerkrankungen:
    Arteriovenöse Fistel des Sinus cavernosus
    Thrombose des Sinus cavernosus
    Aneurysma der A. ophthalmica
Augenerkrankungen:
    Schwere Myopie*
    Schweres Glaukom (Buphthalmus)*
* In der Regel bilateral

Übersichtstabelle 8.5   **Die Ursachen des pulsierenden
Exophthalmus**

Arteriovenöse Fistel zwischen A. carotis und Sinus cavernosus
Aneurysma der A. ophthalmica
Gefäßtumoren der Orbita
Hämangiom der Orbita
Thrombose des Sinus cavernosus

Ektropion

Deformitäten des Unterlides bewirken oft eine Eversion desselben. Die Sklera unterhalb des Limbus inferior wird sichtbar und täuscht einen Exophthalmus vor, der Unterschied ist jedoch leicht zu sehen, da das Augenlid deformiert ist. Wenn das Augenlid evertiert ist, kommt es zur Narbenbildung auf der inneren Oberfläche der durchscheinenden Konjunktiva, sie wird stumpf und immobil.

Horner-Syndrom

Das Horner-Syndrom umschreibt die Symptome, die einer Unterbrechung der sympathischen Innervation von Hals und Kopf folgen. Die präganglionären sympathischen Fasern des Kopfes und Halses entspringen aus dem ersten und auch zweiten Thoraxsegment des Rückenmarkes. Die Synapsen sind im 3. Zervikalganglion des N. sympathicus, die postganglionären Fasern verteilen sich auf Kopf und Hals und folgen den Nerven und Gefäßen.

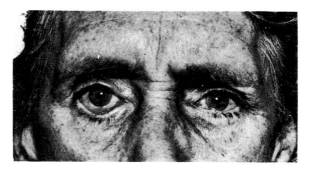

Abb. 8.16   Ektropion: Kontraktur und Eversion des Unterlides.

Die sympathische Innervation des Gesichtes und Auges kann unterbrochen werden durch Trauma oder Erkrankung zwischen dem Abgang der präganglionären Fasern bis zum Zielorgan.

Das Fehlen des sympathischen Tonus bewirkt eine Myosis, Ptosis, Gefäßerweiterung und Anhydrosis. Die Ursachen des Horner-Syndroms sind wie folgt, die Hauptursachen hervorgehoben:

Verletzungen des Gehirnes, **Thrombose der A. cerebelli inferior posterior.**

Verletzungen des Rückenmarkes, Syringomyelie, Tumoren.

Verletzungen der unteren Wurzeln des Plexus brachialis.

Chirurgische Entfernung des unteren Halsganglions (**zervikale Sympathektomie**).

Tumoren in der Lungenspitze (**Pancoast-Tumoren**).
Halstumoren.
Aneurysmen der A. carotis.

Liegen den Nervenunterbrechungen Erkrankungen zugrunde, so befindet sich vor dem Stadium der Lähmung eine Periode erhöhter sympathischer Aktivität. Stimulation des N. sympathicus bewirkt eine Pupillenerweiterung, das Oberlid retrahiert sich, die Gesichtshaut wird blaß, kalt und schweißig. Die Ursachen der Irritation des N. sympathicus sind dieselben wie die Ursachen seiner Lähmung.

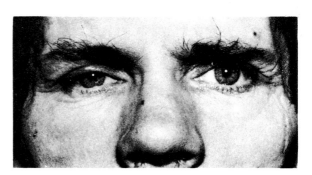

Abb. 8.17   Horner-Syndrom (s. Übersichtstabelle 8.4).

Nase

Der Gesichtsausdruck ist bestimmt durch die Größe der Nase. Zu der unendlichen Variation der Größe der normalen Nase treten zwei pathologische Erscheinungen, die ihr Aussehen ändern.

Sattelnase

Eine Nase, deren Rücken eingedrückt und verbreitert ist, nennt man Sattelnase. Diese Mißbildung ist entweder angeboren, wie bei der Achondroplasie oder dem Hypertelorismus, oder erworben durch eine Zerstörung des Nasenknorpels, gewöhnlich durch kongenitale Syphilis.

Rhinophym

Bei dieser Erkrankung ist die Haut über der Nasenspitze verdickt durch eine Hypertrophie und eine adenomatöse Veränderung der Talgdrüsen. Sie entsteht nicht durch exzessiven Alkoholgenuß.

Übersichtstabelle 8.**6   Horner-Syndrom**

Enge Pupille (Myosis)
Herabhängendes Oberlid (Ptosis)
Warme, rosa Wangen (Vasodilatation)
Fehlen von Schweiß (Anhydrosis)
Vermehrte Blutfüllung der Nase (nasale Vasodilatation)
(Scheinbarer Enophthalmus)

Aussehen des Schädels

Es gibt eine große Anzahl von angeborenen Mißbildungen des Schädels, alle mit langen Namen, die ihr Aussehen beschreiben, aber sie alle sind sehr selten.

Das Ausmaß der Mißbildungen, das man bereits beim Neugeborenen und beim Kleinkind sieht, ist progressiv, und die unproportionale Vergrößerung des Schädels ist verursacht durch den Hydrozephalus.

Der Hydrozephalus ist eine pathologische Ansammlung von zerebrospinaler Flüssigkeit in oder um das Gehirn – Hydrocephalus internus oder externus.

Der **kongenitale Hydrozephalus** ist bedingt durch fehlende Absorption der zerebrospinalen Flüssigkeit, so daß es zu einer Distension der Ventrikel innerhalb des Gehirnes und des Subarachnoidalraumes kommt, zwischen denen eine Kommunikation besteht. Der kongenitale Hydrozephalus ist oft kombiniert mit einer Meningomyelozele und einer Spina bifida.

Der **erworbene Hydrozephalus** ist verursacht durch einen Verschluß des Aquaeductus cerebri oder der Foramina oberhalb des vierten Ventrikels durch Tumor oder Infektion. Bei dieser Form des Hydrozephalus sind nur die Ventrikel erweitert, es besteht keine Verbindung zum Subarachnoidalraum.

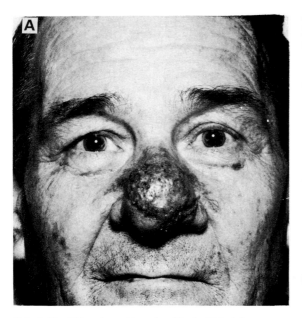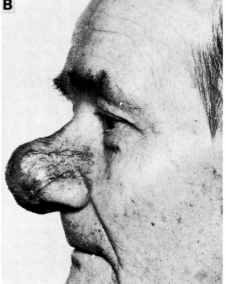

Abb. 8.**18**   Rhinophym: Hypertrophie der Talgdrüsen.

A

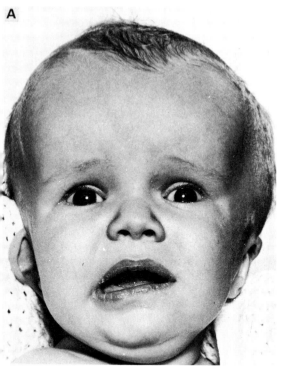

B

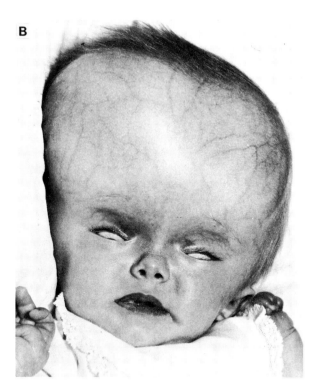

Abb. 8.**19**   Zwei Beispiele des Hydrozephalus, beide angeboren.

Die Kopfhaut

Sie besteht aus der behaarten Haut, dem subkutanen Fettgewebe und der Aponeurose.

An all diesen Strukturen können typische Läsionen der Haut und des Subkutangewebes entstehen, wie sie in Kapitel 2 und 3 beschrieben sind, jedoch sind einige typisch für die Kopfhaut und werden deshalb speziell erwähnt.

Multiple seborrhoische Zysten (s. auch S. 60)

Die Kopfhaut ist bedeckt mit multiplen seborrhoischen Zysten aller Größen. Sie werden diagnostiziert durch ihr kugelförmiges Aussehen und ihre harte, dichte Zusammensetzung. Sie sind bei weitem die häufigste Ursache eines Tumors der Kopfhaut. Sie zeigen selten den sichtbaren Punkt.

Eine infizierte Talgdrüse mit Granulationsgewebe, das sich über den Rand hervorwölbt, wird manchmal Cocks spezieller **Tumor** genannt. Er wird leicht mit einem Plattenepithelkarzinom verwechselt.

Turbantumor (selten)

Es gibt vier verschiedene pathologische Veränderungen, aus denen multiple Tumoren der Kopfhaut bestehen mit stetigem Wachstum, die miteinander kommu-

nizieren und unter Umständen einen unregelmäßigen Tumor bilden, der die gesamte Kopfhaut wie einen Turban bedeckt.

Der Ausdruck »Turban«-Tumor ist rein deskriptiv, er kann auf alle vier Veränderungen angewendet werden. Am häufigsten wird er gebraucht, um **multiple Zylindrome** zu beschreiben. Hier handelt es sich um derbe, rosa Knoten in der Haut.

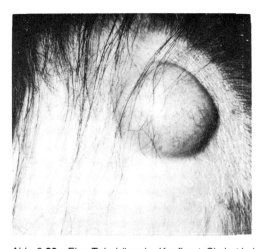

Abb. 8.**20**   Eine Talgdrüse der Kopfhaut. Sie hat keinen sichtbaren Punkt.

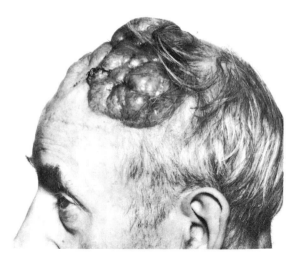

Abb. 8.**21** Ein »Turban«-Tumor. Hier handelt es sich um ein Zylindrom.

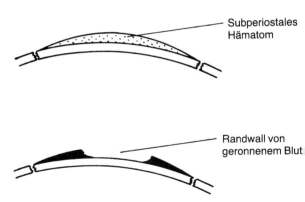

Subperiostales Hämatom

Randwall von geronnenem Blut

Abb. 8.**22** Ein Zephalhämatom ist ein subperiostales Hämatom begrenzt durch die Fissuren zwischen den Schuppen der Kalotte. Wenn das Blut resorbiert wird, entstehen Randwälle von geronnenem Blut an der äußeren Begrenzung.

Noduläre multiple Basalzellkarzinome können ebenso auf der Kopfhaut entstehen, aber sie sind derb, behalten eher perlweißes Aussehen und sind von feinen Blutgefäßen überzogen. Sie schauen nicht wirklich wie ein Turban aus und werden in der Regel durch eine Probebiopsie diagnostiziert.

Multiple Schweißdrüsentumoren, **Hydradenome,** bilden eine weiche, feuchte Schwellung der Kopfhaut. Obwohl sie sehr weich sind (sie fühlen sich wie ödematöse Haut an), fluktuieren sie nicht und können nicht zusammengepreßt oder eingedrückt werden.

Schließlich und der seltenste aller subkutanen Tumoren ist das **plexiforme Neurofibrom** der Kopfhaut. Dieses ist in der Regel mit Neurofibromen anderer Lokalisation und Café-au-lait-Flecken kombiniert.

Potts pastöser Tumor

Unter dem pastösen Pott-Tumor versteht man eine diffuse ödematöse Schwellung der Kopfhaut über einer lokal begrenzten Osteomyelitis der Kalotte. Die häufigste Lokalisation ist die Stirne als Folge einer frontalen Sinusitis.

Zephalhämatom

Hier handelt es sich um ein subperiostales Hämatom. Es entsteht bei Neugeborenen als Folge einer traumatischen Geburt und bei Kindern als direkte Traumafolge. Das Hämatom breitet sich unter dem Perikranium (Periost) bis zu den Fissuren zwischen den Schädelknochen aus.

Für wenige Tage bildet sich eine weiche, fluktuierende Schwellung über einer Schuppe der Schädelkalotte aus; sobald es zur Resorption kommt, bilden die verbleibenden geronnenen Blutanteile einen Ringwall an den Rändern. Schließlich bleibt als Residuum ein **harter Wall an den Rändern,** der oft mit einem Teller

verglichen wird und leicht zur Fehldiagnose einer Impressionsfraktur führt, wenn man nicht darauf achtet, daß der Wall *oberhalb* des Niveaus der gesamten Kalotte liegt.

Elfenbeinosteom

Es handelt sich um ein Osteom der Kortikalis, das aus der Tabula externa der Kalotte entsteht. Elfenbeinosteome erscheinen während der Adoleszenz oder im jungen Erwachsenenleben. Sie sind symptomlos und brauchen nicht behandelt zu werden.

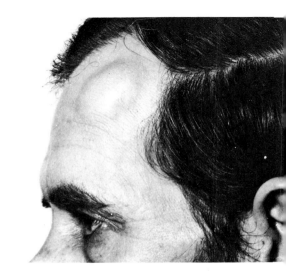

Abb. 8.**23** Ein Elfenbeinosteom (Kortikalis) an der Stirne.

Ohren

Abstehende Ohren (Abb. 8.24)

Kongenitale abstehende Ohren, die seitlich vom Kopf abstehen, statt daß sie anliegen. Abstehende Ohren sind nicht kombiniert mit mentalen Mißbildungen. Mongoloide haben oft löffelförmige Ohren, die ebenfalls seitlich vom Schädel abstehen, es handelt sich jedoch nicht um echte abstehende Ohren.

Wenn der Patient über abstehende Ohren klagt, soll man dahinterschauen, um Schwellungen im Subkutangewebe oder am Knochen nicht zu übersehen, die dafür verantwortlich sind. Zum Beispiel führt ein Abszeß im Processus mastoideus ebenfalls zu abstehenden Ohren.

Blumenkohlohren

Unter Blumenkohlohren versteht man Veränderungen, die durch Schwellungen von multiplen subperichondralen Hämatomen herrühren. Im Gegensatz zu

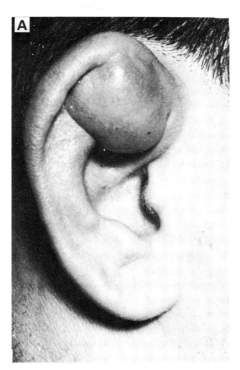

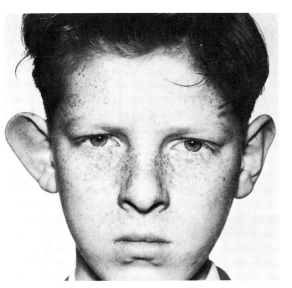

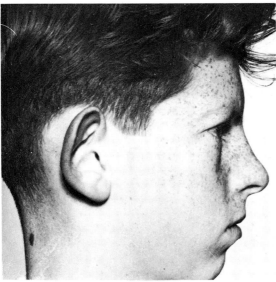

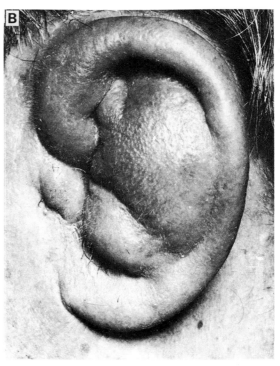

Abb. 8.24 Abstehende Ohren.

Abb. 8.25 Blumenkohlohren. (A) Ein einzelnes subperichondrales Hämatom. (B) Multiple Hämatome mit Verschluß des äußeren Gehörganges.

den übrigen Hämatomen zeichnen sich die unter dem Perichondrium gelegenen des Ohres durch eine sehr langsame Resorption aus. Die Patienten klagen über flache, manchmal fluktuierende, manchmal feste Schwellungen, die auf den Ohrknorpel fixiert sind und manchmal die Zwischenräume der Ohrmuschel ausfüllen und damit deren Aussehen verändern. Blumenkohlohren sind typisch bei Boxern und Ringern.

Keloidknötchen

Bei vielen Frauen sind die Ohren durchstochen. Tritt eine Infektion des Loches auf, so kommt es zu überschießendem Wachstum des Narbengewebes, und es entsteht ein großer Knoten hinter dem Ohrläppchen. Der Knoten ist weich, sphärisch und manchmal gestielt. Er wird oft als Dermoidzyste fehldiagnostiziert, aber in der Regel ist es ein solider Tumor einer Keloidnarbe.

Zusätzliche Ohrläppchen

Akzessorische Ohrläppchen sind kleine Knorpelstükke, die vom Ohrkamm abgesprengt sind. Sie sind vor dem Tragus lokalisiert. Sie rufen keine Symptome hervor und können von zwei anderen Tumoren, die sich vor dem Ohr entwickeln, nämlich einem vergrößerten präaurikulären Lymphknoten oder einem Parotistumor, dadurch unterschieden werden, daß sie von Geburt an bestehen.

Meningozele

Unter einer **Meningozele** versteht man eine Vorwölbung der Meningen durch einen Defekt im Spinalkanal oder am Schädel. Sie enthält zerebrospinale Flüssigkeit. Die Meningozele ist von Haut bedeckt.

Unter einer **Myelomeningozele** versteht man eine Protrusion der Meningen plus eines Anteiles des Rückenmarkes oder der Cauda equina durch einen Defekt im Spinalkanal.

Eine Myelomeningozele ist *nicht* vollständig von Haut bedeckt, und die Meningen rupturieren wenige Tage nach der Geburt.

Es gibt noch zwei andere seltene, kongenitale Fehlbildungen des Rückenmarkes und des Spinalkanales. Bei einer **Myelozele** liegt das Rückenmark frei, das Kind wird tot geboren oder stirbt wenige Tage nach der Geburt. Eine **Syringomyelozele** ist eine Vorwölbung eines dilatierten Rückenmarkes (Hydromyelie) durch den Spinalkanal.

Die Diagnose der Meningozele oder Myelomeningozele wird gestellt aufgrund ihrer Zusammensetzung – weich, fluktuierend und durchscheinend –, ihrer Lokalisation – in der Mittellinie oberhalb des Gesäßes oder am Hinterkopf – und dem Auftreten neurologischer Ausfälle unterhalb der Läsion.

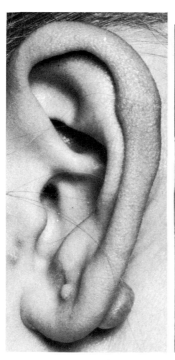
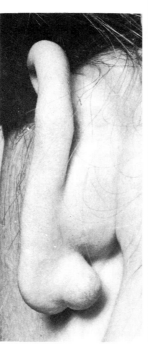
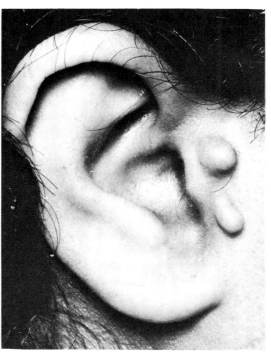

Abb. 8.**26**   Eine Keloidnarbe an der Stelle des durchbohrten Ohrläppchens.

Abb. 8.**27**   Zusätzliche Ohrläppchen.

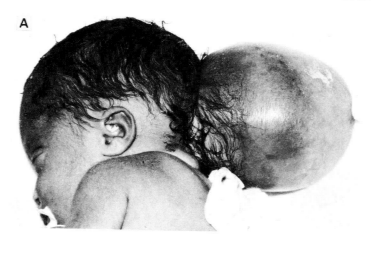

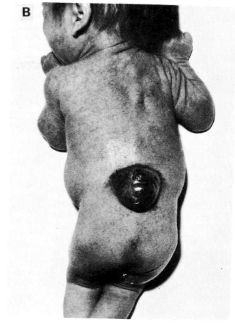

Abb. 8.28 (A) Eine Meningozele am Hinterkopf. (B) Eine Myelomeningozele des Rückenmarkes.

Die Brustwand

Es gibt eine große Anzahl von Fehlbildungen und Erkrankungen, die die Brustwand betreffen und die das allgemeine Aussehen des Patienten entsprechend verändern. Aus diesem Grunde ist das Kapitel hier eingeschoben.

Trichterbrust

Unter einer Trichterbrust, oder Pectus excavatum, versteht man ein kongenital eingesenktes Sternum. Da es in der Tiefe liegt, behindert es die Atmung und bewirkt rezidivierende Infektionen des Respirationstraktes.

Hühnerbrust

Unter einer Hühnerbrust, oder Pectus carcinatum, versteht man die gegenteilige Mißbildung einer Trichterbrust. Das Sternum springt weit vor, wie der Kiel eines Bootes.

Harrison-Sulcus

Es handelt sich um eine Einziehung des Brustkorbes, bedingt durch eine Einziehung der costochondralen Übergänge der 4. bis 7. Rippe.
Es handelt sich um eine Spätfolge der **Rachitis**. Diese äußert sich zunächst in einer Auftreibung der costochondralen Übergänge – **der rachitische Rosenkranz –**, später jedoch kommt es zu einer Erweiterung der costochondralen Übergänge und zu einem Einsinken. Diese Einziehung wird vor allen Dingen über der unteren Gruppe von Rippen sichtbar, die mit dem Sternum artikulieren.

Sprengel-Schulter

Die Sprengel-Schulter ist bedingt durch eine kongenitale Elevation der Skapula. Diese Fehlbildung führt zu einem veränderten Aussehen des Brustkorbes und der Schulter.

Kraniokleidodysostosis

Unter diesem Krankheitsbild versteht man das seltene, vererbliche Fehlen der Schlüsselbeine. Der Patient kann die Schultern bis zur Mittellinie ziehen, wodurch sich ein verändertes Aussehen des Brustkorbes ergibt.

Abstehende Schulterblätter (Scapula alata)

Die Skapula wird normalerweise durch den M. serratus anterior an der Brustwand gehalten. Der gleiche Muskel rotiert und bewegt die Skapula nach vorne um die seitliche Brustwand bei Bewegungen, in denen die Arme nach vorne außen gehalten werden.
Der den M. serratus anterior versorgende Nerv (N. thoracicus longus Bell) kann durchtrennt oder gedehnt sein durch direktes Trauma, Tragen von schweren Lasten oder eines Rucksacks, oder es kann eine virale Neuritis bestehen. Kommt es zu einer Lähmung des Muskels, steht das Schulterblatt von der Brustwand ab (eine Fehlbildung genannt »Flügel«). Klagt der Patient über eine Schwäche der Arme oder eine Deformierung am Rücken, so bitten Sie ihn, die Hände und Arme nach vorne außen zu bewegen und gegen den Brustkorb zu pressen. Ist der M. serratus anterior gelähmt, stehen die Schulterblätter vom Rücken ab.

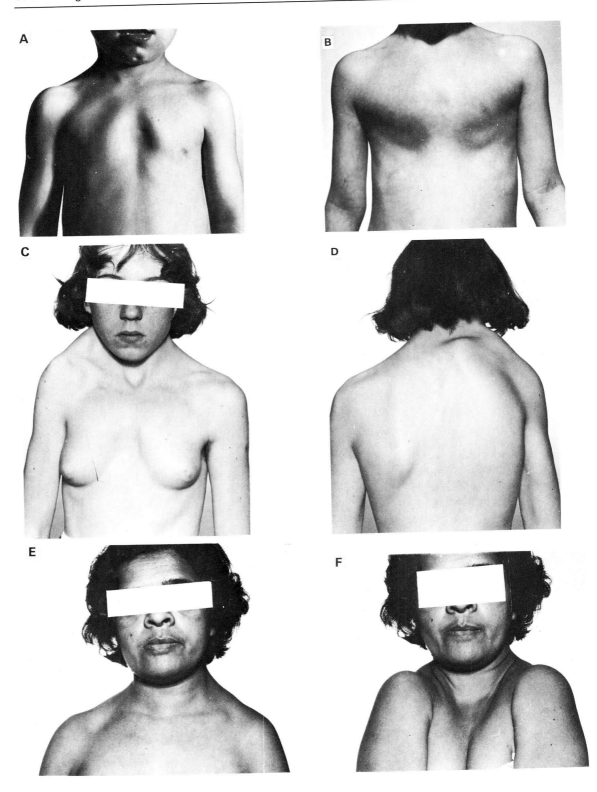

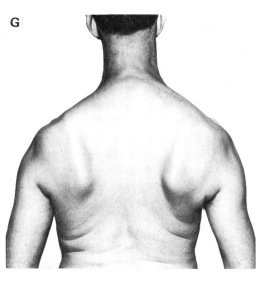

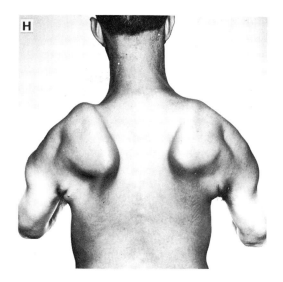

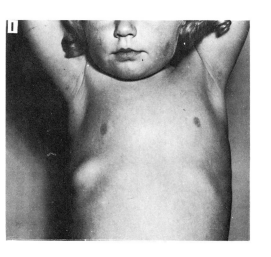

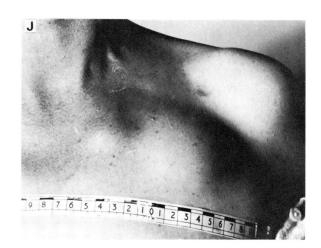

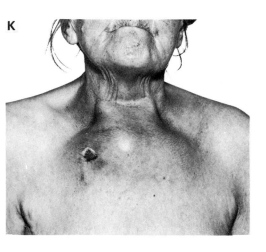

Abb. 8.**29**   (A) Trichterbrust. (B) Harrison-Furche. (C und D) Sprengel-Schulter. (E und F) Kraniokleidodysostosis. (G und H) Geflügelte Schulterblätter (Scapulae alatae), verstärkt durch Halten der Arme nach vorne. (I) Ein Chondrom der Rippe. (J) Ein tuberkulöser Abszeß von einer Rippe ausgehend. (K) Aortenaneurysma mit Erosion des Sternums.

Tietze-Syndrom

Diese Erkrankung findet man bei jungen Frauen. Es handelt sich um eine schmerzhafte Schwellung des 2., 3. und 4. Rippenknorpels. Die Ursache ist unbekannt. Die Symptome Schmerzen und Schwellung in der Nähe der Mamma beunruhigen die Patienten in der Regel sehr, da die Frauen meinen, sie hätten ein Mammakarzinom.

Die Diagnose wird lediglich klinisch gestellt. Es findet sich ein harter, unbeweglicher, schmerzhaft geschwollener costochondraler Übergang. Die Erkrankung heilt spontan aus.

Tumoren der Brustwand

Aus den Geweben der Brustwand können alle benignen und malignen Tumoren entstehen, die in den Kapiteln 2–4 beschrieben sind.

Abb. 8.29 I, J und K zeigen drei davon, die erwähnenswert sind.

Chondrome und Metastasen in den Rippen sind sehr häufig (I). Eiter aus einer tuberkulösen Wirbelsäule (J) oder ein tuberkulöses Empyem wühlen sich durch das Subkutangewebe, um sich als fluktuierende, subkutane Schwellung zu manifestieren.

Aneurysmen des Arcus aortae (K) können eine Erosion des Sternums hervorrufen und eventuell rupturieren.

Übersichtstabelle 8.7   **Die Ursachen von Schwellungen der Brustwand**

Knochenhart
    Metastasen
    Chondrome
    Osteome
    Exostosen (diaphysäre Aklasie)
    Myelom
Fluktuierend
    Tuberkulöser Abszeß einer Rippe oder eines Lymphknotens
    Empyema necessitatis
    Infiziertes Hämatom
Pulsierend
    Erodierendes Aortenaneurysma

9 Speicheldrüsen

Speichel wird gebildet durch die paarigen Parotis-, Submandibular- und Sublingualdrüsen und viele andere kleine unbenannte Drüsen, die über die gesamte Wangenschleimhaut angelegt sind. Die häufigsten chirurgischen Erkrankungen der Speicheldrüsen sind Infektionen und Steine in der Submandibulardrüse und Tumoren der Parotisdrüse. Mumps ist die häufigste medizinische Erkrankung. Alle anderen Erkrankungen der Speicheldrüsen sind ungewöhnlich.

Submandibulardrüse

Steine der Submandibulardrüse

Steine in der Submandibulardrüse sind häufig, da die Drüse selbst mit ihrem Niveau unter der Öffnung ihrer Gänge im Mundboden liegt und die Sekretion der Submandibulardrüse einen beträchtlichen Anteil an Mukus enthält. Steine in der Parotis sind relativ selten.

Der Stein besteht aus Zellbestandteilen, Mukus, Kalzium und Magnesiumphosphaten, eine Mischung ähnlich dem »Zahnstein« (Tartar), den der Zahnarzt von den Zähnen entfernt.

Anamnese

Alter. Die Steine der Submandibulardrüse treten meistens bei Erwachsenen in jungen bis mittleren Lebensjahren auf. Sie sind sehr selten bei Kindern.

Geschlecht. Es besteht kein Geschlechtsunterschied.

Symptome. Die Hauptsymptome sind **Schmerz und Schwellung** unterhalb des Unterkiefers bedingt durch eine Obstruktion des Wharton-Ganges.

Diese zwei Symptome variieren individuell.

Die Schwellung macht in der Regel die Hauptbeschwerden, weil sie vor Schmerzbeginn auftritt und längere Zeit anhält. Der Schmerz ist von dumpfem Charakter und strahlt gelegentlich zum Ohr hin oder in die Zunge aus.

Beide Symptome treten auf oder nehmen zu vor und während des Essens. Die Schwellung beginnt unmittelbar vor dem Essen, und der Schmerz entsteht bei der Vergrößerung der Drüse. Beide Symptome halten während der gesamten Mahlzeit an, anschließend läßt der Schmerz jedoch früher nach, bevor sich die Schwellung zurückbildet. Kommt es zu einem irreparablen Schaden der Drüse, kommt es zu einer dauerhaften Schwellung und zu einem konstanten dumpfen Schmerz.

Übersichtstabelle 9.1   Die Anatomie der Submandibulardrüse

Oberflächliche Ansicht

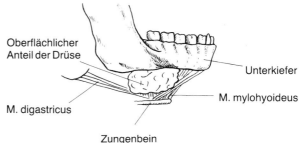

Tiefe Schicht

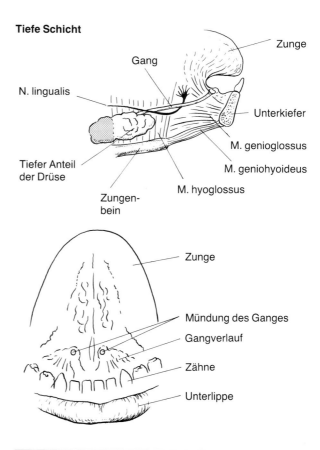

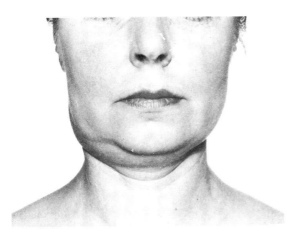

Abb. 9.1 Eine geschwollene rechte Submandibulardrüse. Obwohl man den Eindruck hat, daß die Schwellung sich über dem Unterkiefer ausbreitet, ist der obere Anteil des Tumors in der Tiefe des Unterkiefers.

Sehr selten bemerkt der Patient ein **unangenehmes Gefühl** und eine **Schwellung des Mundbodens.**
Der Patient kann sich eine Erleichterung der Symptome verschaffen, indem er auf die Drüse drückt, in diesem Fall bemerkt er, daß sich eine faulschmeckende Flüssigkeit in den Mund entleert (eitriger Speichel).
Entwicklung. Die Symptome treten intermittierend auf in Tages- oder Wochenperioden, je nachdem, wie sich der Stein in dem Gang bewegt und zur Obstruktion führt.
Kommt es zur Spontanentleerung des Steines durch die Mündung, ist die Heilung eingetreten.
Eine persistierende Obstruktion schädigt die Drüse, sie wird härter und schmerzempfindlicher.
Vorausgehende Anamnese. Der Patient gibt in der Regel ähnliche Beschwerden auf der anderen Seite an. Simultan auftretende bilaterale Steine sind ungewöhnlich.

Untersuchung

Tumor

Lokalisation. Die Submandibulardrüse liegt unter dem Ramus horizontalis des Unterkiefers auf dem M. mylohyoideus, 2–3 cm vor der Vordergrenze des M. sternocleidomastoideus und sollte nicht mit vergrößerten oberen Halslymphknoten verwechselt werden, die tief unter dem Sternocleidomastoideus liegen.
Farbe und Temperatur. Liegt keine Infektion der Drüse vor, so ist die Haut nach Farbe und Temperatur unauffällig. Bei einer Infektion rötet sich die Haut, wird ödematös und heiß.
Schmerz. Die Drüse ist schmerzhaft unter erhöhter Spannung (vor und während des Essens), aber in der Regel schmerzlos zwischen den Mahlzeiten, es sei denn, es besteht ein Infekt.
Aussehen. Die Gestalt des oberflächlichen Teiles der

Submandibulardrüse ist auch trotz Schwellung flach ovoid (mandelförmig).
Größe. Die Drüse vergrößert sich nur bei Verschluß des Ganges. Sie erreicht kaum mehr als einen Durchmesser von 3–5 cm. Bei Infektionen wird sie sehr viel größer.
Oberfläche. Die Oberfläche ist glatt, lobuliert.
Ränder. Der vordere, hintere und untere Rand sind glatt begrenzt und leicht festzustellen, wogegen der Oberrand zwischen dem Unterkiefer und dem M. mylohyoideus liegt und nicht tastbar ist.
Zusammensetzung. Eine vergrößerte Submandibulardrüse ist gummihart, fluktuiert nicht, sie ist nicht durchscheinend und auch nicht wegdrückbar. Der Klopfschall ist verkürzt.
Gelegentlich wird die Drüse, wenn man längeren Druck ausübt, kleiner, und es entleert sich spritzend Speichel aus der Mündung des Ductus submandibularis.
Beziehungen zur Umgebung. Die Haut ist frei beweglich über der geschwollenen Drüse. Die Drüse selbst kann man nur wenig hin- und herbewegen, da sie auf dem darunterliegenden Muskel fixiert ist. Die Beweglichkeit der Drüse läßt noch mehr nach, wenn man den Patienten durch Pressen der Zunge auf den Mundboden bittet, die Muskulatur anzuspannen.
Es ist wichtig, die Beziehungen des Tumors zum Mundboden und zur Zunge durch **bimanuelle Palpation** zu klären. Dazu benützt man die Zeigefinger beider Hände, wobei einer in der Mundhöhle am Mundboden und der andere an der Außenseite des Tumors zu liegen kommt.
Auf diese Weise kann man feststellen, ob der Tumor außerhalb der Mundbodenstrukturen liegt. Er sollte nicht auf der Mukosa des Mundbodens oder der Zunge fixiert sein.
Lymphdrainage. Die Submandibulardrüse drainiert zu den mittleren tiefen Halslymphknoten. Es liegt jedoch auch Lymphgewebe **in der** Drüse, das eine Vergrößerung bewirken kann.
Die lokalen Lymphknoten sind bei Fehlen einer Infektion nicht vergrößert.
Umgebendes Gewebe. Das umgebende Gewebe mit Ausnahme des Ductus submandibularis am Mundboden ist unauffällig.

Mundboden

Inspektion. Bitten Sie den Patienten, den Mund zu öffnen und die Zunge anzuheben.
Dabei kommen die Mündungen der Ausführungsgänge der Submandibulardrüsen zum Vorschein auf ihren kleinen Papillen je beidseits des Zungenfrenulums (s. Übersichtstabelle 9.1).
Ist ein Stein in der Öffnung eingeklemmt, so kann man ihn an der grau-gelben Farbe erkennen.
Ist ein Stein im Ausführungsgang, so wölbt sich diese Seite des Mundbodens hervor und erscheint rosafarben.
Durch leichten Druck auf die Drüse kann man die Beschaffenheit des sich entleerenden Speichels überprüfen.

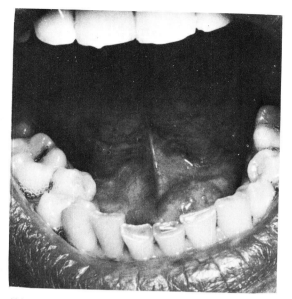

Abb. 9.**2** Sobald sich ein Stein am Ende des Ductus submandibularis einklemmt, ist der Mundboden asymmetrisch. In diesem Bild ist eine Vorwölbung des linken Ductus. Bei der Palpation zeigt sich ein harter Tumor.

Palpation. Tasten Sie entlang des Verlaufes des Ausführungsganges im Mundboden nach Tumoren oder
Schmerzen.

Ein Stein fühlt sich in der Regel nicht steinhart an, weil
er gewöhnlich klein und umgeben von einem inflam-
matorischen Ödem ist. Der Tumor im Mundboden ist
eher weich mit einem harten Zentrum.

Allgemeinuntersuchung

Untersuchen Sie alle Speicheldrüsen auf Symptome einer systemischen Erkrankung bei Fehlen eines Steines.

Sialitis submandibularis

Die Infektion der Submandibulardrüse ist gewöhnlich
die Folge eines Steines im Ausführungsgang oder einer
durch ihn ausgelösten Schädigung bei Spontanabgang.
Der Erreger ist in der Regel Staphylokokkus.
Die Symptome sind identisch mit denen der Steine,
allerdings kommt ein **schwerer, klopfender, anhalten-
der Schmerz** hinzu, der sich beim Essen verstärkt.
Das klinische Bild am Hals entspricht dem der Obstruktion der Drüse, wie oben beschrieben, zusätzlich
besteht noch eine **Überwärmung** und **Schmerzhaftigkeit.** Eine infizierte Drüse kann eine Größe von
5x10 cm erreichen. Ist das Gangsystem erweitert (Sial-
ektasis), sammelt sich Eiter in der Drüse an, und aufgrund der Struktur kommt es zum multilokulären Abszeß, der sich über die Haut entleeren kann.

Tumoren der Submandibulardrüse

Die Tumoren in der Parotis stehen an erster Stelle –
pleomorphes Adenom, Zylindrom und Karzinom –, in
der Submandibulardrüse sind sie sehr selten, es treten
dieselben Tumortypen auf. Die klinischen Merkmale
der Tumoren sind identisch mit denen der Parotis und
unterscheiden sich lediglich durch die Lokalisation.
Die pleomorphen Adenome bilden einen schmerzlosen, langsam wachsenden, harten, umschriebenen ku-
geligen Tumor in der Drüse. Beim Karzinom ist die
Begrenzung unscharf, es tritt Überwärmung auf. Der
Tumor ist schnell wachsend und schmerzhaft. Ein
Taubheitsgefühl in den vorderen zwei Dritteln der
Zunge weist auf eine Infiltration des N. lingualis hin
und ist ein diagnostisches Merkmal für ein Karzinom.
Differentialdiagnostisch bestehen Schwierigkeiten in
der Unterscheidung eines pleomorphen Adenoms von
Vergrößerungen des lymphatischen Gewebes innerhalb der Drüse. Eine lange Anamnese eines langsam
zunehmenden Wachstums ist ein brauchbares Unterscheidungsmerkmal.

Glandula parotis

Übersichtstabelle 9.**2**   **Die Anatomie der Glandula parotis**

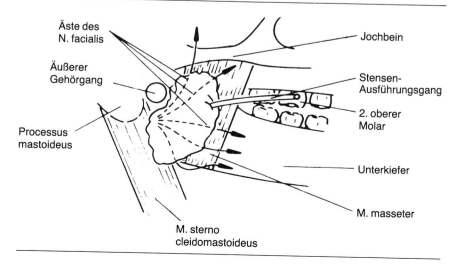

Äste des
N. facialis

Äußerer
Gehörgang

Processus
mastoideus

M. sterno
cleidomastoideus

Jochbein

Stensen-
Ausführungsgang

2. oberer
Molar

Unterkiefer

M. masseter

Akute bakterielle Parotitis

Die häufigste Infektion der Parotis ist die Mumps. Sie ist die **epidemische virale Parotitis**. Bei epidemischem Auftreten kommt es zu einer beidseitigen schmerzhaften Schwellung der Drüse mit exzessivem Ödem, das sich im Hals ausbreitet, so daß das Kind ein Doppelkinn bekommt. Die Diagnose ist leicht.

Wenn es sich nur um eine einseitige Vergrößerung mit geringgradigem Schmerz und ohne Ödem handelt und kein eindeutiger Nachweis eines Infektes vorliegt, so ist die Diagnose sehr viel schwieriger.

Deshalb, **die Mumps ist die häufigste Ursache der Parotitis.**

Eine unspezifische Entzündung, gewöhnlich durch Staphylokokken, entsteht durch:

schlechte Mundhygiene,
Dehydratation,
Verschluß des Stensen-Ganges durch Steine oder Narbengewebe.

In früheren Tagen, in denen die Flüssigkeitsbilanzierung von schwerkranken Patienten problematisch war, war die fulminante Parotitis mit nachfolgender Septikämie eine häufige Todesursache.

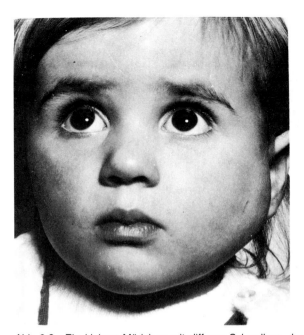

Abb. 9.**3** Ein kleines Mädchen mit diffuser Schwellung der linken Parotis bei Mumps.
Ein großer Teil der Schwellung ist ödematös bedingt.

Anamnese

Alter. Die akute Parotitis ist häufiger bei älteren und abwehrgeschwächten Patienten.
Symptome. Die Patienten leiden unter plötzlich auftretendem **Schmerz und Schwellung** einer Gesichtsseite. Der Schmerz ist kontinuierlich, von klopfendem Charakter, strahlt zum Ohr oder über eine ganze Gesichtshälfte aus. Sprechen und Essen sind schmerzhaft, da jede Bewegung des Unterkiefergelenkes Schmerzen auslöst.
Der Patient hat hohe Temperaturen, ist schweißig und allgemein krank, gelegentlich tritt Schüttelfrost auf.
Systematische Befragung. Die Fragen sollten immer auch Symptome anderer Erkrankungen einschließen, wie Bronchialkarzinom, von dem auch eine allgemeine Abwehrschwäche und Dehydratation ausgehen können.
Frühere Anamnese. Bei den Patienten liegt manchmal eine kurz vorausgegangene größere Operation vor oder eine schwere innere Erkrankung.

Untersuchung

Tumor

Lokalisation. Die Parotis liegt vor und unter der unteren Ohrhälfte. Sie umschließt den aufsteigenden Unterkieferast mit ihrem tiefen Anteil zwischen diesem Knochen und dem Processus mastoideus.
Bei der akuten Parotitis ist die gesamte Drüse geschwollen, so daß sich in ihrem gesamten Ausdehnungsgebiet das Gesicht hervorwölbt.
Farbe und Temperatur. Die Haut ist rotbraun verfärbt und fühlt sich heiß an.
Schmerz. Die Schwellung ist äußerst schmerzhaft.
Aussehen. Das Aussehen der normalen Parotisdrüse ist: am Vorderrand semizirkulär, der vertikale Rand liegt vor dem Ohr und bildet eine Vorbuckelung, die in der Lücke zwischen dem Unterkiefer und dem Processus mastoideus liegt.
Größe. Die angeschwollene Drüse erreicht das 3- bis 4fache ihrer normalen Größe.
Oberfläche. Die Oberfläche ist glatt, jedoch bei bestehendem Ödem, Entzündung und Schmerz schwer auszumachen.
Zusammensetzung. Die Textur der Schwellung wird oft als **massig** beschrieben. Das heißt, sie ist nicht fest, nicht eindrückbar, mit gedämpftem Klopfschall, nicht fluktuierend und nicht zusammenpreßbar.
Umgebungsreaktion. Ist die Haut gerötet und ödematös, so ist sie an der Schwellung fixiert. Die Schwellung ist unbeweglich über den tiefen Strukturen und tritt deutlich hervor, wenn der Patient die Zähne fletscht durch Kontraktion der Masseteren.
Lymphdrainage. Die oberen tiefen Lymphknotenstationen sind vergrößert und schmerzhaft.
Lokales Gewebe. Mit Ausnahme der Hautveränderungen und der eingeschränkten Beweglichkeit des Unterkiefergelenkes ist das umgebende Gewebe unauffällig.
Die Funktion des N. facialis ist *nicht* betroffen.

Mund

Inspektion. Man muß wissen, daß die Mündung des Stensen-Ganges gegenüber des *zweiten oberen Molaren liegt*. Die Mündung des Ganges ist erweitert und die Schleimhaut im Verlauf des Ganges mäßig ödematös.
Palpation. Tasten Sie die Mündung des Ganges auf Verdickung oder einen Tumor.

Die Parotis kann nicht bimanuell palpiert werden, da sie hinter dem Vorderrand des Masseters und dem aufsteigenden Ast des Unterkiefers liegt.
Leichter Druck auf die Drüse produziert eine eitrige Absonderung aus der Mündung des Ganges.

Chronische Parotitis

Dieses Krankheitsbild ist häufiger als die akute. Sie entsteht in der Regel durch kleine Steine oder eine Stenose, die die Mündung des Ausführungsganges blockieren.

Anamnese

Der Patient berichtet über **rezidivierende Schwellung** der Parotis, und gelegentlich treten diese vor dem Essen auf und sind von einem stechenden Schmerz begleitet.
In schweren Fällen kommt es zu einer persistierenden Schwellung der Drüse mit nicht regelmäßig konstantem Schmerz.
Die chronische Parotitis ist gelegentlich beidseits.

Untersuchung

Die gesamte Drüse ist leicht zu fühlen, da sie mäßig größer und derber als die normale ist und die Ränder sich deutlich abzeichnen. Sie ist auch schmerzempfindlich und fühlt sich **hart wie Gummi an.**
Handelt es sich nur um einen Teilverschluß des Ganges, so entleert sich auf Druck im Schwall eine große Menge Flüssigkeit durch die Mündung des Ganges.
Untersuchen Sie auch die anderen Speicheldrüsen, um generalisierte Fehlbildungen auszuschließen.

Pleomorphes Adenom (Parotis-Mischtumor, Sialoma)

Das pleomorphe Adenom ist ein **echtes Adenom** der Parotis. Das histologische Bild ist gemischt, worauf der alte Name Parotis-Mischtumor beruht, es sollte jedoch der Bezeichnung pleomorphes Adenom der Vorzug gegeben werden.
Es handelt sich um ein langsam wachsendes Adenom mit unvollständiger Kapsel. Kleine Tumoranteile, die durch diese Kapseldefekte vordringen, erschweren die Radikalenukleation und erlauben eine schnelle Ausdehnung, wenn es zur malignen Entartung kommt.
Nach vielen Jahren eines langsamen Tumorwachstums tritt in der Regel ein umschriebens lokalinvasives Wachstum ein.

Anamnese

Alter. Die Tumoren treten im frühen und mittleren Erwachsenenalter auf.
Geschlecht. Männer sind häufiger betroffen als Frauen.
Symptome. Der Patient berichtet über eine **schmerzlose Schwellung an einer Gesichtsseite, die über Monate oder Jahre bereits besteht und die langsam wächst.**

Der Tumor wölbt sich weiter hervor, wenn der Mund weit geöffnet ist oder während des Essens. Letzteres kann zu Schwierigkeiten führen, ob der Tumor nur durch die Kontraktion des Masseter deutlich hervortritt oder tatsächlich an Größe zunimmt.

Untersuchung

Lokalisation. Die Mehrzahl der Parotisadenome nimmt ihren Ausgangspunkt von dem Teil der Drüse, der den Unterkieferwinkel bedeckt.
Warum dies so ist, ist unbekannt, da alle Teile der Drüse betroffen sein können.
Farbe und Temperatur. Hautfarbe und Temperatur sind unauffällig.
Schmerz. Der Tumor ist **schmerzlos.**
Aussehen. Die meisten pleomorphen Adenome sind kugelig, wenn sie klein sind, wenn sie an Größe zunehmen, sind sie im tiefen Anteil flach, und das Wachstum schreitet im oberflächlichen Anteil weiter fort. Bei sehr großer Ausdehnung sind sie lobuliert.
Größe. Die Tumoren variieren von Erbsengröße bis zu 20 cm im Durchmesser, wobei sie dann gestielt sind.
Oberfläche. Die Oberfläche ist glatt, gelegentlich höckrig oder von tiefen Furchen durchzogen.
Die Tiefenausdehnung zwischen Unterkiefer und Processus mastoideus ist klinisch nicht feststellbar.
Rand. Der Rand ist scharf und leicht zu tasten.
Zusammensetzung. Die Tumormasse ist hart wie Gummi mit gedämpftem Klopfschall, nicht fluktuierend oder durchscheinend und nicht zusammendrückbar.
Umgebungsreaktionen. Haut und Ohr sind frei beweglich, sie sind **nicht in den Tumor mit einbezogen.**
Kleine Tumoren können über den tiefen Strukturen im Gegensatz zu größeren hin- und herbewegt werden.
Lymphdrainage. Die zervikalen Lymphknoten sind nicht vergrößert.
Lokales Gewebe. Mit Ausnahme einer Verdrängung durch den Tumor finden sich keine Auffälligkeiten, vor allem ist die **Funktion des N. facialis normal.** Lähmungen von Gesichtsmuskeln ergeben einen Hinweis auf eine Infiltration des Nerven und damit einen Hinweis, daß es sich um ein Karzinom handelt und nicht um ein benignes Adenom.
Untersuchen Sie die Mundhöhle. Ein pleomorphes Adenom im tiefen Anteil der Parotis drückt die Tonsille hervor und verschiebt das Gaumensegel zur Mittellinie.

Differentialdiagnose

Man muß immer bedenken, daß die **präaurikulären** Lymphknoten vergrößert sein können als sekundäre Folge einer Infektion oder aufgrund einer Metastasierung von Tumoren des Gesichtsschädels, der Kopfhaut, der Augenlider, der Wangen oder des äußeren Gehörganges. Eine derbe, glatte Schwellung vor dem Tragus kann man von einem pleomorphen Adenom nicht unterscheiden, wenn sie nicht schmerzhaft ist und sonst keine auffälligen Veränderungen in dem Drainagegebiet vorliegen.

Ein Unterscheidungsmerkmal der vergrößerten präaurikulären Lymphknoten ist ihre Beweglichkeit. Die meisten Tumoren der Parotis können nur minimal bewegt werden, da sie in der Drüse fixiert sind, wogegen die präaurikulären Lymphknoten, die außerhalb der Kapsel der Parotis liegen, gewöhnlich frei beweglich sind.

Adenolymphom (Warthin-Tumor)

Es handelt sich um einen zystischen Tumor, der epitheliales und lymphatisches Gewebe enthält. Das epitheliale Element scheint vom embryonalen Ductus paroticus zu stammen, das sich vom Hauptgangsystem der Drüse abgespalten hat. Die lymphatischen Elemente stammen von normalem Lymphgewebe, das sich in der Nähe der Drüse entwickelt.

Die Tumoren entstehen auf der Oberfläche oder gerade unter der Kapsel der Parotis.

Anamnese

Alter. Adenolymphome erscheinen im mittleren und höheren Lebensalter.
Geschlecht. Männer sind häufiger als Frauen befallen.
Ethnische Gruppen. In der schwarzen Bevölkerung ist diese Erkrankung unbekannt.
Symptome. Der Patient leidet unter einer **langsam wachsenden, schmerzlosen Schwellung** am Unterkieferwinkel. Gelegentlich ist die Schwellung beidseits.

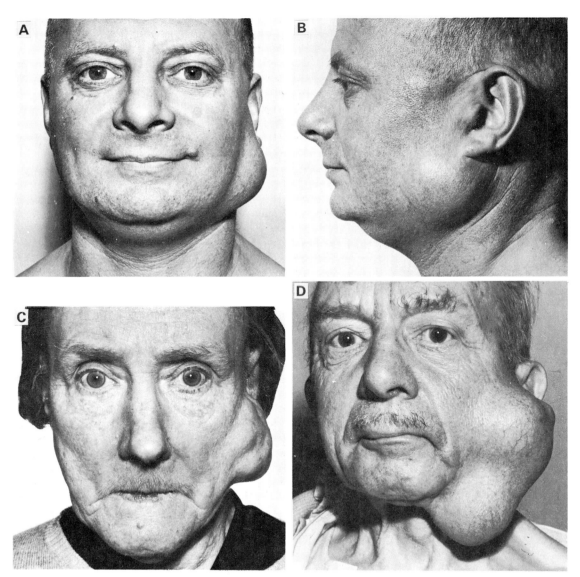

Abb. 9.4   Pleomorphes Adenom. Die Bilder zeigen typische Lokalisationen mit unauffälliger darüberliegender Haut, kein Hinweis auf Fazialisparesen, und die Lobulation nimmt mit wachsender Tumorgröße zu.

Untersuchung

Lokalisation. Das Adenolymphom entsteht gewöhnlich im unteren Teil der Drüse in Höhe des Unterkieferwinkels, etwas tiefer als die typische Lokalisation des pleomorphen Adenomes.

Temperatur und Farbe. Die Haut ist unauffällig.

Schmerz. Der Tumor ist schmerzlos.

Aussehen und Größe. Er ist sphärisch oder halbkugelig und in der Regel 1–3 cm im Durchmesser.

Oberfläche. Die Oberfläche ist glatt begrenzt.

Rand. Der Rand ist abgegrenzt, und manchmal erscheint es, als ob der Tumor unabhängig von der Parotis wäre.

Zusammensetzung. Das Adenolymphom ist **weich**, verkürzter Klopfschall, nicht durchscheinend, aber es **fluktuiert** häufig. Die Fluktuation ist häufig ein sicheres Zeichen für einen flüssigen Inhalt, jedoch häufiger die Reflexion der weichen, soliden Konsistenz gegen die straffe Kapsel.

Umgebungsreaktion. Der Tumor ist in der Regel in allen Ebenen leicht beweglich, er ist nicht an der Haut fixiert.

Lymphdrainage. Die zervikalen Lymphknoten sind nicht vergrößert.

Umgebendes Gewebe. Das umgebende Gewebe ist unauffällig. Die Lokalisation und Konsistenz sind Merkmale, die ein dringender Hinweis darauf sind, daß es sich bei der Schwellung um ein Adenolymphom der Parotis handelt.

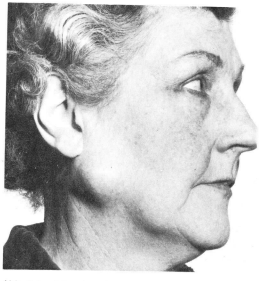

Abb. 9.5 Adenolymphom der Parotis (Warthin-Tumor). Das Bild wurde gewählt, weil es die typische Lokalisation der Adenolymphome zeigt unmittelbar über dem Unterkieferwinkel. Es ist deshalb atypisch, weil die Tumoren häufiger bei Männern sind.

Karzinom der Parotis

Karzinome der Parotis sind ungewöhnlich, aber nicht sehr selten. Es kann *de novo* entstehen oder sich aus einem lange bestehenden pleomorphen Adenom entwickeln.

Anamnese

Alter. Die Patienten sind in der Regel älter als 50 Jahre.

Geschlecht. Es besteht kein Geschlechtsunterschied.

Symptome. Das Leitsymptom ist eine **schnell wachsende Schwellung** an einer Gesichtsseite mit einem **Dauerschmerz**, vor allem während der Unterkieferbewegungen. Der Schmerz strahlt zum Ohr oder über die Gesichtshälfte aus. Der Patient gibt in der Anamnese eine vorbestehende schmerzlose Schwellung an, die über mehrere Jahre bestanden hat.

Der Patient ist behindert durch die Asymmetrie des Mundes und hat Schwierigkeiten beim Schließen der Augen.

Untersuchung

Lokalisation. Die Schwellung geht von der Parotis aus.

Farbe. Ist die Haut vom Tumor infiltriert, erscheint sie rötlich-blau.

Temperatur. Die Haut und der Tumor sind hyperämisch und damit **überwärmt**.

Schmerz. Der Tumor ist nicht sehr schmerzhaft im Gegensatz zur akuten Parotitis, die sich auch als überwärmte Schwellung darstellt.

Aussehen. Der Tumor kann jedes Aussehen annehmen. Ursprünglich ist er abgeflacht, halbkugelig, aber bei Infiltration in die Umgebung bekommt er ein unregelmäßiges Aussehen.

Größe. Die Größe nimmt laufend zu.

Oberfläche. Die Oberfläche ist glatt, aber unregelmäßig.

Rand. Die Ränder sind oft unscharf abgrenzbar.

Zusammensetzung. Der Tumor ist fest, manchmal hart, verkürzt im Klopfschall, nicht fluktuierend oder durchscheinend, obwohl er sehr vaskularisiert ist, hört man keine Strömungsgeräusche.

Beziehungen zur Umgebung. Das Karzinom der Parotis ist auf den tieferen Strukturen schon im frühen Wachstum fixiert, und durch die Infiltration der Haut wird diese ebenfalls an den Tumor fixiert.

Die Verdickung des Gewebes schränkt die Bewegungen im Unterkiefergelenk ein.

Lymphdrainage. Die zervikalen Lymphknoten sind in der Regel vergrößert und derb.

Lokale Gewebsreaktion. Ist der **N. facialis** infiltriert, so kommt es zur Fazialisparese der Gesichtsmuskulatur mit entsprechender Veränderung der Mimik. Es treten alle Veränderungen von einer inkompletten bis zur kompletten Parese auf.

Bei Infiltration in den Unterkiefer ist dieser geschwollen und schmerzhaft.

Allgemeinuntersuchung

Man muß nach Fernmetastasen suchen.

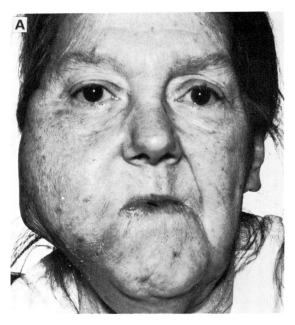 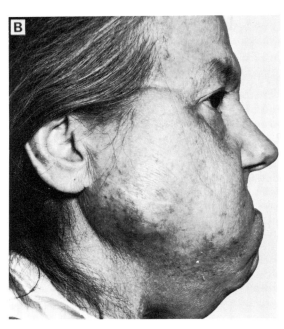

Abb. 9.**6** Ein Karzinom der Parotis. Es unterscheidet sich vom pleomorphen Adenom in Abb. 9.4, indem es keine scharf abgegrenzten Ränder hat durch Infiltration in das umgebende Gewebe. Die Haut ist ebenfalls auffällig und an den Tumor fixiert. Es besteht eine Fazialisparese (nicht sichtbar).

Autoimmunerkrankungen der Speicheldrüsen

Es gibt zwei Syndrome mit einer langsam progressiven, relativ schmerzlosen Vergrößerung der Speicheldrüsen. Die Biopsie zeigt histologisch einen zunehmenden Ersatz des Drüsengewebes durch lymphatisches Gewebe. Bei beiden Erkrankungen scheinen Autoimmunprozesse vorzuliegen.

Mikulicz-Syndrom

Dieses ist definiert als:

1. Symmetrische Vergrößerung der Speicheldrüsen. Gewöhnlich kommt es zu einer Vergrößerung beider Parotiden und beider Submandibulardrüsen, wobei jedoch das Syndrom auch in einer Drüse beginnen kann und für lange Zeit in diesem Zustand bleibt.
2. Vergrößerung der Tränendrüsen. Das obere äußere Ende des Augenlides wölbt sich hervor. Der Lidspalt verengt sich.
3. Trockener Mund. Dies ist ein typisches Symptom. Der Patient ist **nicht** durstig.

Sjögren-Syndrom

Hier finden sich die bereits erwähnten Erscheinungen wie beim Mikulicz-Syndrom. Die Vergrößerung der Speicheldrüse ist nicht so ausgeprägt. Zusätzliche Symptome sind:

1. trockene Augen,
2. generalisierte Arthritis.

10 Mund
(Lippen, Zähne, Zunge, Tonsillen, Gaumen, Unterkiefer)

Lippen, Wangenschleimhaut und Zunge

Inspizieren Sie den Mund immer mit einem guten Licht, und gebrauchen Sie einen Spatel:
Ziehen Sie die Lippen auf die Seite, um die Wangenschleimhaut einzusehen.
Drücken Sie die Wange nach außen, um das Zahnfleisch zu betrachten.
Drücken Sie die Zunge weg, um das Zahnfleisch der Zahnleiste und den Mundboden zu besichtigen.
Drücken Sie die Zungenseiten jeder Seite nach oben, um das hintere äußere Zungendrittel einzusehen.
Drücken Sie die Zunge auf den Mundboden, um Gaumen, Tonsillen und Pharynx einzusehen.
Denken Sie immer daran, die Strukturen des Mundes bimanuell zu palpieren, einen Finger innen und einen Finger außen.
Tragen Sie dabei immer einen Fingerling, oder wenn der Verdacht auf eine infektiöse Läsion besteht, einen Handschuh.

Kongenitale Mißbildungen der Lippen und des Gaumens

Das Gesicht, Unterkiefer und der Gaumen werden gebildet durch die Fusion der frontonasalen, maxillaren und mandibularen Prozesse.
Der Processus frontonasalis bildet die Nase, das Nasenseptum, die Nasenlöcher, das Philtrum der Oberlippe und den Zwischenkiefer.
Der Processus maxillaris bildet die Wangen, die Oberlippe (mit Ausnahme des Philtrums), den Oberkiefer und Gaumen.
Der Processus mandibularis bildet den Unterkiefer und die Unterlippe.
Hemmungsmißbildungen bei der Fusion verursachen eine Anzahl von kongenitalen Deformitäten (Lippen- und Gaumenspalten). Die Hälfte der Kinder mit Lippenspalten haben auch Gaumenspalten.
Eine komplette Hemmung der Fusion bewirkt eine bilaterale Lippenspalte, Gaumenspalte und einen vortretenden Zwischenkiefer (Wolfsrachen).
Die Diagnose ist offensichtlich bei der Inspektion der Lippen und des Gaumens.
Bei einer partiellen Hemmung der Fusion besteht eine unilaterale Spalte der Lippe und des Gaumens, die entweder komplett oder partiell ist.
Zentrale Spalten der Unterlippe und des Unterkiefers und eine Gesichtsspalte zwischen Oberkiefer und Na-

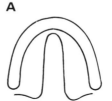 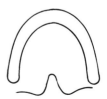

Partielle Spalte des harten und weichen Gaumens

Partielle Spalte des weichen Gaumens

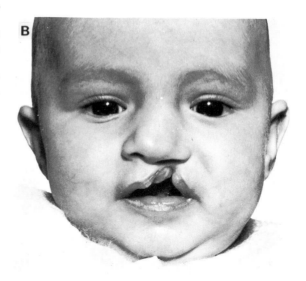

Abb. 10.1   (A) Möglichkeiten einer partiellen Spalte des Gaumens. (B) Kind mit einfacher unilateraler Lippenspalte (Hasenscharte).

senflügel sind seltene Varianten einer Fusionshemmung.
Die Symptome der Lippen- und Gaumenspalte sind neben der **kosmetischen Entstellung: Das Saugen ist nicht möglich, Schwierigkeiten beim Sprechen** (vor allen Dingen bei der Formung der Konsonanten D, T und G) und ein **pathologischer Zahnstatus.**

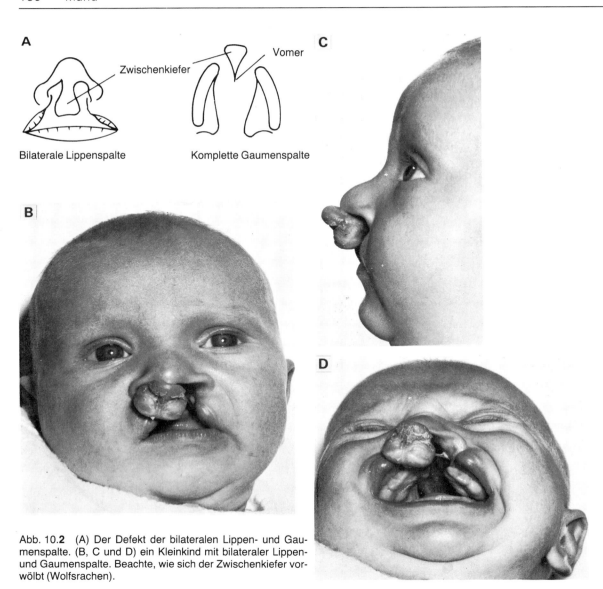

A

Zwischenkiefer   Vomer

Bilaterale Lippenspalte   Komplette Gaumenspalte

B

C

D

Abb. 10.**2** (A) Der Defekt der bilateralen Lippen- und Gaumenspalte. (B, C und D) ein Kleinkind mit bilateraler Lippen- und Gaumenspalte. Beachte, wie sich der Zwischenkiefer vorwölbt (Wolfsrachen).

Muköse Retentionszysten

Die innere Oberfläche der Lippen und die Schleimhautauskleidung des gesamten Mundes sind mit Epithel bedeckt, in dem sich eine große Anzahl kleiner muköser Schleimdrüsen befindet.
Der Verschluß eines Ausführungsganges dieser Drüsen führt zur mukösen Retentionszyste.
Diese Zysten entstehen häufig und rupturieren oft spontan oder werden aufgebissen.

Anamnese

Alter. Die mukösen Retentionszysten treten in jedem Alter auf.
Symptome. Der Patient bemerkt eine Geschwulst an der Innenseite der Lippe oder Wange, sie ist **nicht** schmerzhaft, wächst langsam und stört beim Essen und Beißen.

Untersuchung

Lokalisation. Muköse Retentionszysten findet man meistens an der Unterlippe und in der Wangenschleimhaut in Höhe des Bißniveaus der Zähne.
Die Farbe. Die Farbe variiert mit dem Zustand des Epithels. Ist das Epithel gesund, erscheinen die Zysten hellrosa, wobei die graue Zystenflüssigkeit durchscheint. Bei häufiger Schädigung des Epithels durch die Zähne erscheint es weiß, narbig und leicht höckrig und verdeckt die Farbe der darunterliegenden Zyste.
Aussehen. Die Zyste ist sphärisch.
Größe. Sie erreicht Größen zwischen 0,5 bis 2 cm im Durchmesser.

Einseitige
Lippenspalte

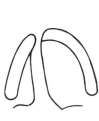

Komplette einseitige
Gaumenspalte

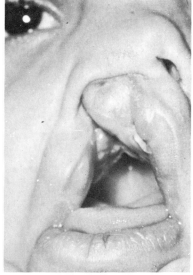

Abb. 10.**3**   (links) Skizze des Defektes bei unilateraler Lippen-
und Gaumenspalte. (Rechts) ein Kind mit unilateraler Lippen-
und Gaumenspalte (Wolfsrachen).

Oberfläche. Diese ist glatt.
Zusammensetzung. Sie sind oft hart, abhängig von der
Flüssigkeitsspannung.
Fluktuation und Diaphanie kann man nur bei Zysten
hervorrufen, die groß genug sind, daß man sie zwischen den Fingern greifen kann.
Beziehungen zur Umgebung. Die Schleimhaut ist über
der Zyste frei beweglich. Die Zyste selbst ist nicht in
der Muskulatur fixiert (M. orbicularis oris oder buccinator).
Lymphdrainage. Die lokalen Lymphknoten sind unauffällig.
Lokales Gewebe. Das umgebende Gewebe ist unauffällig.

Stomatitis

Die Stomatitis ist eine allgemeine Bezeichnung für Entzündungen in der Mundhöhle und Einbeziehung der
Oberfläche der Zunge. Das klinische Erscheinungsbild
wechselt und hat viele Ursachen.

Anamnese

In der Übersichtstabelle 10.1 sind mehrere verschiedene Ursachen der Stomatitis aufgeführt. Die Erkrankungen kommen in jeder Altersgruppe und in beiden
Geschlechtern gleich häufig vor.
Symptome. Der Patient klagt über ein **Wundheitsge-
fühl** im Mund und ein Gefühl der **Mundtrockenheit**.
Bewegungen der Zunge und der Wangen sowie einzelne Ulzera sind sehr schmerzhaft. Das Kauen fällt
schwer.
Liegt ein generalisiertes Leiden vor, so hat der Patient
auch noch davon Symptome.

Untersuchung

Das klinische Erscheinungsbild ist abhängig von der
Ursache.

Katarrhalische Stomatitis

Sie tritt häufig in Zusammenhang mit einer fiebrigen,
akuten Infektion des oberen Respirationstraktes auf.
Die gesamte Mundschleimhaut ist ödematös und gerötet. Es finden sich kleine Ulzera, die zusammenfließen
können unter dem Bild einer ulzerativen Stomatitis.

Aphthöse Stomatitis

Die Mundschleimhaut ist bedeckt mit kleinen
schmerzhaften Bläschen mit hyperämisierter verdickter Basis. Platzt eines davon, so entsteht ein kleines,
weißliches, zirkuläres, tiefes, schmerzhaftes Ulkus. Die
Ursache dieser Ulzerationen ist unbekannt.
Rezidivierende, solitäre, aphthöse Ulzera kommen
häufig in der gesunden Bevölkerung vor. Mehrere sind
sehr schmerzhaft und treten oft in Verbindung mit
allgemeinen konsumierenden Erkrankungen auf.

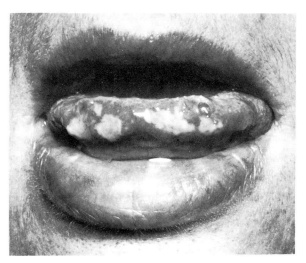

Abb. 10.4   Multiple aphthöse Ulzera der Zunge und der Wangenschleimhaut.

Moniliasis des Mundes (Soor)

Eine Infektion der Speisewege durch den Pilz *Candida
albicans* ist eine häufige Erkrankung der Kinder und
bei Patienten mit konsumierenden Krankheiten und
tritt als Komplikation nach antibiotischer Therapie
auf, unter der es zu Änderungen der Balance der typischen Flora des Gastrointestinaltraktes kommt.
Kleine rote Flecken erscheinen an der Wangenschleimhaut und der Zunge, die sich anschließend **weiß** verfärben. Die weiße Farbe entsteht durch eine Schicht von
ödematösem abgeschilferten Epithel, das stark mit
dem Pilz kontaminiert ist. Die Mundhöhle ist **schmerzhaft,** und es besteht eine **exzessive Salivation**.
Der Patient muß dadurch andauernd schlucken, der

Schluckakt ist bei Befall des Pharynx ebenfalls schmerzhaft.

Ulzerative Stomatitis (Vincent-Angina)

Sie ist in der Regel die Folge einer schweren Gingivitis, kann jedoch auch als Komplikation einer katarrhalischen Stomatitis auftreten.

Die Ursache liegt in einer Infektion mit *Borrelia vincenti*, sie ist auch unter dem Namen **Vincent-Angina** bekannt.

Das **Zahnfleisch ist geschwollen**, entzündet, schmerzhaft und überzogen mit **kleinen Geschwüren, die mit einem gelben Wundschorf bedeckt sind.**

Übersichtstabelle 10.1   **Ursachen der Stomatitis**

Lokalerkrankungen
Schadhafter Zahnstatus, scharfe Zähne, exzessives Rauchen, lokale Ulzera (benigne oder maligne).
Infektiös:
Herpesvirus, Monilia, Vincent-Angina, Maul- und Klauenseuche.
Trauma:
mechanisch, chemisch, thermisch, Röntgenstrahlen.
Allgemeinerkrankungen
Hämatologische Krankheiten
Agranulozytose
Leukämie
Purpura
Anämie
Vitamin-C-Mangel
Skorbut
Vitamin-B- und -C-Mangel
Sprue
Abdominale Erkrankungen
Pellagra
Perniziöse Anämie
Kwashiorkor
Allgemeine Abwehrschwäche
Tuberkulose
Disseminiertes Karzinom
Medikamente
Phenobarbital
Phenytoin
Blei-, Quecksilber- oder Wismutvergiftung
Sekundäre Syphilis

Die Erkrankung kann sich über die Tonsillen, den Gaumen und die Wangenschleimhaut ausbreiten.

Das Zahnfleisch blutet, es besteht eine exzessive Salivation und ein ausgeprägter Foetor ex ore.

Die zervikalen Lymphknoten sind vergrößert und schmerzhaft.

Der Patient hat ein allgemeines Krankheitsgefühl, Fieber und Appetitlosigkeit.

Gangränöse Stomatitis (Cancrum oris)

Heutzutage ist die gangränöse Stomatitis sehr selten. Einst war sie außergewöhnlich, aber keine seltene Komplikation der Masern und anderer spezifischer Fiebererkrankungen bei mangelernährten Kindern. Heute sieht man sie gelegentlich bei einem Kind mit Leukämie.

Sie beginnt mit Ödem und Induration der Lippen, die ischämisch und nekrotisch werden. Die Nekrose breitet sich stetig aus, und wenn es zur Abstoßung der Gewebsnekrosen kommt, sind die Mundpartie und das Gesicht zerstört.

Der Prozeß ist extrem schmerzhaft. Der Patient ist sehr krank durch Anorexie, Entkräftung und hohes Fieber.

Mundwinkelstomatitis (Perlèche)

Dieser Ausdruck umschreibt entzündete, rotbraune Fissuren an den Mundwinkeln. Die übliche Ursache besteht in stetem Speichelfluß aus den Mundwinkeln als Folge übermäßigen Kieferschlusses bei Zahnverlust. Die meisten älteren zahnlosen Patienten haben graduell eine Mundwinkelstomatitis.

Ein ähnliches Krankheitsbild beobachtet man bei Kindern, die sich dauernd die Mundwinkel reiben oder ablecken.

Es kommt zur Superinfektion dieser Rhagaden durch *Candida albicans*.

Rhagaden nennt man die kleinen, radiär angeordneten Rißwunden in den Mundwinkeln, die bei Patienten mit **Syphilis im Stadium II** entstehen.

Sie sind entzündet und schmerzhaft. Sie heilen unter Zurücklassung feiner, strichförmiger Narben ab.

Syphilis (Lues)

Alle drei Stadien der Syphilis können Mundfehlbildungen verursachen.

1. Primäre Syphilis: Schanker der Lippen und der Zunge.
2. Sekundäre Syphilis: »Schneckenspuren«-Ulzera (Ulcus serpens), »Schleimflecken«, Hutchinson-Warze.
3. Tertiäre Syphilis: Gummata, chronische oberflächliche Glossitis, gummatöse parenchymale Infiltrationen.

Primärer Schanker (Hunteri)

Die Merkmale des primären Schankers an der Lippe sind ähnlich denen am Genitale (s. S. 277).

Die initiale Veränderung ist eine erhabene, flache, rosafarbene, schmerzlose, makulöse Effloreszenz. Diese wächst langsam zu einer hemisphärischen Papel, die Mukosa schmilzt zentral ein unter Hinterlassung eines oberflächlichen, leicht schmerzhaften Ulkus. Das Ulkus ist von dickem Wundschorf bedeckt.

Die Papel und ihre Basis sind hart wie Gummi und einzeln stehend.

Die Lymphknoten am Hals sind vergrößert und schmerzhaft, ein bis zwei Wochen, nachdem der Tumor aufgetreten ist. Schließlich heilt das Ulkus ab, der Tumor verschwindet, und das einzige Überbleibsel ist eine zarte oberflächliche Narbe.

Der Schanker ist höchst infektiös.

Schleimhautflecken

Die Schleimhautflecken sind grau-weiß oder perlfarbene erhabene Flecken, die an der Innenseite der Lippen und Wangenschleimhaut und an den Pfeilern des Gaumens erscheinen. Sie variieren in der Größe von 3–20 mm im Durchmesser. Die weiße Farbe ist durch ein Ödem und Desquamation des Epithels bedingt. Wenn das nekrotische Epithel abgestoßen wird, ist die darunterliegende Schleimhaut rauh und blutend.

Schleimhautflecken sind hoch infektiös.

Die Hauptbeschwerde des Patienten liegt in einem **wunden Hals**.

Übersichtstabelle 10.**2**   **Die Manifestationen der erworbenen Syphilis im Mund**

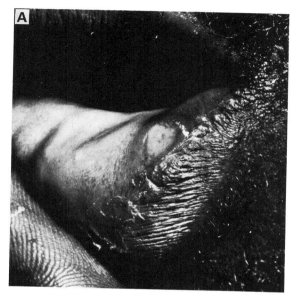

(A) Primärer Schanker

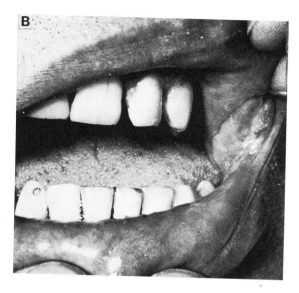

(B) Schneckenspurenulkus und Schleimhautflecken an der Wangenschleimhaut

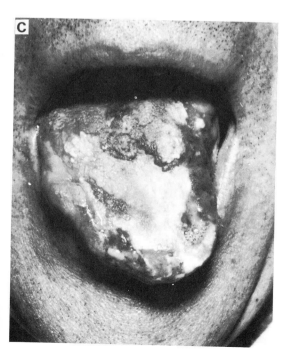

(C) Chronische oberflächliche Glossitis, Leukoplakie und Karzinom der Zunge

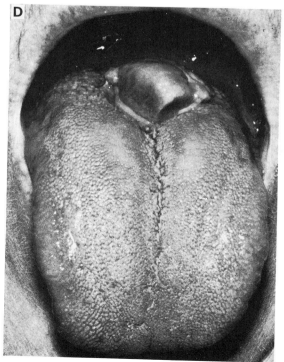

(D) Gumma der Zunge

»Schneckenspuren«-Ulzera (Ulcus serpens)

»Schneckenspuren«-Ulzera (kriechende Ulzera) sind lineare Ulzera, die von transparenter, glitzernder Schleimhaut oder von weißem, sezernierendem Epithel bedeckt sind, das ihnen das Aussehen von Schneckenspuren verleiht. Sie sind gewöhnlich an den Pfeilern des Gaumens lokalisiert.

Sie entstehen aus dem Zusammenfließen einer großen Zahl von kleinen Schleimhautflecken.

Gummata

Die gummatöse Degeneration ist entweder nodulär oder infiltrativ. Beide Varianten kommen auf der Zunge vor, Gummata der Lippen und der Wangenschleimhaut sind außergewöhnlich.

Gummata entstehen auch im harten Gaumen und im Nasenseptum, was zur Perforation des Gaumens und des Nasenseptums sowie einem Zusammenbruch des Nasenrückens führen kann.

Ein Gumma auf der Zunge ist schmerzlos, hart und einzeln. Gewöhnlich entsteht es in den vorderen zwei Dritteln der Zunge, und solange nicht die Anamnese einer Syphilis oder andere Erscheinungsformen der Erkrankung vorliegen, kann man es von einem interstitiellen Karzinom oder einer Metastase nicht unterscheiden.

Gummatöse parenchymale Infiltrationen lassen die Zunge dick, steif und unregelmäßig erscheinen.

Hutchinson-Warze

Es handelt sich um eine in der Mittellinie der Zunge vorkommendes Kondylom. Unter einem Kondylom versteht man ein Areal hypertrophischen Epithels mit breiter Basis und abgeflachter Spitze. Es ist höchst infektiös.

Chronische oberflächliche Glossitis

Diese Krankheit findet man gewöhnlich bei Syphilis. Das Endstadium ist die Leukoplakie, eine Präkanzerose. Diese kann jedoch auch durch andere Ursachen entstehen. Sie wird in den nächsten Abschnitten im einzelnen beschrieben.

Chronische oberflächliche Glossitis

Sie wird verursacht durch eine Folge von chronisch entzündlichen, degenerativen und hypertrophischen Veränderungen der Zunge, aus denen sich ein Karzinom entwickeln kann.

Die Ursachen der chronischen oberflächlichen Glossitis sind hauptsächlich: Syphilis, Rauchen, scharfe Zähne, Alkohol, Gewürze, Sepsis.

Die einzigen Ursachen, die definitiv angeschuldigt werden können, sind Syphilis und rezidivierende Traumen durch einen Zahn oder eine Pfeife. Der Einfluß anderer Faktoren ist zweifelhaft.

Anamnese

Alter. Die prädisponierenden Ursachen für die Entstehung einer Glossitis müssen über viele Jahre bestehen, bevor sie einen Effekt zeigen. So sind die meisten Patienten über 50 Jahre alt.

Geschlecht. Männer sind häufiger betroffen als Frauen.

Symptome. Der Patient hat bemerkenswert wenig Symptome. Die Krankheit ist nicht schmerzhaft und stört nicht beim Essen. Das führende Symptom ist, daß die Zunge glänzend und weiß wird oder daß Tumoren entstehen.

Untersuchung

Die Oberfläche der Zunge unterliegt einer Serie von Veränderungen während das Epithel sich verdickt. Die Stachelzellschicht hypertrophiert (Akanthosis), und geschwollene, kernhaltige Zellen kommen an die Oberfläche (Spongiosis und Parakeratosis). Diese Veränderungen sind **ungleichmäßig**, und alle klinischen Stadien können nebeneinander an verschiedenen Stellen der Zunge existieren.

Erstes Stadium. Die erste Abweichung ist das Auftreten eines dünnen, grauen, transparenten Filmes an einer Stelle der Zunge.

Zweites Stadium. Der dünne Film wird opak und weiß. Dies ist das Stadium der **Leukoplakie**. Eine neue Leukoplakie schaut aus wie eine frische, neue, halbmatte Farbe. Eine alte Leukoplakie ist brüchig mit einem Stich ins Gelbe, so daß sie aussieht, wie eine alte, gesprungene weiße Glanzfarbe.

Drittes Stadium. Hyperplasie und Desquamation treten gleichzeitig auf. Die Hyperplasie äußert sich in kleinen Knoten und warzigen Auswüchsen (sie können möglicherweise maligne entarten).

Die Desquamation hinterläßt glatte, rote, glänzende Areale auf der Zunge.

Viertes Stadium. Es ist das Vollbild des Karzinoms. Es entstehen gleichzeitig multilokulär viele kleine Karzinominseln, und die zervikalen Lymphknoten sind vergrößert. Identische Veränderungen wie bei der chronischen oberflächlichen Glossitis können an den Lippen und allen Teilen der Wangenschleimhaut auftreten – Wangen, Zahnfleisch und Gaumen –. Die Leukoplakie an den Lippen ist heutzutage häufiger als die der Zunge.

Lippenkarzinom

Das Lippenkarzinom ist heutzutage eine seltene Erkrankung in Großbritannien, seitdem die Inzidenz der Syphilis und Leukoplakie der Lippen abgenommen hat. Die Faktoren der prämalignen Veränderungen des Lippenepithels sind Leukoplakie, und ihre Ursachen sind rezidivierendes Trauma durch Pfeifenrauchen und übermäßige Sonnenexposition.

Seit des Rückgangs der Syphilis ist die häufigste Ursache des Lippenkarzinoms die Sonnenexposition, vor allen Dingen durch den Ultraviolettanteil des Sonnenlichtes.

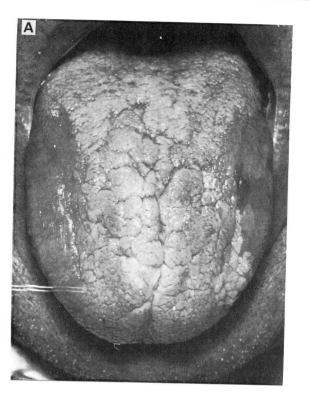

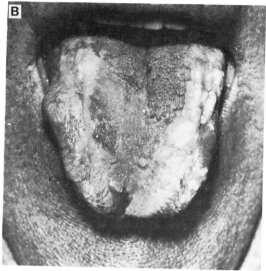

Abb. 10.**5** Chronische oberflächliche Glossitis. (A) Im frühen Stadium ist die Zunge von einem transparenten grauen Film bedeckt, der mit dem Verlust der Papillen einhergeht. (B) Das fortgeschrittene Stadium mit harten, weißen Plaques, Knoten und Fissuren.

Anamnese

Alter. Die meisten Patienten mit Lippenkarzinomen sind über 60 Jahre.

Geschlecht. Männer sind häufiger betroffen als Frauen.

Beruf. Es besteht eine Prädisposition bei Männern mit Berufen im Freien. Man kennt auch den Begriff der »Landsmannlippe«, aber bedenken Sie, daß viele Männer, die in der Stadt leben, Berufe im Freien ausüben.

Ethnische Gruppierung. Die schwarze Bevölkerung ist weniger empfindlich für sonnenlichtinduzierte Erkrankungen.

Geographie. Diese Erkrankungen, hervorgerufen durch Sonnenlichtexposition, sind häufiger in Ländern mit tropischem und subtropischem Klima, die von weißen Kaukasiern wie in Australien bevölkert sind.

Symptome. Die Patienten haben Beschwerden von **Blasen** und **dicken** oder **weißen** Flecken auf den Lippen. Es handelt sich um prämaligne Veränderungen entsprechend einer **aktinischen Cheilitis, Sonnenkeratose und Leukoplakie.**

Das Karzinom tritt als **Tumor** oder als ein **Ulkus mit schlechter Heilungsneigung** auf.

Bei größer werdendem Ulkus kommt es zu Schwierigkeiten beim Sprechen und Essen, es **blutet** und produziert **üble Absonderungen.**

Es ist **nicht** schmerzhaft.

Der Patient bemerkt **Tumoren unter der Kinnspitze.**

Übersichtstabelle 10.**3**   **Chronische oberflächliche Glossitis**

Ursachen	
Syphilis	
Rezidivierendes Trauma	
Pfeifenrauchen	
Scharfe Zähne	
Gewürze	
Alkohol	
Sepsis	
Klinische Merkmale	
Dünner milchiger Film	
Dicke weiße Schicht (Leukoplakie)	
Knoten	rote, glänzende, atrophische
Karzinom	Flecken

Obwohl kleine Tumörchen und wunde Stellen an den Lippen nichts Außergewöhnliches sind, ist jeder Tumor, der nicht schnell heilt, verdächtig.

Frühere Anamnese. Es ist wichtig, nach früheren Erkrankungen zu fragen, vor allen Dingen Syphilis und Bedingungen einer langzeitigen Sonnenlichtexposition.

Gewohnheiten. Fragen Sie nach Pfeifenrauchen. Lippenkarzinome entstehen gewöhnlich beim Gebrauch von Tonpfeifen.

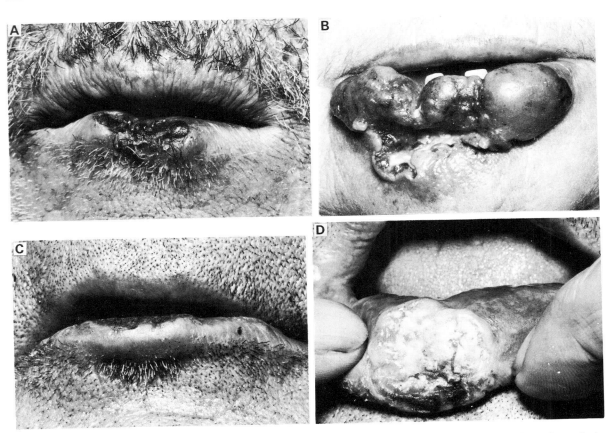

Abb. 10.6　Lippenkarzinom. (A) Eine kleine frühe Veränderung, die gerade exulzeriert. (B) Ein florides Ulkus mit evertiertem Rand. (C und D) Man darf sich nicht fehlleiten lassen durch das Aussehen der Läsion an der Außenseite der Lippe – Blick auf die Innenseite.

Untersuchung

Lokalisation. Die Unterlippe ist zehnmal häufiger betroffen als die Oberlippe. Ein Karzinom in den Mundwinkeln ist selten. Es ist gewöhnlich im Bereich der Mittellinie.

Farbe. Die Haut über der Geschwulst oder rings um das Ulkus zeigt deutliche prämaligne Veränderungen: Blasenbildung, Verdickung und Hyperpigmentation oder weiße, schmierige Flecken.

Schmerz. Das Lippenkarzinom, ob nodulär oder ulzerativ, ist **nicht schmerzhaft**. Das Fehlen von Schmerz ist immer hochverdächtig, weil die meisten Ulzera im Mund sehr schmerzhaft sind.

Aussehen. Das Karzinom beginnt als kleine Geschwulst oder Knoten, der schließlich im Zentrum ulzeriert und die typischen evertierten Ränder des Karzinomes entwickelt.

Die initiale Läsion ist klein, gerade ein paar Millimeter im Durchmesser mit zunehmender Größe, wenn es nicht behandelt wird.

Rand. Ist der Tumor einmal ulzeriert, so proliferieren die Ränder und evertieren.

Sie sind rot und am Übergang zur Basis des Ulkus besteht eine Blutungsneigung.

Basis. Sie ist bedeckt mit einem dünnen, weichen, ablösbaren, grau-gelb schmierigen Schorf. Es ist eine Mischung aus nekrotischem Gewebe und Entzündungsexsudat. Er ist deshalb dünn, weil das Ulkus rezidivierend mit der Zunge abgeleckt wird.

Tiefe. Das Ulkus ist anfänglich flach, es kommt jedoch zur Erosion tief in den Lippen und zur Zerstörung des Epithels und der darunterliegenden Muskulatur.

Absonderung. Die Absonderung ist dünnflüssig, wäß-

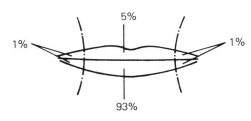

Abb. 10.7　Die Verteilung der Karzinome der Lippen.

rig, gelegentlich blutig tingiert. Sie ist zwar regelmäßig infiziert, aber selten purulent.

Reaktionen. Der Tumor ist verschiedentlich in den subkutanen Strukturen der Lippe fixiert. Man kann ihn jedoch bewegen mit den Lippen und unabhängig vom Unterkiefer. Lediglich sehr fortgeschrittene Läsionen sind am Zahnfleisch und Unterkiefer fixiert.

Lymphdrainage. Die drainierenden Lymphdrüsen der erkrankten Region der Lippe sind vergrößert durch Sekundärinfektionen, aber nicht durch den Tumor.

Die Lymphdrainage der **Oberlippe** kreuzt das Gesicht und drainiert in den **oberen tiefen Lymphknoten im Kieferwinkel**. Die Lymphgefäße vom Zentrum der **Unterlippe** drainieren in die submentalen Drüsen und als weitere Station zu den **unteren tiefen Halslymphknoten**.

Die Lymphgefäße von den seitlichen Anteilen der Unterlippe drainieren die Submandibulardrüsen und dann in die mittlere Gruppe der tiefen Halslymphknoten.

Die Lymphgefäße von den Mundwinkeln drainieren in alle Stationen.

Enthalten die Lymphknoten Metastasen, so sind nur einzelne verhärtet. Sind sie vergrößert durch eine Sekundärinfektion, so sind sie leicht druckschmerzhaft.

Umgebendes Gewebe. Außerhalb des Ulkus ist die Lippe in der Regel normal oder nur leicht befallen von den präkursorischen Veränderungen, wie es oben erwähnt wurde.

Allgemeinuntersuchung

Disseminierte Fernmetastasen sind selten.

Zungenkarzinom

Die Pathogenese entspricht der des Lippenkarzinoms. Das Auftreten dieser Erkrankung ist parallel zum Rückgang der Syphilis gesunken, und es besteht weiterhin keine hohe Inzidenz der Erkrankung bei den Männern.

Ein wichtiger Krankheitsvorläufer der Zunge ist die chronische Oberflächenglossitis, vor allen Dingen dann, wenn sie das Stadium der Leukoplakie erreicht hat. So gilt, daß die chronische oberfläche Glossitis, wie oben schon beschrieben, die Ursache des Zungenkarzinoms darstellt.

Das Zungenkarzinom breitet sich lokal aus, und der Tod tritt durch lokale Komplikationen, wie Aspiration oder obstruktive Pneumonie, ein.

Disseminierte hämatogene Fernmetastasen treten im Spätstadium auf und sind ein außergewöhnlich seltenes Ereignis.

Anamnese

Alter. Die Patienten sind alle älter als 50 Jahre mit einem Gipfel zwischen dem 60. und dem 70. Lebensjahr.

Geschlecht. Früher wurden Männer häufiger betroffen als Frauen, als die Syphilis noch häufig war, heute ist das Geschlechtsverhältnis gleich.

Symptome. Das Leitsymptom ist ein **schmerzloser Tumor oder eine Unregelmäßigkeit** auf der Oberfläche der Zunge.

Im Anfangsstadium wird es nicht erkannt oder nicht bemerkt. Der Patient sucht in der Regel erst dann den Arzt auf, wenn er ein sich vergrößerndes Ulkus mit Schmerzen auf der Zunge feststellt, manchmal mit **Ausstrahlung bis zum Ohr, exzessive Salivation,** Schwierigkeiten beim Kauen und Schlucken und **Foetor ex ore**.

Hat sich die Läsion extensiv ausgebreitet bevor sie bemerkt wurde, resultiert eine Unbeweglichkeit der Zunge (Ankyloglossia) und Schwierigkeiten beim Sprechen.

Läsionen hinten an der Zunge im Bereich der Wurzel verändern die Stimme.

Gelegentlich kommt der Patient mit einem **Tumor am Hals** (vergrößerte Lymphknoten), bevor er die pathologische Veränderung der Zunge bemerkt.

Frühere Anamnese. Fragen Sie den Patienten nach früheren Geschlechtskrankheiten, nach Zahnerkrankungen oder nach dem Zahnstatus, ob sie als Ursache eines chronischen Traumas in Frage kommen.

Gewohnheiten. Fragen Sie den Patienten nach dem Rauchen und wenn ja, ob er Pfeife raucht.

Lokalisation. Das Zungenkarzinom ist meistens auf der Oberfläche oder am Rand der Lateralkante der Zunge, 20% liegen im hinteren Drittel, 20% am Dorsum und an der Spitze und 10% auf der Unterfläche.

Farbe. Das Epithel und die Papillen über der tiefliegenden Geschwulst sind unauffällig, liegt die Läsion nahe der Oberfläche, verliert das Epithel die Papillen und sieht glatt, glänzend und gedehnt aus. Ulzera sind gewöhnlich glänzend, gelb-grau schmierig belegt.

Schmerz. Der Tumor oder das Ulkus sind schmerzfrei.

Aussehen, Größe und Zusammensetzung. Das Karzinom der Zunge kann in vier Formen auftreten: Ein Tumor, ein Ulkus, ein papilliformer oder warzenähnlicher Knoten oder eine Fissur in einem indurierten Areal.

Ein **karzinomatöser Tumor** hat eine ovoide Form mit einer parallel zur Mittellinie der Zunge liegenden Achse. Er variiert in der Größe von einem kleinen Knoten bis zu einem Tumor von 2–5 cm Durchmesser. Er fühlt sich hart an und hat **unscharfe** Grenzen an den Stellen, wo er die übrige Zunge infiltriert.

Das **karzinomatöse Ulkus** der Zunge hat in der Regel die typischen Merkmale eines Karzinoms, einen floriden, höckrigen, blutigen, evertierten Rand, eine schmierig gelb-graue Basis mit dünnflüssiger, seröser Absonderung und einer Induration des umgebenden Gewebes.

Das **papilliforme oder warzenähnliche** Karzinom sieht aus wie jedes andere Papillom. Es ist überzogen mit einem überschießend proliferierenden, filiformen Epithel, das blasser als das umgebende rosafarbene Epithel erscheint, an der Basis **breit** und **derb**, und das betroffene Areal der Zunge ist **induriert**. Es kann jede Größe erreichen, doch selten ragt es aus der Zunge weit hervor wegen der Begrenzung der Mundhöhle.

Die **Fissur in einem Areal karzinomatöser Induration** ist eine seltene Form des Zungenkrebses. Es ist eine modifizierte Form eines Knotens, der diffus in die Umgebung infiltriert ist, so daß er keine abgrenzbaren Ränder hat. Die Fissur gleicht einer Spalte in der Zunge, die sehr tief ist mit Epithelverlust oder einem tiefen linearen Ulkus.

Beziehungen zur Umgebung. Es ist sehr wichtig, den Mundboden, das Zahnfleisch, Unterkiefer, Tonsillen und den Gaumen zu untersuchen, weil das Karzinom sich in alle diese Strukturen ausbreiten kann, und je weiter diese Ausbreitung fortgeschritten ist, die Therapie um so schwieriger wird. Läsionen an der Unterseite der Zunge infiltrieren früher in den Mundboden als solche am Zungenrücken.

Die Infiltration des Mundbodens äußert sich in Verdickung des Gewebes und einer Reduktion der Mobilität der Zunge. Bei Infiltration des Zahnfleisches und Unterkiefers ist der Tumor fest auf den Knochen fixiert, und der Unterkiefer selbst ist geschwollen. Der Tumor im hinteren Drittel der Zunge infiltriert die Tonsillen und die Gaumenpfeiler.

Lymphdrainage. Die Lymphdrainage von der Zungenspitze geht in die submentalen Drüsen und von da aus beidseits in die jugularen Lymphknotenketten.

Die Lymphe des Restes der vorderen zwei Drittel drainiert in die ipsilateralen Halslymphknoten, gewöhnlich die mittlere und obere tiefe Lymphknotengruppe.

Die Lymphe des posterioren Drittels drainiert in den lymphatischen Ring um den Oropharynx und in die obere Gruppe der tiefen zervikalen Lymphknoten.

Mehr als die Hälfte der Patienten mit Zungenkarzinomen haben palpable Halslymphknoten, wobei jedoch in diesen Fällen die Vergrößerung durch eine Sekundärinfektion verursacht ist und nicht durch den Tumor.

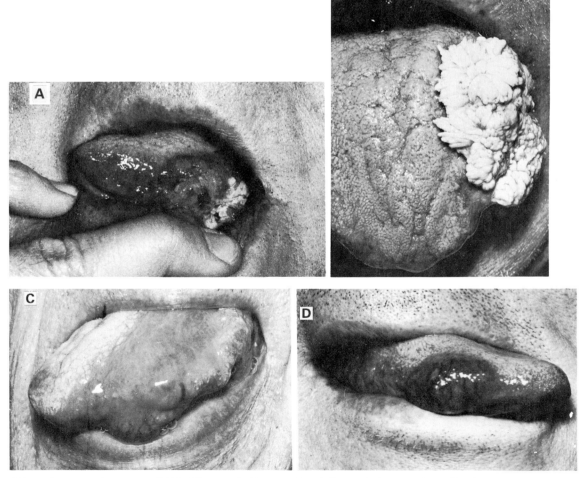

Abb. 10.**8**   Zungenkarzinome. (A) Ein Ulkus an der Zungenseite mit dem typischen evertierten Rand.
(B) Ein ungewöhnliches blumenartiges Karzinom.
(C) Die Variante mit nodulärer Infiltration.
(D) Nicht alle Knoten sind Primärläsionen. Hier handelt es sich um eine Metastase eines Bronchuskarzinoms.

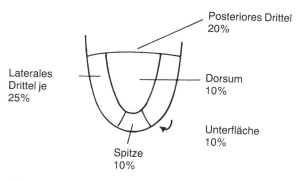

Abb. 10.9 Die Verteilung der Zungenkarzinome

Zustand des lokalen Gewebes. Der Befall des N. lingualis verursacht bis in das Ohr ausstrahlende Schmerzen, bedingt durch die Verbindungen mit dem N. auriculotemporalis. Die Infiltration des Unterkiefers verursacht Schmerz und Schwellung in dieser Region. Die Oberfläche der Zunge rings um das Karzinom zeigt in der Regel leukoplakische Veränderungen. Es können auch andere Primärtumoren vorliegen. *Differentialdiagnose.* Die Ursachen der Zungenulzera sind in Übersichtstabelle 10.4 niedergelegt.

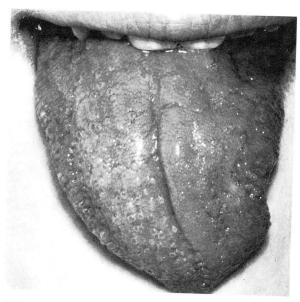

Abb. 10.10 Als der Patient gebeten wurde, die Zunge herauszustrecken, war sie auf der linken Seite atrophiert und wich auf die linke Seite ab. Lähmung des linken N. hypoglossus.

Makroglossie

Makroglossie bedeutet eine große Zunge. Die Ursachen sind:

Multiple Hämangiome,
multiple Lymphangiome,
plexiforme Neurofibromatosis,
Amyloidinfiltration,
infiltrierendes Karzinom,
Muskelhypertrophie (Kretinismus).

Hypotrophie der Zunge

Eine Lähmung des 12. Hirnnerven (N. hypoglossus) verursacht eine gleichseitige Atrophie der Zunge. Wenn der Patient gebeten wird, die Zunge herauszustrecken, so weicht sie nach der gelähmten Seite ab.

Übersichtstabelle 10.4 **Die Ursachen von Ulzerationen der Zunge**

Aphthöses Ulkus
Trauma (Zähne)
Unspezifische Glossitis
Schanker
Gumma
Tuberkulose
Karzinom

Gaumen

Die verschiedenen Möglichkeiten der kongenitalen Gaumenspalten wurden auf S. 185 beschrieben.

Perforation des Gaumens

Eine Perforation des Gaumens kann erworben sein durch eine Erkrankung oder Trauma mit einer Zerstörung des harten Gaumens. Bei Syphilis erfolgt die Perforation des harten Gaumens durch **gummatöse** Destruktion des Knochens und der Schleimhaut. Diese Erkrankung ist jedoch heutzutage sehr selten. Die Ursachen sind:

1. Empyem der Nasennebenhöhlen mit Spontanentleerung über den Gaumen in der Mundhöhle.
2. Wiederholte Traumatisierung durch einen schlechten Zahnstatus.
3. Chirurgische Exzision des Gaumens als Zugangsweg zu den Nasennebenhöhlen.

Tumoren des Gaumens

Die Schleimhautmembran des harten Gaumens ist identisch mit der des Restes der Mundhöhle. Retentionszysten und Karzinome ähnlich denen der Lippen und der Mundschleimhaut sind nicht außergewöhnlich.
Der harte Gaumen enthält ebenfalls viele kleine Drüsen mit identischer Struktur und Funktion von Schleimdrüsen.
Ein pleomorphes Schleimdrüsenadenom (gemischter Schleimdrüsentumor – s. Kap. 9) ist der typische Tumor des harten Gaumens.
Abb. 10.12 zeigt zwei Beispiele eines pleomorphen Adenoms: ein kleiner in der Mittellinie gelegener Knoten und ein großer Tumor, der die eine Seite des Gaumengewölbes ausfüllt.

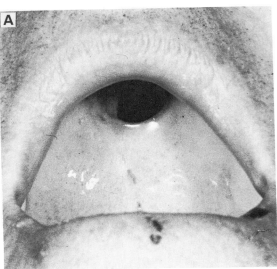 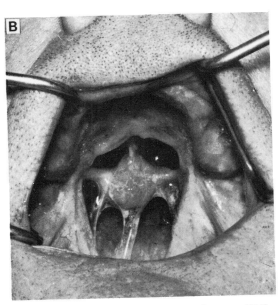

Abb. 10.**11**   Zwei Beispiele einer Gaumenperforation. (A) Perforation des harten Gaumens als Folge eines Gumma. (B) Kongenitale Perforation, in der Regel als totale Destruktion des Gaumens, bei einem Patienten mit kongenitaler Syphilis.

Die einzigen Beschwerden, die der Patient angibt, bestehen in einem langsam zunehmenden Wachstum des Gaumentumors.

Wenn er nicht behandelt wird, kann er das ganze Gaumengewölbe ausfüllen und das Sprechen und Essen erschweren.

Bei der Untersuchung ist der Tumor glatt und derb, die darüberliegende Schleimhaut ist nicht betroffen; handelt es sich um eine kleine Geschwulst, so kann sie über dem darunterliegenden Knochen hin- und herbewegt werden. Wenn der Tumor wächst, wird er weniger verschieblich, und es ist sehr schwierig, ihn dann von einem im oder oberhalb des Gaumens ausgehenden Tumor zu unterscheiden.

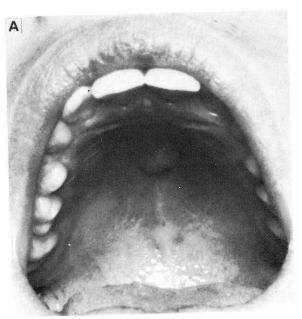 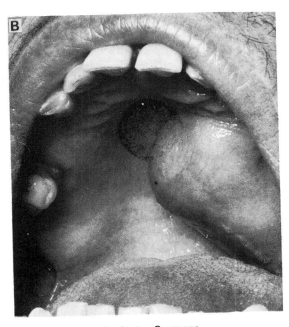

Abb. 10.**12**   Ein kleines (A) und ein großes (B) pleomorphes Schleimdrüsenadenom des harten Gaumens.

Tonsillen

Die Tonsillitis kennt jeder, weil sie die meisten Leute selbst durchgemacht haben. Die Symptome bestehen in einem wunden Hals und Schluckschmerz. Bei der Untersuchung sind die Tonsillen vergrößert, gerötet und aus den Krypten entleert sich Eiter. Die umgebenden Gaumenpfeiler des weichen Gaumens und der Oropharynx sind ebenfalls gerötet und schmerzhaft und bedeckt mit kleinen, an der Basis gelb gefärbten Ulzera.

Eine bilaterale Vergrößerung der Tonsillen, zusammen mit den erwähnten Symptomen, ist diagnostisch eine Tonsillitis. Eine einseitige Vergrößerung, selbst wenn sie rot und schmerzhaft ist, ist nicht immer eine akute Tonsillitis. Denken Sie daran, daß es auch andere Ursachen für eine Vergrößerung der Tonsillen gibt. Sie sind unten aufgelistet.

Karzinom der Tonsillen

Diese Erkrankung tritt bevorzugt bei älteren Patienten auf. Die Größenzunahme und tiefe Infiltration des Tumors ruft einen **schweren Halsschmerz** hervor, **der bis zum Ohr ausstrahlt**. Gelegentlich besteht an der Oberfläche eine tiefe, schmerzlose Ulzeration, selten mit evertierten Rändern, die **blutet** und eine schwere **Dysphagie** und einen stinkenden **Foetor ex ore** verursacht. Die zervikalen Lymphknoten sind häufig bereits im Frühstadium der Erkrankung befallen und vergrößert.

Lymphosarkom der Tonsillen

Prädisponiert sind Patienten der mittleren und hohen Altersgruppen. Im Gegensatz zum Karzinom ist die **Schwellung schmerzfrei**. Der Patient bemerkt lediglich einen Tumor an der Rückseite der Mundhöhle und des Halses und manchmal eine **mäßige Dysphagie**.

Eine Größenzunahme behindert dann das Sprechen, und die Worte werden undeutlich.

Eine Vergrößerung der Lymphknoten tritt erst in den späten Stadien der Erkrankung auf.

Peritonsillarabszeß

Er ist lateral der Tonsille gelegen, so daß diese zur Mittellinie hin verschoben wird und vergrößert erscheint. Er ist sehr schmerzhaft; das Öffnen des Mundes und das Schlucken ebenfalls. Die Diagnose beruht auf dem Vorliegen einer geröteten Hervorwölbung am vorderen Pfeiler der Gaumensegel, schmerzhaft vergrößerter Lymphknoten, Fieber und Tachykardie.

Mundboden

Ranula

Unter Ranula versteht man eine große Schleimretentionszyste am Mundboden.

Ranula ist das lateinische Wort für einen kleinen Frosch. Man sagt, daß der Schwellung der Name von Hippokrates gegeben wurde, da er die Vorstellung gehabt habe, es sehe aus wie ein Froschbauch, aber sobald der Patient den Mund öffnet und sich die Schwellung unter der Zunge hervorwölbt, so denke ich, es sieht eher aus wie der Luftsack unter dem Unterkiefer eines Frosches, wenn er quakt.

Anamnese

Alter. Ranulae treten meistens bei Kindern und jungen Erwachsenen auf.

Geschlecht. Geschlechtsunterschiede bestehen nicht.

Symptome. Der Patient bemerkt eine **Schwellung am Mundboden**, die über wenige Wochen größer geworden ist.

Einige Ranulae fluktuieren in der Größe, sie können plötzlich anschwellen und schmerzhaft werden, sie werden aber selten so groß, daß sie Schwierigkeiten beim Essen oder Sprechen machen.

Untersuchung

Lokalisation. Die Schwellung liegt am Mundboden unmittelbar neben der Mittellinie der Symphyse des Kinns und der Zunge.

Farbe. Die Geschwulst erscheint typisch charakteristisch, semitransparent grau. Die Farbe und die Lokalisation sind diagnostische Merkmale.

Schmerz. Die Schwellung ist **nicht** schmerzhaft.

Aussehen. Ranulae sind sphärische Zysten, wobei jedoch lediglich deren Spitze sichtbar ist.

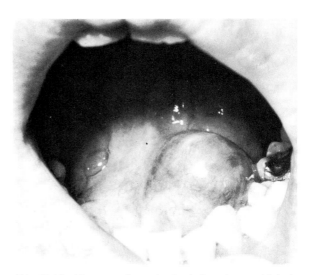

Abb. 10.13 Eine pralle, durchscheinende, sphärische Schwellung unmittelbar unter der Schleimhaut am Mundboden, eine Ranula.

Größe. Die Größe variiert zwischen 1 bis 5 cm im Durchmesser.

Oberfläche. Die Oberfläche ist glatt, die Ränder sind schwer zu tasten, da sie in der Tiefe des Unterkieferbogens liegen.

Zusammensetzung. Die Schwellung ist **weich**, gelegentlich **fluktuierend** und **durchscheinend**. Sie kann nicht ausgedrückt oder weggepreßt werden.

Beziehungen zur Umgebung. Die Schleimhaut über der Zystenwand und die Zyste ist nicht fixiert, sie sind gegeneinander frei beweglich.

Die Schwellung ist gelegentlich unmittelbar neben der Mündung des Ganges der Submandibulardrüse (Wharton-Gang), man kann sehen, wie der Gang darüber hinwegzieht oder seitlich davon verläuft.

Lymphdrainage. Die zervikalen Lymphknoten sind unauffällig.

Lokales Gewebe. Dieses ist unauffällig.

Sublinguale Dermoidzyste

Bei der Fusion der Gesichtsfortsätze, die Gesicht und Hals ausbilden, kann es gelegentlich zu Einschlüssen von Haut tief in der Mittellinie unmittelbar hinter dem Unterkieferknochen kommen, woraus später sublinguale Dermoidzysten entstehen.

Diese Zysten sind in der Mittellinie ober- oder unterhalb des M. mylohyoideus angesiedelt.

Anamnese

Alter. Diese Schwellungen treten in der Regel zwischen dem 10. und 25. Lebensjahr auf.

Geschlecht. Sie kommen in beiden Geschlechtern gleich häufig vor.

Symptome. Der Patient klagt über eine **Schwellung** unter der Zunge oder gerade im Bereich der Kinnspitze.

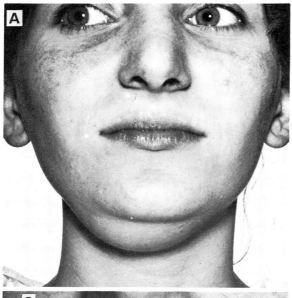

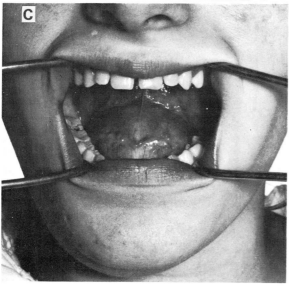

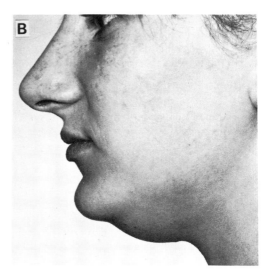

Abb. 10.**14**   Eine sublinguale Dermoidzyste. Sie liegt auf dem M. mylohyoideus, sie ist groß genug, um eine sichtbare Schwellung unter dem Kinn hervorzurufen.

Tritt sie plötzlich auf, so ist sie schmerzhaft. Nimmt sie langsam an Größe zu, so ist sie symptomlos. Sehr selten kommt es zu einer Infektion des Inhaltes mit einer dann auftretenden schmerzhaften Spannung.

Untersuchung

Lokalisation. Der Tumor ist leicht zu sehen, entweder im Zentrum des Mundbodens zwischen Zunge und Kinnspitze oder als Vorbuckelung unterhalb des Kinns wie ein Doppelkinn.
Farbe. Die Schleimhaut des Mundes und die Kinnhaut sind unauffällig.
Schmerz. Sublinguale Dermoidzysten sind nicht schmerzhaft.
Aussehen. Die Zyste ist rund, auch wenn die ganze Zirkumferenz der Oberfläche nicht getastet werden kann.
Größe. Zum Zeitpunkt der Diagnosestellung mißt sie zwischen 2–5 cm im Durchmesser.
Oberfläche. Sie ist glatt.
Rand. Die Ränder sind scharf begrenzt.
Zusammensetzung. Der Tumor fühlt sich **derb** an, bei der bimanuellen Palpation **fluktuiert** er.
In der Regel sind die Zysten nicht durchscheinend, da der Inhalt häufig opak ist. Sie können nicht zusammengedrückt werden.
Umgebungsreaktion. Die sublingualen Dermoidzysten können **bimanuell** getastet werden mit einem Finger im Mund und dem anderen unter dem Kinn.
Wenn die Zunge angehoben ist, kommt es zu einer variablen Vorwölbung der supramylohyoiden Membran in den Mund. Es besteht keine Beziehung zur Mundschleimhaut oder zur Haut, noch zur Zunge, jedoch schränkt die Nachbarschaft der Zungenmuskulatur und des Unterkiefers die Beweglichkeit ein.
Lokales Gewebe. Das umgebende Gewebe ist unauffällig.
Lymphdrainage. Die lokalen Lymphknoten sind unauffällig.

Steine im Wharton-Gang

Ein Stein und Infektionen in der Submandibulardrüse und im Gang sind häufig (s. S. 177). Wandert der Stein entlang des Gangverlaufes (Wharton-Gang), bildet sich ein Tumor am Mundboden aus (s. Abb. 9.2, S. 179). Der Tumor wölbt sich nur gering in den Mund vor, er ist schmerzhaft und durch das Umgebungsödem hart.
Manchmal kann man die Oberfläche der Steine durch die Gangmündung sehen.
Die Submandibulardrüse ist in der Regel geschwollen und schmerzhaft.

Kiefer

Retentionszysten, Karzinome, Speicheldrüsentumoren können aus der Schleimhaut der Kiefer entstehen, wo-

bei es jedoch einige typische Schwellungen des Zahnfleisches gibt. Man nennt sie *Epulis.* Hierbei handelt es sich jedoch nur um eine spezielle Bezeichnung, die die Lokalisation des Tumors, nicht seine Pathohistologie bezeichnet.
Eine Epulis ist eine Schwellung, die vom Alveolarfortsatz der Kiefer ausgeht. Der Ursprungsort kann der Knochen, das Periost oder die Schleimhaut sein.

Fibrom

Die häufigste Variante der Epulis ist die **fibröse Epulis.** Sie entsteht aus der periodontalen Membran unter Ausbildung eines derben Knotens am Übergang vom Zahnfleisch zum Zahn. Sie wölbt sich nach außen vor und hat das Aussehen eines Polypen.

Fibrosarkom

Eine fibrosarkomatöse Epulis ist die maligne Variante. Sie wächst schnell, ist weich und zerreißlich.

Granulom

Eine granulomatöse Epulis ist ein pyogenes Granulom des Zahnfleisches. Sie tritt gewöhnlich in Verbindung mit einer Gingivitis oder Karies auf.
Eine knöcherne Epulis entspricht einem Osteoklastom (Riesenzelltumor). Obwohl der Tumor steinhart ist, ist die darüberliegende Gingiva hyperämisch, ödematös, blutet und ulzeriert.

Karzinom

Ein Karzinom der Gingiva entsteht unter dem Bild eines Tumors oder eines Ulkus. Es ist in der Regel klinisch als Karzinom zu erkennen. In einigen Lehrbüchern wird es als karzinomatöse Epulis beschrieben. Dies ist jedoch verwirrend und unnötig.

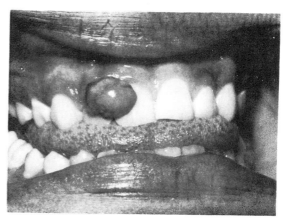

Abb. 10.**15**   Eine fibröse Epulis

Alveolar-(Dental-)Abszeß

Die am häufigsten beobachtete Schwellung an den Kiefern ist ein Dental- oder Alveolarabszeß. Der Abszeß entsteht an der Basis der Wurzel eines faulen Zahnes.

Er wühlt sich nach außen durch, durch die äußere Oberfläche des Ober- oder Unterkiefers, so daß der Abszeß an der Wange oder am Kiefer erscheint.

Anamnese

Alter. Alveolarabszesse können in jedem Alter entstehen, sowohl bei der ersten wie bei der zweiten Dentition.
Symptome. Der Patient klagt über einen konstanten **dumpfen Schmerz** am Kiefer, der graduell zunimmt und schließlich **klopfend** wird.
Kurz nach Beginn des Schmerzes tritt eine schmerzhafte **Schwellung** auf.
Häufig findet man Schwitzen, allgemeines Krankheitsgefühl und Appetitverlust.
Frühere Anamnese. Der Patient weiß um seine schlechten Zähne, wiederholten Zahnschmerz und unterlassene Zahnpflege.

Untersuchung

Lokalisation. Die meisten Alveolarabszesse treten an der äußeren Gingivalleiste der Kiefer auf. Am Unterkiefer können sie jedoch bis zur Unterkante absinken. Ein Abszeß, der sich an der inneren Gingivalleiste entwickelt, ruft eine Schwellung des Gaumens oder zwischen Unterkiefer und Zunge hervor.
Farbe. Die bedeckende Schleimhaut oder Haut ist gerötet durch die inflammatorische Hyperämie.
Temperatur und Schmerz. Die Schwellung fühlt sich heiß an und ist sehr schmerzhaft.
Aussehen. Der Abszeß ist flach und halbkugelig mit nicht abgrenzbaren, in das umgebende Gewebe übergehenden Rändern.
Oberfläche. Die Oberfläche ist unbestimmt.
Zusammensetzung. Die Zusammensetzung ist in der Regel wegen der schmerzhaften Schwellung nicht feststellbar.
Der Tumorkern ist prall, das darüberliegende Gewebe weich und feucht durch die Ödemflüssigkeit.
Große Abszesse können fluktuieren.
Umgebungsreaktion. Der Tumor ist fixiert, und es scheint ein Zusammenhang mit dem Knochen zu bestehen.
Haut und Schleimhaut sind solange frei verschieblich, bis sie von dem Ödem oder dem infektiösen Prozeß befallen werden. Die exakten Umgebungsbeziehungen hängen von der Lokalisation des Abszesses ab. Am häufigsten finden sie sich am hinteren Anteil des Unterkiefers in Zusammenhang mit einer Karies des 5. Molaren (Weisheitszahn) oder bei der Hemmung seines Durchbruches.
Ein Alveolarabszeß am Oberkiefer geht eher nach innen mit einer Schwellung des harten und weichen Gaumens.
Lymphdrainage. Die oberen zervikalen Lymphknoten sind in der Regel vergrößert und schmerzhaft.
Zustand des lokalen Gewebes. Die Arterien und Nerven des Gesichtes, der Kiefer und der Zunge sind nicht betroffen. Vernachlässigte Zähne sind deutlich evident

in Form von Karies und Gingivitis oder nicht durchgebrochene Zähne.

Übersichtstabelle 10.5   **Ursachen von Schwellungen der Kiefer**

Infektionen
Alveolar-(Dental-)Abszeß
Akute Osteomyelitis
Aktinomykose
Zysten
Dentalzysten
Zahnzysten
Neoplasien
Benigne
Fibröse Dysplasie
Riesenzelltumor
Lokalinvasiv
Adamantinom
Maligne
Osteogenes Sarkom
Malignes Lmphom (Burkitt-Tumor)
Metastasen (durch direkte Invasion oder hämatogene Aussaat)

Kieferzysten

Schwellungen des gesamten Kiefers entstehen bei Infektionen, Zysten oder Tumoren.
Diese sind in Übersichtstabelle 10.5 klassifiziert.
Es gibt zwei typische benigne Kieferzysten.

Dentalzysten

Diese Zysten stehen in Verbindung mit den Wurzeln normal durchgebrochener, aber gewöhnlich durch Karies veränderter oder infizierter Zähne.
Die epithelialen Zellen, aus denen die Zyste gebildet wird, stammen vermutlich aus dem Organ, aus dem der Zahnschmelz gebildet wird.
Sie manifestieren sich gewöhnlich am Oberkiefer. Sie haben ein stetiges Wachstum mit Auftreibung des Kiefers und Ausfüllung der Nasennebenhöhle.
Die klinische Untersuchung ergibt lediglich einen Hinweis, daß die Schwellung im Knochen liegt, manchmal ist dieser so dünn, daß er unter der Berührung »knackt«, wie eine gebrochene Eierschale.

Zahnzysten

Die Zahnzysten enthalten nicht durchgebrochene Zähne. Sie können sich vergrößern und eine Schwellung des Kiefers hervorrufen.

Kiefertumoren

Viele Arten der benignen und malignen Kiefertumoren sind in Übersichtstabelle 10.5 aufgeführt. Sie imponieren alle als Knochenschwellung, die stetig an Größe zunimmt und in der Regel schmerzlos ist.
Die vier neoplastischen Ursachen der Kieferschwellungen bedürfen spezieller Erwähnung.

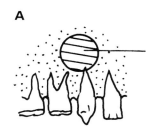

Von der Zahnwurzel
ausgehende Zyste

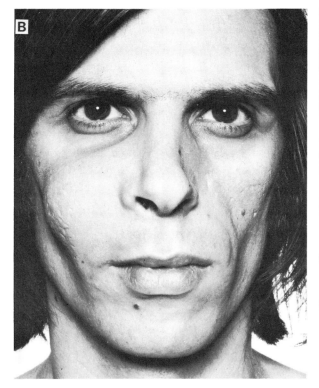

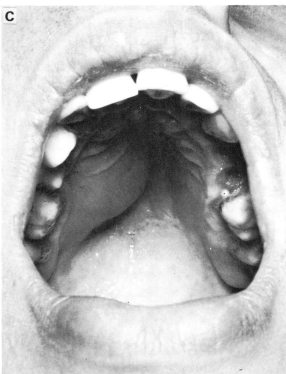

Abb. 10.**16**   (A) Die Lokalisation des Ausgangspunktes einer Dentalzyste. (B und C) Eine große Dentalzyste mit Auftreibung des Oberkiefers und Hervorwölbung in das Dach der Mundhöhle. Der harte Gaumen brach unter der Palpation ein, da der Knochen so dünn war.

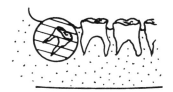

Abb. 10.**17**   Die Zahnzyste

Karzinom der Kieferhöhle

Karzinome der Kieferhöhle sind sehr viel häufiger als primäre Knochentumoren, und wenn sie den Oberkiefer durchbrechen, verursachen sie eine Schwellung des Oberkiefers und harten Gaumens.

Adamantinom (Riesenzelltumor)

Adamantinome sind seltene Tumoren, die eine schmerzlose progressive Kieferschwellung hervorrufen. Sie sind **lokal invasiv** und neigen zu Rezidiven.

Osteosarkom

Osteosarkome entstehen sowohl im Ober- wie im Unterkiefer.

Malignes Lymphom (Burkitt-Tumor)

Das maligne Lymphom ist eine maligne Knochenerkrankung und beginnt bei 80% der Patienten in den Kiefern. Prädisponiert sind Kinder, die jünger als 12 Jahre sind und in den äquatornahen Regionen von Afrika und Neu-Guinea leben in einem warmen, feuchten Klima, in dem die Malaria endemisch ist.

Bei den Kindern besteht eine progressive schmerzlose Kieferschwellung, die das Gesicht entstellt, das Auge disloziert und gelegentlich zum Verschluß des Mundes führt.

Das lymphatische Gewebe des Retroperitonealraumes, der Ovarien und der Wirbelsäule verursachen abdominale und Symptome des Skelettes.

Übersichtstabelle 10.6 **Übersicht über den Zahndurchbruch**

Primäre Dentition (Monate)

2	9	18	22	24
6	9	18	22	24

Schneidezähne Eckzahn Milchmolaren

Permanente Dentition (Jahre)

7	8	11	11	11	6	12	18
7	8	11	11	11	6	12	18

Schneidezähne Eckzahn   Prämolaren   Molaren

11 Hals

Bei der Mehrzahl der chirurgischen Erkrankungen des Halses handelt es sich um Tumoren. Die Anamnese und die klinische Untersuchung folgen dem Standardmuster. Aber es gibt einige wichtige Merkmale, die speziell erwähnt werden müssen.

Anamnese der Schwellung des Halses

Da es sich bei den häufigsten Anschwellungen des Halses um vergrößerte Lymphknoten handelt, wobei die häufigsten Ursachen Entzündungen oder Metastasen sind, muß man den Patienten direkt nach den entsprechenden Symptomen befragen, die eine Entscheidung über die Entstehungsursache erlauben, wie:

Systemerkrankungen

Symptome wie Allgemeinerkrankung, Fieber, Schüttelfrost, Kontakt mit Personen mit infektiösen Erkrankungen ergeben einen Hinweis auf die infektionsbedingten Schwellungen. Andererseits sprechen Gewichtsverlust, Appetitlosigkeit, pulmonale Symptome, Symptome von seiten des Verdauungstraktes und Skelettsystems für ein Neoplasma.

Symptome des Kopfes und des Halses

Fragen Sie den Patienten nach Schmerzen in der Mundhöhle, einem wunden Hals oder Ulzerationen, Absonderungen aus der Nase, Schmerz oder Verschluß der Atemwege, Halsschmerzen, Dysphagie, Stimmveränderungen und Atemnot, Tumoren oder Ulzerationen der Kopf- und Gesichtshaut, die sich in ihrer Größe verändert haben oder zu bluten begannen. Haut, Mundhöhle, Nase, Larynx, Pharynx sind Prädilektionsstellen für Neoplasien, und gerade Karzinome des Kopfes und des Halses präsentieren sich typischerweise mit Metastasen in den Lymphknoten, ohne daß allgemeine Erkrankungserscheinungen oder Gewichtsverlust auftreten.

Untersuchung der Schwellungen am Hals

Lokalisation

Die exakte Lokalisation von Tumoren des Halses ist eminent wichtig.

Man unterteilt den Hals in zwei Dreiecke.

Das **vordere Dreieck** ist begrenzt durch die vorderen Ränder der Mm. sternocleidomastoidei, den Hinterrand des Unterkiefers und die Mittellinie. Im klinischen Sprachgebrauch werden die Strukturen der Tiefe des M. sternocleidomastoideus dem vorderen Dreieck zugerechnet.

Der obere Teil des vorderen Dreiecks unter dem Unterkiefer, aber oberhalb der Mm. digastrici wird manchmal als digastrisches oder submandibulares Dreieck bezeichnet.

Das **hintere Dreieck** wird begrenzt durch die hinteren Ränder der Mm. sternocleidomastoidei, den vorderen Rand des M. trapezius und die Klavikel.

Um die Dreiecke abzugrenzen, ist es notwendig, den Patienten zu bitten, die Halsmuskulatur anzuspannen.

Die **Kontraktion des M. sternocleidomastoideus** löst man aus, indem man seine Hand unter das Kinn des Patienten hält und ihn bittet, mit dem Kopf gegen den Widerstand der Hand zu nicken, dadurch werden beide Mm. sternocleidomastoidei angespannt.

Die **Kontraktion des M. trapezius** löst man aus, indem man den Patienten bittet, die Schultern gegen Widerstand anzuheben.

Beziehungen zur Muskulatur

Untersuchen Sie alle Tumoren des Halses mit relaxierten und angespannten Muskeln. Liegt ein Tumor in der Tiefe der Muskulatur, so wird er bei der Kontraktion untastbar.

Beziehung zur Trachea

Tumoren, die an der Trachea fixiert sind, bewegen sich beim Schluckakt. Dies muß man auch immer untersuchen.

Beziehung zum Zungenbein

Das Zungenbein bewegt sich nur mäßig beim Schluckakt, wird aber angehoben, wenn man die Zunge herausstreckt. Bitten Sie den Patienten, den Mund zu öffnen und anschließend die Zunge herauszustrecken. Bewegt sich dann ein Halstumor, so ist er am Zungenbein fixiert.

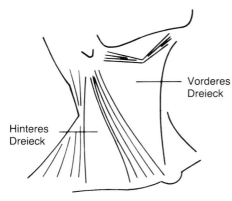

Abb. 11.1   Die anatomischen Halsdreiecke.

Infektion
  Unspezifisch
  Drüsenfieber
  Tuberkulose
  Syphilis
  Toxoplasmose
  Katzenkratzkrankheit
Metastasen
  Kopf-, Hals-, Thorax- und Abdominaltumoren
Primäre Retikulosen
  Lymphom
  Lymphosarkom
  Retikulosarkom
Sarkoidose

Zervikale Lymphadenopathie

Eine Vergrößerung der zervikalen Lymphknoten ist die häufigste Ursache von Schwellungen des Halses. Ist lediglich ein Lymphknoten palpabel, sind die benachbarten Lymphknoten ausnahmslos erkrankt.
Die Ursachen der Vergrößerung der Halslymphknoten sind wie folgt:
1. **Infektion:** unspezifische Tonsillitis, Pfeiffersches Drüsenfieber, Toxoplasmose, Tuberkulose, Syphilis, Katzenkratzkrankheit.
2. **Metastasen** von Kopf, Hals, Thorax und abdominalen Tumoren.
3. **Primäre Retikulosis:** Lymphosarkom, Lymphom, Retikulosarkom.

Sarkoidose (Morbus Boeck)

Die Diagnose einer Lymphadenopathie aufgrund einer systemischen Erkrankung wie Drüsenfieber, Toxoplasmose und Sarkoidose kann dann gestellt werden, wenn an anderen Stellen ebenfalls noch Lymphadenopathien vorliegen oder die Grundkrankheit manifest ist und die speziellen Blutuntersuchungen positiv sind.

Unspezifische entzündliche Lymphadenopathie

Die häufigste Ursache sind rezidivierende Tonsilliti-den, vor allen dann, wenn die akuten Phasen inadäquat behandelt wurden. Am häufigsten ist die obere Gruppe der tiefen Lymphknoten befallen.

Anamnese

Alter. Die Mehrzahl der Patienten ist jünger als 10 Jahre. Lymphadenopathien verschiedenen Grades sind bei Kindern in der Regel normal.
Symptome. Das Kardinalsymptom ist ein **schmerzhafter Tumor** unmittelbar unter dem Unterkieferwinkel. Der Schweregrad des Schmerzes variiert, in der Regel wird er als unangenehm empfunden. Er exazerbiert nur dann, wenn der Patient über einen **wunden Hals** klagt.
Der Tumor ist in der Regel groß genug, daß man ihn **sehen** oder **fühlen** kann, vor allem dann, wenn die Mutter des Kindes dessen Hals wäscht.
Das Kind **schnarcht** nachts und hat **Atemnot.** Das Kind fällt durch eine **nasale** Sprache auf wegen einer Hyperplasie der Tonsillen oder Adenoiden und leidet unter rezidivierenden Infektionen des Respirationstraktes.
Ursache. Das Kind und die Eltern verkennen häufig die Beziehung zwischen dem Auftreten des Tumors und einer akuten Exazerbation einer Tonsillitis.
Systemische Effekte. Ist die Geschwulst schmerzhaft, bemerken sie die Eltern. Es besteht ein wunder Hals, Fieber und Verweigerung des Essens.
Rezidivierende Entzündungen verursachen einen Gewichtsverlust, eine Wachstumsverzögerung und einen allgemeinen Verfall.

Sozialanamnese

Rezidivierende Entzündungen des Halses und des oberen Respirationstraktes finden sich häufiger bei unterernährten Kindern, die in schlechten häuslichen Verhältnissen aufwachsen.

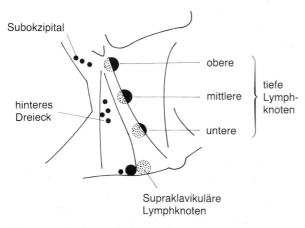

Abb. 11.**2**   Die Anatomie der zervikalen Lymphknoten.

Lokale Untersuchung

Lokalisation. Die Tonsillen drainieren zu den oberen tiefen Lymphknoten. Der Knoten gerade in der Tiefe des Unterkieferwinkels wird häufig als Tonsillarknoten bezeichnet. Dieser und die benachbarten sind regelmäßig vergrößert.

Schmerz. Bei aktiver Infektion sind die vergrößerten Knoten schmerzhaft.

Aussehen und Größe. Der Tonsillarknoten ist regelmäßig sphärisch und etwa 1–2 cm im Durchmesser. Er wird selten größer. Die unterhalb gelegenen Knoten sind gewöhnlich kleiner.

Zusammensetzung und Beziehungen. Jeder Knoten ist fest in der Konsistenz, solide und einzeln abgrenzbar, nicht fixiert, aber nur wenig beweglich.

Lokales Gewebe. Die Tonsillen sind regelmäßig vergrößert und hyperämisch. Aus den Krypten der Oberfläche entleert sich Pus. Die Lymphknoten der anderen Halsseite sind sehr oft auch vergrößert, ohne daß sie bemerkt werden.

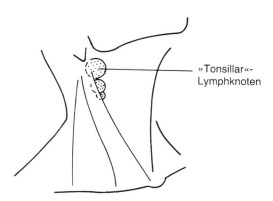

»Tonsillar«-Lymphknoten

Abb. 11.**3**   Die Lokalisation des »Tonsillar«-Lymphknotens.

Allgemeinuntersuchung

Untersuchen Sie alle Lymphknotenstationen. Sie sollten *nicht* vergrößert sein.

Rezidivierende Infektionen des Respirationstraktes führen zu Schädigungen der Lunge, suchen Sie nach kollabierten Lappen, Bronchiektasien und Lungenabszessen. Dies sind allerdings heutzutage seltene Komplikationen.

Tuberkulöse zervikale Lymphadenitis und Abszeß

Der Tuberkelbazillus **Typus humanus** kann eine Infektion über die Tonsillen hervorrufen mit einer Beteiligung der Halslymphknoten. Die obere Gruppe der tiefen Halslymphknoten ist am meisten befallen, es muß keine generalisierte Infektion bestehen, so daß nur geringfügige systemische Krankheitszeichen bestehen. Die Infektion mit dem **Typus bovinus** ist in Großbritannien seit der Tierstallkontrolle unbekannt.

Anamnese

Alter und ethnische Gruppierung. Die tuberkulöse Lymphadenitis ist häufig bei Kindern und jungen Erwachsenen und bei Älteren. Die Inzidenz der Kontamination der jungen Bevölkerung ist seit der Einführung der BCG-Impfung, seit der Röntgenreihenuntersuchung und seit der Einführung effektiver antituberkulöser Antibiotika gesunken. In Großbritannien tritt die Erkrankung fast nur noch bei jungen Einwanderern auf.

Symptome. Die Patienten bemerken **einen Tumor am Hals**, der langsam größer wird und gelegentlich schmerzhaft ist. Der Schmerz nimmt an Intensität zu, wenn der Knoten rasch größer wird und nekrotisiert. Die systemischen Symptome sind bei jungen Menschen ungewöhnlich, bei älteren Menschen dagegen beobachtet man manchmal Anorexie und einen mäßigen Gewichtsverlust.

Tritt in dem Knoten ein Abszeß auf, so nimmt die Schwellung **an Umfang zu**, wird **schmerzhafter**, und der Patient bemerkt eine **Verfärbung der Haut in diesem Bereich.**

Kommt es zu einem starken Schmerz, so sind die Bewegungen des Halses und das Schlucken schmerzhaft.

Frühere Anamnese. Die älteren Patienten geben häufig an, daß sie in der Jugend geschwollene Halslymphknoten gehabt hätten, die gelegentlich chirurgisch behandelt worden seien.

Immunisierung. Fragen Sie den Patienten, ob er mit BCG-Impfstoff vakziniert wurde.

Familienanamnese. Fragen Sie nach tuberkulösen Erkrankungen in der Familie.

Sozialanamnese. Die Tuberkulose ist häufiger in den unteren Schichten.

Klinik der tuberkulösen Lymphadenitis

Lokalisation. Die obere und mittlere Gruppe der tiefen Halslymphknoten sind am häufigsten befallen.

Temperatur. Die vergrößerten Knoten sind **nicht** überwärmt.

Schmerz. Trotz fehlender Überwärmung sind die Knoten oft leicht druckempfindlich, jedoch ist der Schmerz kein führendes Merkmal der tuberkulösen Lymphadenitis.

Farbe. Liegt kein Abszeß vor, so ist die Haut unauffällig.

Aussehen, Größe und Konsistenz. In Spätstadien sind die Knoten derb, einzeln abgrenzbar, und der Durchmesser beträgt zwischen 1–2 cm.

Kommt es zur Verkäsung und zur Nekrose des Knotens, hat die Infektion die Kapsel des Knotens durchbrochen. Der Tumor wird größer und schmilzt ein.

Ein typisches Zeichen einer tuberkulösen Lymphadenitis ist eine **nicht abgrenzbare derbe Geschwulst eines Knotens**, der in der oberen Hälfte der tiefen Halslymphknotenkette zum Teil unter, zum Teil vor dem M. sternocleidomastoideus liegt.

Die Knoten werden gemeinhin als **miteinander verschmolzen** beschrieben; dennoch können dabei einzeln

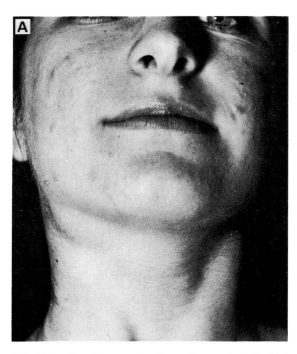 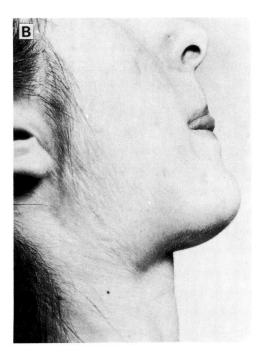

Abb. 11.4 Vergrößerung der oberen Gruppe der tiefen Halslymphknoten bei Tuberkulose

abgrenzbare ober- und unterhalb davon getastet werden.
Lokale Gewebsreaktion. Die übrigen Halslymphknoten sind ebenfalls palpabel. Die Tonsillen und die übrigen Halsstrukturen sind unauffällig.

Klinik des tuberkulösen Abszesses

Verkäst ein infizierter Lymphknoten und entsteht Eiter, so ist das definitionsgemäß ein Abszeß. Die natürliche Tendenz des Abszesses besteht darin, das umgebende Gewebe einzuschmelzen, bis er durch dieses durchbricht und letztendlich die Haut erreicht und sich spontan entleert.
Dies ist der **springende** Punkt. In dem Stadium, in dem der tuberkulöse Abszeß die tiefe Halsfaszie durchbrochen hat und in das Subkutangewebe eingedrungen ist, hat er zwei Kompartimente, eines auf jeder Seite der tiefen Faszie, die über einen kleinen zentralen Fistelgang miteinander verbunden sind. Man nennt dies auch **Kragenknopfabszeß**.
Lokalisation. Tuberkulöse Abszesse entstehen in tuberkulösen Lymphknoten. Man findet sie am häufigsten in der oberen Hälfte des Halses.
Farbe. Erreicht der Eiter das Subkutangewebe, verfärbt sich die darüberliegende Haut tiefrot.
Temperatur. Die Hauttemperatur ist nicht verändert, da die Verkäsung und die Eiterentwicklung sehr langsam vor sich gehen und keine exzessive Hyperämie induzieren.
Daher der Name **kalter Abszeß**.
Schmerz. Der Tumor ist schmerzhaft, gelegentlich auch sehr intensiv, wenn er prall gefüllt ist.

Aussehen. Der tiefe Anteil hat die Form einer Wurst mit ihrer Längsachse parallel zum Hinterrand des M. sternocleidomastoideus. Die oberflächliche Abszeßtasche liegt gewöhnlich unterhalb des tiefen Anteiles.
Größe. Die meisten tuberkulösen Abszesse erreichen einen Durchmesser von 3–5 cm, gelegentlich auch mehr.
Oberfläche. Die Oberfläche ist unregelmäßig und unscharf.
Rand. Die Ränder sind mäßig abgrenzbar, wenn der Abszeß prall gefüllt ist, wobei jedoch die definitive Oberfläche oder die Ränder bei nur geringer Eiteransammlung in der Tasche unscharf sind.
Zusammensetzung. Der Abszeß fühlt sich derb und gummiartig an, und wenn sich genügend Eiter angesammelt hat, **fluktuiert** er. Letzteres Zeichen fehlt bei kleinen Abszessen und solchen, die in der Tiefe des M. sternocleidomastoideus liegen. Der subkutane Anteil des Kragenknopfabszesses ist deutlich fluktuierend, es gelingt jedoch in der Regel nicht, die oberflächliche Tasche in die tiefe Tasche durch den Fistelgang zu entleeren.
Beziehungen zur Umgebung. Der Ursprung des Abszesses liegt tief unter der tiefen Faszie, gelegentlich unter dem M. sternocleidomastoideus und ist an den umgebenden Strukturen fixiert. Der oberflächliche Anteil des Kragenknopfabszesses ist unmittelbar subkutan gelegen und wird deutlicher bei Kontraktion des Muskels sichtbar.
Die benachbarten Lymphknoten sind ebenfalls vergrößert.

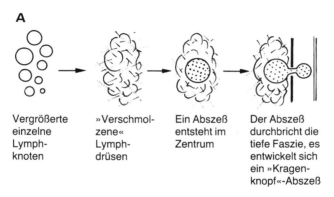

A

| Vergrößerte einzelne Lymphknoten | »Verschmolzene« Lymphdrüsen | Ein Abszeß entsteht im Zentrum | Der Abszeß durchbricht die tiefe Faszie, es entwickelt sich ein »Kragenknopf«-Abszeß |

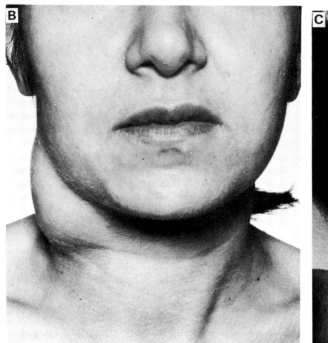

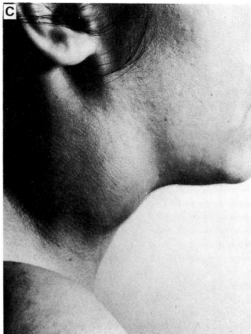

Abb. 11.5   (A) Die Entwicklung eines »Kragenknopf«-Abszesses. (B und C) Ein großer tuberkulöser Kragenknopfabszeß.

Allgemeinuntersuchung

Bei tuberkulöser Lymphadenitis liegen sehr häufig keine systemischen Krankheitszeichen vor; lediglich bei Entwicklung eines tuberkulösen Abszesses kommt es zu Tachykardien, Fieber, Anorexie und allgemeinen Krankheitserscheinungen. Es können Anzeichen einer Lungentuberkulose, einer Tuberkulose in den übrigen Lymphknoten und eine Urogenitaltuberkulose vorliegen.

Karzinomatöse Lymphknoten

Karzinomatöse Metastasen sind die häufigste Ursache einer zervikalen Lymphadenopathie beim Erwachsenen.
Der Primärtumor findet sich sehr häufig in der Mundhöhle (Zunge, Lippen und Schleimhaut) und im La-

rynx, der Primärtumor kann jedoch überall lokalisiert sein. Eine sorgfältige Allgemeinuntersuchung ist eine Conditio sine qua non.

Anamnese

Alter. Die meisten Kopf- und Halskarzinome finden sich bei Patienten, die älter als 50 Jahre sind. Der Altersgipfel mit Metastasen in den Halslymphknoten liegt zwischen dem 55. und 65. Lebensjahr. Ausgenommen davon ist das papilläre Schilddrüsenkarzinom, das bei **Kindern und jungen Erwachsenen** auftritt.
Geschlecht. Männer sind bei den Kopf- und Halstumoren mehr als Frauen betroffen.
Lokale Symptome. Die Patienten leiden unter einer **schmerzhaften Geschwulst** am Hals, die man sehen oder tasten kann. Es ist ungewöhnlich, daß karzinomatöse Knoten schmerzhaft sind oder so groß werden,

daß es zu Einschränkungen der Halsbeweglichkeit kommt, bevor man sie bemerkt.

Der Tumor **wächst langsam**, und **es treten neue Tumoren hinzu**.

Allgemeinsymptome. Manche Patienten leiden unter Symptomen des Primärtumors am Kopf oder Hals, wie zum Beispiel einer entzündeten Zunge oder einer heiseren Stimme. Befindet sich der Primärtumor im Thorax, leiden sie unter Husten oder Hämoptysen. Bei Lokalisation im Abdomen bestehen Dyspepsie oder abdominaler Schmerz.

Generell gesprochen treten bei Kopf- und Halskarzinomen keine Anorexie und Gewichtsverlust auf, im Gegensatz zu den Karzinomen der Lungen und des Abdomens.

Allgemeinuntersuchung

Lokalisation. Die Lokalisation der betroffenen Lymphknoten gibt einen groben Hinweis auf die Lokalisation des Primärtumors. Läsionen oberhalb des Zungenbeines drainieren in die obere Gruppe der tiefen Halslymphknoten, Larynx und Schilddrüse drainieren in die mittlere und tiefe Gruppe. Ein vergrößerter supraklavikulärer Lymphknoten ist gewöhnlich ein Hinweis auf eine intraabdominale oder thorakale Erkrankung. Bei Vergrößerung durch Metastasen wird er als Virchow-Drüse bezeichnet, sein Auftreten als Troisier-Zeichen.

Farbe. Die Haut ist unauffällig, es sei denn, daß sie durch die Größe gespannt oder infiltriert ist. Dadurch erscheint die Haut blaß oder fleckig-rot.

Temperatur. Die Hauttemperatur ist unauffällig, es sei denn, der Tumor ist hypervaskularisiert.

Schmerz. Lymphknotenmetastasen sind *schmerzfrei.*

Aussehen und Größe. Die von Metastasen befallenen Lymphknoten variieren in Größe und Aussehen. Beide Merkmale hängen von der Tumormasse in ihnen und von der Wachstumsrate ab. Zuerst sind sie **glatt**, einzeln abgrenzbar und variieren in der Größe. Bei weiterem Wachstum verschmelzen sie zu einem großen Tumor.

Zusammensetzung. Die tumorenthaltenden Knoten sind **derb**, oft **steinhart**. Selten handelt es sich um die Metastase eines vaskulären Tumors, die dann weich, pulsierend und zusammenpreßbar ist.

Beziehungen zur Umgebung. Die Knoten sind zur Umgebung hin fixiert, so daß sie in der Regel nur in der Transversalebene, jedoch nicht vertikal verschieblich sind.

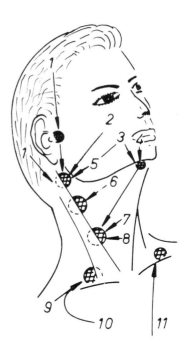

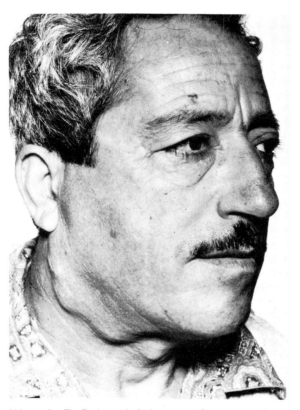

Abb. 11.**6**   Ein Patient mit derben vergrößerten Lymphknoten am Hals. Der Primärtumor war ein unbedeutender Nävus oberhalb der rechten Augenbraue.

Abb. 11.**7   Lokalisation von Primärtumoren, die in die zervikalen Lymphknoten metastasieren können.**
 1. Kopfhaut (manchmal via präaurikuläre Knoten), Parotis, obere Gesichtshälfte, Ohr.
 2. Kieferhöhle und andere Nasennebenhöhlen, Nase und Nasopharynx.
 3. Zunge, Mundschleimhaut, Mundboden, Unterkiefer.
 4. Lippen.
 5. Tonsillen, Zungengrund, Oropharynx.
 6. Submandibulardrüse, Halshaut.
 7. Larynx und Laryngopharynx.
 8. Schilddrüse, oberer Ösophagus.
 9. Obere Extremität und Thoraxwand beidseits.
10. Mamma.
11. Lunge, Magen und andere Eingeweide.

Die Beziehung zum M. sternocleidomastoideus variiert entsprechend der Lymphknotengruppe, die befallen ist. Metastasen sind häufiger in der Lymphknotengruppe des vorderen Halsdreieckes. Diese Knoten sind in der Tiefe des vorderen Randes des M. sternocleidomastoideus.

Wenn der Tumor die Kapsel durchbricht, so kommt es zur vollständigen Fixation.

Lokales Gewebe. Haut und Muskeln können vom Tumor infiltriert sein.

Lymphdrainage. Andere Lymphknoten auf dem Drainageweg zwischen der Primärläsion und der befallenen Station sind in der Regel auch vergrößert.

Allgemeinuntersuchung

Untersuchen Sie alle Lokalisationen, von denen ein Primärtumor ausgehen könnte, insbesondere:

Übersichtstabelle 11.2 Untersuchungsplan für den Ursprung von sekundären Halslymphknotenmetastasen

(Gehen Sie von oben nach unten vor)
Untersuchen Sie die *Kopfhaut*, das Gesicht, Ohren und Hals.
Schauen Sie in die *Nase*.
Schauen Sie in den *Mund*, nach der Zunge, dem Zahnfleisch, der Schleimhaut und den Tonsillen.
Palpieren Sie die Parotis, Submandibulardrüse und die Schilddrüse.
Untersuchen Sie die Arme und die Brustwand einschließlich der Mamma.
Untersuchen Sie Abdomen und Genitale.
Durchleuchten Sie die Nasennebenhöhlen.
Untersuchen Sie den Nasopharynx und Larynx mit Spiegeln.

Die Kopfhaut, Ohren und den äußeren Gehörgang.
Die Lippen, Zunge, Mundschleimhaut und die Tonsillen.
Die Nase, Nasennebenhöhlen und Nasopharynx.
Den Larynx und Laryngopharynx.
Die Schilddrüse.
Die Haut der oberen Extremität.
Die Mammae.
Die Lungen.
Magen, Pankreas, Ovarien und Testes.
Die Symptome und die Klinik dieser Organkarzinome werden später vorgestellt.

Bei einigen dieser Untersuchungen benötigt man Spezialinstrumente, z.B. Spiegel und eine entsprechende Lichtquelle.

Primäre Neoplasien der Lymphknoten
(Retikulosen, Lymphome)

Die häufigsten Primärtumoren des lymphatischen Gewebes sind maligne Lymphome. Es gibt eine Vielzahl an histologischen Varianten der Lymphome, die oft kollektiv und fälschlicherweise als **Morbus Hodgkin** bezeichnet werden.

Anamnese

Alter. Die Retikulosen treten in der Regel im Kindes- und jungen Erwachsenenalter auf.

Geschlecht. Die männlichen Patienten überwiegen die weiblichen.

Symptome. Das Kardinalsymptom ist eine **schmerzlose Geschwulst** am Hals, die durch ihr langsames Wachstum bemerkt wird.

Allgemeines Krankheitsgefühl, Gewichtsverlust und Blässe sind häufige Symptome.

Hautjucken (Pruritus) ist zwar ein unerklärliches, aber typisches Symptom.

Episodisch tritt **Fieber mit Schüttelfrost** auf (Pel-Ebstein-Fieber).

Eine lymphatische Infiltration des Skelettes verursacht **Knochenschmerzen**, und es werden **Abdominalschmerzen bei Genuß von Alkohol** angegeben.

Finden sich große Lymphknotentumoren im Mediastinum, so kommt es zum Verschluß der V. cava superior mit einer **venösen Überfüllung des Halses** und Entwicklung von Kollateralvenen entlang der Thoraxwand (Stokes-Kragen).

Ein großer Abdominaltumor kann die V. cava inferior verschließen mit folgendem Ödem in beiden Beinen.

Lokale Untersuchung

Lokalisation. Jeder der Halslymphknoten kann befallen werden. Das Lymphom ist eines der wenigen Krankheitsbilder mit Ausnahme von Infektionen, bei

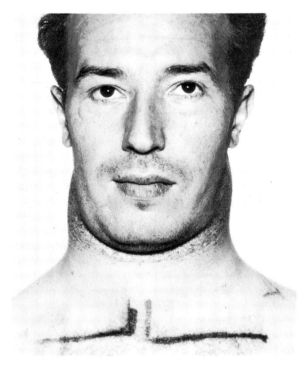

Abb. 11.**8** Bilaterale zervikale Lymphadenopathie bei Morbus Hodgkin mit eingezeichneten Begrenzungen durch den Radiotherapeuten.

denen häufig eine Lymphadenopathie im **hinteren Halsdreieck** auftritt.

Schmerz. Die Knoten sind **nicht schmerzhaft.**

Aussehen, Größe und Oberfläche. Die Lymphknoten bei Morbus Hodgkin sind ovalär, **weich** und **einzeln abgrenzbar.**

Es ist möglich, die einzelnen Lymphknoten, selbst wenn sie an Größe zunehmen, zu differenzieren. Im Gegensatz zur Tuberkulose, bei der die Lymphknoten verschmelzen und nicht mehr abgrenzbar werden.

Konsistenz. Die von einem Lymphom infiltrierten Lymphknoten sind solid und von **gummiartiger** Konsistenz.

Umgebungsbeziehungen. Trotz ihrer Fixation an benachbarte Strukturen kann man die Lymphknoten gewöhnlich seitlich verschieben, und sehr selten sind sie komplett fixiert.

Lokales Gewebe. Das umgebende Gewebe ist normal.

Allgemeinuntersuchung

Die übrigen Lymphknotenstationen sollten ebenfalls vergrößert sein.

Leber und Milz sind in der Regel palpabel.

Der Patient ist oft **anämisch** und gelegentlich **ikterisch.** Eine Infiltration der Haut führt zu erhabenen, geröteten, schuppigen Flecken, unter dem Namen **Mycosis fungoides** bekannt.

Branchiogene Zyste

Eine branchiogene Zyste ist der Rest einer Kiemenspalte, in der Regel der zweiten. Sie ist deshalb mit Plattenepithel ausgekleidet mit einzelnen lymphatischen Gewebsinseln, die eine Verbindung haben zum anderen Lymphgewebe am Hals und sich infizieren können.

Anamnese

Alter. Obwohl diese Zysten von Geburt an bestehen, sind sie in der Regel nicht gefüllt. Die Symptome treten erst im Erwachsenenalter auf. Die Mehrzahl der Patienten bewegt sich zwischen dem 15. und 25. Lebensjahr. Es kommen jedoch auch eine große Anzahl von Patienten zwischen dem 40. und 50. Lebensjahr in betracht.

Geschlecht. Es gibt keinen Geschlechtsunterschied.

Symptome. Das führende Symptom ist eine **schmerzlose Schwellung** im oberen lateralen Halsanteil.

Der Tumor ist dann schmerzhaft, wenn beim ersten Auftreten und später Schmerzattacken in Verbindung mit einer anwachsenden Schwellung auftreten. Der Schmerz ist in der Regel durch eine Infektion des lymphatischen Gewebes in der Zystenwand bedingt.

Schwerer klopfender Schmerz, durch Halsbewegungen und Öffnen des Mundes exazerbierend, entwickelt sich dann, wenn der Zysteninhalt selbst eitrig infiziert ist.

Allgemeinwirkungen. Systemische Krankheitserscheinungen treten ebensowenig auf wie andere kongenitale Mißbildungen.

Untersuchung

Lokalisation. Die branchiogenen Zysten liegen hinter dem Vorderrand des oberen Drittels des M. sternocleidomastoideus und wölben diesen vor. Sehr selten erscheinen sie hinter der Rückseite des Muskel.

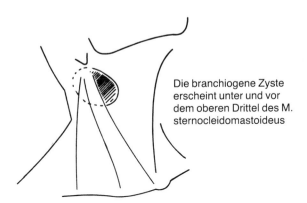

Die branchiogene Zyste erscheint unter und vor dem oberen Drittel des M. sternocleidomastoideus

Abb. 11.**9**   Die Lokalisation einer branchiogenen Zyste.

Farbe und Schmerz. Bei einer Zysteninfektion ist das entsprechende Hautareal gerötet und der Tumor schmerzhaft.

Aussehen. Die Zyste ist gewöhnlich ovalär mit einer nach vorne unten gerichteten Längsachse.

Größe. Die meisten branchiogenen Zysten sind zwischen 5–10 cm groß.

Oberfläche. Die Oberfläche ist glatt, und die Ränder sind scharf begrenzt.

Zusammensetzung. Die Konsistenz variiert mit dem Füllungszustand der Zyste. Die meisten Zysten sind derb, während nur mäßig gefüllte Zysten weich sind. Es besteht gedämpfter Klopfschall.

Der Tumor **fluktuiert.** Dies ist nicht immer leicht nachweisbar, vor allem, wenn die Zyste klein und der M. sternocleidomastoideus dick ist.

Der Zysteninhalt ist in der Regel trüb, weil er abgeschilferte Epithelzellen enthält, die die Flüssigkeit verdicken und weiß erscheinen lassen. Gelegentlich ist sie goldgelb und hat Fettaugen, wenn es zur Sekretion von Cholesterinkristallen aus vorhandenen Talgdrüsen, die in der Epithelschicht liegen, kommt. Diese Zysten sind durchscheinend.

Die Zysten können nicht weggedrückt oder komprimiert werden.

Umgebungsreaktionen. Es ist sehr wichtig, sich zu versichern, daß die Masse des Tumors in der Tiefe des oberen Anteiles des M. sternocleidomastoideus liegt. Sie ist nicht übermäßig verschieblich, da sie relativ fest mit dem umgebenden Gewebe fixiert ist.

Lymphdrainage. Die lokalen, tiefen zervikalen Lymphknoten sind nicht vergrößert. Sind sie palpabel, sollte die Diagnose nochmals überdacht werden, da es sich dann eher um einen tuberkulösen Abszeß als um eine branchiogene Zyste handelt.

Lokales Gewebe. Das lokale Gewebe ist unauffällig. Kommt es zur abszedierenden Entzündung, ist das

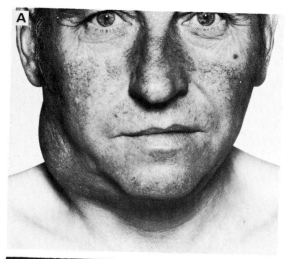

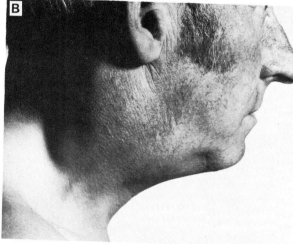

Abb. 11.**10** Eine branchiogene Zyste, die im Erwachsenenleben erscheint. Die Schwellung lag in der Tiefe des M. sternocleidomastoideus.

umgebende Gewebe ödematös, die Haut überwärmt und gerötet.

Branchiogene Fisteln (Sinus)

Es handelt sich um eine seltene kongenitale Mißbildung. Es handelt sich um den Rest einer Kiemenspalte, gewöhnlich der zweiten, die sich nicht vollständig geschlossen hat. Der Patient bemerkt eine kleine Einziehung der Haut am Übergang vom mittleren zum unteren Drittel des Vorderrandes des M. sternocleidomastoideus, aus der sich klarer Schleim absondert und sich gelegentlich bei schmerzhafter Schwellung Eiter entleert. Bleibt die gesamte Kiemenspalte offen, besteht eine Fistel zwischen Haut und Oropharynx unmittelbar hinter den Tonsillen. In den meisten Fällen ist jedoch das obere Ende obliteriert, und der Gang sollte besser als **branchiogener Sinus** bezeichnet werden.
Das Schlucken verstärkt die Öffnung der Haut.

Karotisglomustumor

Es handelt sich um einen seltenen Tumor, der Chemorezeptoren in der Karotisgabel, deshalb handelt es sich auch um ein Chemodektom. Gewöhnlich ist es gutartig. Trotzdem kann es bei Größenzunahme gelegentlich einmal maligne entarten.

Anamnese

Alter. Die Chemodektome treten gewöhnlich bei Patienten zwischen dem 40. und 60. Lebensjahr auf.
Symptome. In der Regel handelt es sich um einen **schmerzlosen, langsam wachsenden Tumor**. Der Patient bemerkt, daß der Tumor pulsiert und leidet gelegentlich unter anfallsweisen **zerebralen ischämischen Attacken** (Synkopen, anfallsweise Lähmung oder Parästhesie). Diese Symptome sind ungewöhnlich, da eine Zunahme der Kompression der Karotiden durch den Tumor ein sehr langsamer Prozeß ist.
Entwicklung. Der Tumor wächst sehr langsam, so daß ihn die Patienten über viele Jahre nicht bemerken.
Multilokuläres Entstehen. Karotisglomustumoren entstehen in der Regel beidseits.

Untersuchung

Lokalisation. Die Karotisgabel liegt in Höhe oder gerade unterhalb des Zungenbeines. Karotisglomustumoren findet man deshalb im oberen Anteil des vorderen Halsdreieckes im Niveau des Zungenbeines und unmittelbar am Vorderrand des M. sternocleidomastoideus.
Schmerz, Farbe und Temperatur. Die Tumoren sind nicht schmerzhaft oder überwärmt, die Haut ist unauffällig.
Aussehen. Der Tumor ist anfänglich rund, aber mit zunehmendem Wachstum bekommt er ein unregelmäßiges Aussehen, am unteren Ende oft schmäler, weil er in der Karotisgabel gefangen ist.
Größe. Karotisglomustumoren erreichen eine Größe von 2–3, gelegentlich bis 10 cm im Durchmesser.
Oberfläche. Die Oberfläche ist glatt, gelegentlich aber auch höckrig. Der Rand ist scharf begrenzt.
Zusammensetzung. Die Mehrzahl der Tumoren ist solide und derb. Sie werden auch oft als **Kartoffeltumoren** bezeichnet, weil ihre Konsistenz und ihr Aussehen diesen entspricht.
Sie haben einen gedämpften Klopfschall und fluktuieren nicht.
Gelegentlich **pulsieren** diese Tumoren. Dabei handelt es sich entweder um eine fortgeleitete Pulsation durch die vorbeiziehenden Karotiden, oder man palpiert die A. carotis externa, die über die oberflächliche Tumorkapsel läuft. Gelegentlich handelt es sich um einen vaskularisierten pulsierenden Tumor.
Es ist überraschend, daß diese Tumoren trotz ihrer Vaskularisierung derb sind. Jene, die hypervaskularisiert sind, haben nicht nur eine Pulsation, sondern können auch **komprimiert** werden.
Beziehungen zur Umgebung. Der Tumor ist in der Tiefe der zervikalen Faszie unmittelbar unter dem Vorderrand des M. sternocleidomastoideus.

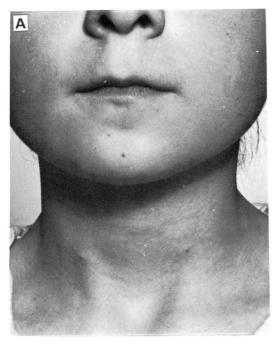

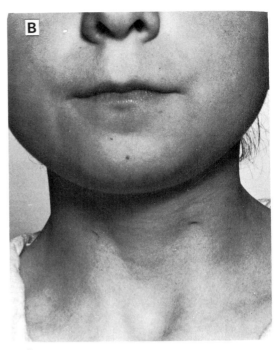

Abb. 11.**11**   Dieses junge Mädchen hatte zwei Hauteinziehungen am Übergang vom mittleren zum distalen Drittel am Vorderrand des M. sternocleidomastoideus. Beim Schlucken (B) wurden die Einziehungen deutlicher. Es handelte sich um branchiogene Sinus.

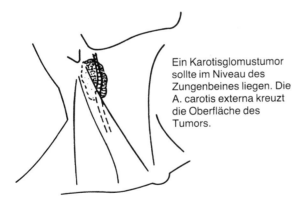

Ein Karotisglomustumor sollte im Niveau des Zungenbeines liegen. Die A. carotis externa kreuzt die Oberfläche des Tumors.

Abb. 11.**12**   Die Lokalisation des Karotisglomustumors

Die A. carotis communis kann unterhalb davon getastet werden und die Carotis externa kreuzt die oberflächliche Kapsel.

Ohne diese enge Beziehung zu den Arterien ist dieser Tumor nicht zu unterscheiden von vergrößerten Lymphknoten.

Lymphknoten. Die benachbarten Lymphknoten sind nicht vergrößert.

Lokales Gewebe. Dieses ist unauffällig.

Zystisches Hygrom (Lymphzyste, Lymphangiom)

Ein zystisches Hygrom besteht aus einer Ansammlung von Lymphbläschen, die klare farblose Flüssigkeit enthalten. Sie sind angeboren, und gewöhnlich handelt es sich um Ansammlungen von Lymphkanälen, die keine Verbindung zu den normalen Lymphgefäßen entwickelt haben. Lymphzysten entstehen auch nahe des Ursprungs der Arme und Beine, d.h. an den anatomischen Verbindungen zwischen den Extremitäten und Kopf und Stamm.

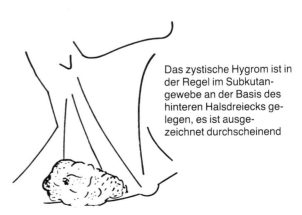

Das zystische Hygrom ist in der Regel im Subkutangewebe an der Basis des hinteren Halsdreiecks gelegen, es ist ausgezeichnet durchscheinend

Abb. 11.**13**   Die Lokalisation des zystischen Hygroms.

Anamnese

Alter. Die Mehrzahl der zystischen Hygrome besteht bei der Geburt oder entwickelt sich in den ersten Lebensjahren. Sie können gelegentlich auch leer bleiben, so daß sie sich nur durch Infektion oder Trauma im Erwachsenenleben auffüllen und dann sichtbar werden.

Symptome. Das einzige Symptom ist das Vorhandensein einer **Geschwulst**, vor allem sind die Kindeseltern sehr besorgt über die **Entstellung** durch die Zyste.

Familienanamnese. Es handelt sich um eine nichtfamiliäre Erkrankung.

Untersuchung

Lokalisation. Zystische Hygrome werden in der Regel an der Halsbasis im hinteren Dreieck gefunden. Sie können jedoch so groß werden, daß sie das Subkutangewebe einer Halsseite vollständig ausfüllen.

Temperatur und Schmerz. Es besteht keine Überwärmung oder Schmerzhaftigkeit, die Haut ist unauffällig.

Aussehen. Zystische Hygrome sind eine Mischung aus weichen, uni- und multilokulären Zysten, so daß der gesamte Tumor **gelappt und abgeflacht** erscheint.

Größe. Kleine Zysten erreichen wenige Zentimeter im Durchmesser, große Zysten können sich über die gesamte Halsseite erstrecken.

Oberfläche. Sind die Zysten nahe unter der Haut gelegen, haben sie keine scharf abgrenzbare Oberfläche. In der Tiefe gelegene Zysten sind glatt. Sind sie jedoch nur mäßig gefüllt, sind die Ränder unscharf abgegrenzt.

Zusammensetzung. Zystische Hygrome sind **weich** und **dumpf** beim Beklopfen.

Sie **fluktuieren** leicht, aber wenn sie direkt unter der Haut liegen und klare Flüssigkeit enthalten, ist ihr klinisches Leitsymptom eine **exzellente Diaphanie**.

Bei großen Zysten kann man eine **Undulation** auslösen, und bei einigen multilokulären Schwellungen kann die Flüssigkeit durch **Kompression** von einem Ort zum anderen verschoben werden.

Sie kann jedoch nicht weggedrückt werden.

Umgebungsrelationen. Zystische Hygrome entwickeln sich im **Subkutangewebe**. Deshalb liegen sie sehr oberflächlich zur Halsmuskulatur und nahe an der Haut, sind jedoch selten an dieser fixiert.

Lymphknoten. Die Lymphknoten sind nicht vergrößert. Die Lymphdrainage im umgebenden Gewebe ist normal. Es besteht kein Lymphödem.

Lokales Gewebe. Das lokale Gewebe ist unauffällig.

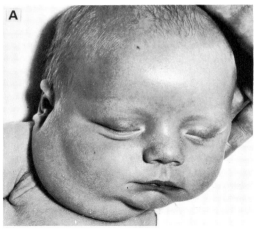

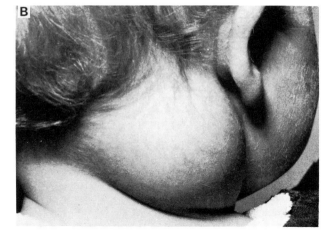

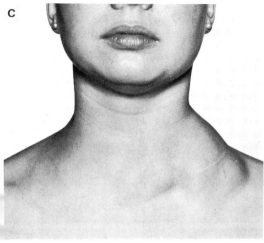

Abb. 11.**14**   Drei zystische Hygrome

Oberes Ösophagusdivertikel
(Zenker-Divertikel)

Beim Zenker-Divertikel handelt es sich um ein Pulsionsdivertikel des Pharynx durch die Lücke zwischen
den untersten horizontalen und den oberen schrägen
Fasern des M. constrictor pharyngis inferior. Bei
Schluckstörungen mit fehlender Relaxation der unteren Muskelfasern des M. constrictor pharyngis inferior wölbt sich die nachgiebige ungeschützte Wand des
Pharynx unmittelbar oberhalb dieser Fasern (bekannt
als Kilian-Dreieck) nach außen. Diese Vorwölbung
kann einen Sack ausbilden, der dann nach unten hängt
und sich gegen die Seite des Ösophagus preßt.

Anamnese

Alter. Halsdivertikel treten im mittleren und hohen
Lebensalter auf.
Geschlecht. Männer sind bevorzugt.
Symptome. Das erste Symptom ist die **Regurgitation
der Speise.** Diese ist unverdaut und wird in den Mund
zu jeder Zeit zurückbefördert. Sie hat keinen bitteren
oder sauren Geschmack. Nächtliche Regurgitationen
treten bei **Hustenanfällen und Würgen** auf, kommt es
zur Aspiration von Nahrungsmitteln, so können
Lungenabszesse entstehen.
Ist das Divertikel sehr groß, wird es gegen den Ösophagus gepreßt und bewirkt eine **Dysphagie.** Der Patient
kann zunächst die ersten Nahrungsbissen schlucken
(bis sich das Divertikel aufgefüllt hat), anschließend
treten Schluckbeschwerden auf.
Im Laufe der Zeit nehmen die Symptome zu, es wird
eine **Schwellung am Hals** bemerkt, und der Druck auf
diese Schwellung verursacht **gurgelnde Geräusche** und
Regurgitation. Die Schwellung ändert ihre Größe bis
zum vollständigen Verschwinden.
Besteht die Dysphagie über längere Zeit, so ist der
Patient **unterernährt** und leidet unter **Gewichtsverlust.**

Untersuchung

Lokalisation. Die Schwellung beim Zenker-Divertikel
erscheint **hinter dem M. sternocleidomastoideus** unterhalb des Niveaus des Schildknorpels
Aussehen. Dieses ist nicht eindeutig festzulegen, da
man nur einen Teil der Oberfläche palpieren kann.
Man tastet eine sich vorwölbende tiefe Struktur.
Größe. Die meisten Divertikel erreichen eine Größe
von 5–10 cm im Durchmesser. Kleinere Divertikel sind
nicht palpabel, so daß **viele Patienten zwar Symptome,
aber keine pathologischen klinischen Zeichen haben.**
Oberfläche und Rand. Die Oberfläche ist glatt, die
Ränder sind nicht palpabel.
Zusammensetzung. Der Tumor ist **weich** und manchmal **eindrückbar.** Er hat einen dumpfen Klopfschall
und fluktuiert nicht und ist auch nicht durchscheinend.
Er kann **zusammengepreßt** und manchmal **entleert**
werden. Durch Druck kommt es zur Regurgitation,
wobei der Tumor vollständig verschwindet. Er erscheint erst wieder nach Einnahme einer Mahlzeit.
Man kann also sagen, man hat eine Reduktion im
wahrsten Sinne des Wortes durchgeführt.

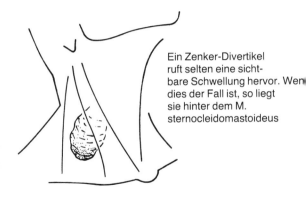

Ein Zenker-Divertikel
ruft selten eine sicht-
bare Schwellung hervor. Wenn
dies der Fall ist, so liegt
sie hinter dem M.
sternocleidomastoideus

Abb. 11.**15**   Die Lokalisation des Pharynxdivertikels

Umgebungsbeziehungen. Das Zenker-Divertikel liegt
tief unter der Faszie hinter dem M. sternocleidomastoideus und ist in der Tiefe fixiert. Den Ausgangspunkt
hinter der Trachea kann man bei der Palpation ahnen,
jedoch seinen Ursprung aus dem Ösophagus kann man
nicht tasten. Es ist nicht verschieblich.
Lymphknoten. Die zervikalen Lymphknoten sind
nicht vergrößert.
Lokales Gewebe. Das umgebende Gewebe ist unauffällig. In der Tat, sobald das Divertikel entleert ist, ist
der gesamte Hals unauffällig.

Allgemeinuntersuchung

Dem Thorax gilt die spezielle Aufmerksamkeit, ob eine
Aspirationspneumonie, eine Lappenatelektase oder
ein Lungenabszeß vorliegt.

»Tumoren« des M. sternocleidomastoideus
(Ischämische Kontraktur eines Muskelsegmentes)

Hierbei handelt es sich um eine Schwellung im mittleren Drittel des M. sternocleidomastoideus. Bei Neugeborenen besteht ein Ödem in der Umgebung des infar-
zierten Muskelsegmentes. Die Ursache ist ein Geburts-
trauma. Beim Heranwachsen des Patienten verschwindet der Tumor, und das pathologische Muskelsegment
wird fibrotisch und kontrakt.

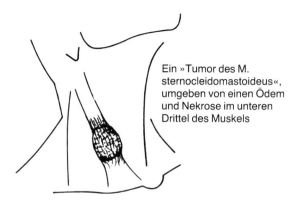

Ein »Tumor des M.
sternocleidomastoideus«,
umgeben von einen Ödem
und Nekrose im unteren
Drittel des Muskels

Abb. 11.**16**   Die Lokalisation eines Tumors des M. sternocleidomastoideus

Anamnese

Alter. Der Tumor ist bei der Geburt vorhanden, oder er entsteht in den ersten Lebenswochen.

Symptome. Die Mutter bemerkt in der Regel **den Tumor** oder, daß das Kind den Kopf zu einer Seite dreht – **Tortikollis**. Versuche, den Kopf gerade auszurichten, verursachen **Schmerz** oder **Beschwerden**. Beim Heranwachsen des Kindes ist der Kopf zu **einer Seite gedreht** und **zur anderen Seite geneigt**.

Untersuchung

Tumor

Lokalisation. Die Schwellung liegt im mittleren Drittel des M. sternocleidomastoideus, d. h. im mittleren anterolateralen Halsdrittel.

Schmerz. Der Tumor ist lediglich in den ersten Lebenswochen schmerzhaft.

Aussehen und Größe. Die Schwellung ist keulenförmig mit ihrer Längsachse parallel zur Muskelachse. Der Durchmesser beträgt gewöhnlich 1–2 cm.

Oberfläche. Diese ist glatt.

Rand. Vorder- und Hinterrand des Tumors sind scharf begrenzt, während Ober- und Unterrand allmählich in normales Muskelgewebe übergehen.

Zusammensetzung. Zunächst ist der Tumor fest und solide, leicht zu tasten, jedoch wird er allmählich härter und beginnt zu schrumpfen, um dann nicht mehr tastbar zu sein.

Die umgebenden Strukturen und die Lymphknoten sind unauffällig.

Hals

Untersuchen Sie die Halsbeweglichkeit. Ist das Kind zu klein, um Kommandos auszuführen, so muß man sehen, wie es seinen Kopf hält, wenn es im Kinderbettchen liegt und dann vorsichtig versuchen, Kopf und Hals zu bewegen.

Der M. sternocleidomastoideus dreht und neigt den Kopf. Eine Kontraktion des linken Muskels **dreht den Kopf nach rechts** und **neigt ihn nach links**. Diese beiden Abweichungen sollten vorhanden sein. Eine forcierte Bewegung, um die Fehlhaltung zu korrigieren, verursacht Schmerzen, und das Kind widersetzt sich dagegen.

Mit Ausnahme einer Bewegungseinschränkung durch einen Spasmus des M. sternocleidomastoideus ist die Halsbeweglichkeit unauffällig.

Augen

Betrachten Sie die Augen und ihre Beweglichkeit, um ein **Schielen** zu entdecken. Das Schielen kann auch durch einen Tortikollis korrigiert werden. Drehen Sie den Kopf in die Vertikal- und Zentralposition und betrachten Sie die Augen. Ist der Tortikollis eine Folge des Schielens und nicht durch eine Muskelfibrose bedingt, so schielt der Patient bei gerader Kopfstellung.

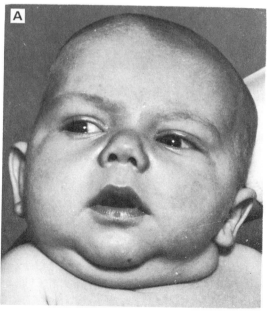
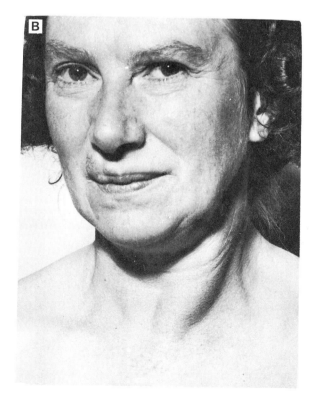

Abb. 11.**17** (A) Der Tortikollis des Neugeborenen ist durch eine Ischämie des M. sternocleidomastoideus verursacht. (B) Ein prominenter M. sternocleidomastoideus mit einem leichten Tortikollis verursacht durch Ischämie und Fibrose des Muskels nach der Geburt.

Halsrippe

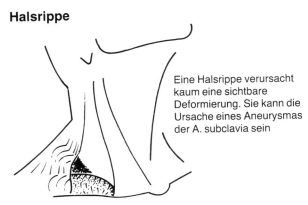

Eine Halsrippe verursacht kaum eine sichtbare Deformierung. Sie kann die Ursache eines Aneurysmas der A. subclavia sein

Abb. 11.**18**   Die Lokalisation einer Halsrippe.

Obwohl eine Halsrippe schwerwiegende neurologische und vaskuläre Symptome im Oberarm auslösen kann, ist die klinische Untersuchung des Halses in der Regel unauffällig. Die Diagnose wird gewöhnlich durch eine Röntgenuntersuchung gestellt. Manchmal findet man eine diskrete Vorwölbung an der Basis des Halses, die jedoch niemals so imponiert, daß man daraus eine klinische Diagnose stellen könnte.
Die typisch neurologischen Symptome sind Schmerzen in den Nervenwurzeln C 8 und D 1 und eine Atrophie und Schwäche in den Handbinnenmuskeln. Vaskuläre Symptome wie Raynaud-Syndrom, trophische Störungen, Ruheschmerzen und Gangrän sind ungewöhnlich.

Zyste des Ductus thyreoglossus

Die Schilddrüsen entwickeln sich am unteren Ende des Ductus thyreoglossus, der seinen Ursprung am Foramen caecum der Zungenbasis hat. Bleibt ein Teil dieses Ganges eröffnet, so können sich Zysten ausbilden, eine Thyreoglossuszyste. Theoretisch können diese in jedem Abschnitt zwischen dem Ursprung und dem Isthmus der Schilddrüse im Verlauf des Ganges entstehen. Es finden sich jedoch zwei typische Lokalisationen, im Bereich des Isthmus der Schilddrüse und in Höhe des Zungenbeines oder unmittelbar über diesem. Thyreoglossuszysten in der Zunge und am Mundboden sind selten.

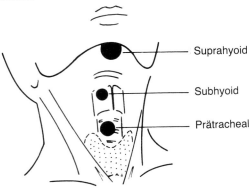

Suprahyoid

Subhyoid

Prätracheal

Abb. 11.**19**   Die Lokalisationen von Thyreoglossuszysten.

Anamnese
Alter. Die Thyreoglossuszysten treten in jedem Alter auf. Die Mehrzahl der Patienten ist zwischen 15 und 30 Jahren.
Geschlecht. Frauen sind häufiger betroffen als Männer.
Symptome. Das Kardinalsymptom ist eine **schmerzlose Geschwulst,** die deutlich am Hals hervortritt. **Schmerz und Größenzunahme** treten lediglich bei Infektionen der Zysten auf.
Dauer der Symptome. Die Tumoren bestehen in der Regel über mehrere Jahre, bevor sie dem Patienten Beschwerden machen. Der Patient leidet gewöhnlich an einer Größenzunahme, die den Patienten entstellt.
Systemische Symptome. Diese kommen nicht vor.

Untersuchung
Lokalisation. Thyreoglossuszysten liegen in der Nähe der Mittellinie, in der Regel zwischen dem Kinn und dem zweiten Trachealknorpel. Beim Feten ist der Thyreoglossus in der Mittellinie. Bildet sich jedoch eine Zyste im Erwachsenenleben aus, so wandert sie neben die Mittellinie, vor allen Dingen dann, wenn sie sich vor dem Schildknorpel entwickelt.
Farbe, Temperatur und Schmerz. Bei einer Infektion kommt es zu Hautrötung, Überwärmung und Schmerzempfindlichkeit. Bei unauffälliger Zyste finden sich keine pathologischen Veränderungen der Haut.
Aussehen und Oberfläche. Die Zysten sind kugelförmig und glatt mit scharf begrenzten Rändern.
Größe. Sie variieren von 0,5–5 cm im Durchmesser. Da sich diese Zysten an der Vorderseite des Halses ausbilden, werden sie vom Patienten bereits bei sehr kleinem Durchmesser entdeckt.
Zusammensetzung. Sie ist derb bis hart, abhängig von der Spannung in der Zyste. Einige Zysten sind zu prall und andere zu klein, um zu fluktuieren, jedoch liegt die Mehrzahl der Zysten zwischen diesen Extremen und zeigt eine leichte **Fluktuation.** Gelegentlich sind sie durchscheinend, aber gewöhnlich ist der Inhalt verdickt und besteht aus desquamierten Epithelzellen oder aus nekrotischem Gewebe nach überstandener Infektion. Viele Zysten sind zur Diaphanie zu klein.
Beziehungen zu benachbarten Strukturen. Die Zysten sind fixiert an den Resten des Ductus thyreoglossus. Man kann sie nur zur Seite verschieben, aber nicht nach oben und unten. Der Ductus thyreoglossus steht in enger Nachbarschaft und ist in der Regel fixiert am Zungenbein, mit der Bewegung des Zungenbeines bewegt sich auch die Zyste.
Das Zungenbein bewegt sich beim Herausstrecken der Zunge nach oben, so bittet man den Patienten, den Mund zu öffnen, hält die Zyste zwischen Daumen und Zeigefinger und bittet nun den Patienten, die Zunge herauszustrecken. Ist die Zyste am Zungenbein fixiert, wird sie beim Herausstrecken der Zunge nach **oben gezogen.**
Man fühlt dieses Nachobenwandern eher, als daß man es sieht. Obwohl dies ein typisches diagnostisches Zeichen ist, soll man sich nicht allzu sehr darauf verlassen.

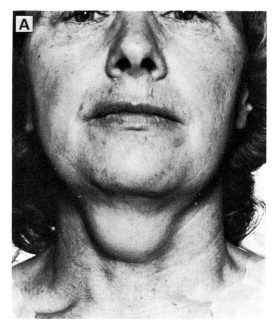
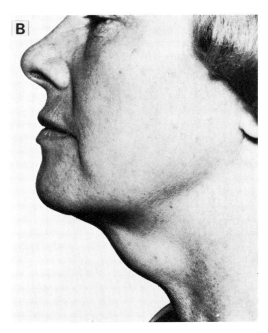

Abb. 11.**20**   Eine große, unterhalb des Zungenbeines gelegene thyreoglossale Zyste.

Übersichtstabelle 11.**3**   **Ein Diagnoseschema für Schwellungen des Halses (in der Tiefe der tiefen Faszie)**

Nach der Untersuchung sollten Sie in der Lage sein, vier kritische Fragen zu beantworten. Handelt es sich um einen oder um mehrere Tumoren? Lokalisation? Solide oder zystisch? Schluckverschieblichkeit?	*Im hinteren Halsdreieck ohne Schluckverschieblichkeit*
	Solid
	Ein Lymphknoten
A. *Multiple Tumoren* sind ausnahmslos *Lymphknoten.*	Zystisch
B. *Ein einzelner Tumor:*	Zystisches Hygrom
Im vorderen Halsdreieck mit fehlender Schluck-	Zenker-Divertikel
verschieblichkeit	Pulsierend
Solid	Aneurysma der A. subclavia
Lymphknoten	*Im vorderen Halsdreieck mit Schluckverschieblichkeit*
Karotisglomustumor	Solid
Zystisch	Schilddrüse
Kalter Abszeß	Lymphknoten am Isthmus der Schilddrüse
Branchiogene Zyste	Zystisch
	Thyreoglossuszyste

In der Tat fehlt dieses klinische Zeichen, wenn die Zyste weit unterhalb des Zungenbeines liegt.
Lymphknoten. Die lokalen Lymphknoten sind unauffällig.
Lokales Gewebe. Sehr häufig findet sich eine pathologische Vergrößerung der Schilddrüse. **Untersuchen Sie die Zungenbasis** nach ektopem (lingualem) Schilddrüsengewebe.
Eine Zungengrundstruma sieht aus wie eine abgeflachte Erdbeere an der Zungenbasis.

Schilddrüse

Die Schilddrüse verursacht zwei Gruppen von Symptomen: einmal im Zusammenhang mit der Schwellung am Hals und zum anderen in Abhängigkeit von der endokrinen Aktivität der Drüse.
Die Anamnese und Untersuchung müssen diese beiden Symptomengruppen, nämlich lokale und Allgemeinsymptome, berücksichtigen.

Symptome der Schilddrüsenerkrankung

Das klinische Bild am Hals

Ein Tumor am Hals. Die Mehrzahl der Vergrößerungen der Schilddrüse wachsen langsam und schmerzlos, und der Patient klagt lediglich über das Vorhandensein der Geschwulst, manche dagegen treten plötzlich auf,

Übersichtstabelle 11.**4   Physiologie der Schilddrüse**

Das aktive Schilddrüsenhormon ist Thyroxin (Tetrajodthyronin, T4) und wahrscheinlich Trijodthyronin (T3)

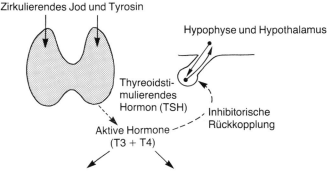

Zirkulierendes Jod und Tyrosin

Hypophyse und Hypothalamus

Thyreoidsti-
mulierendes
Hormon (TSH)

Inhibitorische
Rückkopplung

Aktive Hormone
(T3 + T4)

1. *Erhöhung des Gewebestoffwechsels* (Wirkung auf die Atmungskette in den Mitochondrien) Vermehrter Appetit Abnahme des Gewichtes Erhöhte Temperatur und Sauerstoffverbrauch (erhöhter Grundumsatz)	2. *Vermehrte Sensibilität für beta-adrenerge Rezeptoren* Tachykardie Verzögerter Lidschluß Tremor Nervosität	3. *Steigerung des Gewebewachstums* (durch erhöhten Metabolismus und Sekretion des Wachstumshormones) Gesteigertes Wachstum und frühe Ausreifung des Gewebes

---

und bestehende Tumoren können sich schnell vergrößern.

Eine schnelle Veränderung der Größe eines Teiles der Schilddrüse oder eines bestehenden Kropfes kann durch eine Einblutung in einen nekrotischen Knoten, durch ein schnell wachsendes Karzinom oder durch eine subakute Thyreoiditis verursacht werden. Eine plötzliche Vergrößerung eines Tumors durch Einblutung ist in der Regel schmerzhaft, wogegen ein schnell wachsendes, anaplastisches Karzinom schmerzlos ist, solange es nicht in benachbarte Strukturen infiltriert.

Ein spezielles Merkmal von papillären und follikulären Karzinomen der Schilddrüse ist das sehr langsame Wachstum. Es besteht ein Kropf über mehrere Jahre, bevor er metastasiert. Das Alter des Tumors ist kein Hinweis auf seine Natur.

Schluckstörungen. Große Tumoren üben einen Zug am Hals aus, wenn man schluckt. Es handelt sich hierbei jedoch nicht um eine Dysphagie.

Die Schilddrüsenvergrößerungen führen sehr selten zu einem Verschluß des Ösophagus, da er ein Muskelschlauch ist, der leicht dehnbar ist und zur Seite ausweicht. Da jedoch die Schilddrüse bei der ersten Phase des Schluckaktes mit der Trachea nach oben gezogen wird, kommt es durch einen Kropf zu Schluckstörungen.

Dyspnoe. Eine Verlagerung oder Kompression der Trachea durch einen Kropf bewirkt Atembehinderungen. Dieses Symptom verschlechtert sich, wenn der Hals zur Seite gedreht oder nach vorne gebeugt wird. Das pfeifende Geräusch, das durch den Atemstrom bei Passieren der Trachealstenose hervorgerufen wird, nennt man **Stridor.**

Schmerz. Schmerz ist äußerst ungewöhnlich beim Kropf. Bei der akuten und subakuten Thyreoiditis findet sich eine schmerzhafte Drüse, bei der Hashimoto-Struma tritt häufig ein unangenehmes Gefühl am Hals auf.

Anaplastische Karzinome lösen lokale und zum Ohr ziehende Schmerzen auf, wenn sie in die umgebenden Strukturen infiltrieren.

Heiserkeit. Eine Veränderung der Stimme ist ein sehr wichtiges Symptom, da es sich aller Wahrscheinlichkeit nach um eine Lähmung des N. recurrens handelt, wobei ein anaplastisches Karzinom mit Infiltration in den Nerven vorliegen kann.

Symptome der Augen

Die Patienten leiden gelegentlich unter **glänzenden oder hervortretenden Augen** und unter **Schwierigkeiten des Lidschlusses** (Exophthalmus), **Doppelbildern** durch Muskelschwäche (Ophthalmoplegie) und eine Schwellung der Konjunktiva (Chemosis). Diese wird **schmerzhaft**, wenn die Kornea ulzeriert.

Symptome einer Thyreotoxikose

Nervensystem. **Nervosität**, leichte Erregbarkeit, Schlaflosigkeit, Labilität und **Tremor** der Hände.

Kardiovaskuläres System. **Herzklopfen**, Belastungsdyspnoe, Schwellung der Sprunggelenke und Brustschmerz.

Stoffwechsel und Verdauungstrakt. **Zunahme des Appetites bei Gewichtsverlust**, gelegentliche Veränderungen der Stuhlgewohnheiten im Sinne von Diarrhoen. Vorliebe für **kaltes Wetter**, excessives **Schwitzen** und Intoleranz gegenüber heißem Wetter. Gelegentlich leiden Frauen unter einer Veränderung der Menstruation im Sinne einer Amenorrhoe.

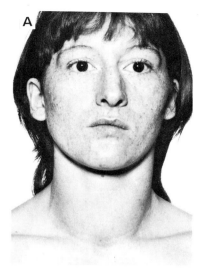

(A) Betrachten Sie Augen und Hals.

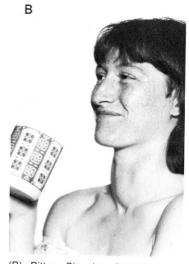

(B) Bitten Sie den Patienten zu schlucken.

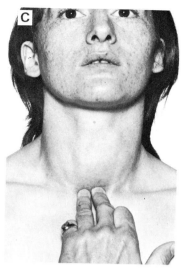

(C) Betasten Sie die Trachea.

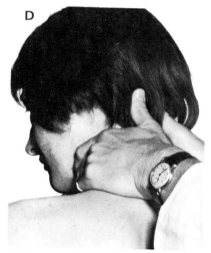

(D) Palpieren Sie den Hals von hinten, wobei die Daumen den Kopf leicht nach vorne drücken, um den Hals leicht zu beugen.

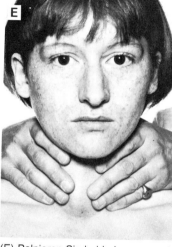

(E) Palpieren Sie beide Lappen und den Isthmus mit flachen, gestreckten Fingern.

(G) Perkutieren Sie den unteren Rand der Drüse.

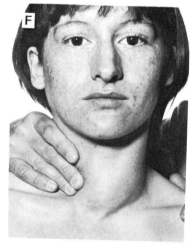

(F) Ist ein Lappen schwer zu tasten, wird er prominenter, wenn man ihn fest gegen die andere Seite preßt.

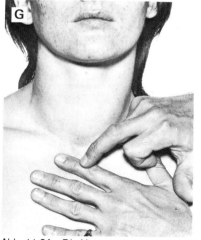

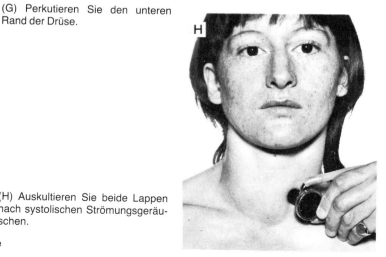

(H) Auskultieren Sie beide Lappen nach systolischen Strömungsgeräuschen.

Abb. 11.21   Die Untersuchung der Schilddrüse

Symptome eines Myxödems

Gewichtszunahme mit Fettablagerungen im Bereich des Genickes und der Schultern. **Verlangsamung des Denkens, Sprechens** und der **motorischen Aktivität. Intoleranz gegen kaltes Wetter. Haarausfall,** speziell der äußeren zwei Drittel der Augenbrauen. **Muskelermüdung,** eine trockene Haut und eine Gesichtsfarbe von »Pfirsich und Creme«. Verstopfung.

Untersuchung der Schilddrüse

Obwohl sie immer ein Teil der Allgemeinuntersuchung ist, ist die spezielle Untersuchungsmethode des Halses, da sie so wichtig ist, im Detail beschrieben. Die bedeutenden Merkmale der generellen und der Untersuchung der Augen werden dabei wiederholt.

Differentialdiagnostisch muß man abklären:

1. **Handelt es sich um einen Tumor,**
2. **sind mehrere Tumoren vorhanden,**
3. **handelt es sich um eine diffuse Vergrößerung der gesamten Drüse?**

Übersichtstabelle 11.**5   Physiologie der Schilddrüse**

Veränderungen der hormonellen Aktivität kann man beurteilen durch:
1. *Klinische Untersuchung.*
2. *Bestimmung des zirkulierenden T3 und T4 und des proteingebundenen Jods.*
3. *Messung der Rate der quantitativen Aufnahme radioaktiven Jods in die Drüse.*
Die Hormonsekretion kann unterdrückt werden durch:
1. *Hemmung der Hormonabgabe.*
2. *Kaliumperchlorat: Hemmung der Jodaufnahme in die Drüse.*
3. *Carbimazol und Thiourazol: Hemmung der Jodination des Tyrosins und Kopplung des Tyrosins zu Thyronin.*
4. *Operative Verkleinerung oder radiologische Zerstörung der Drüse.*
5. *Substitution von Schilddrüsenhormonen.*

Übersichtstabelle 11.**6   Untersuchungsmethode für Patienten mit einem Kropf**

1. *Betrachten Sie den ganzen Patienten* auf Agitation, Nervosität oder Lethargie.
2. *Untersuchen Sie die Hände* auf Schweiß, Tremor, Tachykardie.
3. *Untersuchen Sie die Augen* auf Exophthalmus, verzögerten Lidschlag, Ophthalmoplegie, Chemosis.
4. *Untersuchen Sie den Hals.* Achten Sie immer darauf, daß der Tumor sich beim Schlucken mitbewegt.
5. *Palpieren Sie die zervikalen Lymphknoten.*

Übersichtstabelle 11.**7   Augenzeichen der Thyreotoxikose**

1. *Lidretraktion und verzögerter Lidschlag.*
2. *Exophthalmus.* Es besteht eine Schwierigkeit der Konvergenz und fehlendes Stirnrunzeln beim Blick nach oben.
3. *Ophthalmoplegie.* Vor allem sind der M. rectus superior und M. obliquus inferior betroffen. (Der Patient kann nicht »nach oben und außen« blicken.)
4. *Chemosis.*

Konzentrieren Sie sich auf den Zustand der Drüse und ihre endokrine Aktivität. Es ist sehr einfach, beide Aspekte zunächst kombiniert nachzuweisen, man sollte sie jedoch auch einzeln untersuchen.

Inspektion

Zunächst muß man eine Schwellung am Hals im Bereich der Schilddrüse feststellen und beobachten, **ob diese sich beim Schluckakt bewegt.** Anschließend **untersucht man den ganzen Patienten.** Sitzt er still und ruhig, oder zappelt er herum unter ständiger Bewegung der Finger und nervösem Herumsehen und Agitationen?

Ist er dünn oder beleibt? Wo besteht die Atrophie oder der Fettansatz? Patienten mit einer Thyreotoxikose haben einen allgemeinen Gewichtsverlust, speziell ein abgemagertes Gesicht, aber genauso gut eine Atrophie der Hände, des Gesichtes und der Schultermuskulatur. Ist er zu dünn angezogen, oder schwitzt er, oder trägt er zu dicke Kleidung und friert immer noch? *Betrachten Sie die Hände.* **Tasten Sie die Pulse.** Tachykardie ist auf Thyreotoxikose, Bradykardie auf ein Myxödem verdächtig. Bei Patienten mittleren und höheren Lebensalters kann bei Thyreotoxikose Vorhofflimmern auftreten.

Sind die Handflächen feucht und schweißbedeckt? Besteht Tremor? Überprüfen Sie das feinschlägige Zittern, indem Sie den Patienten bitten, die Arme und die Finger auszustrecken und abzuspreizen. Bei der Thyreotoxikose findet sich ein feinschlägiger schneller Tremor. Ist es zweifelhaft, halten Sie ihre eigene Hand zum Vergleich neben die des Patienten.

Untersuchen Sie die Augen. Es gibt vier wichtige Veränderungen der Augen bei Thyreotoxikose. Jedes von ihnen kann ein- oder beidseitig sein.

Lidretraktion und Zurückbleiben des Lides. Dieses Symptom ist durch eine Überaktivität der unwillkürlichen (glatten) Muskulatur des M. levator palpebrae superioris verursacht. Steht das Oberlid höher als normal und das Unterlid in einer korrekten Position, so hat der Patient eine **Lidretraktion.** Es handelt sich **nicht** um einen Exophthalmus.

Hält das Oberlid bei nach unten gerichteten Augenbewegungen nicht Schritt mit den Bewegungen des Augapfels, so leidet der Patient unter dem **Zurückbleiben des Lides.**

Exophthalmus. Wird der Augapfel nach vorne gedrückt durch eine Zunahme des retroorbitalen Fettgewebes, Ödem und zelluläre Infiltration, so ändert sich die normale Beziehung der Augenlider zur Iris. Die Sklera wird sichtbar unter dem unteren Rand der Iris (der Limbus inferior).

Sind die Augen des Patienten hervorgetreten, so kann er **ohne Stirnrunzeln nach oben blicken,** und es bestehen **Schwierigkeiten bei der Konvergenz.** Beim schweren Exophthalmus kann der Patient die Augen nicht schließen, und es treten Kornealulzera auf.

Ophthalmoplegie. Obwohl der Exophthalmus die Augenmuskeln dehnt, muß ihre Funktion nicht unbedingt betroffen sein. Die Ursache einer Schwäche der Augenmuskeln in Verbindung mit schwerem Exophthalmus

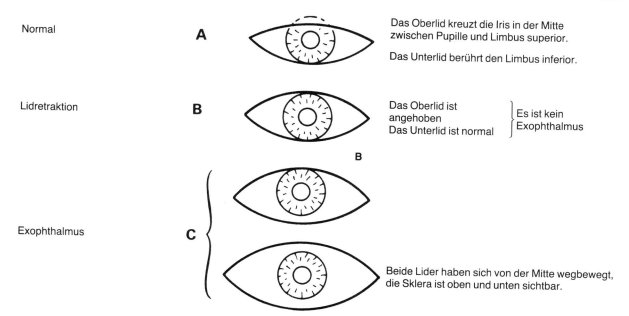

| Normal | **A** | Das Oberlid kreuzt die Iris in der Mitte zwischen Pupille und Limbus superior.

Das Unterlid berührt den Limbus inferior. |

Lidretraktion — **B** — Das Oberlid ist angehoben / Das Unterlid ist normal } Es ist kein Exophthalmus

Exophthalmus — **C** — Beide Lider haben sich von der Mitte wegbewegt, die Sklera ist oben und unten sichtbar.

Abb. 11.**22**   Die Beziehungen der Augenlider zur Iris

sind das Ödem und zelluläre Infiltration der Muskeln selbst und des N. oculomotorius. Die am häufigsten betroffenen Muskeln sind der M. rectus superior und lateralis und der M. obliquus inferior. Die Muskellähmungen äußern sich in einer fehlenden Blickwendung nach oben und außen.

Chemosis. Die Chemosis ist ein Ödem der Konjunktiva. Die normale Konjunktiva ist glatt und unsichtbar. Eine verdickte, runzlige, ödematöse und leicht trübe Konjunktiva ist leicht zu erkennen.

Die Ursache liegt in einem Verschluß der normalen Venen und Lymphdrainage der Konjunktiva bei erhöhtem retroorbitalem Druck.

Inspektion des Halses. Wenn der Tumor an der anatomischen Stelle der Schilddrüse liegt, **bitten Sie den Patienten zu schlucken.** Dazu kann man den Patienten einen Schluck Wasser trinken lassen.

Alle Kröpfe bewegen sich während des Schluckens nach oben. **Untersuchen Sie die äußeren Konturen und die Oberfläche des Tumors.**

Bei karzinomatöser Infiltration der Haut durch einen Schilddrüsentumor finden sich entsprechende Hautveränderungen, und beim Schluckakt wird die Haut ebenfalls mit nach oben gezogen.

Bitten Sie den Patienten, den **Mund zu öffnen** und **dann die Zunge herauszustrecken.** Bewegt sich der Tumor bei diesem Vorgang nach oben, so muß eine Verbindung zum Zungenbein bestehen, und es handelt sich um eine thyreoglossale Zyste.

Betrachten Sie die Halsvenen. Diese sind erweitert, wenn der Tumor die obere Thoraxöffnung verschließt. Untersuchen Sie die Lokalisation des Schildknorpels. Ist er in Halsmitte oder nach einer Seite verdrängt?

Palpation

Palpieren Sie den Hals von vorne. Der wichtigste Teil der Palpation wird von hinten durchgeführt, aber es ist wesentlich, jede sichtbare Schwellung mit der Hand abzutasten, während man vor dem Patienten steht, um sich einen visuellen Eindruck von der Größe, dem Aussehen und der Oberfläche zu machen und herauszufinden, ob ein Druckschmerz besteht.

Untersuchen Sie die Position der Trachea. Dies macht man am besten, indem man mit einer Fingerspitze die Fossa jugularis abtastet. Die Trachea sollte exakt in der Mitte stehen.

Reicht eine Struma bis in den Thorax und überdeckt die Trachea, so muß man den Schildknorpel als Bezugspunkt nehmen. Ein Tumor mit Verlagerung der Trachea verdrängt den Schildknorpel seitlich.

Palpieren Sie den Hals von hinten. Stellen Sie sich hinter den Patienten. Legen Sie Ihre Daumen neben das Lig. nuchae, beugen Sie den Kopf leicht nach vorne, um die vorderen Halsmuskeln zu relaxieren. Umschließen Sie den Hals beidseits mit Händen und Fingern, so daß diese auf die beiden Schilddrüsenlappen zu liegen kommen. Ein kleiner Lappen kann besser getastet werden, wenn man ihn fest gegen die andere Halsseite drückt.

Ist man sich nicht sicher über den Ursprungsort des Tumors, bittet man den Patienten, während der palpierenden Untersuchung zu schlucken. Bei diesem Manöver werden alle Tumoren, die hinter dem Sternum liegen, in die Reichweite der palpierenden Finger kommen.

Am Ende der Palpation sollte man sich bei einer Schilddrüse oder einem Kropf im klaren sein über: Schmerz, Aussehen, Größe, Oberfläche und Konsistenz.

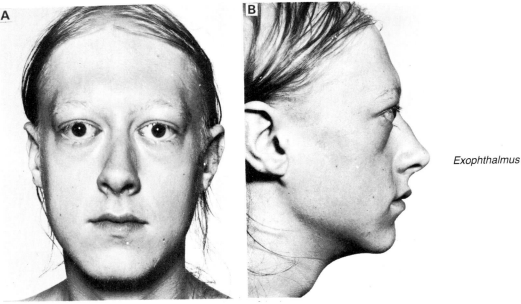

Exophthalmus

(A und B) Beachte die Atrophie und den Haarverlust.

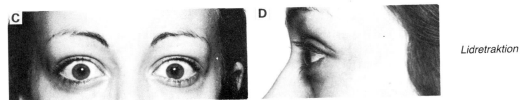

Lidretraktion

(C und D) Schwere Lidretraktion aber *kein* Exophthalmus.

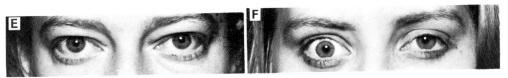

Exophthalmus ohne Lidretraktion.   *Einseitige Lidretraktion.*

(F) Einseitige Augenzeichen sind gewöhnlich bei *generalisierter* Erkrankung, d. h. Thyreotoxikose.

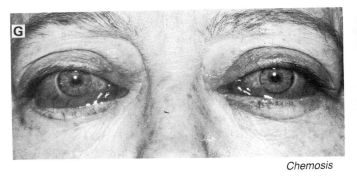

Chemosis

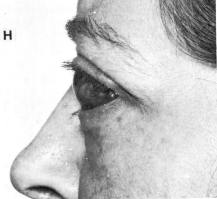

(G und H) Die Konjunktiva wölbt sich über die Augenlider hervor.
Es besteht ein Exophthalmus ohne Lidretraktion.

Abb. 11.23   Einige Augenzeichen der Thyreotoxikose

Eine normale Schilddrüse ist nicht palpabel.
Palpieren Sie die gesamten Lymphknotenketten des Halses und der Supraklavikulargrube.

Perkussion

Machen Sie das untere Ausmaß der Schwellung unter der oberen Thoraxapertur aus, indem Sie entlang der Klavikula und über dem Sternum und der oberen Thoraxwand perkutieren. Dies kann man von vorne und von hinten ausführen.

Auskultation

Auskultieren Sie die Schwellung. Vaskularisierte Schilddrüsen und Tumoren haben ein systolisches Strömungsgeräusch.

Allgemeinuntersuchung

Zollen Sie dem Kardiovaskular- und Nervensystem für jede Erscheinung eines Hyper- oder Hypothyreoidismus Aufmerksamkeit. Die Symptome und das klinische Bild sind auf Seite 227 und 230 beschrieben.

Einfache hyperplastische Struma (Kolloidkropf)

Eine einfache Vergrößerung der Schilddrüse ist ausnahmslos durch eine vermehrte Stimulation durch das thyreoidstimulierende Hormon (TSH) bedingt. Diese Stimulation ist hervorgerufen durch eine niedrige Konzentration von zirkulierendem Schilddrüsenhormon. Die häufigste Ursache einer niederen Produktion von Schilddrüsenhormon liegt im Jodmangel. Physiologische Zustände wie Pubertät und Schwangerschaft, die eine vermehrte Aktivität der Schilddrüse fordern, gehen dann mit einer Vergrößerung des Organes einher. Der Ausdruck **Kolloidstruma** beschreibt das Spätstadium einer diffusen Hyperplasie, wenn alle Azini durch Kolloidansammlungen erweitert sind, das trotz Stimulation von TSH nicht abgegeben wird.

Anamnese

Alter. In Gebieten, in denen die Struma endemisch ist (überwiegend bei der einheimischen Bevölkerung), entstehen die hyperplastischen Kröpfe bereits in der **Kindheit.**
Sporadisch auftretende, physiologisch hyperplastische Strumen entstehen während der Pubertät, Schwangerschaft, während schwerer Erkrankungen und emotionalen Problemen, so daß sie in der Regel während der Pubertät und im jungen Erwachsenenleben auftreten.
Geschlecht. Hyperplastische Strumen findet man fünfmal häufiger bei Frauen als bei Männern.
Geographische Verteilung. Endemische Strumen treten in den Gebieten auf, in denen das Trinkwasser eine niedere Jodkonzentration hat, wie z.B. in den bewohnten Tälern der Alpen, der Anden, am Himalaya und den Rocky Mountains und in ebenen Landstrichen, die ihr Wasser von den Bergen beziehen, wie z.B. am Nil, Kongodelta und an den großen Seen der USA oder im

Voralpenland. Der Regen hat zwar einen normalen Jodgehalt, dieses wird jedoch, bis es zu den Quellen und den Flüssen kommt, herausgefiltert.
Nahrungsmittel. Einige pflanzliche Lebensmittel enthalten **strumigene** Chemikalien, d.h. Substanzen, die die Hormonsynthese hemmen. Übermäßiger Genuß von Blumen- und Grünkohl in der Nahrung können eine Struma verursachen.
Lokale Symptome. Das Hauptsymptom ist die **Schwellung des Halses.** Sie tritt langsam auf und ist schmerzfrei.
Wenn sie größer wird – speziell dann, wenn nach Beendigung des initialen Stimulus eine Kolloidstruma besteht –, können Drucksymptome ausgeübt werden, wie z.B. **Dyspnoe, gestaute Halsvenen** und **leichte Schluckstörungen.**
Allgemeinsymptome. Diffuse hyperplastische Strumen haben in der Regel keine klinisch signifikanten Über- oder Unterfunktionen der Schilddrüse.
Nach lange bestehenden hyperplastischen Strumen entstehen sehr häufig Knotenkröpfe, und es kann sich eine Thyreotoxikose oder ein Myxödem entwickeln.

Lokale Untersuchung

Lokalisation. Die Schwellungen finden sich an der typisch anatomischen Stelle der Schilddrüse.
Schmerz. Sie ist nicht schmerzhaft.
Aussehen. Bei der Schwellung kann man gewöhnlich zwei Lappen und einen Isthmus sehen.
Größe. Physiologische Strumen sind nur 2–3mal größer als die normale Drüse. Jodmangelstrukturen können jedoch sehr groß werden.
Oberfläche. Die Oberfläche des hyperplastischen Struma ist **glatt,** und bildet sie sich in eine Kolloidstruma um, so wird die Oberfläche höckrig und im Laufe der Jahre nodulär.
Zusammensetzung. Die Drüse fühlt sich **fest** an und ist **dumpf** bei der Perkussion. Hyperämische physiologische Strumen haben ein sehr weiches systolisches Strömungsgeräusch.
Beziehungen zur Umgebung. Die Drüse **bewegt sich beim Schlucken.**
Die übrigen Strukturen des Halses sind unauffällig.
Lymphknoten. Die tiefen zervikalen Lymphknoten sind nicht palpabel.

Augen

Sie sind unauffällig.

Allgemeinuntersuchung

Der Patient ist in der Regel euthyreot.

Multinoduläre Struma

Multinoduläre Strumen entstehen spontan, wenn die Drüse einer länger bestehenden Stimulation ausgesetzt ist, d.h. bei hyperplastischen Drüsen. Auch diese treten **endemisch** (in Jodmangelgebieten) und **sporadisch** (gelegentliches Vorkommen) auf.

Der noduläre Kropf resultiert aus einer ungeordneten Antwort der Drüse auf die Stimulation und enthält Areale mit **Hyper- und Hypoplasie** nebeneinander.

Die Schnittfläche eines Knotenkropfes zeigt Einblutungen, nekrotische Bezirke und normales Gewebe nebeneinander. Das normale Gewebe enthält normal aktive Follikel, die Knoten enthalten beides, hyperaktive, nekrotische und hyperplastische Follikel.

Kommt es zu einer Hyperplasie der Knoten, so wird der Patient thyreotoxisch.

Bei lange bestehenden Knotenkröpfen sind diese Knoten meistens inaktiv, und die Anzahl der normal aktiven Follikel ist so reduziert, daß die Produktion des Schilddrüsenhormones inadäquat ist und ein Myxödem entsteht.

Anamnese

Alter. In **Endemiegebieten** treten die Knotenkröpfe im **frühen Erwachsenenleben (15–30 Jahre)** auf. **Sporadische** noduläre Strumen beobachtet man später zwischen dem 25. und 40. Lebensjahr.

Geschlecht. Knotenstrumen sind bei Frauen sechsmal häufiger als bei Männern.

Geographische Verbreitung. Strumen treten gewöhnlich in Gebieten mit Jodmangel im Trinkwasser auf (s. hyperplastische Struma).

Symptome. Das Kardinalsymptom besteht in einer **großen, schmerzlosen Geschwulst am Hals.**

Diese kann **Dyspnoe, Schluckstörungen, Stridor** und massiv dilatierte Halsvenen hervorrufen.

Eine plötzliche Vergrößerung und Schmerz treten bei Einblutungen in nekrotische Knoten auf. Nekrotische Knoten sind keine Zysten, und es ist deshalb falsch, von Einblutungen in die Zysten zu reden.

Die **Thyreotoxikose** tritt bei einer beachtlichen Anzahl von Patienten mit Knotenstrumen auf (schätzungsweise 25%), die Symptome der Thyreotoxikose sind aufgelistet auf Seite 227.

Myxödem. Verschwindet die follikuläre Hyperplasie und läßt die Stimulation nach, so leidet der Patient unter einer ausgebrannten Schilddrüse, die nur noch wenig normales Gewebe enthält. Letztendlich ist die endokrine Sekretion so ungenügend, daß der Patient erheblich gefährdet ist, ein Myxödem zu bekommen, wenn er das 60. bis 70. Lebensjahr erreicht. Die Symptome des Myxödems sind auf Seite 230 beschrieben.

Lokale Untersuchung

Lokalisation. Die Schwellung ist im unteren Drittel des Halses an der anatomischen Stelle der Schilddrüse und in der Regel asymmetrisch.

Schmerz. Die Knotenstrumen sind nur dann schmerzhaft, wenn kurz zuvor eine Einblutung in einen Knoten stattgefunden hat.

Aussehen und Größe. Die Knoten sind asymmetrisch, und die Schilddrüse kann jedes Aussehen annehmen. Kropfknoten am Isthmus kommen vor, die Struma kann bis unter die Klavikel und nach substernal in das obere Mediastinum reichen.

Oberfläche. Die Oberfläche der Knotenstruma ist **glatt**, aber **nodulär.** Häufig ist auch nur **ein Knoten**

tastbar, auch wenn die gesamte Drüse pathologisch verändert ist.

Zusammensetzung. Die Konsistenz der Knoten variiert. Einige fühlen sich hart, andere weich an. Ein altes Sprichwort sagt: »Solide Tumoren in der Schilddrüse fühlen sich zystisch, wogegen sich zystische Tumoren solid anfühlen«. Die Erklärung liegt darin, daß der Knoten, der aus Schilddrüsengewebe besteht, weich ist, wogegen der Knoten, der mit Blut und verflüssigtem nekrotischen Gewebe gefüllt ist, prall wird und sich hart anfühlt.

Die Knoten der nodulären Struma fluktuieren nicht, noch sind sie durchscheinend, und sie sind dumpf bei der Perkussion. Man hört über der Drüse **kein Strömungsgeräusch.**

Relation zur Umgebung. Der Tumor **bewegt sich beim Schlucken.** Ein Hinweis, daß er an der Trachea fixiert ist. Er sollte an keinen weiteren benachbarten Strukturen fixiert sein.

Lymphdrainage. Die Halslymphknoten sind nicht tastbar.

Zustand des lokalen Gewebes. Trachea. Die Trachea kann **komprimiert** und/oder **verdrängt** sein, abhängig von der Lokalisation der Knoten. Bilaterale Strumen komprimieren die Trachea zu einem schmalen Schlitz, der Dyspnoe und Stridor hervorruft, speziell beim Beugen des Halses. Große einseitige Knoten dagegen verdrängen die Trachea nach lateral.

Larynx. Ist die Trachea seitlich verlagert, so weicht auch der Larynx von der Mittellinie ab.

Halsvenen. Wird die Struma in die obere Thoraxöffnung hineingepreßt, wird diese verschlossen, und es kommt zur Erweiterung der Jugularvenen (Stokes-Kragen).

Die Augen

Diese sind unauffällig. Es ist ungewöhnlich, daß neurologische oder Veränderungen der Augen bei sekundärer Thyreotoxikose auftreten, d. h. Thyreotoxikose auf dem Boden einer erkrankten Schilddrüse. Systemische Krankheitsbilder treten fast ausschließlich bei der primären Thyreotoxikose auf.

Allgemeinuntersuchung

Man muß immer nach allgemeinen Anzeichen einer **Thyreotoxikose** suchen, speziell nach **kardiovaskulären** Anzeichen oder bei älteren Patienten mit sehr lange bestehender nodulärer Struma nach Zeichen eines Myxödems.

Der solitäre Knoten

Selbst wenn nur ein Knoten tastbar ist, so **leidet etwa die Hälfte aller Patienten mit solitären Knoten tatsächlich an einer multinodulären Struma.** Es ist ungewöhnlich, die pathologische Diagnose einer solitären Knotenstruma am Krankenbett zu stellen. Auch wenn die Mehrzahl dieser solitären Knoten benigne ist, so sollten sie immer entfernt werden.

Die Thyreotoxikose verursacht durch ein solitäres

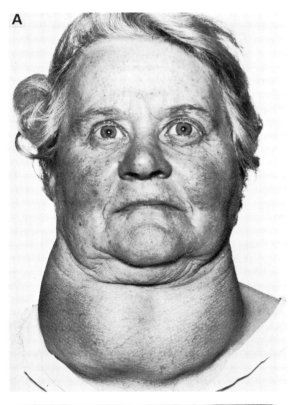

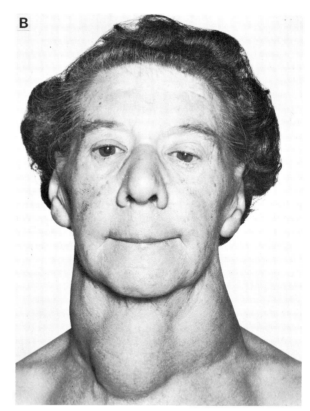

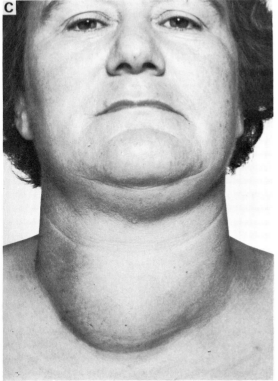

Abb. 11.**24** Strumen.
(A) Ein großer Kolloidkropf mit Trachealobstruktion.
(B) Eine multinoduläre Struma.
(C) Ein großer solitärer Knoten mit Verlagerung der Trachea
nach rechts.

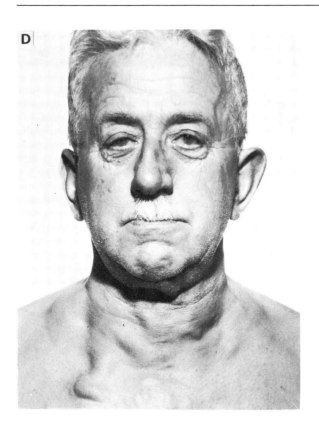

Abb. 11.**24**   Fortsetzung
(D) Obstruktion der oberen Thoraxapertur durch noduläre Knotenstruma, die in das obere Mediastinum eintaucht.
(E und F) Dieser Tumor bewegte sich nicht beim Schlucken. Es
handelte sich um ein *Lipom!*

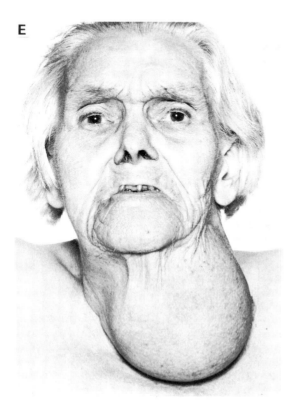

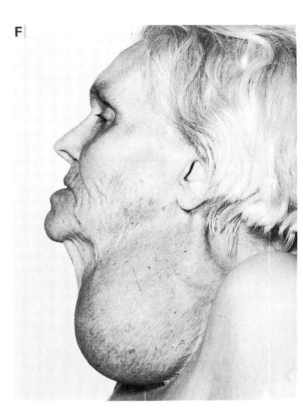

Adenom ist selten und tritt niemals (besser: eher kaum) zusammen mit einem solitären malignen Knoten auf.

Die Ursachen solitärer Knoten in der Schilddrüse sind: multinoduläre Struma,

Einblutung in oder Nekrose eines hyperplastischen Knotens,

Adenom,

Karzinom (papillär oder follikulär),

Vergrößerung eines ganzen Lappens durch Thyreoiditis.

Thyreotoxikose und Myxödem

Die Thyreotoxikose entsteht bei einem Überschuß an zirkulierendem Schilddrüsenhormon. Die Drüse selbst ist hyperplastisch, nodulär, oder es liegt eine Erkrankung im Sinne einer Thyreoiditis, eines Adenoms oder Karzinoms vor.

Die Ausdrücke »primäre« und »sekundäre« Thyreotoxikose werden gebraucht, um zu beschreiben, ob sie auf dem Boden einer normalen oder bereits veränderten Schilddrüse entstanden ist. Es sind verwirrende Ausdrücke.

Die Schilddrüsenhormone (Trijodthyronin [T3] und Thyroxin [T4] haben drei Effekte:

1. Es kommt zu einem Anstieg des Zellstoffwechsels.
2. Es kommt zu einem Sensibilitätsanstieg gegenüber beta-adrenergen Rezeptoren.
3. Das Zellwachstum wird stimuliert, wobei jedoch ein signifikanter Wachstumseffekt bei noch nicht abgeschlossenem Körperwachstum sichtbar wird.

Der Anstieg des Gewebsstoffwechsels verursacht eine Zunahme des Appetites, einen Gewichtsverlust und eine überschießende Wärmeproduktion.

Die Sensibilitätszunahme gegenüber adrenergen Rezeptoren verursacht Tachykardie, Extrasystolen, Vorhofflimmern, Tremor und Nervosität, Lidretraktion und verzögerten Lidschluß.

Die Wachstumsstimulation während der Kindheit verursacht eine frühe Reife und eine geringgradige Zunahme der Körpergröße.

Bei Myxödem finden sich genau umgekehrte Symptome.

Die verminderte Wachstumsstimulation in der Kindheit bewirkt Zwergwuchs.

Anamnese der Thyreotoxikose

Alter. Die primäre Thyreotoxikose tritt meistens bei jungen Frauen zwischen dem 15. und 45. Lebensjahr auf.

Toxische Knoten können in jedem Alter entstehen.

Die sekundäre Thyreotoxikose (ausgehend von einer nodulären Struma) tritt im mittleren Lebensalter auf – zwischen 45 und 65 Jahren.

Geschlecht. Die primäre Thyreotoxikose ist bei den Frauen zehnmal häufiger als bei den Männern.

Geographische Verbreitung. Die sekundäre Thyreotoxikose ist häufiger in den Endemiegebieten bei bereits bestehenden hyperplastischen und nodulären Strumen.

Symptome. Metabolische Symptome. Der Patient klagt über einen **maßlosen Appetit**, und trotz der exzessiven Nahrungszufuhr **verliert er an Gewicht**. Er hat das Gefühl, daß es ihm andauernd zu warm wäre, so daß er **kaltes Wetter dem heißen Wetter vorzieht**. Er leidet unter **exzessivem Schwitzen**.

Kardiovaskuläre Symptome. Der Patient klagt über **Herzklopfen, Kurzatmigkeit bei Belastung,** unregelmäßigen Herzschlag (Extrasystolen und Vorhofflimmern) und **Müdigkeit**. Die kardiovaskulären Beschwerden sind oft die Leitsymptome der sekundären Thyreotoxikose.

Neurologische Symptome. Beschwerden wie **Nervosität**, leichte **Erregbarkeit, Schlaflosigkeit, Depressionen** und Agitiertheit, ebenso wie Manien und Melancholie werden von den Verwandten wahrgenommen, lange bevor es der Patient selbst bemerkt. Es können Hyperästhesie, Kopfschmerz, Schwindel und Tremor der Hände und Zunge bestehen.

Der Patient bemerkt, daß die Augen mehr hervorstehen und daß einige Augenbewegungen schwierig sind.

Symptome des Verdauungstraktes. Die Veränderungen des Appetits und des Gewichts wurden bereits unter den metabolischen Symptomen erwähnt. Häufig findet sich eine Änderung im Stuhlverhalten, in der Regel milde Diarrhoe.

Genitaltrakt. Die meisten Frauen leiden unter einer Reduktion der Menstruationsblutung, einige haben Amenorrhoe.

Muskel- und Skelettsystem. Zusätzlich zu dem generalisierten Gewichtsverlust treten spezifische Atrophien und Schwächen der kleinen Muskeln der Hand, der Schulter und des Gesichts auf. Es kommt jedoch selten zu einer kompletten Paralyse.

Ursache. Die Patienten mit primärer Thyreotoxikose können den Beginn der Erkrankung auf die Pubertät, Schwangerschaft, Allgemeinerkrankung oder eine plötzliche, sehr starke emotionelle Aufregung zurückführen. Obwohl es sehr schwierig ist, einen Kausalzusammenhang zwischen dieser Art der Primärursachen herzustellen, die zur Hypersekretion der Schilddrüse geführt haben, so können diese jedoch unzweifelhaft eine Exazerbation der Erkrankung hervorrufen.

Übersichtstabelle 11.8   Ursachen von »Solitär«-Knoten in der Schilddrüse

Multinoduläre Struma
Blutung in einen Knoten
Adenom
Karzinom (papillär oder follikulär)
Vergrößerung eines ganzen Lappens (in der Regel Hashimoto-Struma).

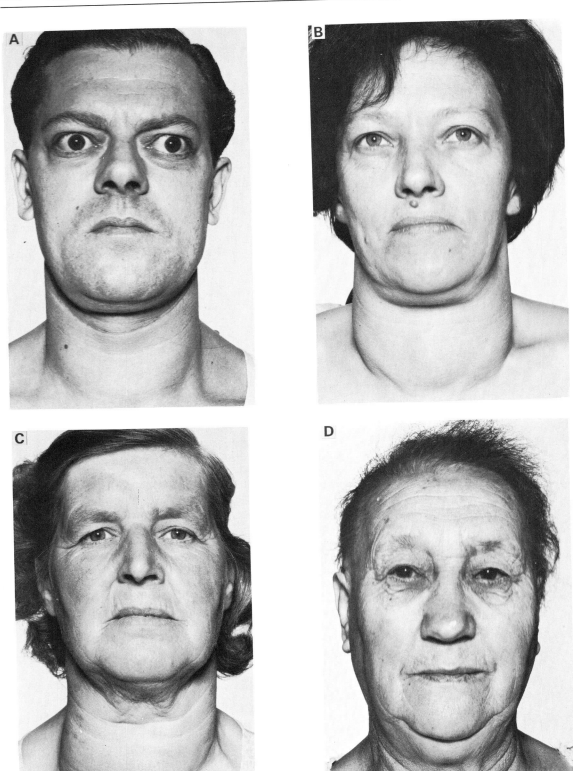

Abb. 11.25   Gesichtsausdruck bei Thyreotoxikose und Myxödem

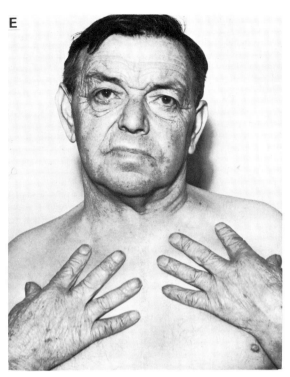

E

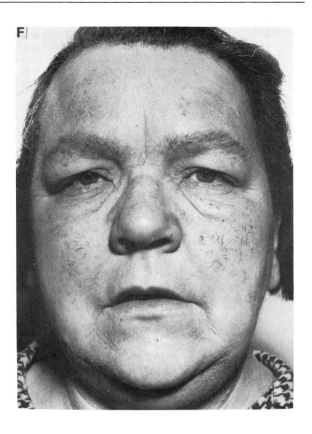

F

Abb. 11.**25**   *Fortsetzung*
Myxödem
Thyreotoxikose
(A) Abmagerung, Exophthalmus und Lidretraktion. Mäßige Vergrößerung der Schilddrüse. (B) Normaler Ernährungszustand. Keine Symptome an den Augen. Mäßige Vergrößerung der Schilddrüse. Agitation und Nervosität.
(C) Keine Symptome an den Augen. Noduläre Schilddrüse. Vorhofflimmern.

(D) Haarverlust und Verlust des lateralen Drittels der Augenbraue.
(E) Zunahme der Fingerdicke und der supraklavikulären Fettpolster.
(F) Verdickung und schwere Augenlider.

Klinisches Bild der Thyreotoxikose

Symptome am Hals. Die Schilddrüse ist in der Regel vergrößert, kann jedoch bei Thyreotoxikose auch normal sein.
Die Vergrößerung ist diffus, nodulär oder schmerzhaft, abhängig vom zugrundeliegenden Krankheitsbild.
Über einer diffus vergrößerten hyperämischen Schilddrüse hört man in der Regel ein **systolisches Schwirren** über beiden Lappen.
Symptome an den Augen. Die Thyreotoxikose bewirkt vier Symptomengruppen an den Augen.

1. **Lidretraktion und fehlender Lidschluß** sind typische Symptome. Bei der Lidretraktion kreuzt das Oberlid das Auge oberhalb des normalen Niveaus (Mittellinie zwischen Pupille und Limbus superior der Iris), da der autonome Anteil des M. levator palpebrae superioris hyperton ist.
Bitten Sie den Patienten, die Fingerbewegungen mit den Augen zu verfolgen. Kann das Oberlid nicht Schritt halten mit den Bewegungen des Augapfels, so hat der Patient einen verzögerten **Lidschlag.** Dies liegt ebenfalls an dem erhöhten Tonus des M. levator palpebrae superioris.
Der Patient hat einen selteneren Lidschlag als normal.

2. **Exophthalmus.** Ödeme des retroorbitalen Gewebes drücken das Auge nach vorne. Das erste Anzeichen ist das Sichtbarwerden der Sklera **unter dem Limbus inferior.** Ist dieses Symptom extrem, so scheint das Auge herauszuspringen, und das Augenlid kann nicht vollständig geschlossen werden.
Der Exophthalmus **erschwert die Konvergenz** und erlaubt den Blick nach oben ohne Anheben der Augenbrauen und Stirnrunzeln. **Kornealulzera** komplizieren einen schweren Exophthalmus.

3. **Ophthalmoplegie.** Die Infiltration der Augenmuskeln schwächt diese und vermindert die Augenbeweglichkeit. Die am häufigsten betroffenen Muskeln sind der M. rectus superior und M. obliquus inferior. Diese Muskeln bewegen das Auge norma-

lerweise nach oben und außen. Diese Bewegung ist zu allererst eingeschränkt.

4. **Die Chemosis** ist ein Ödem der Konjunktiva. Letztere verdickt sich, wird schmierig, gerunzelt und wölbt sich über die Augenlider. Die Augen sind exzessiv wäßrig.

Allgemeine Symptome. Sie werden am besten nach dem Körpersystem beschrieben.

Metabolische Zeichen. Der Patient erscheint dünner und vor allen Dingen im Gesicht und an den Händen abgemagert. Er fühlt sich überwärmt an und schwitzt auch in kalten Räumen.

Kardiovaskuläre Symptome. Es besteht eine **Ruhetachykardie** (mehr als 90 Schläge pro Minute), die auch **während des Schlafes** anhält.

Bei Auftreten von **Extrasystolen** und **Vorhofflimmern** ist der Puls unregelmäßig.

Wenn es zu einer mäßigen Herzinsuffizienz kommt, hört man Rasselgeräusche über der Lungenbasis, und man findet einen Pleurawinkelerguß.

Neurologische Zeichen. Der Patient erscheint verwirrt, nervös, bewegt sich agitiert und sprunghaft. Häufig windet er sein Taschentuch zwischen den Händen aus.

Wenn er die Hände ausgestreckt hält, findet sich ein **feinschlägiger Tremor.** Einen ähnlichen Tremor kann man bei herausgestreckter Zunge beobachten.

Zeichen des Muskel- und Skelettsystemes. Die Hand-, Schulter- und Gesichtsmuskulatur erscheint atrophiert und geschwächt.

Anamnese des Myxödems

Das Myxödem ist der klinische Zustand, der einem schweren Mangel an Schilddrüsenhormonen folgt. Der Ausdruck bedeutet »schleimige Schwellung«, dies rührt daher, daß man bei der Erstbeschreibung meinte, die Gewichtszunahme und die allgemeine Schwellneigung des Körpers sei durch eine neue Form eines Ödemes bedingt.

Alter. Das Myxödem tritt im mittleren und hohen Lebensalter auf.

Geschlecht. Es ist häufiger bei Frauen als bei Männern.

Symptome. Metabolische Symptome. Der Patient leidet unter **Müdigkeit** und **Schwäche,** die zu einer intensiven physischen und mentalen **Lethargie** führen.

Der Patient fühlt sich immer **kalt,** er **bevorzugt heißes Wetter vor kaltem,** er nimmt an Gewicht zu bei schlechtem Appetit.

Kardiovaskuläre Symptome. **Dyspnoe** und **Sprunggelenködeme** weisen auf eine Herzinsuffizienz hin.

Neurologische Symptome. Dem Patienten fällt es schwer, Gedanken zu fassen und schnell und klar zu sprechen. Halluzinationen und Demenz können auftreten.

Symptome des Verdauungstraktes. Eine zunehmende und anhaltende **Obstipation** ist die Regel.

Symptome des Genitaltraktes. Menorrhagien sind typisch bei Auftreten des Myxödems vor der Menopause.

Klinische Zeichen des Myxödems

Symptome am Hals. Die Schilddrüse ist bei lange bestehender Erkrankung vergrößert im Sinne einer nodulären Struma, wobei auch vielfach der Hals unauffällig ist.

Symptome der Augen. Die Augen sind unauffällig, es sei denn, daß die Augenlider geschwollen oder schwer sind, die dem Patienten ein schlafendes und lethargisches Aussehen verleihen. Die Haare des lateralen Drittels der Augenbraue fallen aus.

Allgemeinsymptome. Allgemeines Erscheinungsbild und metabolische Zeichen. Die Hautfarbe des Patienten mit Myxödem ähnelt »Pfirsich und Creme«. Die Haut ist **glatt** und hat eine **blaß-gelbe Farbe.** Die Wangen sind oft leicht gerötet und haben einen Stich in hellorange (Pfirsich).

Der Patient ist übergewichtig mit einem Überschuß an Bindegewebe und Fett in den Supraklavikulärgruben, im Genick und über den Schultern. Das Haar sieht dünn und strähnig aus und fällt aus.

Die Haut ist **trocken und unelastisch,** sie schwitzt nicht; obwohl der Patient ödematös aussieht, gelingt es nicht, Vertiefungen, auch bei lange ausgeübtem Druck, hervorzurufen. Die Hände sind **geschwollen** und **spatenähnlich.**

Die Zunge ist **vergrößert** und scheint den Mund voll auszufüllen während des Sprechens und stört die Artikulation der Wörter. Die Stimme wird **tief und heiser.**

Kardiovaskuläre Symptome. Der Puls ist langsam – 40–60 Schläge pro Minute –, und der Blutdruck ist niedrig. Diese Veränderungen schlagen ins Gegenteil um, wenn sich eine Herzinsuffizienz entwickelt.

Die **Hände sind kalt,** und die Fingerspitzen sind blau.

Neurologische Symptome. Die mentale Wachheit und die Fähigkeit, auf Fragen zu antworten und Probleme zu lösen, ist bemerkenswert verlangsamt. Die Konversation ist stockend durch die Schwierigkeit der Artikulation wegen der Vergrößerung der Zunge.

Alle Bewegungen sind langsam und bedächtig.

Die Reflexe sind träge, und die Relaxationsperiode ist verlängert.

Kretinismus

Unter einem Kretin versteht man ein Kind, dessen mentale und physische Entwicklung zurückgeblieben ist durch einen Mangel an Schilddrüsenhormonen. Heutzutage ist dieses Krankheitsbild selten, da ein Hormonmangel substituiert wird.

Kretinismus tritt nur in den Gegenden noch auf, wo der Kropf endemisch ist. Bei dem Kind liegt auch bereits eine Struma vor.

Der Kretin hat ein unterentwickeltes Skelett (Zwergwuchs), eine große hervorragende Zunge, die Augen sind weit auseinandergestellt, und der Schädel ist breit. Extremitäten und Hals sind kurz und die Hände spatenähnlich.

Die Haut ist trocken, und es finden sich supraklavikuläre Fettpolster.

Das Abdomen ist gebläht und hervorgewölbt. Es besteht oft eine Nabelhernie.

Es besteht eine mentale Retardation bis zum Schwachsinn. Tritt der Hypothyreoidismus bei älteren Kindern auf, entwickeln sie eine Kombination der Symptome des Kretinismus und des Myxödems.

Schilddrüsenkarzinom

Die Schilddrüse ist ein sehr vaskularisiertes Organ, und man findet bei der Autopsie häufig Metastasen von Primärkarzinomen der Mamma, des Magens, des Dickdarmes und der Lunge. Die Metastasen werden jedoch selten so groß, daß sie bemerkt werden. Die Mehrzahl der Neoplasien der Schilddrüse, die einen Tumor am Hals verursachen, sind primäre Schilddrüsengeschwülste.

Es gibt drei Arten der Schilddrüsenkarzinome:

1. papilläres Karzinom,
2. follikuläres Karzinom,
3. anaplastisches Karzinom.

Die parafollikulären (C) Zellen können ebenfalls maligne entarten, und dieses Karzinom wird als medulläres Karzinom bezeichnet.

Das lymphatische Gewebe in der Drüse kann Ausgangspunkt eines Lymphosarkoms sein, allerdings handelt es sich dann nicht um ein echtes Schilddrüsenkarzinom. Lymphosarkome sind häufiger bei Patienten mit Hashimoto-Struma.

Papilläres Karzinom

Der Tumor enthält wenige typische Follikel. Die Hauptmasse besteht aus hyperplastischem, follikulärem Epithel mit papilliformer Konfiguration, die gelegentlich geringe Mengen von Kolloid produziert. Der Tumor breitet sich lymphogen aus. Die Lymphknoten können lange, bevor der Primärtumor in der Schilddrüse tastbar wird, palpabel sein.

Anamnese

Alter. Das papilläre Karzinom ist ein Tumor der **Kinder** und **jungen Erwachsenen.** Wegen seines Auftretens bei kleinen Kindern wurden die Metastasen in den Lymphknoten lange Zeit für Ansammlungen aberrierenden normalen Schilddrüsengewebes gehalten. Dies ist aber nicht der Fall. Es handelt sich um echte Metastasen.

Geschlecht. Frauen sind drei- bis viermal häufiger betroffen als Männer.

Symptome. Das Leitsymptom ist eine **Geschwulst am Hals,** die anatomisch der Lokalisation der Schilddrüse entspricht oder, wenn sie durch Metastasen der Lymphknoten verursacht ist, sich im anterolateralen Teil des Halses befindet.

Fernmetastasen oder Änderungen der Schilddrüsenfunktion sind beim papillären Karzinom sehr außergewöhnlich.

Dauer der Symptome. Der Tumor kann über mehrere Jahre bestehen, bevor der Patient ihm Aufmerksamkeit schenkt, da er langsam wächst und erst spät die lymphogene Metastasierung einsetzt.

Ursache. Der Patient hat keine Vorstellung über die Ursache des Tumors. Es ist jedoch sehr wichtig, ihn zu befragen, ob er jemals am Hals oder Mediastinum **bestrahlt** wurde. Es besteht eine größere Inzidenz des Papillarkarzinoms bei Kindern, die wegen vorausgegangener Erkrankungen am Hals oder Thorax bestrahlt wurden, wie zum Beispiel Asthma oder Tuberkulose, eine heute nicht mehr durchgeführte Therapie.

Örtliche Untersuchung

Das überhaupt einzige klinische Zeichen sind ein oder mehrere Tumoren am Hals.

Lokalisation. Der Tumor entspricht entweder der Schilddrüsenregion oder liegt in der Tiefe des M. sternocleidomastoideus.

Temperatur und Schmerz. Die Haut des Halses ist unauffällig, es sei denn, der Tumor hat sie infiltriert. Die Tumoren selbst sind **nicht schmerzhaft.**

Aussehen und Größe. 1. Der Primärknoten in der Schilddrüse variiert in der Größe von winzigklein und nicht palpabel bis zu einem Durchmesser von 3–5 cm. Er ist in der Regel rund, glatt, scharf abgegrenzt und gelegentlich an der Oberfläche höckrig.

2. Metastatisch befallene Lymphknoten sind entweder ovalär oder nodulär und in der Regel glatt und scharf abgegrenzt. Die Schilddrüse drainiert zu den unteren tiefen Halslymphknoten, die unter dem Vorderrand des distalen Drittels des M. sternocleidomastoideus liegen.

Zusammensetzung. Die Konsistenz sowohl des Primärtumors wie der Lymphknotenmetastasen ist hart oder fest. Bei beiden besteht eine Dämpfung bei der Perkussion, Fluktuation und Strömungsgeräusche fehlen.

Umgebungsbeziehungen. Der Primärtumor in der Schilddrüse ist schluckverschieblich und in der Regel nicht an oberflächlichen Strukturen fixiert.

Vergrößerte Lymphknoten sind eher in der Transversalebene als in der vertikalen zu verschieben und sind **nicht** schluckverschieblich. Sie sind auch nicht an der Haut fixiert.

Lymphdrainage. Tastet man einen Knoten in der Schilddrüse, muß man alle Lymphknotenstationen des Halses sehr sorgfältig untersuchen.

Allgemeine Untersuchung

Der Patient erscheint in der Regel gesund, es sei denn, es finden sich Anhaltspunkte mit dem Verdacht einer Generalisierung des Leidens oder einer Schilddrüsendysfunktion.

Folliküläres Karzinom

Es handelt sich um ein hochdifferenziertes Schilddrüsenkarzinom mit normaler follikulärer Konfiguration. Meistens enthalten sie kleine Mengen von Kolloid, was ein Hinweis dafür ist, daß die Zellen Hormon synthesisieren. Es ist ein bedeutender Punkt bei der Behandlung, weil diese Tumorzellen radioaktives Jod inkorporieren.

Anamnese

Alter. Folliküläre Karzinome treten im Erwachsenenalter zwischen dem 20. und 50. Lebensjahr auf.
Geschlecht. Frauen sind häufiger als Männer betroffen.
Symptome. Das Hauptsymptom ist ein **Tumor am Hals**, der über Jahre bestehen kann.
Ist der Tumor aus der Schilddrüse ausgebrochen, so verspürt der Patient **Schmerz oder eine Schwellung im Knochen.** Unter diesen Umständen findet der Pathologe gewöhnlich einen Tumor mit dünner Kapsel und Einbruch in die Schilddrüse, die »invasive« Komponente des follikulären Karzinoms. **Multiple Tumoren am Hals** bedeuten eine Metastasierung der Lymphknoten, die jedoch nicht häufiger ist als beim papillären Karzinom.
Systemische Effekte. Die Patienten sind euthyreot.

Lokale Untersuchung

Das überhaupt einzige klinische Zeichen ist ein Tumor am Hals.
Lokalisation. Das follikuläre Karzinom entsteht in der Regel in einem oder beiden Schilddrüsenlappen.
Temperatur und Schmerz. Die Haut ist unauffällig, und die Geschwulst ist nicht schmerzhaft.
Aussehen und Größe. In der Regel ist der Tumor sphärisch und glatt mit scharf begrenzten Rändern. Selbst die invasive Variante imponiert noch durch eine abgrenzbare Oberfläche.
Zusammensetzung. Der Tumor ist hart, fluktuiert nicht, ist dumpf bei der Perkussion. Ein Strömungsgeräusch ist nicht zu hören.
Umgebungsbeziehungen. Er ist schluckverschieblich, solange er nicht in die Umgebung eingebrochen ist.
Lymphknoten. Die tiefen Halslymphknoten können vergrößert und derb sein.
Lokales Gewebe. Das umgebende Gewebe ist in der Regel unauffällig.

Allgemeinuntersuchung

Untersuchen Sie **den Thorax** sehr sorgfältig auf verdichtete Lungenstrukturen oder Atelektasen. Pulmonale Metastasen sind relativ häufig, jedoch in der Regel klinisch stumm.
Skelettmetastasen sind oft sehr schmerzhaft. Subkutan liegende Knochen können sichtbar durch die Metastasen verändert sein durch Schwellung und Überwärmung. Einige Metastasen des Schilddrüsenkarzinoms sind hypervaskularisiert, so daß sie **weich sind** und **pulsieren.**

Anaplastisches Karzinom

Dies ist die schlimmste Variante des Schilddrüsenkarzinoms, da es sehr früh zur Metastasierung kommt. Die meisten Patienten gehen innerhalb von 5 Jahren an der Erkrankung nach Diagnosestellung zugrunde. Die Tumorzellen synthetisieren kein Schilddrüsenhormon.

Anamnese

Alter. Anaplastische Karzinome treten zwischen dem 60. und 80. Lebensjahr auf.
Geschlecht. Frauen sind häufiger als Männer betroffen.
Symptome. Das Hauptsymptom besteht eher in einer **Schwellung am Hals** als in einem »Tumor«. Dem Patienten fällt deshalb die Schwellung am Hals auf, da der Tumor diffus und infiltrierend und nicht lokalisiert wächst.
Ein **dumpfer Schmerz** am Hals ist die Regel.
Dyspnoe tritt auf, wenn der Tumor die Trachea komprimiert, vor allen Dingen bei gebeugtem Hals.
Differentialdiagnostisch muß man an multiple Lungenmetastasen denken.
Heiserkeit oder eine Veränderung der Stimmqualität ist ein diagnostisches Zeichen dafür, daß die Infiltration in den N. recurrens fortgeschritten ist.
Ohrschmerzen, die nicht selten sind, bedeuten eine Infiltration des Stammes des N. vagus.
Knochenschmerzen – bei Knochenmetastasen – und **pathologische Frakturen** können auftreten.
Bei disseminierter **generalisierter Erkrankung** kommt es zu **allgemeinem Krankheitsgefühl** und zu **Gewichtsverlust.**
Dauer der Symptome. Die Symptome bei anaplastischem Karzinom entstehen oft in sehr kurzer Zeit, da der Tumor schnell und sehr invasiv wächst. Die lokale Invasion und Kompression der Trachea kann zu plötzlichem Tod durch Asphyxie oder eine nicht beherrschbare massive Pneumonie führen.

Lokale Untersuchung

Schwellung am Hals

Lokalisation. Die Schwellung entspricht der Lage der Schilddrüse. Zunächst ist nur ein Lappen, in fortgeschrittenen Stadien jedoch die gesamte Schilddrüse vergrößert.
Farbe. Die Haut ist oft rötlich-blau tingiert, weil es durch die Infiltration der Umgebung zur Störung des venösen Abflusses kommt.
Temperatur. Sie ist normal oder nur leicht erhöht.
Schmerz. Der Tumor wird in dem Moment schmerzhaft, wo er aus der Schilddrüse ausbricht.
Aussehen. Es findet sich am Hals keine definierbare Grenze des Tumors, sobald dieser die Schilddrüse durchbrochen hat. Auch im vorhergehenden Stadium ist es nicht leicht, die Oberfläche exakt abzugrenzen.
Größe. Der Tumor kann eine solche Größe erreichen, daß es zur Einschränkung der Beweglichkeit des Halses kommt.
Oberfläche und Ränder. Die Oberfläche ist unregel-

mäßig und unbestimmt mit verwaschenen Tumorgrenzen.

Zusammensetzung. Der Tumor ist hart und solide, er fluktuiert nicht, ist dumpf bei der Perkussion und hat keine Strömungsgeräusche.

Umgebungsbeziehungen. Solange keine Infiltration in die Halsstrukturen stattgefunden hat, ist er schluckverschieblich. Die Infiltration mit Fixation geht entweder in den M. sternocleidomastoideus, die Haut oder ebensogut in die Trachea. Bei Kontraktionen des M. sternocleidomastoideus ist die Beweglichkeit des Tumors während des Schluckaktes eingeschränkt, und die Haut wird faltig.

Kommt es zur Infiltration der Haut durch den Tumor, so wird diese dick, knotig und rötlich braun verfärbt.

Lymphknoten. Auch wenn die tiefen Halslymphknoten ausnahmslos befallen sind, bleibt diese Vergrößerung in der Regel verborgen durch den Primärtumor der Drüse.

Kann man sie dennoch tasten, so fühlen sie sich hart und fixiert an. Zunächst sind sie glatt und einzeln abgrenzbar, werden sie jedoch unregelmäßig und verschmelzen, so hat der Tumor die Kapsel durchbrochen.

Zustand des lokalen Gewebes. Der *Hautmantel* am Hals ist entweder an den Tumor fixiert oder von ihm bereits infiltriert. Die *Trachea* ist oft komprimiert und verlagert bei auftretendem **Stridor**.

Es kommt zur *Stimmbandlähmung* bei Infiltration des N. recurrens. Bei heiserer Stimme besteht der Verdacht darauf, der jedoch durch die Laryngoskopie bestätigt werden muß. Das gesamte Weichteilgewebe des Halses kann fixiert und verhärtet sein durch Tumorinfiltration.

Allgemeinuntersuchung

Der Patient leidet häufig unter Atemnot und hat Stridor. Es kann eine basale Pneumonie oder eine Atelektase bestehen durch Lungenmetastasen oder eine Restriktion der Atemexpansionen durch eine verengte Trachea.

Sehr häufig besteht eine Abmagerung und Anämie.

Bei Auftreten von Skelettmetastasen können pathologische Frakturen auftreten.

In weit fortgeschrittenen Fällen ist die Leber vergrößert, und es treten gelegentlich Hautmetastasen auf.

Medulläres Karzinom

Es ist eine sehr seltene Erkrankung, muß jedoch kurz erwähnt werden, da man sie manchmal vor der Operation diagnostizieren kann. Es handelt sich um ein Neoplasma der parafollikulären (C) Zellen.

Das typische Bild ist ein derber, glatter und abgrenzbarer Tumor am Hals, der von anderen Formen solitärer Schilddrüsenknoten nicht zu unterscheiden ist.

Die Mehrzahl der Patienten ist zwischen 50 und 70 Jahre alt, jedoch kann diese Erkrankung auch bei jungen Erwachsenen (20–30 Jahre) und manchmal sogar

familiär gehäuft im Zusammenhang mit Begleiterkrankungen auftreten, wie:

Neurinome der Zunge, Wangen und Haut,
hellbraunen Geburtsmalen,
Phäochromozytom,
Nebenschilddrüsentumor.

Das Symptom, das an einen medullären Tumor denken lassen sollte, abgesehen von dem Tumor am Hals und dem Auftreten oben genannter Begleiterkrankungen oder familiärer Häufung, ist die **Diarrhö**. Diese tritt bei einem Drittel der Patienten auf. Der Feuchtigkeitsgehalt des Stuhles und die Häufigkeit der Defäkation sind erhöht.

Vermutet man diesen Tumor, so ist es wert, den Serum-Calcitoninspiegel zu bestimmen.

Thyreoiditis

Es gibt drei Varianten der Thyreoiditis, die man klinisch diagnostizieren kann – Hashimoto-Struma, Quervain-Thyreoiditis und Riedel-Struma.

Der Ausdruck »Thyreoiditis« ist eine unspezifische Beschreibung der pathohistologischen Veränderungen der Drüse. Obwohl die Ätiologie dieser Erkrankungen nur zum Teil bekannt ist, sind die Eponyme sehr nützlich, da sie zwar für die Ätiologie unwesentlich sind, aber für die Klinik von Bedeutung sind (wenn man die Ätiologie vernachlässigt, die von den drei ersten Beschreibern vorgeschlagen wurde).

Hashimoto-Struma

Es handelt sich um eine Autoimmunerkrankung. Die Schilddrüse wird vom Körper als Fremdorgan empfunden – in diesem Fall sowohl das Zytoplasma der Schilddrüsenzellen wie auch das produzierte Schilddrüsenkolloid –, und es kommt zu einer Immunreaktion gegen körpereigenes Gewebe. Das Resultat ist eine lymphozytäre und plasmozytäre Infiltration der Drüse, wobei letztendlich die Schilddrüsenzellen zerstört werden. Zunächst kommt es zu einer Reaktion der Schilddrüsenzellen in Form einer Hyperplasie mit auftretender Thyreotoxikose, im Endstadium kommt es zu einer unausweichlichen Zerstörung der Schilddrüsenzellen mit auftretendem Myxödem.

Anamnese

Alter und Geschlecht. Frauen im mittleren Lebensalter sind prädisponiert für die Hashimoto-Struma, besonders um die Menopause. Sie kann jedoch auch bei Männern jeglichen Alters auftreten.

Symptome am Hals. Der Patient leidet in der Regel unter einer **Schwellung oder Geschwulst am Hals**. Der Tumor erscheint langsam oder schnell und ist oft **schmerzhaft**, vor allen Dingen bei raschem Auftreten. Der Tumor oder die Schwellung wechseln in der Größe, und der Schmerz ist oft intermittierend. Die Sym-

ptome verschlechtern sich, wenn der Patient müde ist, in schlechtem Allgemeinzustand oder an einer interkurrenten Erkrankung leidet.
Die Stimme ist nicht verändert.
Systemische Effekte. Die Symptome einer leichten **Thyreotoxikose** oder eines **Myxödems** sind vorhanden. Der normale Verlauf der Erkrankung zeigt am Beginn die Symptome einer mäßigen Thyreotoxikose, die nach und nach ausbrennt und schließlich den gegenteiligen Symptomen eines leichten Myxödems Platz macht.
Die Mehrzahl der Patienten allerdings ist euthyreot, sobald der Tumor auftritt. Entweder haben sie die Symptome der Thyreotoxikose nicht bemerkt, oder sie hatten überhaupt keine und erreichen die Phase des Myxödems nicht.
Die Variabilität der lokalen und systemischen Krankheitszeichen machen die Diagnose schwierig.
Familienanamnese. Andere Familienmitglieder können unter derselben oder anderen Formen von Autoimmunerkrankungen leiden, wie perniziöse Anämie und Autoimmungastritis.

Lokale Untersuchung des Halses

Das Leitsymptom ist gewöhnlich der Tumor am Hals.
Lokalisation. Die Schwellung ist in der Gegend der Schilddrüse angesiedelt und ist uni- oder bilateral.
Temperatur. In der initialen akuten Krankheitsphase fühlt sich die Haut warm an.
Schmerz. Die Schwellung ist oft leicht schmerzhaft.
Aussehen. Das Aussehen variiert vom solitären Knoten über den Befall eines Lappens bis zu dem der ganzen Schilddrüse. Ist ein Lappen oder mehr befallen, so ist die Schwellung gewöhnlich gelappt.
Größe. Bei der Hashimoto-Struma kommt es in der Regel zu einer mäßigen Schwellung der Schilddrüse, die sichtbar ist, aber kaum massiv ins Auge springt.
Oberfläche. Sie ist glatt und an den Rändern scharf begrenzt.
Zusammensetzung. Die Schwellung hat eine Textur wie Hartgummi. Sie ist homogen im Gegensatz zur Lobulation, die hilfreich ist, um noduläre oder Kolloidstrumen zu unterscheiden.
Die Auskultation ist o. B.
Die Zusammensetzung und die mäßige Schmerzhaftigkeit sind Merkmale, die einen an die Möglichkeit dieser Diagnose denken lassen sollten.
Umgebungsbeziehungen. Die Schwellung ist schluckverschieblich und nicht an andere Strukturen fixiert.
Lokales Gewebe. Dieses ist unauffällig.
Lymphknoten. Die benachbarten Lymphknotenstationen sind nicht vergrößert.

Allgemeinuntersuchung

Die Mehrzahl der Patienten ist euthyreot. Gelegentlich bestehen Anzeichen einer leichten Thyreotoxikose und auch eines mäßigen Myxödems.

Quervain-Thyreoiditis

Die Krankheit entspricht einer subakuten Entzündung der Schilddrüse, häufig in Verbindung mit einem leichten Hyperthyreoidismus, sie ist möglicherweise durch eine Virusinfektion verursacht.

Anamnese

Sie tritt bei Erwachsenen auf.
Das Leitsymptom ist das plötzliche Auftreten einer schmerzhaften Schwellung am Hals. Der Patient fühlt sich krank und merkt, daß er agitiert ist, schwitzt und hungrig ist und unter Herzklopfen leidet.

Untersuchung

Man findet eine diffuse, derbe, **schmerzhafte** Schwellung der gesamten Schilddrüse.
Es finden sich Anzeichen einer leichten Thyreotoxikose, Nervosität, Agitation, verzögerter Lidschlag und Tachykardie.
Die Quervain-Thyreoiditis zeichnet sich durch Spontanheilung aus mit einer Krankheitsdauer von 1–3 Monaten.

Riedel-Struma

Es ist ein sehr seltenes Krankheitsbild, muß jedoch erwähnt werden, da die Veränderungen in der Schilddrüse fälschlicherweise für ein Karzinom gehalten werden können.
Das Schilddrüsengewebe wird nach und nach durch ein sehr derbes fibröses Gewebe ersetzt, das auch die Schilddrüse durchbricht und in die nahegelegene Halsmuskulatur infiltriert. Der Patient bemerkt einen Tumor am Hals oder sehr selten zunehmende Dyspnoe durch eine Trachealkompression.
Bei der Untersuchung findet sich eine **steinharte** Schwellung der Schilddrüse zunächst auf einen Lappen begrenzt, dann beide Lappen und den Isthmus einbeziehend.
Der Tumor ist schluckverschieblich, es sei denn, er ist an den umgebenden Gewebsstrukturen fixiert, die sonst unauffällig sind.
Sind beide Lappen befallen, so schließt die glatte, deutlich abgrenzbare Oberfläche in der Regel die Diagnose eines Karzinoms aus, ist jedoch nur ein Lappen betroffen, so ist es unmöglich, eine exakte Diagnose zu stellen.

Übersichtstabelle 11.**9**   **Schema zur Diagnostik der Schilddrüsentumoren**

Ist der Patient untersucht, so sollte man in der Lage sein, folgende Schlüsse über die Schilddrüse und über ihre Aktivität zu ziehen.

Die Schilddrüse
1. Enthält einen palpablen Knoten
2. Enthält mehr als einen palpablen Knoten
3. Ist diffus (beidseits) vergrößert

Hormonelle Aktivität
1. Normal
2. Hypersekretion
3. Hyposekretion

Es ist einfacher, die Schwellungen entsprechend ihrer Pathologie zu klassifizieren. Versucht man, sie nach der Aktivität der Schilddrüse zu klassifizieren, so kommt man hoffnungslos durcheinander mit nutzlosen Wiederholungen. Man muß zunächst versuchen, die Pathologie zu klären und sich immer bewußt sein, daß jedes Krankheitsbild der Schilddrüse einhergehen kann mit einer Hyper-, normalen oder Hypofunktion, auch wenn bei einigen Krankheitsbildern bestimmte Formen der hormonellen Dysfunktion überwiegen.

(+ = kann mit einer Thyreotoxikose auftreten)
(− = kann mit einem Myxödem auftreten)

A. **Findet sich nur ein Knoten, so kann dies sein:**

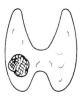

Nur ein tastbarer Knoten bei einer *multinodulären* Struma

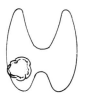

»Zyste« durch Einblutung in einen nekrotischen Knoten

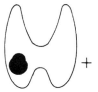

Benignes Adenom

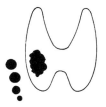

Karzinom (papillär, follikulär oder medullär). Die Lymphknoten können palpabel sein, vor allen Dingen beim papillären Typus

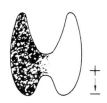

Ein ganzer Lappen ist in der Regel bei der Hashimoto-Struma befallen

B. Kann man mehr als einen Tumor palpieren, so liegt bei der Schwellung vor:

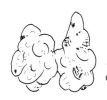

+
oder
−   Eine multinoduläre Struma

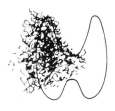

Anaplastisches Karzinom, vor allen Dingen bei Heiserkeit und einem am umgebenden Gewebe fixierten Tumor

C. Bei diffuser homogener Vergrößerung der gesamten Drüse ist die Schwellung:

Leichte bis mäßige Vergrößerung. Weich, glatt, mit Strömungsgeräusch

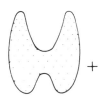

Graves-Krankheit. *Primäre Thyreotoxikose* (M. Basedow)

Mäßig bis massive Vergrößerung. Höckrig, kein Strömungsgeräusch

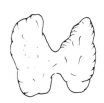

Hyperplastische (kolloid) Struma

Mäßig oder klein, hart, schmerzhaft

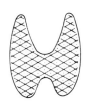

Thyreoiditis. Hashimoto-Quervain- oder Riedel-Struma

12 Mamma

Viele Frauen suchen die chirurgische Ambulanz auf wegen Schmerzen oder einem Tumor in der Mamma, so daß man immer in der Lage sein muß, die Brust sorgfältig zu untersuchen und eine vernünftige, saubere, klinische Diagnose jedes dieser Krankheitsbilder zu stellen.

Stellt man einem Studenten die Frage, was der Tumor in der Brust sein könnte, antwortet er in der Regel mit der Phrase »ein Karzinom bis zum Beweis des Gegenteils«. Dies ist eine **falsche Antwort**, jedoch **korrekt für den Behandlungsplan**.

Dies enthebt einen jedoch nicht der Entscheidung, eine korrekte klinische Diagnose auf der Grundlage der Anamnese und des klinischen Bildes zu stellen. Es ist schlecht, sich um eine klinische Diagnose zu drücken in der Annahme, daß jeder Tumor der Mamma ein Karzinom ist bis zum Beweis des Gegenteiles. Untersuchen sie jede Geschwulst sorgfältig, und stellen sie zumindest eine Vermutungsdiagnose. Sie werden sehen, daß sie in ¾ der Fälle recht haben werden.

Anamnese einer Erkrankung der Mamma

Die Mehrzahl der Patienten mit Erkrankungen der Mamma haben entweder einen Tumor, Schmerz oder eine Veränderung der Größe bemerkt. Die Anamnese, die man diesbezüglich erheben muß, unterscheidet sich in nichts von der anderer Tumoren (s. Kap. 1). Aber es ist ebenso wichtig, die Anamnese der Entwicklung der Mammae, den endokrinen Status und das Verhalten der Symptome des Patienten zu normalen, physiologischen Abläufen der Ovarialaktivität bei Menstruation und Schwangerschaft festzuhalten.

Entwicklung der Mammae

Die Brust bildet sich gewöhnlich wenige Monate oder Jahre vor der Menarche aus. Ist die Entwicklung nicht normal in Verbindung mit anderen weiblichen endokrinen Mangelzuständen, so ist dies sehr bezeichnend, wenn aber Menstruation und Haarverteilung normal sind bei kleiner Brust, so hat das keine klinische Bedeutung, da dies einzig und allein von Modeströmungen abhängt.

Veränderungen der Brust während des Menstruationszyklus

Die Mammae nehmen an Volumen in der zweiten Hälfte des Menstruationszyklus nach der Ovulation zu mit leichtem Spannungsgefühl. Bei schmerzhaften Vorerkrankungen der Mamma kommt es während dieser Zeit zu Schmerzzunahme, Tumoren werden häufig größer und werden palpabel.

Um die Beziehung der Symptome zum Menstruationszyklus genau zu erfahren, ist es notwendig, eine sehr sorgfältige Anamnese der Menarche, der Entwicklung, Häufigkeit, Dauer und Menge der Menstruationsblutung zu erheben.

Schwangerschaft

Tiefgreifende Veränderungen entstehen in der Mamma während der Schwangerschaft, um die Laktation vorzubereiten. Dies bewirkt eine Inzidenz von Mammaerkrankungen. Zeichnen Sie die Anzahl und Daten der Schwangerschaften und das Vorkommen von Komplikationen während dieser, wie z.B. Entzündungen der Mamille, Schrunden, Retraktion oder Mammaabszesse auf.

Laktation

Die Laktation ist eine gefährliche Periode für die Mamma. Schrunden der Mamille, Milchretention und Mammaabszesse sind häufig und können die Ursache für krankhafte Veränderungen, die sich Monate bis Jahre später ausbilden, sein.

Das Stillen hat Einfluß auf das Kind und auf die Mutter. Liegen Aufzeichnungen der Mutter vor, so ist das eine sehr hilfreiche Information in den späteren Jahren. Wurde die Laktation supprimiert, so halten Sie die Indikationen und Komplikationen fest.

Untersuchung der Mamma

Position

Die Patientin muß die gesamte obere Körperhälfte **frei** machen. Man muß beide Mammae, den Hals, die gesamte Thoraxwand und beide Arme sehen können. Man kann die Mamma nicht bei noch halbbekleideten Patienten oder im Büstenhalter untersuchen.

Lagern sie die Patientin in halbsitzender Position. (45 Grad). Es ist der beste Kompromiß zwischen der Flachlagerung, wobei es zur Abflachung und Seitverlagerung der Mammae kommt, und dem aufrechten Sitzen mit pendelnder und voluminöser Mamma. Gelegentlich ist eine Untersuchung in allen drei Positionen notwendig, jedoch bei der Mehrzahl der Patienten genügt die 45-Grad-Stellung für den Untersucher wie für den Patienten.

Es ist eine natürliche Reaktion einer schamhaften Frau, die Hände über den Thorax zu falten. Bitten Sie sie, die Arme seitlich bequem zu lagern.

Inspektion

Betrachtung beider Mammae

Stellen Sie sich genau vor den Patienten, und sehen Sie nach folgenden Merkmalen.

Größe. Sind die Mammae über- oder unterentwickelt. Beide Extreme sind leicht zu erkennen. Abweichungen von der Norm spiegeln sich im psychologischen Verhalten des Patienten gewöhnlich wider, und Modeerscheinungen haben einen größeren Einfluß als pathologische Veränderungen.

Symmetrie und Kontur. Jegliche Veränderung in einer Mamma läßt die Brüste asymmetrisch erscheinen. Pathologische Veränderungen, vor allen Dingen Einziehungen der Haut sind die häufigsten Ursachen von Veränderungen im Aussehen. Eine Asymmetrie kann allerdings auch durch eine einfache unilaterale Unter- oder Überentwicklung entstehen.

Die Haut. **Faltungen.** Die Haut kann durch Neoplasmen eingezogen oder gefältet sein.

Peau d'orange. Ein Hautödem erscheint wie eine »Orangenschale«, da das Ödem die Mündungen der Schweißdrüsen und die Haarfollikel vertieft.

Verdickungen und Knoten. Es können in der Haut sichtbare Knoten oder eine Veränderung der normalen Hauttextur auftreten, wenn der Tumor diese diffus infiltriert.

Verfärbung. Hautareale können durch Ekzem oder Infektion gerötet oder durch Infiltration verfärbt sein.

Ulzeration. Es können Ulzerationen auftreten. All dies sind Merkmale – Lokalisation, Farbe, Aussehen, Größe, Ränder und Basis –, die man aufzeichnen muß.

Betrachten Sie die Brustwarzen und die Warzenhöfe

Vorhandensein. Sind beide Mamillen vorhanden? Wenn eine (oder beide) fehlen, so können sie eingezogen (**retrahiert**) oder **zerstört** sein.

Farbe. Die Haut der Warzenhöfe von jungen Mädchen ist hellrosa, wird aber im späteren Erwachsenenleben dunkler und braun während und nach der Schwangerschaft.

Warzenhof. Die normale Areola ist leicht gefältelt und enthält eine Menge kleiner Knötchen, Montgomery-Zysten. Diese Drüsen vergrößern sich während der Schwangerschaft und sind dann unter dem Begriff der Montgomery-Tuberkel bekannt.

Asymmetrie. Veränderungen in der Tiefe der Mamma können die Mamille dislozieren, lange bevor der Patient Veränderungen im Brustgewebe bemerkt.

Die Mamillen sind gewöhnlich in derselben Horizontalebene und zeigen nach unten außen. Sind die tiefen Fasern der Mamille durch Krankheit verändert, so können sie verlagert sein und nach oben und innen zeigen. Diese Veränderungen gehen häufig der **Einziehung**, die die häufigste Ursache der Asymmetrie ist, voraus.

Absonderung. Suchen Sie nach Absonderungen an der Oberfläche der Mamille, und betrachten Sie auch die Unterwäsche der Patientin. Die Farbe ist ein Hinweis auf die Natur der Absonderung.

Verdopplung. Akzessorische Mamillen sind sehr häufig. Sie können überall im Verlauf der Milchleiste entstehen, die von der Axilla zu den Leisten verläuft.

Betrachten Sie die Achselhöhlen, Arme und Supraklavikulargruben

Es können generalisierte und lokalisierte Schwellungen der Arme auftreten, verursacht durch vergrößerte Lymphknoten in der Axilla oder in der Supraklavikulargrube, gestaute Venen und atrophierte Muskeln können ebenso auftreten.

Übersichtstabelle 12.1   Punkte, die man sich bei der Untersuchung der Mamma vor Augen halten muß

Anamnese Menarche, körperliche Entwicklung, Menopause. Veränderungen während des Menstruationszyklus. Schwangerschaften, Laktation.	– Knoten – Verfärbungen – Ulzerationen Mamillen und Warzenhöfe Axillae, Arme und Hals

Untersuchung
Die gesamte obere Hälfte des Stammes muß der
Untersuchung frei zugänglich sein.
Betrachten Sie die Mammae bei ruhendem Patienten, und
bitten Sie die Patientin, die Arme über den Kopf zu heben.
	Untersuchen Sie zunächst die gesunde Seite.
	Untersuchen Sie Axillae und Arme.
	Untersuchen Sie die Supraklavikulargruben.
	Palpieren Sie das Abdomen auf:
	    Hepatomegalie
	    Aszites
	    knotige Veränderungen im Douglas-Raum
	Untersuchen Sie die Wirbelsäule.

Achten Sie auf:
Größe
Symmetrie
Haut
   – Einziehungen
   – Peau d'orange
	Perkussion
	    Beweglichkeit
	    Kernigsches Zeichen
	    Achillessehnenreflex

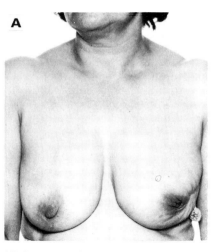

(A) Betrachten Sie die Mammae auf Asymmetrie, Veränderungen der Haut und der Mamillen.

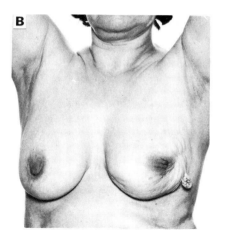

(B) Bitten Sie die Patientin, die Arme über den Kopf zu heben; dies verstärkt Asymmetrien und Hauteinziehungen.

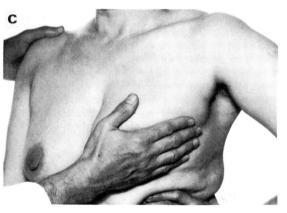

(C) Betasten Sie die Mamma mit der flachen Hand.

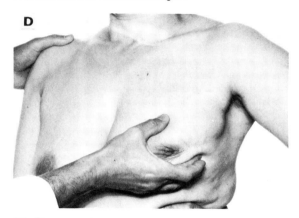

(D) Überprüfen Sie die Beweglichkeit jeglichen Tumors in zwei Richtungen bei relaxiertem und angespanntem M. pectoralis.

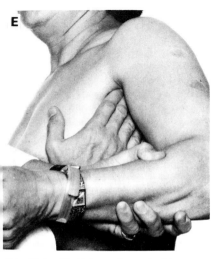

Abb. 12.1 Die Untersuchung der Mamma

(E) Bei der Palpation der Axilla muß man den Arm der Patientin so halten, daß die axilläre Muskulatur relaxiert ist.

Bitten Sie die Patientin, die Arme langsam über ihren Kopf zu heben

Veränderungen der Mamma durch das Abduzieren der Arme deckt oft Tumoren, Hautfalten und Buckelungen auf, die bei an der Seite liegenden Armen nicht sichtbar sind.

Dabei bekommt man auch die untere Oberfläche der Mamma zu Gesicht. Ist die Haut in der Mammaumschlagsfalte nicht sichtbar, heben Sie die Brust an, und inspizieren Sie diese.

Untersuchen Sie die Achselhöhle nach Schwellungen, Hautfalten und Ulzerationen bei erhobenen Armen. Die Schulterbeweglichkeit kann durch Erkrankungen in der Achselhöhle beeinträchtigt sein.

Palpation

Lagern Sie die Patientin in halbliegender, 45-Grad-Stellung und bitten Sie sie, auf die schmerzhafte Stelle oder den Tumor zu zeigen.

Übersichtstabelle 12.2   Veränderungen, die an der Mamille auftreten können

Destruktion
Depression (Retraktion oder Inversion)
Verfärbung
Dislokation
Deviation
Absonderung
Verdoppelung

Übersichtstabelle 12.3   Die Typen der Absonderungen aus der Mamille

Natur		
	Blut	
	Serum (braun, grün, erdbeerfarben)	
	Serosanguinös	
	Eiter	
	Milch	
Farbe		
rot	=	Blut
	=	duktales Papillom
gelb	=	Serum oder Eiter
	=	Fibroadenose oder Abszeß
grün	=	Serum oder nekrotisches Material
	=	Fibroadenose oder duktale Ektasie
weiß	=	Milch
	=	Laktation

Betasten Sie zunächst die gesunde Seite. Die Gewebsstruktur variiert von Frau zu Frau. Bei einigen ist sie weich und glatt, so daß man Drüsengewebe und subkutanes Fettgewebe nicht unterscheiden kann, bei anderen ist sie fest, fibrös und granulomatös. Hat die Patientin keine krankhafte Veränderungen in beiden Mammae, so ist es sehr wichtig, zunächst die Struktur der normalen Mammae zu bestimmen, bevor man sich der krankhaften Seite zuwendet.

Palpieren Sie die Mamma mit der Palmarfläche der Finger, d. h. mit **flacher Hand**. Der Ausdruck, den man in vielen Lehrbüchern findet, »die Mamma sollte mit

der Handfläche palpiert werden«, ist falsch; denn nur mit der Handfläche kann man keine Tumoren tasten. Palpieren Sie die **ganze** Brust. Vergessen Sie nicht den axillären Ausläufer, der sich nach oben und seitlich über den Rand des M. pectoralis major bis in die Axilla streckt. Findet man einen Tumor, so muß man seine **Lokalisation, Schmerz, Temperatur, Aussehen, Größe, Oberfläche, Rand** und **Zusammensetzung** genau bestimmen.

Um dies tun zu können, muß man den Tumor auch mit den Fingerspitzen betasten, d. h. man muß die andere Hand als Widerlager benutzen.

Bedenken Sie, daß ein sehr großer Tumor die gesamte Brust einnehmen kann, und er kann sehr leicht übersehen werden, wenn es dabei zu keiner Vergrößerung der Mamma gekommen ist.

Hat man die Charakteristika eines Tumors herausgefunden, so muß man seine Beziehungen zur Haut und den darunterliegenden Muskeln feststellen.

Beziehungen zur Haut

Man beschreibt die Tumoren häufig als mit der Haut verbacken. Ich rate, diesen Ausdruck nicht zu gebrauchen, da man damit nichts erfährt über den Grad oder das Ausmaß der Fixation. Tumoren der Brust können in zweierlei Art mit der Haut in Verbindung treten: Sie kann **über dem Tumor fixiert** sein oder **fest mit dem Tumor verbacken** sein. Die klinische Erscheinung dieser zwei Varianten der Fixation ist unterschiedlich.

Fixation unter der Haut. Handelt es sich um eine beginnende Infiltration einer malignen Erkrankung, so wächst diese langsam entlang der feinen fibrösen Septen, die von der Haut in die Tiefe des subkutanen Fettgewebes ziehen und die gelappte Struktur der Mamma ausbilden. Man nennt sie auch (Astley) Cooper-Ligamente. Die Infiltration der Gewebszüge durch den Tumor verkürzt sie und macht sie unelastisch. Dadurch wird die Haut nach innen gezogen mit einer faltigen Oberfläche. Der hier lokalisierte Tumor kann aber trotzdem, noch unabhängig von der Haut, über kurze Distanzen verschoben werden. Das bedeutet, daß die Haut **über dem Tumor** fixiert ist. Diese Verbindung zwischen Tumor und Haut kann demonstriert werden, indem man den Tumor hin und her bewegt und sieht, ob sich die Haut bei extremen Bewegungen einzieht. Ein Anheben der Arme über den Kopf bewirkt einen ähnlichen Effekt (s. Abb. 12.1 B).

Feste Fixation. Ist ein Tumor fest mit der Haut fixiert, so kann man die beiden Strukturen – Tumor und Haut – nicht mehr getrennt voneinander bewegen. Wenn man die eine bewegt, so geht die andere immer mit. Diese Art der Fixierung, man meint eine direkte kontinuierliche und großflächige Infiltration der Haut durch den darunterliegenden Tumor, ist ein Hinweis dafür, daß die Erkrankung sich viel weiter infiltrativ ausgebreitet hat als gerade in dem sichtbaren Areal der Fixation. Bei der anderen Form besteht dieser Hinweis nicht. Eine Fixation der darüberliegenden Haut heißt, daß die Erkrankung im Begriff ist, sich zur Haut hin auszubreiten, sie jedoch noch nicht unbedingt erreicht hat und sich in ihr selbst auszubreiten beginnt.

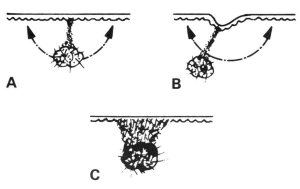

Abb. 12.**3** Beginnende und vollständige Fixation. Der Tumor in (A) ist gut beweglich innerhalb der eingezeichneten Pfeile ohne Mitbewegung der Haut. Verschiebt man ihn außerhalb dieses Radius (B), wird die Haut eingezogen. Das versteht man unter beginnender Fixation. Der Tumor in (C) kann nicht ohne gleichzeitiges Mitgehen der Haut bewegt werden; dies nennt man eine ausgeprägte Fixation.

Beziehungen zur Muskulatur

Dieselben Definitionen kann man aufstellen bei der Beziehung des Tumors zu dem tiefen Gewebe, wobei jedoch die Differenzierung zwischen beiden Erscheinungsformen sehr viel schwieriger ist, da man keine äußerlich sichtbaren Veränderungen hat.

Bitten Sie den Patienten, seine Hand locker an die Hüfte zu legen. Halten Sie den Tumor zwischen Daumen und Zeigefinger, und schätzen Sie die Beweglichkeit in den zwei Ebenen ab. Tumoren, die der Muskulatur aufliegen, sind über eine gewisse Distanz verschieblich bei relaxierten Muskeln, aber fixiert, wenn die Geschwulst den Muskel bis zur knöchernen Brustwand infiltriert hat.

Bitten Sie den Patienten, die Hand fest gegen die Hüfte zu pressen, um den M. pectoralis major zu kontrahieren und wiederholen Sie die Untersuchung. Ist die Verschieblichkeit jetzt eingeschränkt, so ist der Tumor auf der Muskulatur fixiert. Je geringer die Verschieblichkeit, um so höher ist der Grad der Fixation.

Palpieren Sie die Mamille

Ist die Mamille eingezogen, so üben Sie einen leichten Druck beidseits aus, um zu sehen, ob sie evertiert werden kann. Liegt eine Spontanretraktion vor, ist durch diese Maßnahme eine Eversion auszulösen. Ist sie jedoch pathologisch eingezogen, gelingt die Eversion nicht. Betasten Sie die Mamma in der Tiefe der Mamille. Findet sich eine palpable Geschwulst, achten Sie darauf, ob die Verschieblichkeit durch die Retraktion zunimmt oder ob die Retraktion der Mamille durch den Tumor ausgelöst ist.

Kommt es zu Absonderungen aus der Mamille, muß man nach ihrer Quelle suchen, wobei man auf jedes einzelne Segment der Mamma und des Warzenhofes einen leichten Druck ausübt. Tritt eine Absonderung auf, so muß man ihre Beschaffenheit untersuchen (Blutnachweis und bakteriologische Untersuchung, Milch).

Palpieren Sie die Axilla

Die axillären Lymphknoten bilden eine dreiseitige Pyramide mit der Spitze in der Enge zwischen der ersten Rippe und den axillären Gefäßen.

Stellen Sie sich auf die rechte Seite des Patienten. Halten Sie seinen rechten Ellbogen mit der rechten Hand, und lassen Sie den Unterarm auf Ihrem Unterarm ruhen bei vollkommen entspannter Muskulatur. (Dies ist sehr wichtig, da bei angespannter Muskulatur die Axilla nicht auszutasten ist.) Legen Sie ihre linke Hand flach gegen die Thoraxwand, und tasten Sie nach vorhandenen Knoten in der rechten Axilla, indem Sie das Gewebe zwischen Thoraxwand und Fingern hin- und hergleiten lassen.

Um den Apex axillae zu erreichen, muß man die Fingerspitzen nach innen und oben drücken, dies verursacht häufig Schmerzen und Unbehagen beim Patienten. Man muß ihm diesen Untersuchungsgang vorher erklären.

Lassen Sie als nächstes Ihre linke Hand über den vorderen Rand des M. pectoralis minor und nach unten in den axillären Ausläufer und nach hinten über den Rand des M. pectoralis major gleiten. Mit dieser Methode kann man die subskapularen Lymphknoten an der hinteren Axillabegrenzung tasten einschließlich der Knoten an der Basis des Oberarmes.

Die Palpation der linken Axilla erfolgt in umgekehrter Weise.

Bei dicken Patienten ist es manchmal leichter, die Untersuchungen durchzuführen, wenn man hinter dem Patienten steht. Tasten Sie auch immer nach den Lymphknoten in der **Supraklavikulargrube** und die untere Gruppe der tiefen Halslymphknoten.

Untersuchung der Arme

Untersuchen Sie die Arme auf Schwellungen und auf pathologische Veränderungen des venösen Abflusses, arteriellen Zuflusses oder auf neurologische Störungen.

Allgemeine Untersuchung

Eine vollständige Allgemeinuntersuchung ist unabdingbar. In einer überfüllten Ambulanz sollte man wenigstens das Abdomen auf eine Hepatomegalie und Aszites und die Lendenwirbelsäule auf Schmerzen und eingeschränkte Beweglichkeit untersuchen.

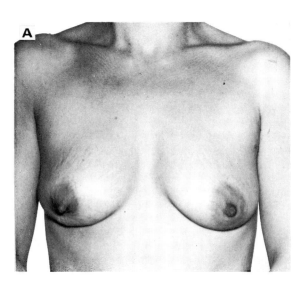

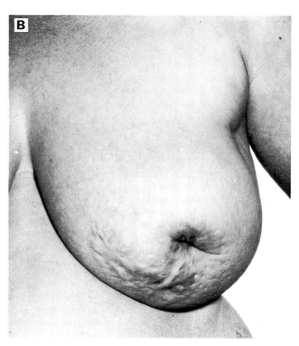

(A) Abweichung und Dislokation. Die rechte Mamille ist durch ein Karzinom nach unten und außen gezogen.

(B) Eingezogene Mamille. Es besteht auch eine Peau d'orange und eine Infiltration des Tumors in die Haut.

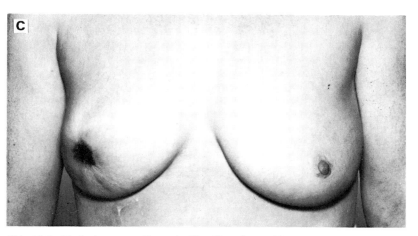

(C) Destruktion, Verfärbung und Dislokation. Die rechte Mamille ist durch eine Paget-Erkrankung zerstört. Das Karzinom ist leicht zu sehen.

Abb. 12.2   Veränderungen, die an der Mamille auftreten können

Erscheinungsform der Brusterkrankungen

Brusterkrankungen treten in fünf Grundformen auf:
1. schmerzloser,
2. schmerzhafter Tumor.
3. Schmerz ohne Tumor.
4. Veränderungen der Mamille.
5. Veränderungen der Größe.

Die typischen Krankheitsbilder, die diese Symptome verursachen, werden im einzelnen beschrieben, wobei die Vermutungsdiagnosen, wenn sich der Patient mit oben genannten Symptomen vorstellt, in fallender Häufigkeit sind:

Ein schmerzloser Tumor
Karzinom
Fibroadenom
Fibroadenose/zystische Hyperplasie
Fettgewebsnekrose

Ein schmerzhafter Tumor
Fibroadenosis/zystische Hyperplasie
Abszeß
Fettgewebsnekrose
Karzinom

Schmerz ohne Tumor

Geringgradige Fibroadenosis/zystische Hyperplasie
Prämenstruelle Spannung,
Puerperalmastitis

Veränderungen der Mamille

Karzinom
Duktales Papillom/Karzinom
Morbus Paget der Mamille
Ekzem

Veränderungen in der Größe der Mamma

Schwangerschaft
Karzinom
Benigne Hypertrophie
Riesenzellfibroadenom
Sarkom

Die Tatsache, daß viele Diagnosen unter den einzelnen Überschriften erscheinen, zeigt, wie schwierig es oft ist, eine definitive Diagnose zu stellen.

Karzinom der weiblichen Brust

Das Mammakarzinom ist histologisch am häufigsten ein Adenokarzinom. Das histologische Merkmal, das am meisten interessiert, ist jedoch der Anteil des fibrösen Gewebes in der Umgebung der Karzinomzellen. Gelegentlich bestehen 90% des Tumors aus fibrösem Stroma mit dazwischen eingestreuten Karzinomzellen. Dies wird als »atrophischer Szirrhus« bezeichnet. Er ist sehr langsam wachsend und kommt bei älteren Frauen vor. Am anderen Ende des Spektrums steht ein Karzinom ohne jegliche fibröse Reaktion, das nur aus Zellen und Gefäßen besteht mit schnellem Wachstum. Dies ist klinisch von einer akuten Entzündung nicht zu unterscheiden.

Die Schnittfläche des Karzinomes ist konkav, körnig und sieht aus wie eine unreife Birne – blass-grau mit vorspringenden gelben und weißen Flecken –. Die Schnittfläche einer benignen Läsion wölbt sich in der Regel konvex hervor, fühlt sich glatt und gummiartig an.

Anamnese

Alter. Das Mammakarzinom kann in jedem Alter nach der Menarche auftreten, ist jedoch bei Frauen unter dem 30. Lebensjahr eher selten. Darüber steigt jedoch die Inzidenz stetig an, um einen Häufigkeitsgipfel in der Mitte der Sechziger zu erreichen.
Ethnische Gruppierung. Es gibt unerklärte geographische Schwankungen in der Inzidenz der Erkrankung. In Japan ist sie z. B. sehr selten.
Symptome. Die geklagten Symptome beziehen sich auf die Primärläsion oder auf die Klinik der Metastasen.
Die Patientin bemerkt sehr häufig eine **schmerzlose Geschwulst** beim Waschen oder wenn sie sich im Spiegel betrachtet. Die Größe des Tumors, wenn er das erste Mal festgestellt wird, ergibt keinen exakten Hinweis auf ihr Alter.
Manchmal bemerkt die Patientin eine **mäßige Spannung** und **ein Prickeln** in der Brust und bemerkt in diesem Bereich einen Tumor. Dies ist jedoch für ein Karzinom ungewöhnlich.

Aussehen und Größe der Mamma können durch einen großen Tumor verändert sein. Einziehungen der Haut und eine Fixation können ebenfalls das Aussehen der Brust verändern.

Die Mamille kann verlagert, verzogen, eingezogen oder zerstört sein.

Gelegentlich bemerken die Patientinnen auch eine Geschwulst unter dem Arm durch vergrößerte axilläre Lymphknoten. Eine Schwellung des Armes, bedingt durch eine lymphatische und venöse Abflußstörung in der Axilla, ist ungewöhnlich.

Rückenschmerzen. Der Befall und die Spontanfraktur eines Lendenwirbels mit Nervenwurzelschmerzen und Ausstrahlung in die Beine ist ein häufiges Symptom.

Allgemeines Krankheitsgefühl und Gewichtsverlust: Dyspnoe oder Pleuraschmerz durch einen Befall der Lunge oder der Pleura und Pleuraergüsse können vorhanden sein, ebenso wie **Hautknoten, Ikterus** durch Lebermetastasen, **Veränderungen von seiten des Gehirnes** und **Schmerz durch pathologische Frakturen.**

Familienanamnese. Es ist nicht ungewöhnlich, daß andere weibliche Familienmitglieder an dieser Erkrankung leiden, wobei dies zufällig bedingt sein kann, da das Mammakarzinom ein sehr häufiger Tumor ist. Gelegentlich, wenn alle weiblichen Familienmitglieder davon betroffen sind, muß man einen genetischen Faktor annehmen.

Lokale Untersuchung

Die Technik der Untersuchung der Mamma wurde am Beginn des Kapitels beschrieben.
Lokalisation. Mehr als die Hälfte der Mammakarzinome liegt im oberen äußeren Quadranten. Dieser Quadrant schließt den axillären Ausläufer mit ein, diesen darf man niemals vergessen bei der Palpation. Der axilläre Ausläufer reicht oft weit über den lateralen Rand des M. pectoralis major hoch in die Axilla hinauf.
Farbe. Ist der Tumor in die Haut eingebrochen, so ist diese verfärbt. Zunächst besteht eine Hyperämie um den Tumor, was der Haut ein tiefrotes Aussehen verleiht, bei kompletter Infiltration kommt es zur Durchblutungsminderung, und die Haut wird gelb bis perlweiß. Der Grad dieser Veränderung ist abhängig von dem auftretenden Hautödem.
Schmerz. Die meisten Karzinome sind schmerzlos. Die Palpation ruft gelegentlich ein leichtes Unbehagen hervor, das man jedoch noch nicht Schmerz nennen kann.
Temperatur. Die Temperatur des Tumors und der Haut hängt ab von der Wachstumsrate und der Gefäßversorgung. Das typische Szirrhuskarzinom ist nicht vaskularisiert und hat dieselbe Temperatur wie das umgebende Gewebe, wogegen das anaplastische, entdifferenzierte Karzinom »heiß« erscheint mit Hyperämisierung der Haut, so daß man es als Abszeß fehldeuten kann.
Aussehen. Das Mammakarzinom kann während des Wachstums jedes Aussehen annehmen. Zu Beginn ist es nahezu sphärisch.

Übersichtstabelle 12.**4   Die Kardinalsymptome des
Mammakarzinomes**

Steinharter unregelmäßiger Tumor
Der Tumor ist fixiert
Palpable axilläre Lymphknoten

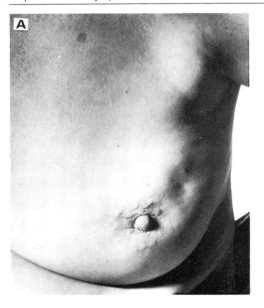

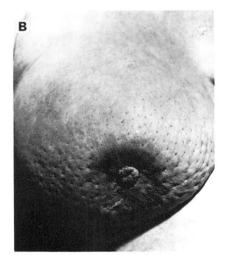

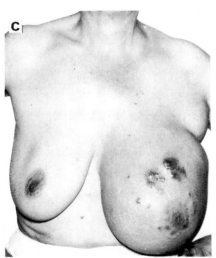

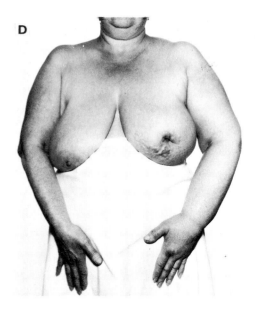

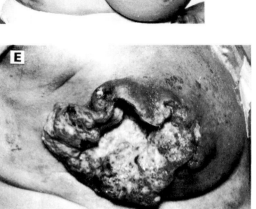

(A) Einziehung, Abweichung und Dislokation der Mamille. Einziehungen und Fixation der Haut.
(B) Peau d'orange.
(C) Vergrößerung der Mamma mit Sekundärknoten in der Haut.
(D) Ödem des Armes, der Axilla und der Supraklavikulargrube. Sekundäres Lymphödem durch Metastasen in den Lymphknoten.
(E) Kraterförmiges, stinkendes Ulkus mit evertierten Rändern.

Abb. 12.**4**   Einige diagnostische Merkmale des fortgeschrittenen Mammakarzinomes

Oberfläche. Die Oberfläche ist in der Regel unscharf, so daß man die Ränder schwer feststellen kann.

Das Wort »Cancer« bedeutet Krebs. Der Vergleich wurde deswegen gewählt, weil die Schnittfläche eines Karzinoms in der Regel eine große Anzahl von Ausläufern zeigt, die einen Tumor mit Krebsscheren vergleichen lassen. Bei diesen Ausläufern handelt es sich um eine Masse von infiltrierenden Tumorzellen, wodurch die unbestimmte Oberfläche entsteht.

Nur wenige Karzinome haben eine Kapsel und demzufolge eine glatte Oberfläche.

Zusammensetzung. Karzinome sind solid, sie haben keine Fluktuation, sind nicht durchscheinend und ohne Undulation. Die **Konsistenz** ist normalerweise **sehr hart.** Der Ausdruck **steinhart** vermittelt einen guten Eindruck der typischen Struktur der Karzinome. Andererseits sind zelluläre, vaskuläre Tumoren weich, so daß man dem Fehlen einer steinharten Konsistenz keine zu große Bedeutung beimessen darf.

Beziehungen zu umliegenden Strukturen. Das Problem der Tumorfixation wurde bereits besprochen.

Ist ein Tumor zur Haut hin fixiert, so bedeutet dies, daß zwischen Haut und Tumor ein schmaler Gewebsstrang besteht. Er kann frei bewegt werden und ist begrenzt unabhängig von der Haut entsprechend der Länge des Gewebsstrangs. Es kommt zur Einziehung der Haut, wenn man den Tumor über diese Grenzen hinaus verschiebt. Ist der Tumor fest mit der Haut fixiert, können beide Anteile nicht unabhängig voneinander bewegt werden. Dasselbe Verhalten findet man bei Mammakarzinomen zu der in der Tiefe gelegenen Muskulatur.

Der Tumor kann per continuitatem durch die Muskulatur in die Brustwand und in die Lungen einbrechen. Dieses Karzinom ist fixiert.

Die **Fixation** des Tumors an der Haut ist ein **sehr wichtiges Diagnostikum** für ein Karzinom. Nur chronische Abszesse und Fettgewebsnekrosen können die gleichen Symptome hervorrufen, wobei jedoch diese Krankheitsbilder ausgesprochen ungewöhnlich sind.

Breitet sich ein Tumor entlang der fibrösen Septen der Mamma aus, blockiert er die Lymphdrainage. Dadurch entsteht ein Hautödem mit einer großen Anzahl kleiner, punktförmiger Öffnungen, die von den Haarfollikeln und den Schweißdrüsen herrühren. Die Haut bekommt das Aussehen einer Orangenschale, **Peau d'orange.**

Übersichtstabelle 12.5   Die Hauptmerkmale der zwei typischen Klassifikationen des Mammakarzinoms (Einteilung nach Steinthal)

Manchester-Klassifikation

A
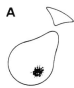

Stadium I. Ein beweglicher Mammatumor, keine palpablen Lymphknoten

B
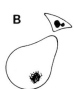

Stadium II. Beweglicher Mammatumor ± Fixation. Palpable bewegliche Achsellymphknoten

C
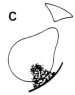

Stadium III. Fixierter Mammatumor mit oder ohne palpable bewegliche axilläre Lymphknoten

D
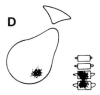

Stadium IV. Fernmetastasen. Stadium des Mammatumors irrelevant

Die internationale TNM-Klassifikation

T = *Tumor*

T_1 Bis zu 2 cm Durchmesser, frei beweglich

T_2 2–5 cm (oder weniger als 2 cm) mit Fixation oder eingezogener Mamille

T_3 5–10 cm im Durchmesser (oder weniger als 5 cm) mit Infiltration, Ulzeration oder Peau d'orange oder Fixation in der Tiefe

T_4 Jeder Tumor mit Infiltration oder Ulzeration größer als sein Durchmesser. Tumoren größer als 10 cm

N = *Lymphknoten*

N_0 Keine palpablen Lymphknoten

N_1 Bewegliche palpable axilläre Lymphknoten

N_2 Fixierte axilläre Lymphknoten

N_3 Palpable supraklavikuläre Lymphknoten. Armödem

M = *Metastasen*

M_0 Kein Nachweis von Fernmetastasen

M_1 Fernmetastasen

Lymphdrainage. Die axillären und supraklavikulären Lymphknoten sind häufig vergrößert. Man muß jedoch auch immer an die Lymphknoten entlang der Mammaria interna denken, die außerhalb der Reichweite klinischer Untersuchung liegen.

Lymphknoten, die Metastasen enthalten, sind in der Regel hart und einzeln abgrenzbar. Bei zunehmender Vergrößerung verschmelzen sie miteinander und sind an den benachbarten Strukturen adhärent, z.B. Haut, axilläres Gefäß-Nerven-Bündel.

Benachbartes Gewebe. Ein massiver Befall der axillären Lymphknoten führt zu einem **Lymphödem des Armes** oder venöser Thrombose oder sekundärem Ödem bei **venöser Abflußbehinderung.**

Sind die Nerven in der Axilla infiltriert, hat der Patient motorische und sensible Ausfälle. Der N. medianus und ulnaris sind häufiger als der N. radialis betroffen. **In der anderen Mamma können ebenfalls Tumoren vorhanden sein**, die die Patientin bislang nicht bemerkte. Es kann sich dabei um Sekundärmetastasen handeln oder um einen zweiten Primärtumor. Die Lymphknoten in der **gegenseitigen Axilla und Supraklavikulargrube** können ebenfalls vergrößert sein.

Allgemeinuntersuchung

Eine vollständige Allgemeinuntersuchung ist ausschlaggebend, um Metastasen zu entdecken. Die typischen Lokalisationen für Metastasen des Mammakarzinoms sind:

Das Skelett – vor allen Dingen die Lendenwirbelsäule mit Rückenschmerzen, eingeschränkter Beweglichkeit der Wirbelsäule und des Hüftgelenks, Lumbago und Ischialgie und pathologische Frakturen.

Die Lungen – mit Obstruktionspneumonie, Atelektase und Pleuraergüssen.

Leber – Vergrößerung mit zum Teil nodulärer Oberfläche und mit Ikterus und Azites.

Haut – mit multiplen, harten Knoten.

Gehirn – mit motorischen und sensiblen Ausfällen und psychischem Fehlverhalten.

Fibroadenosis/Zystische Hyperplasie

Viele Jahre hindurch wurde diese Erkrankung als »chronische Mastitis« bezeichnet. Allgemein gilt dies als eine schlechte Bezeichnung, da es sich weder klinisch noch mikroskopisch um einen Entzündungsprozeß handelt. Trotzdem wird der Name heute noch gebraucht.

Zwei andere Namen sind jetzt im Umgang, Fibroadenose und zystische Hyperplasie. Ich schlage vor, beide im Gedächtnis zu behalten, da bei Gebrauch von beiden die hauptsächlichen pathologischen Veränderungen beschrieben werden können: Fibrose, Adenose, zystische Formationen und generalisierte Hyperplasie. Ein großer Nachteil des Wortes »Fibroadenose« ist die Ähnlichkeit mit dem Wort »Fibroadenom« Hüten Sie sich, beide zu verwechseln.

Fibroadenosis = Zustand einer endokrin induzierten, jedoch unkoordinierten, nebeneinander bestehenden Hyperplasie und Involution. In Deutschland wird heute die fibrozystische Mastopathie nach Prechtl klassifiziert (Prechtl I–III).

Fibroadenom = benigner Mammatumor.

Die Fibroadenose kann auf ein kleines Gebiet einer Mamma lokalisiert sein oder sich über beide Mammae ausbreiten. Aus diesem Grund sind die Symptome und das klinische Bild verschieden, und es existiert eine Anzahl von Eponymen wie z.B. Bloodgoods blauwandige Zysten für große solitäre Zysten und Schimmelbusch-Erkrankung für multiple zystische Veränderungen in beiden Mammae.

Anamnese

Alter. Symptome der Fibroadenose treten in den Jahren der Ovarialaktivität, also von der Menarche bis zur Menopause auf. Der typische Beginn liegt Anfang der Zwanzig und erreicht einen Häufigkeitsgipfel zwischen dem 35. und 45. Lebensjahr. Wenige Symptome persistieren noch für eine kurze Zeit nach der Menopause.

Symptome. Die Patientinnen klagen über einen oder mehrere **Tumoren in der Mamma.** Die Mehrzahl von ihnen leidet unter **mäßigem Schmerz,** der periodisch auftritt mit einer Verschlechterung unmittelbar vor der Menstruation. Die Schmerzhaftigkeit ist es oft, die die Aufmerksamkeit der Patientin auf den Tumor lenkt. Da Tumoren in oberen äußeren Quadranten an der Kleidung oder bei Armbewegungen reiben, werden sie früher bemerkt als Tumoren im Zentrum oder den inneren beiden Quadranten der Mamma. **Schmerz ist das Hauptsymptom** mit oder ohne eine Geschwulst. Nicht alle Patientinnen betasten ihre Brust, so daß vielen eine leicht palpable Geschwulst entgeht.

Der Schmerz kann kontinuierlich oder nur bei gewissen Bewegungen oder in gewissen Positionen bemerkbar werden. Viele Frauen berichten, daß sie Schmerzen verspüren, wenn sie jemand umarmen oder wenn sie in ganz bestimmten Stellungen im Bett liegen. Der Schmerz ist häufig periodisch mit einem Beginn zwei Wochen vor (zur Zeit der Ovulation) und dem Ende nach der Menstruation, um unter der Menstruation nachzulassen. Das Unbehagen wächst mit Zunahme des Brustumfanges. Es finden sich aber auch noch andere Anzeichen einer prämenstruellen Hormonveränderung: Sprunggelenksödeme, Oligurie, Durst und leichte Erregbarkeit. Diese Symptome werden oft als **prämenstruelle Spannungen** bezeichnet.

Gelegentlich kommt es bei der Fibroadenose zu einer **Vergrößerung der Mamma** ohne Schmerzen. Diese Veränderung ist häufig periodisch und erreicht ihr Maximum unmittelbar vor der Menstruation, kann jedoch auch ohne Zusammenhang mit der Menstruation sein und langsam über Wochen und Monate fortschreiten.

Viele Patienten haben diese Symptome über Monate und Jahre, bevor sie den Doktor aufsuchen, da sie diese geringgradigen Anzeichen in der Mamma verbunden mit dem Menstruationszyklus ignorieren. Einige Patientinnen ignorieren eine lange Zeit bestehende Geschwulst, weil sie nur wenige Tage vor ihrer Menstruation auftritt und dann wieder verschwindet.

Hat man anamnestisch den Verdacht, daß der Tumor **in seiner Größe wechselt**, so ist das typisch für eine Fibroadenose/zystische Hyperplasie und schließt meist die Diagnose eines Karzinomes aus.

Lokale Untersuchung

Lokalisation. Die Fibroadenose kann in jedem Segment der Mamma entstehen. Bevorzugt sind der **obere äußere Quadrant** und der **axilläre Ausläufer**.

Farbe. Die Hautfarbe ist unauffällig. Die Subkutanvenen können erweitert sein bei prämenstrueller Verstärkung der Symptome. Große, unter der Haut liegende Zysten haben eine blaugrüne Farbe – blauwandige Zysten nach Bloodgood –.

Schmerz. Der Schmerz ist sehr variabel. In der Regel kann man die Mamma ohne Schmerzen zu verursachen palpieren.

Aussehen und Oberfläche. Die Kontur und die Oberfläche der Tumoren bei Fibroadenose hängen von ihrer Zusammensetzung ab. Eine **solitäre Zyste** ist **glatt, sphärisch** und **derb**, und es ist nur sehr selten möglich, eine Fluktuation, Undulation oder Diaphanie zu erzeugen. Die klinische Diagnose der Zyste beruht gewöhnlich auf ihrem glatten, sphärischen Aussehen.

Multiple Zysten sind ausreichend voneinander abgrenzbar wie Weintrauben; in der Regel bilden sie jedoch eine unregelmäßige Geschwulst mit z. Teil abgrenzbarer, zum Teil nicht abgrenzbarer Oberfläche.

Da die meisten fibroadenotischen Veränderungen eine **Mischung von Zysten und Fibrosis** sind, haben sie keine charakteristische Größe, Oberfläche und Ausdehnung, aber sie sind doch soweit abgrenzbar, daß man sie als einen unregelmäßigen Tumor mit unscharfer Oberfläche und unscharfen Rändern bezeichnen könnte.

Zusammensetzung. Die fibroadenotischen Veränderungen fühlen sich in der Regel fest und solide an, Hartgummi ist der beste Vergleich.

Große Zysten können sich sehr hart anfühlen und haben dann keine Fluktuation, da sie unter sehr großer Spannung stehen und zu tief in der Mamma liegen, um sie manipulieren zu können. Dagegen besteht bei unter der Haut liegenden Zysten Fluktuation und Diaphanie.

Beziehungen zu umgebenden Strukturen. Die Fibroadenose hat nie eine Fixation an der Haut oder der Muskulatur und ist in der Regel innerhalb der Mamma mäßig verschieblich.

Lokale Lymphknoten. Die lokalen Lymphknoten sind nicht vergrößert.

Lokales Gewebe. Das Gewebe der Brustwand, Arme und des Halses ist unauffällig.

Die **kontralaterale Mamma** kann sich im Stadium einer diffusen subklinischen Erkrankung befinden mit einer granulären »schrotkugeligen« Struktur.

Allgemeinuntersuchung

Die Veränderungen in der Mamma, die man als Fibroadenose bezeichnet, entstehen durch geringe Veränderungen im Hormonhaushalt, wobei diese lediglich die Mamma betreffen und es keine Hinweise auf systemische Zeichen des gestörten Hormonhaushaltes gibt. In der Tat sind die Blutkonzentrationen der Hormone in normalen Grenzen, so daß man auch eine pathologische Reaktion des Mammagewebes auf Hormonveränderungen diskutiert.

Fibroadenom

Ein Fibroadenom ist ein benigner Mammatumor, in dem die fibromatösen Elemente bei weitem überwiegen. Die Schnittfläche zeigt ein gelapptes und aufgerolltes, weißes, fibröses Gewebe mit sich hervorwölbender Kapsel.

Es gibt zwei histologische Varianten des Fibroadenoms. **Perikanalikuläre** Fibroadenome bestehen hauptsächlich aus fibrösem Gewebe, das wenige kleine tubuläre Drüsen umgibt. Es ist klein und hart.

Übersichtstabelle 12.6 Die Ursachen zystischer Schwellungen in der Mamma

Fibroadenose/zystische Hyperplasie
Galaktozele
Chronischer Abszeß
Hämatom
Zystische Degeneration eines Kolloid-Karzinoms
Hydatide Zyste
Lymphzyste

Intrakanalikuläre Fibroadenome enthalten mehr Zysten, die durch das fibröse Gewebe auseinandergedrängt und zu elongierten, sternförmigen Gebilden gedehnt werden. Sie sind größer und weicher als der perikanalikuläre Typ.

Anamnese

Alter. Die kleinen, harten Fibroadenome werden bei jungen Frauen zwischen dem 15. und 30. Lebensjahr gefunden. Die größeren, weicheren Fibroadenome treten bei Frauen zwischen dem 35. und 50. Lebensjahr auf.

Symptome. Alle Patienten haben einen Tumor in der Mamma, der per Zufall entdeckt wird. Fibroadenome sind **nicht schmerzhaft**, können aber multipel auftreten.

Entwicklung. Fibroadenome wachsen langsam. Die weichen, intrakanalikulären können bei Frauen im mittleren Lebensalter sehr groß werden. Ist dies der Fall, werden sie oft als **Riesenfibroadenome** bezeichnet, wobei sich dies jedoch um eine klinische Beschreibung und nicht um eine pathologische Entität handelt.

Multiples Auftreten. Fibroadenome sind oft multipel und bilateral.

Lokale Untersuchung

Lokalisation. Fibroadenome können in jedem Sektor der Mamma auftreten und werden häufiger in den unteren als den oberen Quadranten gefunden.

Farbe und Temperatur. Die Farbe und Temperatur der Haut sind unauffällig.

Schmerz. Fibroadenome sind nicht schmerzhaft.

Aussehen. Die Tumoren bestehen aus Wirbeln fibrösen Gewebes, sie sind gelappt, von sphärischer, ovalärer oder knotiger Gestalt.

Oberfläche. Die Oberfläche ist **glatt und höckrig.** Lediglich sehr kleine Tumoren bestehen aus einem Knoten und sind sphärisch. Der Rand der Geschwulst ist scharf begrenzt.

Zusammensetzung. Die Fibroadenome sind **solide** Tumoren mit einer Konsistenz wie **Hartgummi.** Sie sind dumpf beim Perkutieren und fluktuieren nicht.

Beziehungen zu umgebendem Gewebe. Die Tumoren sind weder an der Haut noch an den tiefen Strukturen fixiert.

Obwohl sie in der Brust liegen und vom Brustgewebe abstammen, sind sie **sehr mobil,** man muß den Patienten sehr oft bitten, die Geschwulst selbst aufzusuchen und zu fixieren, bevor man sie untersuchen kann. Diese extreme Beweglichkeit schließt ein Karzinom in der Differentialdiagnose aus, und in der Umgangssprache bezeichnet man sie auch als *Brustmaus.*

Lymphknoten. Die axillären Lymphknoten sind nicht vergrößert.

Lokales Gewebe. Mit Ausnahme der Möglichkeit, daß man ähnliche Geschwülste in der anderen Brust findet, ist das Gewebe unauffällig.

Allgemeinuntersuchung

Fibroadenome sind nicht mit irgendwelchen anderen Krankheitsbildern vergesellschaftet.

Akuter Mammaabszeß

Eintrittspforte für Bakterien in die Mamma sind die Milchgänge, die an der Mamille münden, oder es handelt sich um eine hämatogene Absiedelung. Ersterer Infektionsweg ist typisch, speziell während der Schwangerschaft und Laktation, wenn die Milchgänge voll und hyperämisch und die Mamillen durch das Stillen traumatisiert sind.

Anamnese

Alter. Abszesse der Mamille sind ungewöhnlich, ausgenommen die Schwangerschaft.

Symptome. Das Kardinalsymptom ist der **Schmerz.** Zuerst ist er dumpf, sobald jedoch Eiter auftritt, **verstärkt er sich zu kontinuierlichem, heftigem Klopfen** mit ausgesprochener Berührungsempfindlichkeit der entzündeten Region.

Die Patientin fühlt eine **Geschwulst** oder bemerkt eine diffuse Schwellung der Mamma mit Rötung der Haut. Ebenso bemerkt die Patientin, daß sich die Brust heiß von innen und außen anfühlt, wenn sie sie palpiert. Allgemeinsymptome der Infektion treten in Form von allgemeinem Krankheitsgefühl, **Schweiß, septischen Temperaturen** und **Schüttelfrost** auf.

Entwicklung. Unbehandelt kommt es zu einer Verschlimmerung der Symptome, bis sich der Eiter seinen Weg über die Spontanentleerung bahnt.

Sozialanamnese. Schrunden in der Haut der Mamillen, die gewöhnlich die Ursache der Abszesse sind, finden sich in der Regel bei Frauen, die nicht darauf achten, daß ihre Brüste und Mamillen während des Stillens absolut sauber sind.

Untersuchung

Lokalisation. Die Abszesse können überall in der Mamma entstehen.

Farbe und Temperatur. Die Haut ist gerötet und heiß und in der Regel ödematös.

Schmerz. Das gesamte entzündete Areal ist schmerzhaft mit einem Punctum maximum im Zentrum des Abszesses, wo sich der Eiter ansammelt.

Aussehen, Größe und Oberfläche. Die meisten Abszesse sind rund, aber das Ödem und die Entzündung des umgebenden Gewebes lassen das Aussehen an der Oberfläche verstrichen erscheinen. Sie variieren in der Größe. Vernachlässigte Abszesse werden so groß, daß sie die gesamte Brust ausfüllen.

Zusammensetzung. Diese wechselt im Laufe der Entwicklung. Vor eitriger Einschmelzung ist das entzündete Areal weich bis solide, schmerzhaft und diffus. Sobald es im Zentrum zu eitriger Einschmelzung kommt, wird das Gewebe härter und schmerzempfindlicher. Schließlich, wenn die Eiteransammlung groß genug ist und unter der Haut liegt, kommt es zur Fluktuation, jedoch ohne Diaphanie, und die äußere Oberfläche des Tumors wird unscharf.

Beziehungen zu umgebenden Strukturen. Wenn der Abszeß an Größe zunimmt, wird er an der Haut fixiert, so daß diese rötlich und durchscheinend und in der Tiefe fixiert ist.

Lymphdrainage. Die axillären Lymphknoten sind in der Regel vergrößert, derb und schmerzhaft.

Zustand des lokalen Gewebes. Die gesamte Mamma ist geschwollen und schmerzhaft. Wenn die **Mamille** die Eintrittspforte der Infektion ist, so ist sie ebenfalls schmerzhaft verdickt und rissig.

Allgemeinuntersuchung

Es können Tachykardie und Hyperpyrexie bestehen.

Chronischer Abszeß

Gelegentlich entwickelt sich ein kleiner Infektionsfokus in der Brust sehr langsam ohne Schmerzen, wie man sie gewöhnlich beim Abszeß findet. Kommt es nicht zur Spontanheilung durch die Abwehrsysteme des Körpers, so entsteht in dem infizierten Areal ein chronischer Abszeß als derber, indurierter Tumor mit einer kleinen Tasche im Zentrum, die sterilen Eiter und nekrotisches Gewebe enthält. Kommt der Patient in diesem Zustand mit einer **derben, schmerzlosen Geschwulst,** die **entweder an der Haut** oder in tieferen

Übersichtstabelle 12.**7**   **Ein Vergleich der klinischen Merkmale der vier typischen Tumoren der Mamma**

Tumortyp	Alter (Jahre)	Zahl	Schmerz	Tumortyp	Oberfläche	Konsistenz	Axilla
Solitäre Zyste Diffuse	20–55	variabel	gelegentlich	Solitäre Zyste Diffuse	glatt	derb	normal
Fibroadenose	20–55	variabel	gelegentlich	Fibroadenose	unbestimmt	gemischt	normal
Fibroadenom	15–25 45–55	1 oder 2	nein	Fibroadenom	glatt und höckrig	gummiartig	normal
Karzinom	35 +	1	nein	Karzinom	unregelmäßig	steinhart	tastbare Knoten

Übersichtstabelle 12.**8**   **Ein simplifizierter Plan zur Diagnose der typischen Mammatumoren**

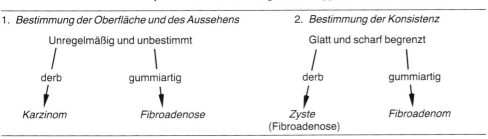

1. *Bestimmung der Oberfläche und des Aussehens*   2. *Bestimmung der Konsistenz*

Unregelmäßig und unbestimmt | Glatt und scharf begrenzt

derb → Karzinom   gummiartig → Fibroadenose   derb → Zyste (Fibroadenose)   gummiartig → Fibroadenom

Strukturen fixiert ist, zur Vorstellung, ist sie von einem Karzinom nicht zu unterscheiden. Ein möglicher Hinweis für die Diagnose ist die Anamnese mit Schmerz, bevor der Tumor bemerkt wurde.

Fettgewebsnekrose

Ein Trauma an der Mamma kann eine Nekrose von Fettzellen hervorrufen, die zur Verseifung der Fette führt.
Der resultierende Tumor ist **steinhart und unregelmäßig** und kann an der Haut **fixiert** sein. So ist die Fettgewebsnekrose wie ein chronischer Abszeß von einem Karzinom nicht zu unterscheiden, es sei denn, der Patient erinnert sich an ein auslösendes Trauma oder an einen Zeitraum, in dem die Haut durch ein Hämatom verfärbt war.
Anzeichen eines Fortschreitens der Krankheit, wie Peau d'orange oder Lymphadenopathie treten bei der Fettgewebsnekrose oder beim chronischen Abszeß nicht auf.

Schwangerschaft

Die Schwangerschaft ist die häufigste Ursache von Veränderungen der Mamma.
Wenige Wochen nach der Befruchtung werden die Mammae **fest, schwer** und verursachen **leichtes Unbehagen**. Viele Frauen bemerken ein **Prickeln** in der Tiefe der Brust.
Zwei Monate später **vergrößern** sich die Mammae und fühlen sich **knotig** an – »geschwulstähnliche« Struktur –. Die **subkutanen Venen erweitern** sich, werden sichtbar, und die Haut der Mammae ist überwärmt. Die

Mamillen werden größer und die **Warzenhöfe dunkler.** Die Haut rings um die Warzenhöfe bekommt auch eine geringgradig vermehrte Pigmentation. Die Schweißdrüsen der Mamillen werden größer, und die Haut über ihnen erscheint gespannt und abgeblaßt. Diese Tumoren nennt man **Montgomery-Tuberkel.**
Vom vierten Monat an kann ein dünnflüssiges klares Sekret aus der Mamille exprimiert werden.

Duktales Papillom und Karzinom

Benigne oder maligne papilläre Tumoren wachsen in einem Milchgang und lange Zeit, bevor sie groß genug sind, um als tastbare Geschwulst zu erscheinen, kommt es zu Ulzerationen und Blutungen mit einer blutig verfärbten Absonderung aus der Mamille. Wenn es zum Gangverschluß kommt, entsteht eine Retentionszyste.

Anamnese

Alter. Prädisponiert für lokale Papillome sind Frauen zwischen dem 30. und 40. Lebensjahr. Sind sie älter als 40, so handelt es sich bei den papillären Läsionen in den Milchgängen eher um intraduktale Karzinome.
Symptome. Das Kardinalsymptom ist die **blutige Absonderung aus der Mamille.** Obwohl der Blutverlust sehr gering ist, gerade so, daß man einen Hauch von Blut in der Unterwäsche erkennen kann, so ist die Farbe dunkelrot, und das Sekret enthält Koagel, so daß es der Patient als Blut erkennt.
Die Patienten können eine **Schwellung in der Tiefe** oder **unmittelbar neben dem Warzenhof** angeben. Der Tumor kann sich in der Größe ändern und ist schmerzhaft, wenn er sich vergrößert. Bei Druck auf den Tumor kommt es zur Absonderung aus der Mamille.

Selten ist die Primärläsion symptomlos, und der Patient kommt mit vergrößerten axillären Lymphknoten oder den Symptomen von Fernmetastasen.

Lokale Untersuchung

Die Sekretion. Die Absonderung kann auf den Kleidern des Patienten sichtbar sein oder bei Druck auf die Mamma. Man kann durch leichten Druck auf jeden einzelnen Quadranten der Mamma und auf die Sektionen der Areola versuchen, die Blutungsquelle zu lokalisieren.

Man muß sich immer versichern, daß es sich um eine blutige Sekretion handelt, indem man kommerzielle Teste, wie man sie für die Urinanalyse benutzt, anwendet oder durch mikroskopische Betrachtung des Abstriches.

Die Geschwulst. Die Geschwulst kann solide sein und alle Zeichen eines Karzinomes (wie schon beschrieben) haben oder keulenförmig, prall und fluktuierend mit ihrer Längsachse radiär zur Mamille mit Zeichen einer Retentionszyste eines Milchganges auftreten.

Axilla. Die axillären Lymphknoten sind dann vergrößert, wenn es sich um ein intraduktales Karzinom handelt.

Brodie-Krankheit (Cystosarcoma phylloides)

Sehr große Fibroadenome unterliegen manchmal einer zystischen Degeneration und zeigen histologische Veränderungen, die man nicht von jenen eines Sarkoms unterscheiden kann. Diese großen Tumoren wurden erstmals im Detail von BRODIE beschrieben und ihm zu Ehren bezeichnet man diese Veränderung als Brodie-Krankheit. Der alternative, deskriptive Name lautet: Cystosarcoma phylloides. Diesen Namen muß man

sich merken, da er die pathologischen Veränderungen beschreibt: **zystische** Formationen, **sarkomatöse** Veränderungen und auf der Schnittfläche das Aussehen wie **Farn** (phylloides). Bei diesen Tumoren kommt es zur Hautnekrose.

Anamnese

Alter. Das Brodie-Fibrom tritt gewöhnlich zwischen 50 und 70 Jahren auf.

Symptome. Die Patientin bemerkt einen **großen Tumor in der Mamma**, leidet jedoch häufiger an der **Vergrößerung der gesamten Mamma.**

Der Morbus Brodie ist eine der Ursachen, bei der es zu einer massiven Vergrößerung der Brust kommt.

Die Haut erscheint weiß und gedehnt oder gerötet mit einem **zentralen Ulkus.** Dieses sezerniert eine serosanguinöse Flüssigkeit.

Schmerz ist untypisch.

Lokale Untersuchung

Lokalisation. Der Tumor kann in der ganzen Brust auftreten.

Farbe. Die Haut ist glänzend, rot oder blau. Nekrotische Stellen werden schwarz.

Temperatur. Die Hauttemperatur ist unauffällig.

Schmerz. Der Tumor ist nicht schmerzhaft, aber die Ränder des Ulkus, wenn eines vorhanden ist, sind es im Gegensatz zu den Rändern eines kraterförmigen Karzinoms.

Aussehen und Größe. Der Tumor ist anfänglich kugelig, aber auch oft gelappt. Die Tumoren wachsen langsam zu reichlicher Größe, 20–30 cm im Durchmesser.

Oberfläche. Die Oberfläche ist glatt und abgrenzbar.

Zusammensetzung. Ist der Tumor solid mit Anteilen zystischer Degeneration, so hat er eine variable Struk-

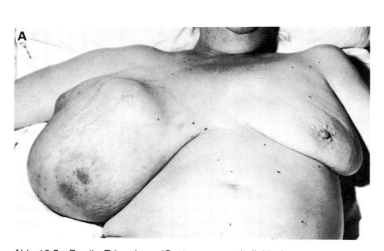
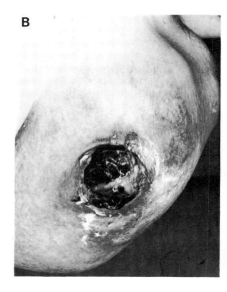

Abb. 12.5　Brodie-Erkrankung (Cystosarcoma phylloides).
(A) Ein massives noduläres Fibroadenom der rechten Mamma. Trotz der Größe des Tumors ist die Haut *nicht* befallen.
(B) Ein ähnlicher Tumor der linken Mamma mit einer zentralen Hautnekrose. Die Grenze zwischen Tumor und Haut ist sichtbar, und man sieht deutlich, daß die Haut *nicht* infiltriert ist.

tur, teils schwammig, teils derb. Er ist dumpf bei der Perkussion und fluktuiert nicht.

Ulkus. Tritt ein Ulkus auf, so hat es gegenüber der gesunden Haut ausgestanzte Ränder, und die Basis des Ulkus ist von einem grau-weißlichen Tumor bedeckt mit Granulationsgewebe von schlechter Qualität.

Da der Tumor eine Kapsel besitzt, findet man manchmal einen Spaltraum zwischen ihm und dem Subkutangewebe. Eine Knopfkanüle kann leicht unter dem Ulkusrand in diesen Spalt eingeführt werden. Beim Karzinom ist es unmöglich.

Relationen zum umgebenden Gewebe. Solange der Tumor in einer Kapsel ist, besteht keine Fixation zur Haut oder zur Muskulatur, da die Geschwulst jedoch solche Ausmaße annehmen kann, kann man das Fehlen einer Fixation nicht mehr demonstrieren. Kommt es zur sarkomatösen Entartung, wird das umgebende Gewebe infiltriert.

Lymphknoten. Die axillären Lymphknoten sind nur bei einer Superinfektion des Ulkus vergrößert.

Zustand des lokalen Gewebes. Das umgebende Gewebe ist normal.

Allgemeinuntersuchung

Das Ergebnis einer Allgemeinuntersuchung ergibt keine pathologischen Befunde, es sei denn, der Tumor ist sarkomatös entartet und hat hämatogene Metastasen in Lunge und Leber gesetzt.

Übersichtstabelle 12.9 **Die Ursachen massiver Vergrößerung der Mamma**

Benigne Hypertrophie (in der Regel beidseits)
Brodie-Krankheit (Riesenfibroadenom, Cystosarcoma phylloides)
Sarkom
Kolloidkarzinom
Elephantiastische Filiariasis

Benigne Hyperplasie der Mamma

Gelegentlich vergrößern sich die Brüste zu einem Grad, der weit über das Normalmaß hinaus geht. Dies bezeichnet man als idiopathische benigne Hypertrophie. Die Ursache ist unbekannt. Die Mammae fühlen sich zunächst normal an, wenn sie sich doch vergrößern, werden sie **nodulär** und **schmerzhaft**. Die subkutanen Venen sind dilatiert, und es entwickeln sich multiple Fibroadenome. Die benigne Hyperplasie ist **entstellend** und **behindert** die Patientin. Die Hyperplasie kann auch einseitig auftreten.

Mamille

Die Mamille kann auch einer Vielzahl von Veränderungen unterliegen, von denen bereits der Großteil beschrieben wurde. In vielen Fällen ist die Veränderung ein entscheidendes diagnostisches Merkmal, z.B. Destruktion, Einziehung, Dislokation und Anhebung sind in der Regel ein Hinweis auf ein Karzinom.

Sekretion aus der Mamille

Die Varianten der Sekretion können klassifiziert werden entweder ihrer Natur oder ihrer Farbe nach:

Eine **rote** Absonderung ist nahezu immer Blut, das von einem intraduktalen Papillom oder Karzinom herrührt.

Eine **gelbe** Absonderung ist in der Regel seröses Exsudat bei einer Fibroadenosis oder selten dünnflüssiger Eiter von einem Abszeß.

Eine **grüne** Sekretion ist eine Mischung aus serösem Exsudat und nekrotischem Zellmaterial, das von den Ausführungsgängen und den Zysten eines fibroadeno-

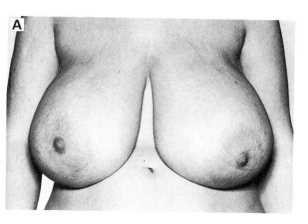
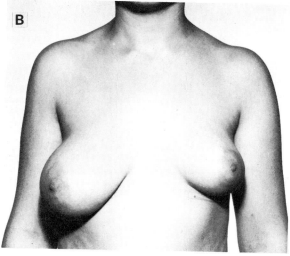

Abb. 12.6 Benigne Hyperplasie der Mamma. (A) Beidseitige Hyperplasie. Die Mammae reichen herunter bis zum Nabel. (B) Einseitige Hyperplasie.

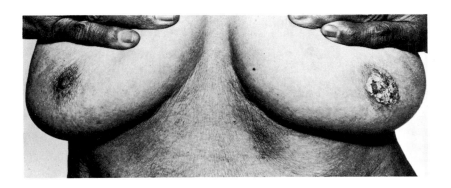

Abb. 12.**7** Morbus Paget der Mamille. Es finden sich ekzematöse Veränderungen und eine Zerstörung der Mamille.

matotischen Bezirkes herrührt oder seltener aus einem diffus erweiterten Gangsystem. Diese Krankheit ist gemeinhin als **Ektasie der Milchgänge** bekannt, analog den Bronchiektasien.

Bei einer trüben, **weißen** Sekretion handelt es sich in der Regel um Milch. Sie setzt immer wenige Tage vor der Geburt ein. Eine dünnflüssige, transparente, weiße Sekretion findet sich nach der Periode der Laktation, wenn es zu einer inkompletten natürlichen oder iatrogenen Suppression der Laktation kommt.

Eine **weiße oder farblose** Flüssigkeit entleert sich aus den Brüsten neugeborener männlicher und weiblicher Babys als eine Folge einer mäßigen Mastitis; sie ist bedingt durch die hohe Hormonkonzentration im Blut der Mutter und als »Hexenmilch« bekannt.

Morbus Paget der Mamille

Beim Morbus Paget der Mamille handelt es sich um eine intraduktales Karzinom, dessen Ausgangspunkt das Epithel der Hauptmilchgänge ist und das sich **in diesem Epithel ausbreitet** bis zur Haut der Mamille und in die Tiefe der Mamma. Erreicht das intraepitheliale Karzinom die Haut, kommt es zur Veränderung ähnlich einem Ekzem. Die Hautstellen werden rot, inkrustiert und nässend, wobei jedoch die Ränder der Läsion abgegrenzt sind im Gegensatz zum Ekzem, außerdem ist die Erkrankung schmerzlos.

Nach Monaten und Jahren kommt es zur Zerstörung der Mamille unter Hinterlassung eines sezernierenden Ulkus.

Im Frühstadium der Erkrankung findet sich keine weitere Veränderung in der Mamma, zum Schluß dagegen entwickelt sich tief in der Mamille ein Tumor. Jetzt ist das Stadium des sich in die Mamma ausbreitenden Karzinoms erreicht. Viele Frauen vernachlässigen diese frühen Hautveränderungen, weil sie denken, es handelt sich um eine einfache Hauterkrankung. Das führt letztendlich dazu, daß die Hälfte der Patienten einen palpablen Tumor in der Brust haben. Wenn sie sich in

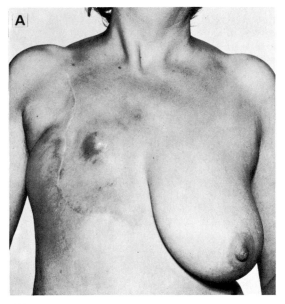
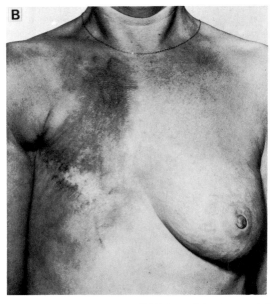

Abb. 12.**8** Zwei typische Erscheinungsformen nach Mastektomie. (A) Lokalrezidiv der Haut. (B) Teleangiektasien nach Radiotherapie (Röntgenoderm).

der chirurgischen Klinik vorstellen, existieren bereits palpable axilläre Lymphknoten.

Mit Ausnahme seiner ungewöhnlichen Lokalisation und Erscheinungsform unterscheidet sich das intraepitheliale Karzinom des Morbus Paget nicht in seinem generellen Verhalten und seiner Prognose von anderen Karzinomtypen der Mamma.

Die männliche Brust

Es gibt zwei Ursachen für die Vergrößerung einer männlichen Brust: Die eine ist benigne und häufig – Gynäkomastie, die andere maligne und selten – Karzinom.

Gynäkomastie

Hier handelt es sich um ein Krankheitsbild, bei dem es zu einer Zunahme des Gang- und Bindegewebes kommt. Ursachen können Hormone, Medikamente oder Allgemeinerkrankungen sein, jedoch ist der eigentliche Mechanismus, der als Stimulus auf das Wachstum der Brust wirkt, nicht bekannt.

Anamnese

Alter. Das Auftreten der Erkrankung ist altersunabhängig. Der Häufigkeitsgipfel der Variante mit derben Geschwülsten liegt zwischen dem 10. und 30. Lebensjahr, der Häufigkeitsgipfel der weichen Geschwülste liegt zwischen dem 60. und 80. Lebensjahr bei Männern, die wegen eines Prostatakarzinoms mit Östrogenen behandelt werden.

Symptome. Die **Vergrößerung einer oder beider Brüste** ist entweder schmerzlos oder leicht schmerzhaft. Schulpflichtige Buben mit Gynäkomastie werden oft von ihren Klassenkameraden gehänselt.

Frühere Anamnese. Man muß in der Anamnese nach kürzlich durchgemachten Erkrankungen wie Hepatitis, Mangelernährung, Niereninsuffizienz oder chronische Thoraxerkrankungen nachfragen.

Medikamentenanamnese. Fragen Sie den Patienten, ob er Östrogene, Beruhigungsmittel, Diuretika, Digitalis oder Steroide einnimmt, da all diese Medikamente eine Gynäkomastie induzieren können.

Untersuchung

Lokalisation. Eine oder beide Brüste sind vergrößert.

Schmerz. In der Regel besteht keiner.

Größe. Der Grad der Vergrößerung variiert. Sie können jedoch so groß werden, daß sie wie weibliche Mammae ausschauen, doch in der Regel handelt es sich um eine diffuse, halbkugelige Vergrößerung gerade um die Mamille.

Zusammensetzung. Die Struktur kann **weich oder derb** sein. Diese beiden Varianten werden manchmal unterschieden durch Bezeichnungen wie »wahre Gynäkomastie« und »Mammaplasie«. Ich denke, man sollte diese Form der Differenzierung beibehalten.

Die **derbe Vergrößerung** ist in der subareolären Region lokalisiert, so daß es zu einer derben Gewebsscheibe um die Areola kommt, die leicht schmerzhaft ist und sich rauh und körnig anfühlt. Sie ist beweglich und nicht fixiert an der Haut oder den tiefen Strukturen. Diese Art der Vergrößerung ist die Variante, die man gewöhnlich bei Jungen in Pubertät und Adoleszenz sieht.

Eine **weiche Vergrößerung** findet man sehr häufig bei Östrogentherapie.

Lymphdrainage. Die axillären Lymphknoten sind nicht vergrößert.

Lokales Gewebe. Alle umgebenden Strukturen sind normal.

Allgemeinuntersuchung

Eine sorgfältige Allgemeinuntersuchung sollte trotz alledem durchgeführt werden, um andere Ursachen der Gynäkomastie auszuschließen.

Thorax-, Leber- und Nierenerkrankungen sollten ausgeschlossen werden.

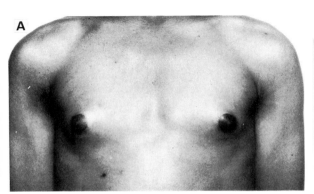
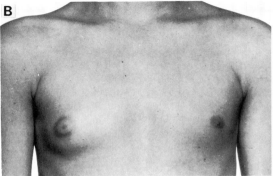

Abb. 12.**9** Zwei Beispiele einer Gynäkomastie bei Adoleszenten. (A) Beidseitige, derbe, subareoläre Hypertrophie (die »harte« Variante). (B) Einseitige, weiche Vergrößerung (die »weiche« Variante). Diesen Typ findet man in der Regel bei alten Männern unter Östrogenmedikation.

Untersuchen Sie die Testes. Testikuläre Atrophie, die einen Hinweis auf eine hormonale Dysfunktion gibt, findet sich in 5% aller Fälle.

Suchen Sie nach Hinweiszeichen für die Einnahme von Medikamenten wie Östrogenen, Digitalis und Steroiden.

Handelt es sich bei dem Patienten um einen Mann über 30 Jahren, so ist es höchstwahrscheinlich, daß man eine der erwähnten Ursachen findet. Fälle, die zwischen dem 12. und 25. Lebensjahr auftreten, sind wahrscheinlich verursacht durch konstitutionelle, unbedeutende Veränderungen des Hormonhaushaltes bei sonst vollständig gesunden Patienten.

Mammakarzinom

Es ist eine sehr seltene Erkrankung. Symptome und Klinik sind identisch mit jenen, die man bei der weiblichen Mamma findet. Es bedarf keiner besonderen Beschreibung.

Da die männliche Brust klein ist und es an einer dicken Schicht von subkutanem Fettgewebe fehlt, sind die Zeichen einer Ausbreitung der Erkrankung, wie Fixation der Haut, Ulzeration, Peau d'orange und axilläre Lymphadenopathie, bereits in den Frühstadien sichtbar.

Abb. 12.**10**   **Der Unterschied zwischen Morbus Paget und Ekzem der Mamille**

Ekzem	Morbus Paget
Bilateral	Unilateral
Auftreten während der Laktation	Um die Menopause
Schmerzen	Schmerzlos
Bläschenbildung	Keine Bläschenbildung
Intakte Mamillen	u. U. zerstörte Mamille
Keine Tumoren	u. U. Tumor der Mamille

Übersichtstabelle 12.**11**   **Mögliche Ursachen der echten Mastitis**

Neugeboren (durch mütterliche Hormone)
Verstopfte Milchgänge während der Laktation
Diffuse Infektion während der Laktation
Mumps

13 Hernien

Als Hernien werden Vorwölbungen eines Organes durch seine natürlichen Wände definiert. Dieser Ausdruck kann auch angewendet werden bei einer Herniation eines Muskels durch seine Faszie. Ebenso gilt er für eine Herniation des Gehirnes durch eine Fraktur des Schädels, durch das Foramen magnum in den Spinalkanal wie auch der Durchtritt intraabdominaler Organe durch einen Defekt in Bauchwand, Becken oder Zwerchfell.

Bevor ein Organ durch seine natürliche Wand hindurchtreten kann, muß eine Schwachstelle vorhanden sein. Es kann bedingt sein durch **natürliche, normale Schwachstellen**, wie sie bei jedermann vorliegen und bezogen auf die topographische Anatomie, z. B. eine Stelle, an denen ein Gefäß oder ein Verdauungsorgan in das Abdomen eintritt oder es verläßt, oder eine krankhafte Schwäche, beruhend auf einer **kongenitalen** Fehlbildung oder durch Trauma oder Krankheit **erworben**.

Das Kapitel handelt von **Bauchwandhernien** ohne die axialen und paraösophagealen Hernien. Es gibt einerseits eine geringe Anzahl von Variationen, aber eine große Anzahl von Raritäten. Die häufigsten sind die Inguinal-, Umbilikal-, Femoral- und Narbenhernien. Die Reihenfolge ergibt einen Hinweis auf ihre Häufigkeit beim Erwachsenen mit Ausnahme der schwarzen Bevölkerung und in der Kindheit, wo die Umbilikalhäufiger als die Inguinalhernien sind.

Man braucht selten das Wissen von Raritäten, aber es ist wichtig, die seltenen Typen der Abdominalhernien zu kennen, da die Fehldiagnose einer inkarzerierten Hernie – ob häufig oder selten – zum Tod des Patienten führen kann.

Die weniger häufigen Varianten von Hernien sind epigastrische, Obturator-, Lumbal- und Glutäalhernien und die Hernie durch die Linea Spigeli (Abb. 13.1 B). Hernien treten häufig bei beiden Geschlechtern auf. Die Inguinalhernie ist gleich häufig bei Männern und Frauen. Obwohl die Femoralhernie häufiger bei Frauen als bei Männern auftritt, ist trotzdem die häufigste Variante bei Frauen die Inguinalhernie.

Es gibt sichere klinische Zeichen, die gewöhnlich bei allen Hernien vorkommen, aber nicht immer vorhanden sind.

1. Abdominalhernien treten an kongenitalen oder erworbenen Schwachstellen der Bauchwand auf.
2. Die meisten Hernien können **reponiert** werden.
3. Die meisten Hernien **wölben sich bei einem Hustenstoß** hervor.

Die beiden letzten Zeichen können fehlen, speziell wenn die Hernie einen sehr engen Hals hat. Die Abwesenheit dieser Symptome schließt die Diagnose der Hernie nicht aus.

Die Diagnose der Hernie beruht deshalb auf der Lokalisation, Möglichkeit der Reposition, Verstärkung durch Hustenimpuls oder wenn diese Zeichen fehlen, auf den Ausschluß anderer Tumorursachen.

A Die typischen Hernien

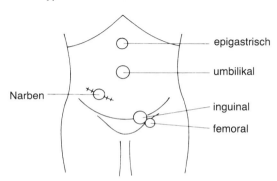

B Die seltenen Hernien

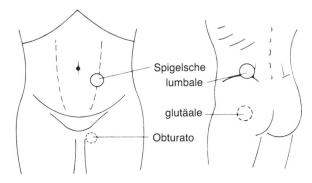

Abb. 13.1　Die Lokalisation der Hernien.
(A) Typisch. (B) Selten.

Inguinalhernie

Anatomie

Bei einer Inguinalhernie tritt ein Teil des Abdominalinhaltes im Bereich der Inguinalgegend durch die Bauchwand. Um den Leistenbruch richtig zu verstehen, muß man die Anatomie des Inguinalkanales kennen.

Anatomie der Oberfläche

Das Lig. inguinale spannt sich zwischen der Spina iliaca anterior superior und dem Tuberculum pubicum. Erstere ist leicht zu sehen und zu tasten, wogegen die meisten Studenten Schwierigkeiten haben, das Tuberculum pubicum zu finden. Eine konvex nach unten verlaufende Hautfalte zieht über die untere Bauchwand und trennt das Abdomen von einem Dreieck, genannt Mons veneris. **Das Zentrum dieser Falte liegt über dem Oberrand des Os pubis.** Die Tubercula pubica liegen auf dieser Linie ca. 2–3 cm von der Mittellinie entfernt. Um das Tuberculum pubicum zu finden, setzt man den Finger auf das Zentrum der Hautfalte und drückt so lange nach innen, bis man den Oberrand des Os pubis findet, um dann mit dem Finger seitwärts zu gleiten, bis man das Tuberculum erreicht (am besten abends im Bett ausprobieren).

Muskulatur

Unter der Haut und im subkutanen Fettgewebe liegt die Aponeurose des M. obliquus externus. Der Unterrand dieser Aponeurose zwischen Spina iliaca und dem Tuberculum pubicum bildet das Leistenband. Die Fasern der Aponeurose laufen parallel mit dem Leistenband, teilen sich aber über dem Oberrand des Os pubis, um den äußeren Inguinalrand zu bilden.

In der Tiefe der Obliquusaponeurose finden sich die untersten Muskelfasern des M. obliquus internus, die vom lateralen Drittel des Leistenbandes entspringen. Sie verlaufen nach medial in einem oben konvexen Bogen zum Rand des M. rectus abdominis, wo sie sich mit der Aponeurose des M. transversus abdominis verbinden, um die Vorderwand der Rektusscheide zu bilden. Sie sind auch bekannt als Lig. reflexum.

Die halbmondförmige Öffnung unter dem Bogen des Obliquus internus ist die Schwachstelle der Leistengegend. Das Gewebe, das diese Lücke ausfüllt, ist nicht sehr fest und wird als Fascia transversalis bezeichnet. Hier kreuzt die A. epigastrica inferior, die nach oben und medial zur Rektusscheide verläuft. Der Punkt, an dem der Samenstrang und die A. testicularis in den Leistenkanal eintreten, liegt lateral der A. epigastrica und wird als innerer Leistenring bezeichnet. Indirekte Leistenhernien gehen davon aus, direkte Leistenhernien treten direkt an der Schwachstelle durch die hintere Abdominalwand zum äußeren Leistenring durch und liegen medial der A. epigastrica inferior.

Das Vas deferens wird bei seinem Eintreten in den Leistenkanal von einer dünnen Faszienschicht, die von der Fascia transversalis abgespalten ist, umhüllt. Sie trägt die Bezeichnung Fascia spermatica interna.

Tiefer im Kanal wird sie von einem muskulären Schlauch umhüllt, der sich vom M. obliquus internus abspaltet und als M. cremaster bezeichnet wird, der seinerseits von einer Faszie umhüllt ist, und beim Durchtritt durch den äußeren Leistenring schließlich wird der Samenstrang von einer dünnen Faszie, die sich von der Obliquus-externus-Aponeurose abspaltet, bedeckt, der Fascia spermatica externa. Indirekte Leistenhernien folgen dem Verlauf des Leistenkanals

parallel zum Vas deferens, umhüllt von diesen drei Schichten mit Zielrichtung zum Hoden. Im Gegensatz dazu nimmt die direkte Leistenhernie ihren Ausgangspunkt medial der A. epigastrica und ist getrennt vom Samenstrang und tritt deshalb selten bis zum Hoden hinab.

Übersichtstabelle 13.1   Die grundsätzlichen Merkmale aller Hernien

Sie treten an Schwachstellen auf
Sie sind reponibel beim Liegen oder durch direkten Druck
Sie treten deutlich beim Hustenstoß hervor

Übersichtstabelle 13.2   Die Ursachen von Bauchwandhernien

1. Eine anatomische Schwachstelle, an der
    a) Strukturen durch die Bauchwand durchtreten
    b) die Muskulatur sich nicht überlappt
    c) keine Muskeln, sondern nur Narbengewebe vorliegt (z. B. Nabel)
2. Erworbene Schwachstellen nach Trauma
3. Hoher intraabdominaler Druck:
    a) Husten
    b) Überanstrengung,
    c) aufgetriebenes Abdomen

Untersuchungstechnik bei der Leistenhernie

Bitten Sie den Patienten, aufrecht zu stehen

Es ist unmöglich, die wahre Größe der Hernie zu sehen oder sie angemessen zu untersuchen, wenn der Patient liegt. Besteht die Verdachtsdiagnose durch die Anamnese, so beginnt man die Untersuchung beim stehenden Patienten. Wenn man während der Routineuntersuchung des Abdomens einen Tumor entdeckt, der wie eine Leistenhernie aussieht, komplettiert man diese, indem man den Patienten bittet, sich hinzustellen, um den Tumor exakt zu untersuchen.

Untersuchen Sie immer **beide** Leistengegenden.

Betrachten Sie den Tumor von vorne

Es ist wichtig, die exakte Lokalisation und das Aussehen des Tumors zu sehen. Bei genügender Erfahrung kann man eine Inguinal- von einer Femoralhernie allein vom Ansehen unterscheiden, da sich die Inguinalhernie am Rande des Mons veneris und **oberhalb** der Leistenbeuge, die Femoralhernie dagegen am medialen Ende der Leistenfalte hervorwölbt. Bei der Inspektion kann man ebenfalls feststellen, ob sich der Bruchsack bis in den Hoden hineinzieht oder ob andere Schwellungen des Hodens existieren und ob die Schwellungen an »regelrechter« Stelle liegen.

Betastung von vorne

a) Untersuchen Sie das Skrotum und seinen Inhalt. Es ist nicht ungewöhnlich, daß man eine Zyste des

Übersichtstabelle 13.**3   Die Anatomie der Leistenregion**

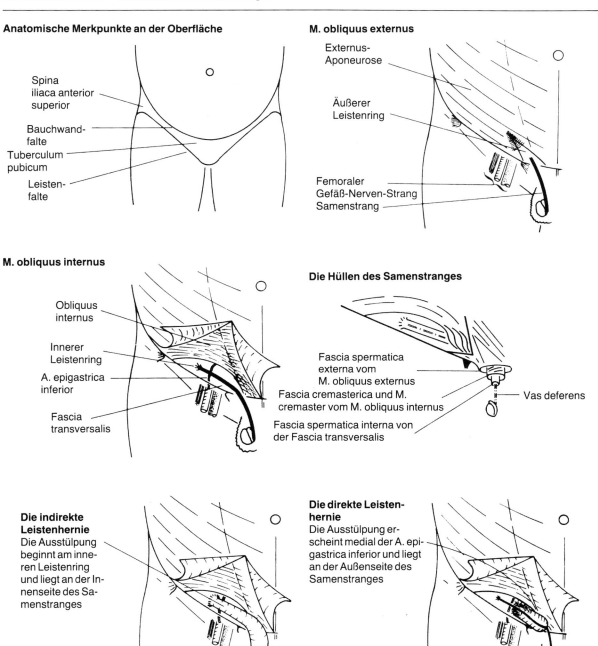

Anatomische Merkpunkte an der Oberfläche

Spina
iliaca anterior
superior

Bauchwand-
falte

Tuberculum
pubicum

Leisten-
falte

M. obliquus externus

Externus-
Aponeurose

Äußerer
Leistenring

Femoraler
Gefäß-Nerven-Strang
Samenstrang

M. obliquus internus

Obliquus
internus

Innerer
Leistenring

A. epigastrica
inferior

Fascia
transversalis

Die Hüllen des Samenstranges

Fascia spermatica
externa vom
M. obliquus externus

Fascia cremasterica und M.
cremaster vom M. obliquus internus

Fascia spermatica interna von
der Fascia transversalis

Vas deferens

**Die indirekte
Leistenhernie**
Die Ausstülpung
beginnt am inne-
ren Leistenring
und liegt an der In-
nenseite des Sa-
menstranges

**Die direkte Leisten-
hernie**
Die Ausstülpung er-
scheint medial der A. epigastrica inferior und liegt
an der Außenseite des
Samenstranges

Nebenhodens oder eine Hydrozele genauso wie eine Hernie findet, da alle häufige Krankheitsbilder sind.

b) Bei Männern muß man zuerst entscheiden, ob der Tumor eine Hernie ist oder ob es sich um eine Geschwulst des Hodens handelt, indem man den oberen Rand untersucht. Gelangt man über die obere Begrenzung (d.h. tastet man das obere Ende und einen normalen Samenstrang darüber), dann handelt es sich um eine Hodenschwellung und nicht um eine Hernie.

Kann man die obere Begrenzung des Tumors nicht erreichen, weil sie in den Leistenkanal zieht, dann ist es am wahrscheinlichsten, daß es eine Hernie ist, allerdings gibt es sehr selten einmal Hydrozelen, die sich bis in den Samenstrang hineinziehen (kindliche Hydrozele) (s. Kap. 14).

c) Untersuchen Sie den äußeren Leistenring oder palpieren das Tuberculum pubicum niemals so, daß Sie einen Finger entlang des Samenstranges in den Hals des Skrotums legen. Das ist sehr schmerzhaft, und man erhält selten eine brauchbare Information.

Untersuchung von der Seite

Nach der Untersuchung des Skrotalinhaltes und Feststellung, daß man die obere Begrenzung des Tumors nicht erreichen kann, kann man die vorläufige Diagnose einer Leistenhernie stellen und mit der Untersuchung des Tumors selbst fortfahren.

Stellen Sie sich neben den Patienten auf die gleiche Seite wie die Hernie. Plazieren Sie eine Hand auf die Schmalseite des Rückens des Patienten, um ihn von hinten zu fixieren, und untersuchen Sie den Tumor mit den Fingern der anderen Hand und dem Arm ungefähr parallel zum Leistenband.

Folgende Fakten des Tumors muß man jetzt abklären:
a) Lokalisation
b) Temperatur
c) Schmerz
d) Aussehen
e) Größe
f) Füllungszustand
g) Zusammensetzung (solid, füllig, gasförmig)
h) **Anprallender Hustenstoß.** Drücken Sie ihre Finger fest auf den Tumor, und bitten Sie den Patienten, den Kopf zur Gegenseite zu neigen und dann zu husten. Wenn sich die Schwellung während des Hustens **verstärkt**, besteht ein »Hustenimpuls«. Eine Beweglichkeit der Schwellung ohne Ausdehnung oder Zunahme unter Anspannung ist kein Hustenimpuls. Eine lokalisierte Schwellung im Samenstrang oder ein Hodenhochstand treten gelegentlich aus dem Inguinalkanal heraus durch den äußeren Leistenring während des Hustens und ähneln exakt einer Hernie, sie werden aber niemals größer oder praller während dieses Tests. Das Vorhandensein eines anprallenden Hustenstoßes ist ein diagnostisches Charakteristikum der Hernie. Das Fehlen des Hustenimpulses schließt jedoch die Diagnose einer Hernie bei sehr engem Bruchsackhals oder Verschluß desselben durch Adhäsionen nicht aus, da sie eine Bewegung der darin befindlichen Eingeweide während des Hustens verhindern.

i) **Ist die Schwellung reponierbar?** Der Hauptgrund, warum man seitlich vom Patienten steht, liegt darin, daß man exakt die gleiche Stellung mit der Hand einnimmt, die der Patient hat, wenn er die Leistenhernie reponiert oder unterstützt. Er legt seine Hand auf den Tumor, schiebt ihn nach oben und hinten. Man kann dasselbe tun. Bei anderen Untersuchungsstellungen ist dies nicht möglich.

Zunächst muß man fest pressen, um die Spannung der Geschwulst zu reduzieren. Dann übt man einen leichten Druck auf den unteren Teil der Schwellung aus. Wenn der Tumor weicher wird, hebt man ihn nach oben in den äußeren Leistenring. Hat er einmal diesen Punkt passiert, gleitet man mit den Fingern nach oben und lateral in Richtung des inneren Leistenringes, um zu sehen, ob die Hernie auf Druck zu reponieren ist.

Reponiert sich der Tumor in oder durch die Bauchwand **oberhalb und medial** des Tuberculum pubicum, so liegt eine **Leistenhernie** vor. Liegt der Repositionspunkt unterhalb und lateral des Tuberculum pubicum, handelt es sich um eine Femoralhernie. Beachten Sie, daß diese Methode der **Unterscheidung als Bezugspunkte die Repositionswege des Tumors heranzieht** und nicht die Position der reponierten Hernie. Wenn die Hernie einmal das Subkutangewebe erreicht hat, kann sie sich in jede Richtung ausdehnen. Kann die Hernie nur durch Druck über dem äußeren Leistenring reponiert gehalten werden, handelt es sich um eine direkte Leistenhernie. Liegt der Repositionsdruck über dem inneren Leistenring, liegt eine indirekte Leistenhernie vor.

j) **Entfernen Sie ihre Hand und schauen, ob die Hernie wieder erscheint.** Die Bewegungsrichtung der Schwellung und der Weg, in der sie erscheint, ist hilfreich, um Aussagen über ihren Ursprung machen zu können.

Perkutieren und auskultieren Sie den Tumor

Findet sich Darm im Bruchsack, ist der Klopfschall hohl, und man kann Darmgeräusche hören.

Palpieren Sie die andere Seite

Treten Sie nun auf die andere Seite des Patienten und palpieren die Leistengegend. Zweiseitige Hernien sind häufig. Wenn Sie nicht spontan zu tasten ist, bitten Sie den Patienten, während der Untersuchung des Leistenkanales zu husten. Kleine Vorwölbungen kann man nur während des Hustenstoßes tasten.

Untersuchen Sie das Abdomen

Untersuchen Sie das Abdomen, wenn sie es nicht schon getan haben.
Suchen Sie vor allen Dingen nach einem erhöhten intraabdominalen Druck, wie z.B. große Harnblase, ver-

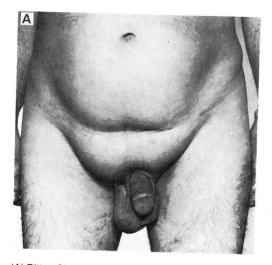

(A) Bitten Sie den Patienten, sich hinzustellen.

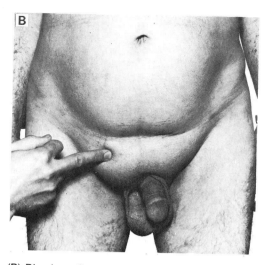

(B) Die obere Grenze des Mons veneris zeigt auf den Oberrand des Os pubis und das Niveau des Tuberculum pubicum. Der Finger liegt auf dem Tuberculum pubicum. Beachten Sie, daß er nicht unten auf der Leistenbeuge liegt.

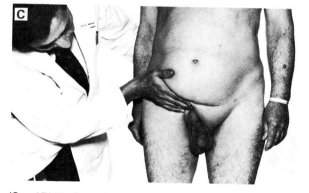

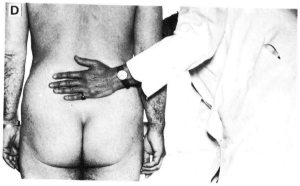

(C und D) Plazieren Sie die untersuchende Hand flach auf die Leiste parallel zum Leistenband, und legen Sie die andere Hand auf den Rücken des Patienten zum Gegendruck. So kann man leicht manipulieren und die Hernie reponieren.

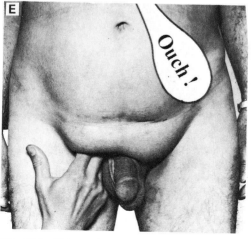

(E) Betasten Sie die Hernie nie, wie dies hier gezeigt wird, es ist sehr schmerzhaft und ohne Information.

Abb. 13.2   Untersuchungstechnik der Leistenhernie

größere Prostata, Aszites, chronischer Subileus und Schwangerschaft. Findet man bei Betrachtung ein Bruchband, untersuchen Sie das Aussehen des Abdomens, überprüfen Sie die Beweglichkeit der Hüftgelenke, um sicher zu sein, daß der Patient dieses Hilfsmittel tragen kann.

Untersuchung des kardiovaskulären Systems und des Atmungstraktes

Untersuchen Sie die kardiovaskuläre Situation und den Atmungstrakt, um den Allgemeinzustand des Patienten feststellen zu können.

Symptome und Zeichen des Leistenbruches

Anamnese

Alter. Leistenhernien treten **altersunabhängig** auf. Sie können von Geburt an bestehen oder plötzlich bei einem 80jährigen Patienten auftreten. Häufigkeitsgipfel finden sich in den ersten Lebensmonaten, um das 20. Lebensjahr und zwischen 40 und 60.

Beruf. Schwere Arbeit, vor allen Dingen das Heben schwerer Lasten stellen eine große Anstrengung für die Abdominalmuskulatur dar. Findet sich eine physiologische Schwachstelle, kann eine Leistenhernie auftreten im Zusammenhang mit einer plötzlichen, schweren, physischen Arbeit. In den meisten Verordnungen für Berufskrankheiten wird die Hernie, die bedingt ist durch schwere Arbeit, anerkannt.

Lokale Symptome. Das Leitsymptom ist der **Schmerz**. Der Patient klagt über einen ziehenden Schmerz in der Leiste, der im Laufe des Tages zunimmt.

Wird die Hernie sehr schmerzhaft, ist sie möglicherweise inkarzeriert. Die Schmerzen bestehen lange, bevor man den Tumor wahrnimmt.

Der **Tumor**. Viele Hernien verursachen keine Schmerzen, und der Patient stellt sich vor, weil er eine Schwellung in der Leiste oder im Skrotum bemerkt hat. Er berichtet, daß sie, wenn er liegt, kleiner wird und daß er sie wegdrücken kann.

Diese Symptome kann der Patient auch von beiden Seiten schildern.

Systemische Symptome. Drückt die Hernie eine Darmschlinge ab, so klagt der Patient über eines oder mehrere von vier Kardinalsymptomen: **Ileus, kolikartiger Bauchschmerz, Erbrechen, Blähungen und absolute Verstopfung.**

Denken Sie aber immer daran, daß der Darm auch ohne Strangulation verschlossen sein kann und daß eine Strangulation nur dann zur Obstruktion führt, wenn der Inhalt des Bruchsackes Darm ist.

Gelegentlich ist es dem Patienten möglich, den Beginn des Leidens mit einem plötzlichen Ereignis, wie z.B. das Heben schwerer Lasten, in Zusammenhang zu bringen. Es ist deshalb immer zweckmäßig, den Patienten nach anderen Erkrankungen zu fragen, die eine vermehrte Anspannung der Bauchmuskulatur verursachen, wie z.B. chronische Bronchitis mit anhaltendem Husten, Verstopfung und Schwierigkeiten beim Wasserlassen.

Der exakte Einfluß dieser Krankheitsbilder auf die Ätiologie der Leistenhernie ist unsicher.

Sozialanamnese. Erkundigen Sie sich, ob die Symptome die Leistungsfähigkeit des Patienten beeinträchtigen und ob Kompensationsmöglichkeiten auf das Auftreten der Symptome Auswirkungen haben.

Lokale Untersuchung

Die grundsätzlichen Merkmale, die man bestimmen muß, sind die Lokalisation, Größe und der Inhalt dieses Tumors zusammen mit zwei diagnostischen Zeichen, Reposition und anprallender Hustenstoß.

Lokalisation. Alle Leistenhernien sind sichtbare Tumoren, wenn sie vor dem äußeren Leistenring erscheinen. Dieser ist genau über dem oberen Rand des Os pubis und des Tuberculum pubicum. Er liegt am weitesten medial vom Tuberculum pubicum.

Ist die Hernie durch den äußeren Ring durchgetreten, zieht sie sich weiter über das gesamte Os pubis bis zum Hals des Skrotums, wobei sie auch in dieses absteigen kann, um es voll auszufüllen. Ist sie in das Skrotum vorgedrungen, so liegt sie nicht mehr medial des Tuberculum pubicum. Die oft zitierte Beschreibung »oberhalb und medial des Tuberculum pubicum« bezeichnet den Punkt, an dem man die Hernie in die Bauchwand reponieren kann (d.h. der äußere Leistenring), und nicht die Lokalisation der gesamten Hernie.

Farbe. Die Haut ist unauffällig. Ist die Hernie stranguliert, so kommt es zu einer leichten Rotfärbung. Trägt der Patient ein Bruchband über längere Jahre, so findet sich eine Druckstelle über dem äußeren Leistenring. Der Hautfleck ist weißlich und narbig verändert, und stellenweise sieht man eine braune Pigmentation als Ursache von Hämosiderinablagerungen.

Temperatur. Es besteht keine Temperaturdifferenz zur Umgebung, es sei denn, die Hernie ist stranguliert oder infiziert.

Schmerz. Enthält die Hernie Darm oder andere abdominale Strukturen, so sind diese viszeral sensibel innerviert, so daß manueller Druck gewöhnlich ein Unbehagen auslöst, jedoch keinen echten Schmerz. Im Gegensatz dazu ist die inkarzerierte Hernie sehr schmerzhaft. Eine nicht reponierbare, nicht eingeklemmte Hernie ist auf leichten Druck nicht schmerzhaft. Bei einem Versuch einer gewaltsamen Reposition tritt jedoch erheblicher Schmerz auf.

Aussehen. Die meisten Inguinalhernien ähneln großen Birnen mit dem »Stiel« am äußeren Inguinalring. Einige verursachen eine Hervorwölbung entlang des Verlaufes des Inguinalkanales, wenn der äußere Leistenring eng ist. Sie haben das Aussehen eines Uhrglases.

Größe. Diese variiert von kleinen Vorwölbungen mit 1–2 cm im Durchmesser zu großen Tumoren, die in Richtung Kniegelenk herunterhängen.

Oberfläche. Die Oberfläche ist abhängig vom Inhalt des Bruchsackes, jedoch in der Regel glatt und manchmal höckrig.

Zusammensetzung. Hernien mit Darm im Bruchsack sind weich mit sonorem Klopfschall und Fluktuation, und man kann die Peristaltik hören. Ist der Inhalt des

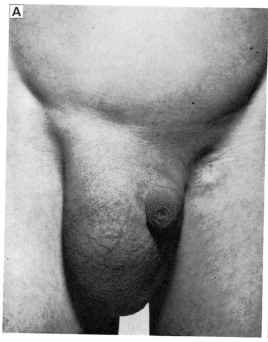
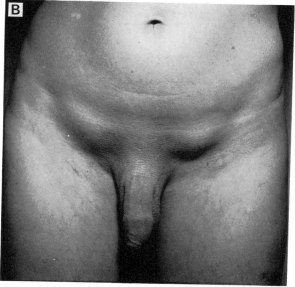

Abb. 13.**3**   (A) Indirekte Leistenhernie. Sie liegt offensichtlich unterhalb und medial des Inguinalkanales und reicht bis in das Skrotum. (B) Direkte Leistenhernie. Kleine Vorwölbungen treten direkt durch die Fascia transversalis zum äußeren Leistenring durch.

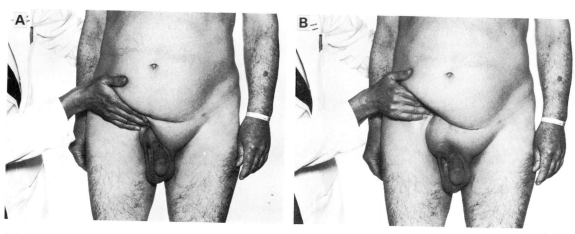

Abb. 13.**4**   Die Hernie kann reponiert werden durch Druck auf den äußeren Leistenring. (A) Sie rezidiviert sofort, indem man den Finger zur Seite gleiten läßt, so daß er nur auf dem inneren Leistenring liegt. (B) Es handelt sich um eine direkte Leistenhernie.

Bruchsackes prall und fühlt sich die Hernie hart an, so besteht bei Darminhalt Resonanz und Fluktuation.

Viele Hernien enthalten Netz. Sie fühlen sich fest an (gummiähnlich, fluktuieren nicht und haben einen gedämpften Klopfschall).

Hustenimpuls. Eine Hernie sollte größer und praller während des Hustens werden, d.h. sollte einen **Hustenanprall** haben. Die meisten Tumoren der Leiste bewegen sich mit dem Husten – fortgeleiteter Impuls –, aber nur Hernien und vaskuläre Tumoren expandieren.

Kompressibilität. Eine Hernie kann durch steten Druck komprimiert werden, aber im Gegensatz zu vaskulären Tumoren, die dieselben physikalischen Zeichen haben, tritt die Hernie nicht unmittelbar nach Reposition wieder hervor, es sei denn, man übt eine Kraft auf sie aus, wie z.B. Schwerkraft oder Husten.

Reposition. Das diagnostische Charakteristikum einer Hernie ist die Reposition. D.h., daß es möglich ist, den Inhalt des Bruchsackes an seine typische anatomische Stelle zu reponieren, das Abdomen. Im Gegensatz zu kompressiblen Tumoren, rezidiviert eine Hernie nicht unmittelbar nach Nachlassen des Repositionsdruckes, sondern erst bei Auftreten der Schwerkraft oder Muskelanspannung. Bei der Reposition kann man den Tumor auch an eine andere Stelle verschieben, sowie man auch bei Kompression des Tumors den flüssigen Inhalt an eine andere Stelle entleeren kann.

Umgebungsbeziehungen. Die Beziehungen des Tumors zur Umgebung wurden schon im Vorausgehenden dargestellt.

Zustand des lokalen Gewebes. Die erworbenen Inguinalhernien sind verursacht durch eine Schwachstelle des Gewebes im Bereich des Inguinalkanales. Ein Hervorwölben beider Leistengegenden während des Hustens ist häufig. Ein geringes Hervorwölben des Leistenkanales ist normal und wird als **Malgaigne-Wölbung** bezeichnet.

Suchen Sie sorgfältig nach Narben in der Nähe der Hernie. Es kann sich um ein Rezidiv handeln.

Es besteht eine vermehrte Inzidenz der rechtsseitigen Leistenhernien bei appendektomierten Patienten durch die Inzisionen der rechten Fossa iliaca, da dadurch die Muskulatur geschwächt und gelegentlich der Subkostal- oder Ilioinguinalnerv durchtrennt werden können.

Allgemeinuntersuchung

Suchen Sie nach den häufigsten Ursachen erhöhten intraabdominalen Druckes: chronische Bronchitis und Husten, chronische Harnretention, Schwierigkeiten beim Wasserlassen, Aszites, intraabdominale Tumoren und chronische Verstopfung. Diese Faktoren können Hernien verursachen.

Suchen Sie nach Ursachen intestinaler Obstruktion: geblähtes Abdomen, verstärkte Darmgeräusche, sichtbare Peristaltik.

Übersichtstabelle 13.4   Die Merkmale der Leistenhernie

Merkmale der indirekten Leistenhernie
1. Kann (und kommt oft vor) in das Skrotum vordringen.
2. Die Reposition erfolgt nach oben, dann seitlich und nach hinten.
3. Die Reposition wird aufrechterhalten durch Druck auf den inneren Leistenring.
4. Der Defekt ist nicht palpabel, da er hinter den Fasern des M. obliquus externus liegt.
5. Nach der Reposition rezidiviert die Vorwölbung in der Mitte der Leistengegend, um sich dann nach unten zu wenden, bevor sie den Skrotalhals erreicht.

Merkmale der direkten Leistenhernie
1. Reicht nicht (höchst selten) in das Skrotum.
2. Die Reposition erfolgt nach oben und dann gerade nach hinten.
3. Die Reposition kann durch Druck auf den inneren Leistenring nicht aufrechterhalten werden.
4. Der Defekt in der Bauchwand ist über dem Tuberculum pubicum tastbar.
5. Nach der Reposition erscheint die Vorwölbung exakt da, wo sie vorher war.

Spezielle Varianten der Leistenhernie

Die Unterscheidung zwischen direkter und indirekter Leistenhernie ist in Übersichtstabelle 13.4 dargestellt. Aus praktischen Gesichtspunkten ist die Differenzierung irrelevant. Sie ist nur erwähnenswert, um sich zu einer exakten Diagnose und einer exakten Untersuchung der Hernie zu zwingen.

Die **Gleithernie** ist ein Bruch, bei dem ein Stück extraperitoneal gelegenen Darmes, in der Regel Zökum oder Sigma, das durch den Leistenkanal austritt, einen

Abb. 13.5   Einige Definitionen

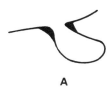

A

(A) Es handelt sich um einen festen Peritonealring, der in der Regel die Lokalisation der Strangulation ist.

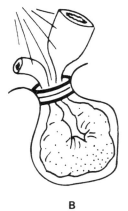

B

(B) Eine inkarzerierte Hernie. Die Blutzufuhr zum Bruchsackinhalt ist abgeschnürt. Ist eine Darmschlinge inkarzeriert, so kommt es zum Ileus.

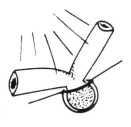

C

(C) Eine inkarzerierte Hernie. Handelt es sich um einen kleinen Bruchsack, so wird lediglich ein Teil der Darmwand inkarzeriert, *ohne* daß es zum Ileus kommt. Sie wird *Richter-* oder *Littré-Hernie* bezeichnet.

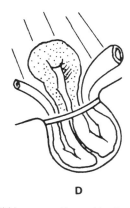

D

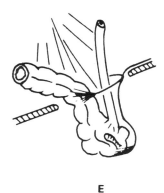

E

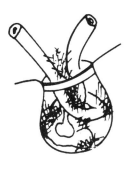

F

(D) Liegen zwei benachbarte Darmschlingen im Bruchsack, so befindet sich der dazwischenliegende Darmteil im Abdomen. Er wird zuerst im Bruchsackhals abgeschnürt. Der inkarzerierte Anteil liegt dann intraabdominal. Dies ist eine sehr seltene Variante einer Strangulation. Man nennt sie *Maydl-Hernie*.

(E) *Gleithernie.* Wenn ein Darmanteil, der sich normalerweise extraperitoneal befindet, eine Seite des Bruchsackes bildet, so ist er entlang des Kanales ausgetreten und zieht Peritoneum mit sich. Daher der Name *Hernia englissade*. Der Bruchsack kann andere Darmschlingen enthalten, und der Darmanteil der Bruchsackwand kann im äußeren Ring eingeklemmt werden.

(F) *Inkarzeration.* Der Inhalt ist im Bruchsack fixiert aufgrund der Größe oder von Adhäsionen. Die Hernie ist nicht reponierbar. Der Darm ist nicht stranguliert oder obstruiert.

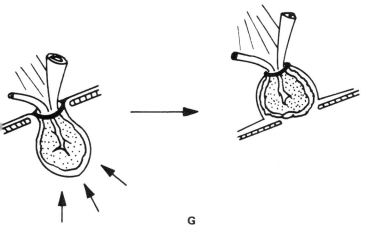

G

(G) *Reduction en masse.* Es ist durchaus möglich, eine Hernie durch die Abdominalwand zu reponieren, so daß sie offensichtlich reponiert erscheint, ohne daß tatsächlich der Inhalt den Bruchsack verlassen hat. Besteht in der ersten Position eine Strangulation, so wird sie auch in der zweiten weiterbestehen. Reponieren Sie eine Hernie nur unter kontrolliertem Druck.

peritonealen Bruchsack mit sich zieht. Gelegentlich kann man eine Vermutungsdiagnose stellen, da diese Variante der Hernie nach der Reposition sehr langsam rezidiviert und aufgrund der Art, in der sie in das Skrotum gleitet. Die klinische Differenzierung ist lediglich eine Vermutungsdiagnose und eigentlich überflüssig. Allerdings stellt sie den operierenden Chirurgen vor Probleme.

Die Varianten von Leistenhernien sind auf Seite 262 f

nach ihrem Inhalt aufgelistet und können klinisch nicht dargestellt werden.

Die Maydl-Hernie (Hernia-en-W), bei der sich zwei Darmschlingen im Bruchsack befinden, kann klinisch vermutet werden, wenn eine Strangulation vorliegt, weil die intraabdominal gelegene Darmschlinge, die die beiden im Bruchsack liegenden Schlingen miteinander verbindet, bei einer Strangulation eher schmerzhaft ist als die hernierten Schlingen. Wenn also ein

Patient mit Ileus und einer prallen, leicht druckschmerzhaften Hernie und einer sehr schmerzhaften Geschwulst **oberhalb des Leistenbandes** kommt, so hat er möglicherweise diese Variante.

Differentialdiagnose

Es gibt nur sehr wenige Krankheitsbilder, die man mit einer Leistenhernie verwechseln kann, vorausgesetzt, man untersucht das Skrotum, untersucht beim Hustenstoß, untersucht die Reposition, aber man muß die folgenden drei Differentialdiagnosen kennen.

Übersichtstabelle 13.**5   Die Differentialdiagnose der Leistenhernie**

Femoralhernie
Vaginale Hydrozele
Hydrozele des Samenstranges oder des Nuckschen Kanales
Hodenhochstand
Lipom des Samenstranges

1. und 2. Es gibt zwei Tumoren, die im Verlauf des Samenstranges auftreten und durch den äußeren Leistenring hin- und herhuschen, ein hochstehender Hoden und eine Hydrozele des Samenstranges (oder des Nuckschen Kanales bei der Frau). Ersteres sollte vermutet werden, wenn bei der Routineuntersuchung ein Skrotum leer ist. Letzteres ist schwieriger zu diagnostizieren, aber man kann den Tumor zwischen den Fingern festhalten, wenn er im äußeren Leistenring erscheint, und wenn man den oberen Rand tasten kann, so handelt es sich nicht um eine Hernie. Gleichzeitig findet sich keine Vergrößerung durch den Hustenstoß. Letztere können fluktuieren und durchscheinend sein.
3. Eine kindliche Hydrozele (s. Kap. 14) sieht aus wie eine komplette Skrotalhernie, und man kann den Samenstrang darüber nicht tasten. Der Hustenimpuls ist nicht negativ, obwohl sie sich durch das Husten leicht vorwölbt. Fluktuation und Diaphanie können bestehen. Die Testes sind nicht tastbar und der Tumor nicht zu reponieren.

Femoralhernie

Anatomie

Bei der Femoralhernie tritt extraperitoneales Fettgewebe, Peritoneum und manchmal Abdominalinhalt durch den Femoralkanal hindurch.
Die anatomischen Grenzen des Kanales sind das Leistenband vorne und oben, der R. pubicus und der M. pectineus und hinten der pubische Anteil des Leistenbandes, das Os pubis medial und die Femoralvene lateral.
Mit Knochen oder Ligamenten an drei Seiten hat der Femoralkanal eine starre Öffnung, so daß Darm im Bruchsack sehr viel leichter stranguliert werden kann, wenn er hindurchgetreten ist.

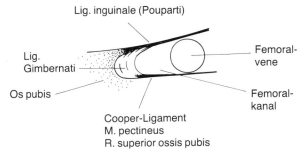

Abb. 13.**6**   Die Begrenzung des Femoralkanales.

Anamnese

Alter. Femoralhernien sind ungewöhnlich bei Kindern, und sie treten in der Regel im mittleren Lebensalter auf, über 50 Jahre. Die Mehrzahl sind 60–80jährige Frauen.
Geschlecht. Die Femoralhernie ist sehr viel häufiger bei Frauen als bei Männern. Trotz alledem darf man nicht vergessen, daß auch bei den Frauen die häufigste Hernie in der Leistengegend die Inguinalhernie ist.
Symptome. Die Symptome dieser Variante einer Hernie sind ähnlich den bei der Inguinalhernie beschriebenen.
Lokal: Tumor in der Leiste; Schmerz und Unbehagen.
Allgemein: bei Ileus: Kolik, geblähtes Abdomen, Erbrechen und Obstipation.
Die Femoralhernie ist deshalb besonders erwähnenswert, weil es zur Strangulation eines Teiles der Darmwand kommen kann ohne vollständigen Verschluß des Lumens und dadurch eine intestinale Obstruktion verursacht wird, Richter- oder Littré-Hernie.
Multiples Auftreten. Femoralhernien sind oft beidseits.

Lokale Untersuchung

Alle Bemerkungen, die über die Untersuchung der Inguinalhernie gemacht wurden, sind auf die Femoralhernie anwendbar. Bitten Sie den Patienten sich hinzustellen, versuchen Sie, die exakten anatomischen Beziehungen des Tumors zum Lig. inguinale und zum Tuberculum pubicum festzustellen.
Stellen Sie fest, ob der Tumor einen Hustenimpuls hat und ob er reponierbar ist.
Lokalisation. Der Femoralkanal ist lateral des Körpers des Os pubis und unterhalb der Spitze des Tuberculum pubicum. Deshalb, **der Hals** der Femoralhernie oder der Punkt, an dem sie in das Abdomen eintritt, ist **unterhalb und lateral** des Tuberculum pubicum. Die Hauptmasse der Hernie kann sich in alle Richtungen ausbreiten, gewöhnlich zeigt sie nach unten und lateral, sie kann jedoch auch nach medial wandern und sich oberhalb des Leistenbandes hervorwölben. In der Regel wölbt sie sich direkt hinter der Hautfalte der Leiste hervor, während sich die Leistenhernie oberhalb davon hervorwölbt. Beginnen Sie bei der Palpation des Tumors und wenn er einen in der Tiefe fixierten Hals zu haben scheint, diesen auszumachen und die exakte Lokalisation sehr sorgfältig zu bestimmen. Eine kleine

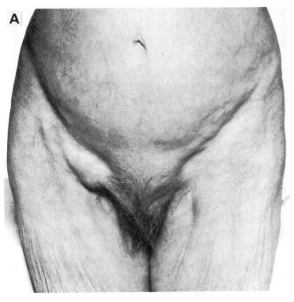
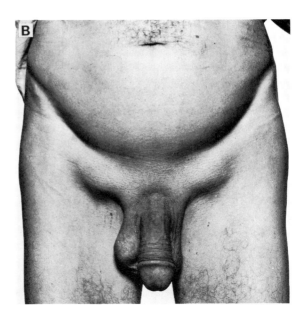

Abb. 13.**7** (A) Femoralhernie rechts. Beachten Sie, daß sich die Femoralhernie in der Leistenbeuge hervorwölbt. (B) Beidseitige Femoralhernien beim Mann.

Hernie bei einer dicken Person ist sehr schwierig zu tasten, so daß man die Region sehr sorgfältig palpieren muß.

Farbe. Die Haut ist unauffällig. Sie wird lediglich dann rot und ödematös, wenn es zur Inkarzeration kommt.

Temperatur. Die Hauttemperatur ist unauffällig. Eine Hyperämie besteht lediglich bei einer Infektion.

Schmerz. In der Regel sind Femoralhernien nicht schmerzhaft, es sei denn, sie sind inkarzeriert. Ein Schmerz wird ausgelöst, wenn man versucht, die Hernie mit forciertem Druck zu reponieren.

Aussehen und Größe. Der Tumor ist in der Regel sphärisch, wobei der Ober- und Hinterrand sehr schwer auszumachen sind, da sie im Bereich des Halses

des Femoralkanales zu liegen kommen. Die meisten Femoralhernien sind klein. Kommt es zu einer Größenzunahme, so sind sie abgeflacht und breiten sich in der Leistenbeuge aus, da eine Wanderung nach unten begrenzt ist durch die Verbindung des tiefen Anteiles der oberflächlichen Faszie zur tiefen Faszie des Oberschenkels.

Oberfläche. Die Oberfläche des Bruchsackes ist in der Regel glatt.

Zusammensetzung. Die Mehrzahl der Femoralhernien fühlt sich derb an und hat einen gedämpften Klopfschall, da der Inhalt aus Netz besteht, oder es handelt sich um einen sehr kleinen, leeren Bruchsack, der von einem großen, extraperitonealen Fettgewebsbürzel umgeben ist. Sie kann aber auch Blase enthalten. Ist sie groß genug, um Darm zu enthalten, fühlt sie sich weich an, und die Perkussion ist sonor.

Reposition. Die meisten Femoralhernien können durch kräftigen Druck reponiert werden, jedoch mißlingt die komplette Reposition sehr häufig, da der Inhalt am Bruchsack adhärent ist.

Husteimpuls. Aus dem gleichen Grund, daß sie nicht leicht reponierbar sind – Adhärenz des Inhaltes und enger Bruchsackhals –, kann man bei der Femoralhernie den Hustenstoß nicht auslösen. Deshalb ist die Differentialdiagnose sehr schwierig.

Beziehungen zu umgebenden Strukturen. Da die Femoralhernie nicht die zwei typischen diagnostischen Zeichen haben – Reposition und Hustenimpuls –, hängt die Diagnose von der **Lokalisation des Tumors** ab; aus diesem Grunde ist es sehr wichtig, ganz exakt die Beziehungen zu umgebenden Strukturen festzulegen.

Zustand des lokalen Gewebes. Femoralhernien entste-

Die **Leistenhernie** erscheint im äußeren Inguinalring oberhalb und medial des Tuberculum pubicum

Die **Femoralhernie** erscheint im Femoralkanal unterhalb und lateral des Tuberculum pubicum

Abb. 13.**8** Die Lokalisation des Auftretens der Leisten- und Femoralhernie.

hen deswegen, weil der Femoralkanal von Natur aus eine Schwachstelle der Bauchwand ist, es kann jedoch auch zu einer sekundären Schwachstelle durch Trauma kommen. Die häufigste Ursache ist die Operation einer gleichseitigen Leistenhernie. Suchen Sie nach anderen Narben in der Nähe der Hernie, und untersuchen Sie immer **beide** Leisten.

Allgemeinuntersuchung

Suchen Sie nach erhöhtem intraabdominalen Druck – chronische Bronchitis, Retention des Harnes und Verstopfung – und nach Zeichen einer intestinalen Obstruktion.

Prävaskuläre Femoralhernie

Es handelt sich hier um eine spezielle Variante der Femoralhernie, die man kennen muß. Die Diagnose ist einfach. Anstelle, daß der Bruchsack durch den engen Femoralkanal austritt, wölbt er sich unter dem gesamten Lig. inguinale vor, vor den Femoralgefäßen, d. h. es besteht ein breiter Bruchsackhals und ein flacher weiter Bruchsack, der sich nach unten und lateral vorwölbt. Prävaskuläre Hernien sind in der Regel leicht zu reponieren, und man kann den Hustenimpuls auslösen. Es kommt selten zur Inkarzeration, und die Operation ist schwierig.

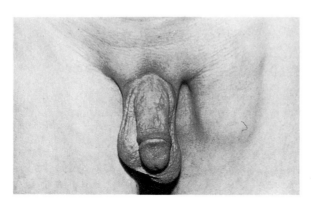

Abb. 13.**9**   Eine prävaskuläre Femoralhernie.

Übersichtstabelle 13.**6   Differentialdiagnose der Femoralhernie**

Leistenhernie
Vergrößerte Lymphknoten
Varixknoten der V. saphena magna
Ektoper Testis
Psoasabszeß
Bursa psoatica
Lipom

Nabelhernie

Alle Hernien in der Umgebung des Nabels werden als Nabelhernie bezeichnet, aber die meisten Kliniker unterteilen sie in drei Kategorien – kongenitale, erworbene, Umbilikalhernie und Paraumbilikalhernie –, weil Ursache und Anamnese jeder einzelnen Variante verschieden sind.

Kongenitale Nabelhernie

Die kongenitale Nabelhernie erscheint an der Stelle, an der die Nabelgefäße während des Fetallebens in das Abdomen eintreten, wenn das Narbengewebe, das normalerweise nach Atrophie der Umbilikalgefäße nach der Geburt diese Lücke schließt, schwach ist. Eine kongenitale Protrusion des Darmes durch den Umbilikaldefekt *ohne* Deckung der Haut, nennt man eine Omphalozele, sie wird in Kapitel 15 diskutiert.

Anamnese

Alter. Obwohl die Schwachstelle von Geburt an vorhanden ist, wird die Hernie nicht bemerkt, bis die Nabelschnur abgestoßen und die Eintrittspforte verheilt ist. Zu diesem Zeitpunkt kann sie noch sehr klein sein oder fehlen, bis sie sich Monate später vergrößert.
Ethnische Gruppierung. Bei Negern sind die kongenitalen Umbilikalhernien häufiger.
Symptome. Sehr selten treten andere Symptome auf als ein Ziehen im Abdomen. Sie haben einen weiten Hals und sind leicht zu reponieren, so daß es kaum zur intestinalen Obstruktion kommt.
Große Hernien behindern kleine Kinder, wenn sie zur Schule gehen, da sie gelegentlich unter Bauchschmerzen leiden.
Anamnese. Ca. 90% der kongenitalen Nabelhernien verschwinden spontan während der ersten 10 Lebensjahre, wenn sich die Nabelplatte verdickt und kontrahiert.

Lokale Untersuchung

Lokalisation. Kongenitale Nabelhernien erscheinen im Zentrum des Nabels. Wenn sie klein sind, verursachen sie nur eine geringfügige Hervorwölbung und eine Abflachung des Nabels. Bei großen Hernien wölbt sich der gesamte Nabel hervor.
Aussehen und Größe. Die Hernien sind in der Regel halbkugelig und bedecken einen leicht palpablen Defekt in der Bauchwand. Die Größe des Tumors kann variieren von sehr klein (0,5 cm im Durchmesser) bis sehr groß (10 cm im Durchmesser). Sehr kleine Hernien können nur dann diagnostiziert werden, wenn man die Basis des Nabels sehr sorgfältig mit der Spitze des Kleinfingers untersucht, um den Defekt in der Bauchwand zu entdecken.
Zusammensetzung. Kongenitale Nabelhernien sind weich, zusammendrückbar und leicht zu reponieren. Sie enthalten in der Regel Darm, so resultiert ein sonorer Klopfschall. Sie reponieren sich spontan, wenn das Kind liegt.
Hustenimpuls. Ein anprallender Hustenimpuls ist immer auslösbar.

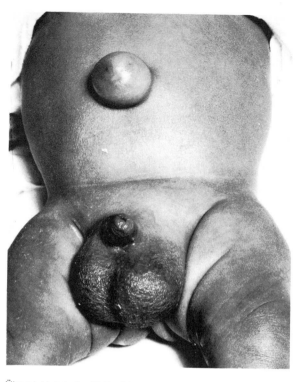

Beziehungen zur Umgebung. Ist die Hernie reponiert, so ist der Defekt in der Bauchwand gewöhnlich leicht zu tasten. Die Ränder des Defektes kann man besser darstellen, indem man den Patienten bittet, zu husten oder die Bauchmuskulatur anzuspannen.

Die zentrale Haut des Nabels, die über der Hernie liegt, ist in der Regel mit dem Bruchsack fixiert.

Bei Neugeborenen ist sie manchmal rechts von der Nabelschnur, oder manchmal ist ein chronisches Granulom an dieser Stelle zu sehen.

Erworbene Nabelhernie

Diese Hernie tritt durch die Nabelplatte, es handelt sich also um eine echte Umbilikalhernie, und die Nabelhaut ist mit dem Bruchsack fixiert. Sie ist nicht außergewöhnlich und in der Regel Folge eines vermehrten intraabdominalen Druckes.

Dies ist ein wichtiger Punkt, den man wissen muß, und die klinische Untersuchung sollte sich darauf konzentrieren, die Ursachen eines vermehrten intraabdominalen Druckes herauszufinden.

Abb. 13.**10**   Eine kongenitale Umbilikalhernie. Dieses Baby hat auch links eine Inguinalhernie und rechts eine Hydrozele.

Übersichtstabelle 13.**7**   **Die Anatomie der Nabelhernie**

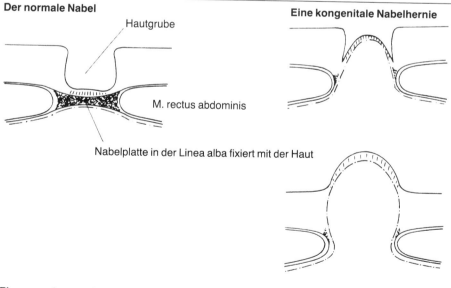

Der normale Nabel

Hautgrube

M. rectus abdominis

Nabelplatte in der Linea alba fixiert mit der Haut

Eine kongenitale Nabelhernie

Die Nabelplatte ist nicht ausgebildet oder schwach. Der Abdominalinhalt wölbt sich durch die Schwachstelle (Locus minoris resistentiae) hervor, und der Nabel ist evertiert.

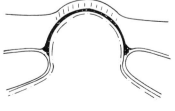

Eine erworbene echte Nabelhernie

Die Nabelplatte ist gedehnt durch einen vermehrten intraabdominalen Druck, und der Nabel ist evertiert.

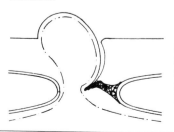

Eine paraumbilikale Hernie

Die Öffnung der Hernie ist neben der Nabelplatte, der Bruchsack wölbt sich neben dem Nabel hervor, und der Bruchsackhals ist halbmondförmig.

Die Ursachen eines geblähten Abdomens werden im einzelnen im Kapitel 16 diskutiert. Die häufigsten Ursachen der erworbenen Umbilikalhernien sind Schwangerschaft, Aszites, Ovarialzysten, Fibrome und chronische Verstopfung.

Die lokalen klinischen Zeichen der Hernie sind identisch mit denen der kongenitalen Variante.

Eine Allgemeinuntersuchung des Abdomens deckt oben aufgeführte Gründe eines verstärkten intraabdominalen Druckes auf.

Paraumbilikale Hernie

Sie ist in der Regel erworben. Der Defekt, durch den sie erscheint, liegt neben der Nabelplatte. Sie ist also tatsächlich **paraumbilikal** in ihrer klinischen Erscheinungsform, weil sie sich nicht in das Zentrum des Nabels vorwölbt und zwischen dem Bruchsack und der Nabelhaut keine Verbindung besteht. Warum in der Linea alba unmittelbar neben der Nabelplatte eine Schwachstelle ist, ist nicht bekannt.

Anamnese

Alter. Paraumbilikale Hernien treten im mittleren und höheren Lebensalter auf.

Geschlecht. Sie sind häufiger bei Frauen als bei Männern, speziell bei übergewichtigen Frauen.

Symptome. Die führenden Symptome sind **Schmerz** und **Schwellung**. Manchmal ist die Schwellung so gering, daß man sie beim Patienten nicht bemerkt und er sich lediglich mit einem Schmerz in der Nabelgegend vorstellt, der sich bei längerem Stehen oder bei schwerer körperlicher Betätigung verschlechtert. Die Patienten haben gelegentlich Allgemeinsymptome eines Subileus oder einer rezidivierenden **intestinalen Obstruktion**.

Lokale Untersuchung

Lokalisation. Die Hauptmasse der Hernie ist neben dem Nabel, der zur Seite verdrängt wird und halbmondförmig gedehnt ist.

Oberfläche und Rand. Die Oberfläche ist glatt, und die Ränder sind leicht festzustellen. Es sei denn, der Patient hat ausgesprochen fette Bauchdecken.

Zusammensetzung. Der Tumor ist derb, da er in der Regel Omentum enthält. Besteht der Inhalt aus Darm, ist er weich und hat einen sonoren Klopfschall. Die Mehrzahl der paraumbilikalen Hernien läßt sich **reponieren**. Ist jedoch der Inhalt adhärent am Bruchsack, oder ist der Bruchsackhals sehr eng, sind sie nicht reponierbar.

Hustenstoß. Dieser ist bei den meisten dieser Hernien auslösbar.

Beziehungen zur Umgebung. Die Haut im Zentrum des Nabels hat keine Verbindung zum Brucksack wie bei der echten Nabelhernie, sondern die Nabelhaut ist in der Regel an der Bruchsackwand seitlich fixiert.

Ist die Hernie einmal reponiert, so kann man die derben Ränder des Defektes in der Linea alba sehr leicht tasten. Sie variieren in der Größe von wenigen Millimetern im Durchmesser bis zu einem Defekt, der groß genug ist, um die Faust zu plazieren.

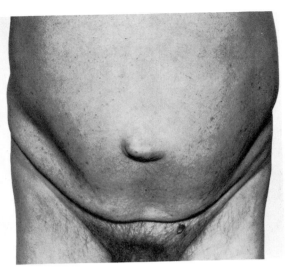

Abb. 13.11   Eine paraumbilikale Hernie. Beachte, daß die Hernie seitlich des Nabels liegt, so daß dieser ein halbmondförmiges Aussehen bekommt.

Allgemeinuntersuchung

In der Regel sind die Patienten adipös und haben zusätzlich noch andere Hernien und eine generelle Schwäche der Bauchwand. Gelegentlich haben sie auch eine massive Fettschürze im unteren Abdomen. Obwohl durch einen vermehrten intraabdominalen Druck in der Regel echte Umbilikalhernien entstehen, kann dies auch bei Paraumbilikalhernien der Fall sein, so daß das Abdomen als Ganzes sorgfältig zu untersuchen ist.

Epigastrische Hernie

Die epigastrische Hernie ist eine Protrusion extraperitonealen Fettgewebes, gelegentlich mit einem kleinen Bruchsack durch einen Defekt in der Linea alba in der Mittellinie zwischen Xyphoid und Nabel.

Der Patient klagt über epigastrische Schmerzen, die er exakt auf die Stelle der Hernie lokalisiert, wobei er jedoch oft den Tumor nicht bemerkt.

Aus unerklärlichen Gründen tritt der Schmerz oft nach dem Essen – möglicherweise durch eine Dehnung des Epigastriums – auf, und so denkt der Patient, er hat Verdauungsbeschwerden und diagnostiziert bei sich selbst ein peptisches Ulkus. Deshalb, wenn ein Patient über Oberbauchschmerzen klagt, palpieren Sie die Bauchwand im Epigastrium sehr sorgfältig, bevor Sie sich der tiefen Palpation zuwenden, da all diese Symptome auch durch eine kleine epigastrische Hernie hervorgerufen werden können.

Bei der Untersuchung fühlen sich diese Hernien derb an. Ein Hustenimpuls besteht nicht. Man kann sie nicht reponieren. Es ist manchmal unmöglich, sie von Lipomen zu unterscheiden.

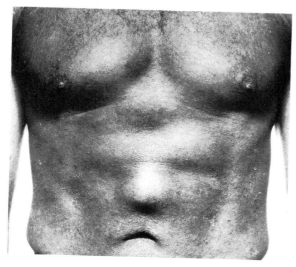

Abb. 13.**12** Eine epigastrische Hernie bei einem gesunden jungen Mann.

Narbenhernie

Unter einer abdominalen Narbenhernie versteht man eine Hernie, die aus einer erworbenen Narbe in der Bauchwand entsteht, gewöhnlich verursacht durch vorausgegangene Operationen oder Zufallstraumen. Das Narbengewebe ist unelastisch und ist leicht dehnbar, wenn ein konstanter Zug ausgeübt wird.

Anamnese

Frühere Operationen oder Unfälle. Der Patient kann sich in der Regel an das Trauma, das die Narbe verursacht hat, erinnern, wogegen er sich jedoch nicht an Wundheilungsstörungen erinnert, wie **Hämatom oder Infektion**, die Narbengewebe schwächen und es empfänglicher für die Entwicklung einer Hernie machen.
Alter. Narbenhernien können in jedem Alter auftreten, sind jedoch häufiger bei älteren Patienten.
Symptome. Die häufigsten Symptome sind ein **Tumor** und **Schmerz**. Ein Ileus kann vorkommen mit entsprechend geblähtem Abdomen, Koliken, Erbrechen, Obstipation und einem starken Schmerz in dem Tumor.

Lokale Untersuchung

In der Regel findet sich ein reponierbarer Tumor mit auslösbarem Hustenstoß im Bereich der alten Narbe. Der Defekt in der Bauchwand ist gewöhnlich palpabel. Ist der Tumor nicht reponierbar und fehlt der Hustenimpuls, dann dürfte es sich nicht um eine Hernie handeln, sondern um eine Metastase, einen alten Abszeß, ein Hämatom oder um ein Fremdkörpergranulom. Alle diese Läsionen mit Ausnahme eines rezidivierenden Tumors treten bald nach der Wundheilung auf. Narbenhernien treten in der Regel Jahre nach der Wundheilung auf. Das *lokale Gewebe* ist dünn und schwach durch einen lokalen Schaden oder allgemeine Kachexie.

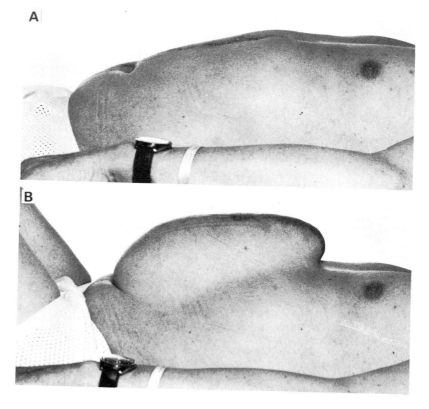

Abb. 13.**13** Eine Hernie reponiert sich oft selbst bei liegendem Patienten. Dieser Patient hat eine große epigastrische Narbenhernie, die bei angespannten Abdominalmuskeln erscheint, wie z.B. beim Anheben der Beine.

Rektusdiastase

Nach länger bestehender abdominaler Distension, wie multiple Schwangerschaften oder nach wiederholten medianen Oberbauchschnitten, ist die Linea alba gedehnt, und die beiden Mm. recti abdominis können auseinanderweichen. Die Muskeln inserieren dicht nebeneinander am Os pubis, wogegen ihre Ursprünge am vorderen Unterrand der unteren Rippen weit auseinanderliegen. Deshalb, wenn beide Muskeln kontrahiert sind, besteht die Tendenz, daß die oberen Anteile auseinanderweichen, und wenn zusätzlich ein lateraler Zug an der Rektusscheide durch die Kontraktion der beiden Mm. obliqui und Mm. transversi besteht, ist es nicht überraschend, daß die Mm. recti über eine gewisse Strecke auseinanderweichen und die Linea alba schwächen.

Übersichtstabelle 13.8   **Die Differentialdiagnose eines Tumors in der Leiste**

Inguinalhernie	Hydrozele in der Femoralhernie
Femoralhernie	Hydrozele des Samenstranges
Vergrößerte Lymphknoten	oder
Varixknoten der V. saphena magna	Hydrozele des Nuckschen Kanales
Ektopischer Testis	Lipom des Samenstranges
Aneurysma der A. femoralis	Bursa psoatica
	Psoasabszeß

Abb. 13.**14**   Eine Sammlung von Hernien und Tumoren in der Leiste. (A) Eine echte erworbene Umbilikalhernie. Die Distension ist verursacht durch Aszites und die Kollateralvenen durch einen Verschluß der V. cava inferior. (B) Ist es eine Hernie? Nein, weil man oberhalb des Tumors den Samenstrang fühlen kann. Es besteht kein Hustenimpuls. Es handelt sich um eine Hydrozele des Samenstranges. (C) Eine Schwellung in der linken Leiste. Sie sieht aus wie eine Femoralhernie, pulsiert jedoch. Es handelt sich um ein Aneurysma der A. femoralis. (D) Eine Schwellung in der Leiste, schmerzhaft und nicht reponierbar. Es war auch ein Tumor gerade oberhalb des Leistenbandes. Es handelt sich um eine Lymphadenopathie bei einem Lymphogranulom. (E) Eine Schwellung in der Leiste und am Oberschenkel, verursacht durch Lymphknotenmetastasen bei einem malignen Melanom. (F) Eine kindliche Inguinalhernie. Bei Kindern liegen der innere und äußere Leistenring übereinander. Es besteht noch kein Inguinalkanal. Die kindlichen Hernien kann man nicht in indirekte und direkte klassifizieren. Der Leistenkanal entwickelt sich erst im Laufe des Wachstums des Beckens mit zwei getrennt auftretenden Leistenringen.

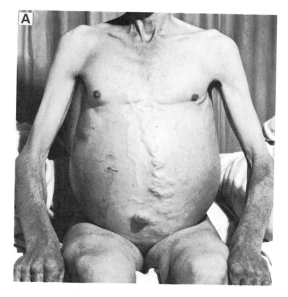

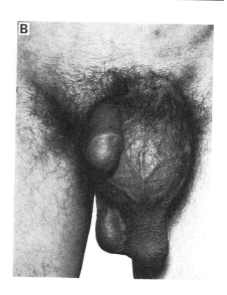

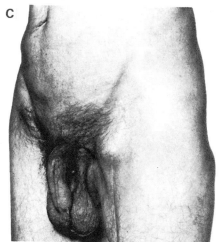

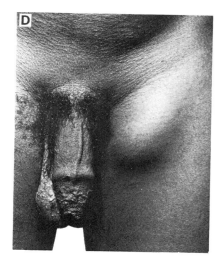

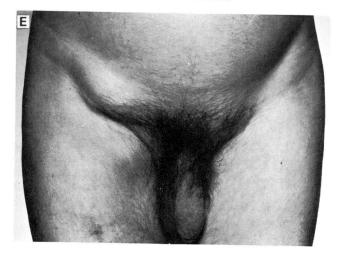

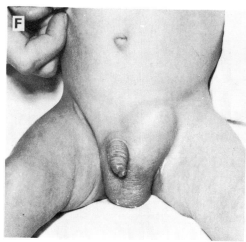

14 Äußeres Genitale

Der Penis und die Testes sind sehr sensible Organe und schwierig zu untersuchen; denn sie sind sehr schmerzempfindlich. Dies gilt besonders für die Testes. Sie muß man sehr zart und sorgfältig untersuchen, um das Vertrauen des Patienten nicht zu verspielen und pathologische Veränderungen zu erkennen.

Untersuchung des männlichen Genitale

Zeigt sich irgendeine urethrale Absonderung oder hat man den Verdacht, daß der Patient an einer übertragbaren Krankheit leiden könnte, so findet die Untersuchung mit Handschuhen statt.

Penis

Inspektion

Beachten Sie Größe und Aussehen des Penis, Hautfarbe, das Vorhandensein oder Fehlen der Vorhaut, Absonderungen, evtl. Schuppung oder oberflächliche Verletzungen.

Palpation

Überprüfen Sie die Konsistenz des Penis, und betasten Sie die gesamte Länge der Urethra bis zur perinealen Membran. Beachten Sie den Zustand der Dorsalvene und, wenn vorhanden, fühlen Sie den Puls an der dorsalen Oberfläche.
Ziehen Sie das Präputium zurück, um das innere Blatt, die Glans und die äußere Urethralmündung zu untersuchen. Suchen Sie nach Sekretion oder Absonderung, und führen Sie einen bakteriologischen Abstrich durch.
Unmittelbar nach der Geburt ist die Vorhaut fest mit der Glans penis verklebt und läßt sich nur langsam in den ersten Jahren durch Sekretion von Smegma in den Koronarsinus trennen, so daß man nicht erwarten kann, daß man das Präputium bei einem eben geborenen Säugling zurückschieben kann. Gelegentlich werden diese Adhäsionen dauerhaft, und die Vorhaut kann im Erwachsenenleben nicht zurückgezogen werden. Unter diesen Umständen kann die Glans nur nach chirurgischer Adhäsiolyse untersucht werden. Handelt es sich um eine echte Phimose, besteht die Indikation zur Zirkumzision oder zur dorsalen Schlitzung, um eine angemessene Untersuchung durchführen zu können. Obwohl diese Maßstäbe nur bei einer vollständigen Untersuchung angelegt werden können und sehr exzessiv erscheinen, so sind sie jedoch sehr wichtig, um verborgene Krankheiten, wie ein Karzinom, auszuschließen.

Skrotalhaut

Die Skrotalhaut ist in der Regel faltig und über den Testes frei beweglich. Ist sie gerötet und fixiert, so finden sich in der Regel in der Tiefe Veränderungen. Vergessen Sie aber nicht, daß Erkrankungen der behaarten Haut, wie sie an anderen Körperstellen vorkommen – seborrhoische Zysten, infizierte Haarfollikel, Furunkel und Plattenepithelkarzinome – häufig auch hier auftreten können.
Das Skrotum hat eine Oberfläche von ⅔ einer Kugel, d. h. eine Vorder- und Rückseite. **Heben Sie das Skrotum immer an, und inspizieren Sie die Rückseite.** Findet sich eine Läsion der Skrotalhaut, so suchen Sie nach all den diagnostischen Zeichen eines Tumors oder eines Ulkus.

Skrotalinhalt

Wenn möglich, palpieren Sie den Inhalt des Skrotums bei liegendem Patienten, allerdings kann das Aussehen des Skrotums und die Position der Testes nur bei stehendem Patienten angemessen untersucht werden.
Es gibt auch Kliniker, die darauf bestehen, das Skrotum im Stehen zu untersuchen, dies halte ich allerdings für überzogen, und es ist sehr wohl ausreichend, die Untersuchung liegend durchzuführen.

Inspektion

Achten Sie auf Größe und Aussehen des Skrotums, vor allen Dingen auf Asymmetrien.

Palpation

Bei der Untersuchung des Skrotalinhaltes läßt man das Skrotum zart durch die Finger gleiten, während man die Testes und jeden anderen Tumor mit dem Zeigefinger befühlt, wobei sich dieser hinter und der Daumen vor dem Skrotum befindet. Drücken Sie nicht auf den Testis oder einen Tumor, sondern lassen Sie sie durch die Finger gleiten, weil man so am besten das Ausmaß und die Oberfläche fühlen kann.
Denken Sie immer daran, das Skrotum hat zwei Testes. Beachten Sie die Position und die Beschaffenheit der Testes, der Nebenhoden und als letztes des Samenstrangs; d. h. versuchen Sie die Anatomie des Skrotalinhaltes auszumachen.

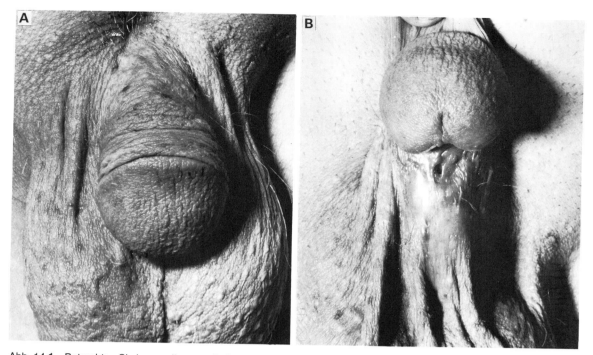

Abb. 14.1   Betrachten Sie immer die ventrale Oberfläche des Penis. Dieser Patient leidet an einer Hypospadie.

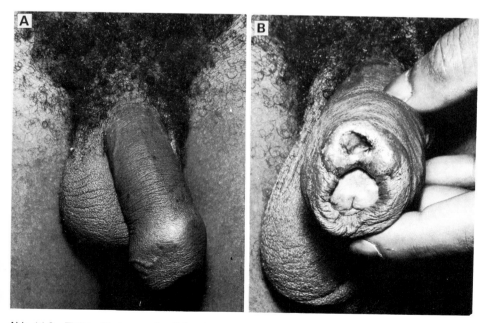

Abb. 14.2   Ziehen Sie immer das Präputium zurück, und inspizieren Sie das innere Blatt und die Glans. Dieser Patient leidet an einem Karzinom.

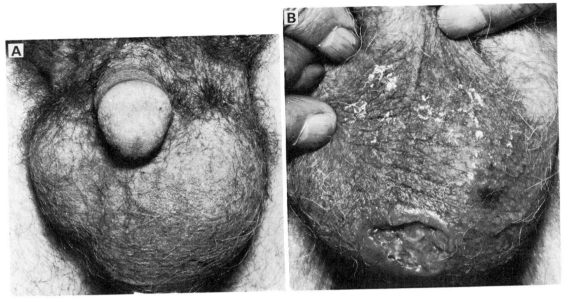

Abb. 14.3 Betrachten Sie immer die Rückseite des Skrotums. Dieser Patient hat ein Karzinom.

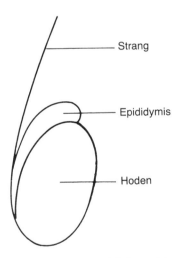

— Strang

— Epididymis

— Hoden

Abb. 14.4 Um die Anatomie zu definieren, ist es am besten, eine Zeichnung über den normalen Skrotalinhalt anzulegen und dann die pathologischen Veränderungen festzulegen. Beenden Sie die Untersuchung nicht, bevor Sie die Position und Beschaffenheit des Samenstranges, Nebenhodens und des Hodens genau festgelegt haben.

Bei der Betastung der Testes sollte man sich diese immer bildlich vorstellen und eine Zeichnung in den Unterlagen anfertigen.

Abb. 14.4 zeigt ein Schema eines unauffälligen Testis. Die Untersuchung ist solang fortzusetzen, bis man sich vollkommen im klaren ist über die Position des Testis, der Epididymis und ihre mögliche Beziehung zu irgendwelchen Tumoren, um keine Fehldiagnose zu stellen.

Es gibt drei Charakteristika von Skrotaltumoren, die man kennen muß und die nach Bedarf immer wieder bei der Beschreibung der einzelnen Erkrankungen erwähnt werden.

1. **Ist der Tumor auf das Skrotum begrenzt?** (Kann man ihn nach kranial abgrenzen?)
2. **Ist der Tumor durchscheinend?**
3. **Wird der Tumor durch Hustenstöße größer?**

Kann man diese drei Fragen beantworten und hat man die physikalischen Charakteristika des Tumors und seine Beziehungen zu Testis und Nebenhoden definiert, hat man keine Schwierigkeiten in der Diagnosestellung.

Perineum und Rektum

Die Untersuchung des Perineums, des Analkanales und Rektums, vor allen Dingen die Betastung der Prostata und der Samenbläschen, ist ein wesentlicher Teil der Untersuchung des Genitales (und des Abdomens).

Lymphdrainage

Erinnern Sie sich an die Faustregel, daß die Hautlymphgefäße den oberflächlichen Venen, die tiefen den Arterien folgen. Die Lymphdrainage der Penis- und Skrotalhaut erfolgt in die **inguinalen** Lymphknoten. Die Lymphdrainage der Hodenhüllen und des Samenstranges (d.h. Tunica vaginalis und Fascia cremasterica und spermatica) erfolgt zu den Lymphknoten der Iliaca interna und dann zu denen der Iliaca **communis**. Die Lymphdrainage des Testis selbst geht zu den **paraaortalen** Lymphknoten.

Die Aortenbifurkation ist in Höhe des Nabels, also die Aorta abdominalis liegt oberhalb des Nabels, d.h. vergrößerte paraaortale Lymphknoten kann man in der **oberen Hälfte** des Abdomens im **Epigastrium** fühlen.

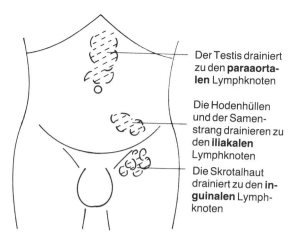

Der Testis drainiert zu den **paraaortalen** Lymphknoten

Die Hodenhüllen und der Samenstrang drainieren zu den **iliakalen** Lymphknoten

Die Skrotalhaut drainiert zu den **inguinalen** Lymphknoten

Abb. 14.5   Die Lymphdrainage des Testis, der Hodenhöhlen und des Skrotums.

Penis

Phimose

Unter Phimose versteht man eine Verengung des Endes des Präputiums (Vorhaut), die seine Retraktion über die Glans verhindert. Sie ist entweder angeboren oder durch narbige Veränderungen, durch Infektion oder Trauma erworben.

Anamnese

Alter. Die kongenitale Phimose findet sich bereits in den ersten Lebensjahren. Die erworbene Phimose tritt im Erwachsenenleben auf.

Symptome. Bei kleinen Kindern beobachtet man gelegentlich Schwierigkeiten beim Wasserlassen, wobei das Präputium sich mit Urin füllt und **ballonähnlich** aufgetrieben ist.

Rezidivierende Balanitiden mit **Schmerz** und **Eiterabsonderung** sind häufige Komplikationen. Aszendierende Infekte sind ungewöhnlich.

Ähnliche Symptome finden sich auch beim Erwachsenen, jedoch bestehen hier die Hauptbeschwerden in schmerzhafter Erektion und beim Sexualverkehr. Zieht sich die verengte Vorhaut zurück, so kann man sie nicht mehr nach vorne schieben. Der Patient leidet dann an einer **Paraphimose.**

Untersuchung

Neugeborene wehren sich gegen die Untersuchung des Penis. Man sollte immer darauf achten, daß die Hände warm sind und daß es von seiner Mutter gehalten wird. Gewöhnlich ist eine Vorhautverengung leicht zu erkennen, jedoch der Beweis, daß es sich um eine Phimose handelt, wird dadurch erbracht, daß man versucht, die Vorhaut zurückzuziehen. Bei Neugeborenen ist dies bis zum ersten Lebensjahr nur selten möglich, da hier noch Adhäsionen zwischen Präputium und der Glans bestehen, aber es ist durchaus möglich, die Vor-

haut so weit zurückzuziehen, daß man die Mündung der Urethra und ihr Aussehen erkennt.

Wenn ein Kind eine Untersuchung nicht zuläßt, so sollte man ihm beim Urinieren zusehen. Typische Zeichen sind die ballonartige Auftreibung des Präputiums oder ein sehr feiner Urinstrahl. Beide Zeichen sind ein Hinweis für eine Verengung der Vorhaut. Dies ist eine Indikation zur Zirkumzision.

Leidet ein Erwachsener unter Absonderung aus dem Präputium und einer Phimose, untersuchen Sie das gesamte Genitale sehr sorgfältig, ob die Balanitis Folge oder die Ursache der Beschwerden sind und die Phimose im Zusammenhang damit besteht oder sekundär aufgetreten ist.

Paraphimose

Sie ist sehr häufig bei jungen Männern und tritt auf bei einer Verengung der Vorhaut, die zwar noch keine Beschwerden beim Wasserlassen macht und gerade so weit ist, daß sie bei der Erektion hinter die Glans zurückgezogen werden kann.

In dieser Stellung kommt es zur Abflußbehinderung des venösen Blutes, und es entsteht ein Ödem und eine Schwellung der Glans, die die Reposition des Präputiums sehr schwierig macht.

Anamnese

Alter. Die Paraphimose tritt in der Regel bei jungen Männern zwischen dem 15. und 30. Lebensjahr auf.

Verlauf. Die Veränderung bleibt für viele Stunden unbemerkt, da sie nicht schmerzhaft ist, bis es zur Schwellung der Glans kommt.

Symptome. Hat der Patient nicht bemerkt, daß die Vorhaut nicht in normale Position reponiert wurde, so sind die ersten Beschwerden eine **Schwellung und Druckgefühl** der Glans. Die Haut hinter der Korona wird rot und wund, das enge schnürende Band hinter der Korona ist sehr schmerzhaft.

Es ist ungewöhnlich, daß die Urethra so komprimiert wird, daß eine Miktion nicht möglich ist.

Langzeitanamnese

Der Patient wurde niemals zirkumzidiert.

Untersuchung

Die Diagnose ist in der Regel offensichtlich, vor allen Dingen, wenn man sieht, daß der Patient nicht zirkumzidiert wurde. Die Glans ist geschwollen, ödematös, und es findet sich eine tiefe Mulde unmittelbar hinter der Korona, wo die Haut eng erscheint und auch aufgesprungen und ulzeriert ist. Bei lange bestehenden Fällen kommt es zur Infektion und Ulzeration der Haut der Glans.

Hypospadie

Die Hypospadie ist eine angeborene Mißbildung, bei der die Urethralöffnung an der ventralen Seite des

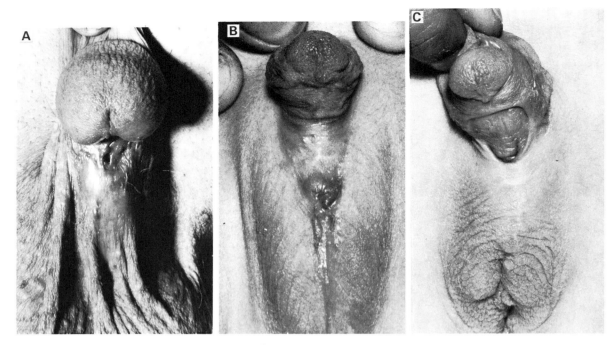

Abb. 14.**6**   Drei Beispiele einer Hypospadie. (A) Die Öffnung ist distal am Penis. Beachte, daß die Grube an der Glans Penis leicht für den Meatus urethrae gehalten werden kann. (B) Eine Öffnung proximal am Penis. Das Skrotum ist klein, aber nicht vollständig geteilt. (C) Eine perineale Öffnung. Das Skrotum ist geteilt.

Penis ist, d.h. proximal ihrer normalen Lage an der Spitze des Penis. Die Öffnung liegt an irgendeinem Punkt im Verlaufe der Urethra, wenige Millimeter von der Penisspitze bis hin zum Perineum. Liegt die urethrale Öffnung im Perineum, ist das Skrotum zweigeteilt. Die Position der Öffnung wird deshalb als glandulär (auf der Glans), zum Penis gehörig (am Schaft) oder perineal definiert.

Eine glanduläre Hypospadie wird häufig übersehen, da sie keine Symptome macht und sich eine trügerische, kleine Grube an der normalen Stelle der urethralen Öffnung findet. Inspizieren Sie immer die gesamte urethrale Oberfläche am Penisschaft.

Die **Induratio penis plastica** geht gewöhnlich mit einer Hypospadie einher. Es handelt sich um einen gebogenen Penis. Ein normaler Penis, vor allem wenn er schlaff ist, ist gewöhnlich gerade. Finden sich urethrale Mißbildungen oder eine Fibrose der Corpora cavernosa (Peyronie-Erkrankung), ist der Penis gebogen. Diese Biegung nimmt bei der Erektion zu.

Epispadie ist das Gegenteil der Hypospadie, die Urethralöffnung findet sich an der Dorsalseite der Glans. Sie ist sehr selten.

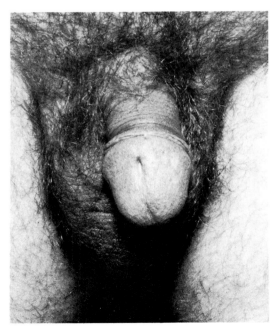

Abb. 14.**7**   Epispadie. Die Urethra mündet am Dorsum der Glans. Es findet sich ein Grübchen an der Stelle, wo sie normalerweise mündet.

Balanitis

Streng genommen ist die Balanitis eine Entzündung der Glans. In der Regel wird das Wort jedoch auch gebraucht, um Infektionen des Präputialsackes mit Affektion beider Oberflächen, nämlich der Glans und der des inneren Blattes des Präputiums zu beschreiben. Richtigerweise müßte man bei solchen Infektionen von einer Balanoprostitis sprechen.

Der Patient leidet an einer stinkenden, klaren oder cremigen Absonderung von der Vorhaut. Er wurde nicht zirkumzidiert und kann deshalb die Vorhaut nicht zurückziehen.

Die wichtigsten Punkte der klinischen Untersuchung sind:

1. Ziehen Sie die Vorhaut zurück, und untersuchen Sie das innere Blatt des Präputiums und die Glans.
2. Wenn man dies nicht kann, so muß man den Patienten überzeugen, eine Zirkumzision oder eine dorsale Schlitzung durchführen zu lassen.
3. Suchen Sie nach der Ursache der Balanitis. Es gibt drei typische Krankheiten:
   a) Peniskarzinom;
   b) unspezifische Entzündung als Folge einer mangelhaften Hygiene, einer Phimose oder bei Diabetes mellitus;
   c) primärer Schanker (Syphilis).

Syphilitischer Schanker (Primärer oder Hunter-Schanker)

Es ist immer von Nutzen, davon auszugehen, daß jede entzündete Stelle am Penis bis zum Beweis des Gegenteils syphilitischer Schanker sein kann. Tragen Sie also Handschuhe, wenn Sie eine verdächtige Stelle untersuchen. Syphilis wird durch direkten Kontakt mit einer infizierten Person übertragen, und die Inkubationszeit bis zum Auftreten sichtbarer Läsionen liegt zwischen 20 und 30 Tagen.

Anamnese

Alter. Der primäre Schanker des Penis wird am häufigsten während der Jahre aktiven sexuellen Lebens gesehen.

Symptome. Der Patient klagt über eine **entzündete Stelle** am Penis oder Präputium.

Er bemerkt gelegentlich auch eine **serosanguinöse Absonderung** oder bei einer Sekundärinfektion der Läsion eine purulente Absonderung.

Der syphilitische Schanker des Genitales ist **in der Regel schmerzlos**, wogegen er jedoch an anderen Körperstellen, wie Finger und Lippen, schmerzhaft ist.

Multilokuläres Auftreten. Der Schanker kann multipel auftreten, dies muß jedoch nicht sein.

Rückbildung. Es erscheint ein Tumor, der ulzeriert, um sich auch unbehandelt nach einem variablen Zeitraum langsam und spontan zurückzubilden. Er heilt mit einer kleinen, kaum sichtbaren Narbe aus.

Untersuchung

Lokalisation. Der Schanker am Penis findet sich gewöhnlich im **Koronarsinus**, am **Frenulum** und weniger häufig auf der Glans und am Penisschaft.

Farbe. Der Schanker beginnt als eine erythematöse Makula, ist er ausgereift, so ist die Farbe schinkenähnlich.

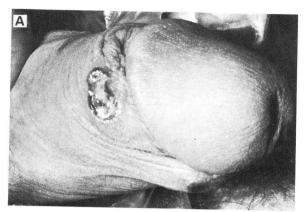

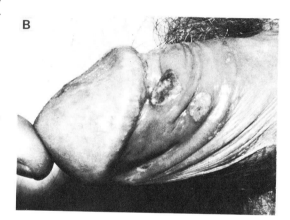

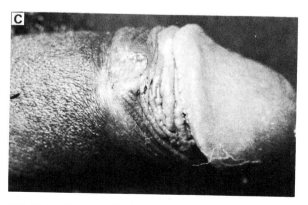

Abb. 14.**8** Drei syphilitische Schanker am Penis. (A) Ein früher Schanker, der eben ulzeriert ist. (B) Ein Schanker an der gegenüberliegenden Oberfläche (»Kiss-Lesion«). (C) Abheilender Schanker. Das Ulkus heilt sehr viel schneller ab als die Induration. (Die unbehandschuhte Hand in (B) gehört dem Patienten. Die Hand des Arztes (A) ist entsprechend geschützt.)

Schmerz. Der Schanker ist nicht schmerzhaft.

Aussehen und Größe. Der floride Schanker ist eine flach erhabene Papel, wenige Millimeter im Durchmesser mit einer **indurierten Basis**. Es handelt sich um eine invertierte Halbkugel mit flacher Kuppe, gerade über Hautniveau, die manchmal ulzeriert ist.

Ulkusbasis. Die Basis des Ulkus ist mit einer dünnen Schicht blassen, nekrotischen Materials bedeckt und zeigt eine seröse Absonderung.

Ulkusrand. Der Rand des Ulkus ist abgeflacht und schmerzlos.

Zusammensetzung. Der Tumor, der hauptsächlich im Hautniveau liegt, hat eine derbe, meist knorpelähnliche Beschaffenheit.

Umgebungsbeziehungen. Der Knoten ist nicht an den tiefen Strukturen fixiert.

Lymphknoten. Die inguinalen Lymphknoten sind gelegentlich vergrößert. Sie fühlen sich gummiähnlich, einzeln abgrenzbar, frei beweglich an und sind nicht schmerzhaft.

Allgemeinuntersuchung

Es finden sich in der Regel keine anderen pathologischen Veränderungen außer mehreren syphilitischen Ulzera. Generalisierte, systemische Effekte der Syphilis erscheinen erst im Stadium II, das 4–6 Wochen nach Auftreten des Schankers auftritt, d.h. 8–10 Wochen nach der initialen Kontamination.

Peniskarzinom

Beim Peniskarzinom handelt es sich um ein Plattenepithelkarzinom. Es ist extrem selten bei den Männern, die nach der Geburt oder im adoleszenten Alter zirkumzidiert wurden, z.B. Juden und Moslems.

Gelegentlich geht eine Anzahl von prämalignen Veränderungen voraus, die später beschrieben werden. Das Karzinom befällt das Gewebe des Penisschaftes und breitet sich im Penis entlang den Lymphgefäßen aus.

Anamnese

Alter. Das Peniskarzinom tritt in der Regel bei Männern mittleren oder höheren Lebensalters auf, kann jedoch auch bei jungen auftreten.

Ethnische Gruppierung. Religiöse und andere Praktiken sind eng mit der Rasse verbunden. Peniskarzinome sind am häufigsten in den Rassen, die keine rituelle Zirkumzision praktizieren, so findet man es in der Regel in Indien und im fernen Osten. Aber ob die geographische Ausbreitung nur an die Zirkumzision gebunden ist, ist nicht ganz klar.

Symptome. Die meisten Patienten stellen sich mit einem **Tumor** oder einem **Ulkus** vor, als die papilliforme oder ulzerierende Variante des Hautkarzinoms.

Die Läsion ist **schmerzhaft**, vor allen Dingen bei Auftreten einer Superinfektion.

In der Regel kommt es zur **purulenten Absonderung**, die blutig tingiert sein kann.

Es kann auch eine **Phimose** vorliegen. In diesen Fällen

kann die Primärläsion bereits weit fortgeschritten sein, bevor sie überhaupt entdeckt wurde.

Die **inguinalen Lymphknoten sind vergrößert** durch Sekundärinfekt oder Metastasen. Gelegentlich bemerkt der Patient dies als erstes.

Allgemeines Krankheitsgefühl als Ausdruck generalisierter Metastasierung ist sehr selten.

Lokale Untersuchung

Präputium

Der Patient ist gewöhnlich nicht zirkumzidiert. Man findet eine seröse, purulente oder sanguinöse **Absonderung**, die vom Präputium ausgeht.

Deformierung

Der Penis ist an der Spitze gelegentlich geschwollen, in dem Bereich, in dem der Tumor ist. In fortgeschrittenen Stadien erscheint der Tumor in der Öffnung des Präputiums oder hat die präputiale Haut bereits erodiert.

Karzinom

Lokalisation. Der Tumor kann an jeder Stelle der Vorhaut oder der Glans entstehen.

Schmerz. Der Tumor oder das Ulkus ist nicht schmerzhaft.

Aussehen. Das Peniskarzinom findet sich in der Regel in zwei Formen:

Das klassische karzinomatöse Ulkus mit **aufgeworfenen, evertierten Rändern** und einer nekrotischen Basis oder als breitbasiger, **papilliformer Tumor** mit **indurierter Basis**.

Ausdehnung. Die meisten Patienten erscheinen im Frühstadium der Erkrankung, vorausgesetzt, sie können das Präputium zurückziehen. Leiden Sie an einer Phimose, wächst der Tumor unbeobachtet mit gelegentlicher Absonderung. Der Patient stellt sich erst dann vor, wenn der Tumor so groß ist, daß er durch die Präputialöffnung hervortritt oder die Vorhaut erodiert hat.

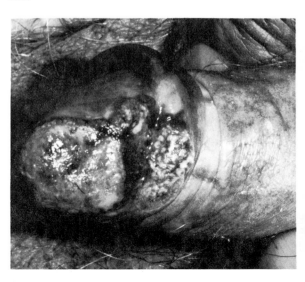

Abb. 14.**9** Ein ulzerierendes Karzinom des Penis. Beachten Sie, daß der Patient nicht zirkumzidiert ist.

Zusammensetzung. Der Tumor ist von harter Konsistenz, vor allem an der Basis. Jeder Teil des Penis, der infiltriert ist, fühlt sich ebenfalls hart an. Die Oberfläche der papilliformen Variante ist weich und leicht verletzlich. Der Tumor sieht sehr häufig wie pathologisches Granulationsgewebe aus und blutet leicht.

Umgebungsbeziehungen. Im Frühstadium ist der Tumor auf die Haut begrenzt. Kommt es jedoch zu weiterer Invasion, breitet er sich aus bis in die Corpora cavernosa, so daß diese steif und hart werden. Geht er vom inneren Blatt des Präputiums aus, so erodiert er per continuitatem das äußere und bricht durch die Haut.

Lymphdrainage. Die inguinalen Lymphknoten sind in beiden Leisten gewöhnlich durch Infektion und Metastasen vergrößert. Ist diese Station überwunden, breitet er sich entlang der iliakalen und lumbalen Lymphknotenkette aus und erreicht schließlich die supraklavikulären Knoten.

Allgemeinuntersuchung

Es ist nicht ungewöhnlich, daß der Patient älter, exsikkiert und schlecht ernährt ist.

Prämaligne Veränderungen des Penis

Drei Erkrankungen gehen definitiv mit einer vermehrten Inzidenz eines Peniskarzinoms einher.

Leukoplakie

Der Ausdruck umschreibt Areale mit weißem, nässenden Epithel (identisch der Leukoplakie der Zunge, Vulva und Vagina), sie ist eine definitive Präkanzerose. Es handelt sich um eine ausgesprochene Hyperkeratose; die Epithelzellen sind hypertroph (Akanthosis), und man findet in der Haut eine lymphozytäre Infiltration.
Die Aufnahmen in Abb. 14.10 zeigen sehr eindeutig, wie die Leukoplakie weiß-grauen Farbflecken ähnelt, sie ist schmerzlos.

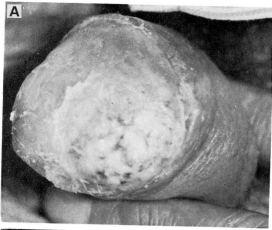
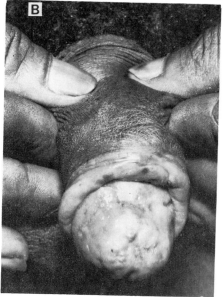

Abb. 14.**10**   Zwei Beispiele einer Leukoplakie der Glans. Sie zeigen das typische Aussehen »weißer Farbflecken«.

Übersichtstabelle 14.**1**   **Die präkanzerösen Veränderungen am Penis**

Leukoplakie
Morbus Paget
Queyratsche Erythroplasie
(chronisches Papillom
chronische Balanitis)

Morbus Paget

Es handelt sich um ein Areal eines chronischen roten Ekzemes der Glans oder des inneren Präputialblattes, das im Wechsel näßt oder Krusten bildet. Ist der Patient nicht zirkumzidiert, so kann das innere Präputialblatt nicht abtrocknen, und die Effloreszenzen des Morbus Paget nässen chronisch.
Beim Morbus Paget handelt es sich um das intraepitheliale Stadium eines Plattenepithelkarzinoms, ähnlich den Veränderungen, die gleichnamig an der Mamille auftreten. Die Erkrankung ist selten.

Queyratsche Erythroplasie

Dieses Krankheitsbild beobachtet man am häufigsten am Penis. Es kann jedoch auch an der Vulva oder im Mund auftreten. Es zeichnet sich durch dunkelrote, flache, mäßig indurierte Hautflecken an der Glans oder dem inneren Präputialblatt aus. Gelegentlich ist es leicht erhaben oder nodulär.
Zwei andere Krankheiten können zum Karzinom prädestinieren, wobei jedoch dieser Zusammenhang nicht gesichert ist, **chronische Balanitis und Papillome.**

Persistierender Priapismus

Darunter versteht man eine Dauererektion. Zwei Mechanismen können diese bewirken: ein persistierender Spasmus der glatten Muskulatur der venösen Sphinkteren, die die Erektion aufrechterhalten, und eine Thrombose der das Erektionsgewebe drainierenden Venen.

Der wichtigste Punkt der klinischen und weitergehenden Untersuchungen liegt darin, ernsthafte Grunderkrankungen auszuschließen, wie z.B. Leukämie und andere Blutkrankheiten, die mit Neigung zur Thrombose einhergehen, oder aber lokale Erkrankungen der Prostata und der Beckenorgane.

Sehr selten ist der persistierende Priapismus neurogenen Ursprungs oder sekundär bei Erkrankungen des Rückenmarkes.

Skrotalhaut

Talgzysten

Talgzysten finden sich häufig in der Skrotalhaut. Sie haben alle Merkmale, die in Kapitel 3 beschrieben sind, werden hier jedoch nochmal erwähnt, da überraschenderweise sehr häufig Fehldiagnosen gestellt werden.

Gelegentlich kommt es zur Infektion, Absonderung und Ausbildung von Granulationsgewebe, so daß sie Karzinomen ähneln.

Karzinom der Skrotalhaut

Es handelt sich um ein Plattenepithelkarzinom. Es wird ausgelöst durch häufigen Kontakt mit Ruß (Kaminkehrerkarzinom), Teer oder Öl (Ölbohrerkarzinom). Die Haut muß diesen Substanzen über Jahre hinaus ausgesetzt sein, bevor sich ein Karzinom entwickeln kann.

Anamnese

Alter. Die Karzinome der Skrotalhaut sind selten vor dem 50. Lebensjahr.

Beruf. Der Beruf des Patienten scheint verantwortlich zu sein für ein häufiges Verschmutzen der Skrotalhaut mit Öl oder anderen karzinogenen Kohlenwasserstoffen. Gerade heute werden die Kleider von Maschinenarbeitern mit Öl verschmutzt, das bis in die Unterwäsche eindringt.

Symptome. Die häufigsten vorausgehenden Symptome sind ein **Ulkus** oder ein **Tumor** in der Skrotalhaut. Gelegentlich kommt es zur **eitrigen Absonderung**, und wenn das Ulkus verborgen ist in der Spalte zwischen Skrotum und Oberschenkel, so fällt dem Patienten die Absonderung eher auf als das Ulkus.

Gelegentlich bemerkt der Patient **Tumoren in der Leiste**, wenn die inguinalen Lymphknoten vergrößert sind.

Lokale Untersuchung (s. Abb. 14.3, S. 274)

Lokalisation. Ein karzinomatöses Ulkus kann überall auf der Skrotalhaut entstehen. Die berufsbedingten Karzinome finden sich jedoch häufig in der Spalte zwischen Oberschenkel und Skrotum, wo ein wiederholtes Reiben besteht und wo nach dem Waschen gelegentlich Ölrückstände bleiben.

Schmerz. In der Regel ist das Ulkus schmerzlos.

Aussehen. Im Frühstadium ist das Ulkus klein, um sich im Laufe der Zeit jedoch zu vergrößern und unregelmäßige Ränder auszubilden.

Ränder. Der Ulkusrand ist rötlich, leicht verletzlich und typisch evertiert.

Basis. Die Basis ist mit gelblich-grauen, infizierten nekrotischen Tumormassen bedeckt.

Absonderung. Diese ist häufig purulent, blutig.

Umgebungsbeziehungen. Im Frühstadium sind Haut und Ulkus frei beweglich, kommt es jedoch zur Tiefeninfiltration, kommt es zur Fixierung am Testis. In diesem Stadium ist es sehr schwierig zu unterscheiden, ob die Läsion ein primärer Hautkrebs oder ein testikulärer ulzerierender Tumor ist.

Lymphdrainage. Die Leistenlymphknoten sind durch Metastasen oder Entzündung vergrößert.

Allgemeinuntersuchung

Fernmetastasen sind eine sehr späte Komplikation des Skrotalkarzinoms, im Gegensatz zu Lymphknotenmetastasen in der Iliakal-, Paraaortal- und Supraklavikularregion.

Tinea cruris

Es handelt sich um eine der häufigsten Erkrankungen. Die Tinea cruris ist eine Pilzinfektion (Epidermophyton) der Haut oder oberen Innenseite des Oberschenkels und der gegenüberliegenden Skrotalhaut.

Das erste Symptom ist Juckreiz, der bald von einer trocken erythematösen Effloreszenz mit scharf begrenztem Rand am Oberschenkel und am Skrotum gefolgt wird.

Schwitzt der Patient sehr stark, so kommt es zur Mazeration der Effloreszenz und zur serösen Absonderung mit einer blaßbraunen Kruste.

Entweder sucht der Patient wegen dieser Hautveränderung den Chirurgen auf, oder man bemerkt diese deutlich hervortretende Hautveränderung bei der Untersuchung des Patienten wegen anderer Erkrankungen, z.B. einer Hernie.

Lymphödem

Eine Schwellung des Penis und des Skrotums durch übermäßige subkutane Flüssigkeitsretention tritt gewöhnlich bei Patienten mit schwerer Herzerkrankung auf. Das echte Lymphödem des Genitales – ein Ödem beruhend auf einer proteinreichen Lymphretention im Subkutangewebe – ist ungewöhnlich. Es tritt in der Regel mit einem Lymphödem der unteren Extremitäten auf.

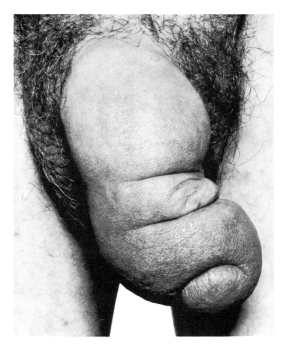

Abb. 14.11   Lymphödem des Penis.

Die Hauptursache ist eine Obstruktion der inguinalen und iliakalen Lymphwege durch Metastasen, einen Primärtumor oder durch Würmer (*Wuchereria bancrofti;* Filariasis). Das primäre genitale Lymphödem ist sehr selten und tritt nur bei hypoplastischen Lymphwegen auf. Es ist bis heute noch unbekannt, ob es sich um eine kongenitale oder erworbene Erkrankung handelt.

Fisteln am Skrotum

Erkrankungen des Testis oder der Epididymis breiten sich in Richtung der Skrotalhaut aus und bilden Fisteln zwischen der Primärläsion und der Hautoberfläche.

Vorausgesetzt, der Testis liegt in der normalen anatomischen Position, bricht eine von ihm ausgehende Erkrankung zur anterolateralen Seite des Skrotums hindurch, wogegen eine Erkrankung des Nebenhodens zur Hinterseite durchbricht. So ist eine vordere Fistel ein Sekundäreffekt eines testikulären Tumors oder einer Gumma, wogegen eine hintere Fistel ein Hinweis auf eine Epididymitis, gewöhnlich tuberkulöser Genese, ist.

Denken Sie daran, immer die Rückseite des Skrotums nach Fisteln abzusuchen.

Hoden

Störungen des normalen Descensus testis (Hodenhochstand)

Der Hoden entsteht in utero an der hinteren Abdominalwand, und geführt durch das Gubernaculum deszendiert er in das Skrotum. Bei der Geburt haben 80% der Hoden das Skrotum erreicht, wobei jedoch eine große Anzahl noch sehr mobil ist und sich oft in den Inguinalkanal retrahiert. Die Testes sollten etwa ein Jahr nach der Geburt im Skrotum liegen, mit Ausnahme von etwa 3%.

Das Vorhandensein oder Nichtvorhandensein des Skrotums kann nur durch sehr sorgfältige Palpation festgestellt werden. Ein schneller Blick auf das Skrotum ist nicht ausreichend. Ist ein Hoden nicht im Skrotum, so kann er entlang seiner Wanderungsstrecke oder an abnormaler Stelle liegen. Die Ätiologie dieser zwei Fehlbildungen ist verschieden, und die Bezeichnungen, die gebraucht werden, um dies zu beschreiben, bewirken oft eine Verwirrung.

Ein Hoden, der an eine abnormale Stelle deszendiert ist, ist ein ektoper Hoden. Damit ist wohl alles klar. Der Hoden kann in einer oberflächlichen inguinalen Tasche, dem Femoraldreieck oder dem Perineum liegen. Der Mechanismus, der für den Deszensus verantwortlich ist, funktioniert normal bei falschgeleitetem Führungsgebilde.

Ein Hoden, der an korrekt anatomischer Strecke liegt, jedoch beim Deszensus nicht in das Skrotum gelangt, wird besser als inkomplett deszendierter Testis bezeichnet.

Obwohl dies eine sehr schwerfällige Bezeichnung ist, ist sie besser als von einem »nicht deszendierten« Hoden oder einem »Maldeszensus« zu sprechen, da beide Bezeichnungen gebraucht werden können, um einen inkompletten und einen ektopischen Deszensus zu beschreiben. Die Ursache des inkompletten Deszensus ist unbekannt, sei es, daß es sich um eine Fehlbildung der Leitgebilde handelt, zumal der Testis oft abnormal ist, am wahrscheinlichsten ist die Ursache in einer endokrinen Abnormität zu suchen.

Stellt sich ein Patient mit Fehlen eines oder beider Testes vor, muß man entscheiden, ob es sich um einen ektopen oder einen inkomplett deszendierten Hoden handelt. Ektopische Testes sind viel seltener als der inkomplette Deszensus.

Das Fehlen beider Hoden im Skrotum wird als **Kryptorchismus** bezeichnet.

Ektoper Hoden

Anamnese

Alter. Nicht alle Eltern bemerken an ihren Kindern, daß ein oder beide Hoden fehlen. Wird dem keine Beachtung geschenkt, so stellt sich der Patient meist selbst vor, wenn er das Adoleszenzalter erreicht hat.

Symptome. **Das Fehlen des Hodens** ist das Hauptsymptom; gelegentlich klagt der Patient auch über **Schmer-**

zen, wenn der Testis an einer Stelle liegt, wie z.B. im Perineum, an der er laufend Druck und Zug ausgesetzt ist.

Systemische Effekte. Liegen beide Hoden ektop, so ist der Patient steril, ohne daß die sekundären Geschlechtsmerkmale fehlen. Ektope Hoden produzieren gewöhnlich einige Spermatozoen.

Untersuchung

Lokalisation. Ektope Hoden sind immer tastbar. Ein inkomplett deszendierter Hoden dagegen, der im Inguinalkanal oder im Abdomen liegt, ist nicht tastbar. Findet sich der Hoden nicht im Skrotum, so muß man nach einer weichen, schmerzempfindlichen, eiförmigen Schwellung an jenen Stellen suchen, wo ektope Hoden bekanntermaßen vorkommen.

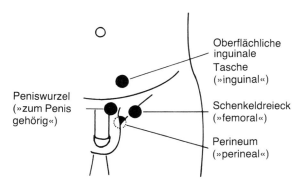

Peniswurzel (»zum Penis gehörig«)

Oberflächliche inguinale Tasche (»inguinal«)

Schenkeldreieck (»femoral«)

Perineum (»perineal«)

Abb. 14.**12**   Die Stellen, an denen man ektope Testes findet.

1. **Oberflächliche inguinale Tasche.** Eine Hemmung des Descensus testis in das Skrotum kann verursacht sein durch eine dichte Lage subkutanen Gewebes am Hals des Skrotums. Wenn dies der Fall ist, wendet sich der Hoden nach oben und kommt in einer »Tasche« unmittelbar oberhalb und oberflächlich zum äußeren Inguinalring zu liegen. Der Hoden kann deshalb in dem subkutanen Gewebe unmittelbar und lateral der Kante des Os pubis und des Tuberculum pubicum getastet werden.

2. **Schenkeldreieck.** Wendet sich der Hoden nach lateral, nachdem er den äußeren Leistenring verlassen hat, so kann er in die obere innere Ecke des Schenkeldreiecks zu liegen kommen. Auch hier ist der Hoden sehr leicht zu tasten, wird jedoch häufig mit einem Lymphknoten oder einer Schenkelhernie verwechselt.

3. **Peniswurzel.** Wendet sich der Hoden nach medial, so kommt er an die Peniswurzel zu liegen, wo er ebenfalls sehr leicht gegen das darunterliegende Os pubis getastet werden kann.

4. **Perineum.** Gelegentlich wandert der Hoden nach Passieren des Os pubis nach hinten, anstatt nach unten und befindet sich dann im Perineum, gerade an der Seite des Corpus cavernosum des Penis.

Der Tumor. Ein fehlender Skrotalhoden und ein Tumor an einer der vier oben beschriebenen Stellen macht die Diagnose eines ektopen Hodens sehr wahrscheinlich. Es ist jedoch sehr wichtig, sich davon zu überzeugen, daß der Tumor die Merkmale des Testis hat.

Er sollte eiförmig, glatt, berührungsempfindlich und weich bei solider Konsistenz und undurchsichtig sein. Er sollte im Subkutangewebe beweglich sein und bei festem Druck ein mäßiges Krankheitsgefühl hervorrufen, das von den meisten Männern als Hodensensation bezeichnet wird.

Es ist ungewöhnlich, daß man die Merkmale des Testis und des Nebenhodens voneinander getrennt feststellen kann.

Jegliche Vergrößerung, Unregelmäßigkeit oder Unbeweglichkeit sollte den Verdacht auf eine maligne Änderung des Hodens lenken.

Inkompletter Descensus testis

Anamnese

Alter. Nicht deszendierte Testes werden in der Regel im Kindesalter, gelegentlich jedoch erst in der Adoleszenz bemerkt.

Symptome. Das Fehlen eines oder beider Hoden im Skrotum ist das Hauptsymptom. Zunächst bemerkt der Patient, daß **das Skrotum nicht entwickelt ist**, ungeachtet des Fehlens der Testes. Ein sehr kleiner Anteil von Patienten fällt im Erwachsenenalter durch **Infertilität** auf. Obwohl eine Hemmung des testikulären Deszensus mit einer in verschiedenem Grade auftretenden, abnormalen Spermatogenese verbunden ist, zeigen die hormonproduzierenden Zellen in der Regel eine normale Funktion, so daß der Knabe eine normale Pubertät unter Ausbildung der sekundären Geschlechtsmerkmale durchmacht.

Viele inkomplett deszendierten Testes sind verbunden mit einer indirekten Leistenhernie, und der Patient stellt sich mit den Beschwerden einer geschwollenen Leiste vor.

Untersuchung

Lokalisation. Ein inkomplett deszendierter Testis liegt irgendwo auf der Linie des normalen Deszensus, d.h. an der Skrotalwurzel über dem äußeren Inguinalring, im Inguinalring oder an der hinteren Abdominalwand. Der Hoden kann nur dann palpiert werden, wenn er am oder außerhalb des äußeren Leistenringes liegt.

Ein normaler weicher Hoden im Inguinalkanal kann wegen der straffen darüberliegenden Externusaponeurose nicht getastet werden. Andernfalls, wenn er lateral des äußeren Leistenringes zu tasten ist, liegt er oberflächlich zur Externusaponeurose, und es handelt sich dann um einen ektopen Hoden und nicht um einen inkompletten Deszensus.

Manche Hoden, die im Inguinalkanal liegen, können bis zum äußeren Leistenring durch leichte massierende Bewegungen entlang des Leistenkanales »heruntergemolken« werden.

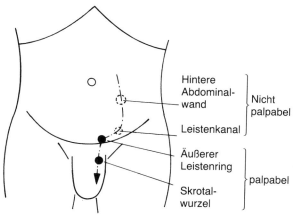

Abb. 14.13 Der Verlauf des normalen Descencus testis. Ein inkomplett deszendierter Hoden kann überall entlang der Linie liegen. Liegt er oberhalb des äußeren Leistenrings, ist er nicht palpabel.

Der Tumor. Ein inkomplett deszendierter Hoden ist gewöhnlich kleiner als normal, mit den typischen Merkmalen des Testis. Wenn der Hoden nicht getastet werden kann, drückt man fest entlang des Verlaufes des Leistenkanales, um zu sehen, ob sich ein druckempfindliches Areal ausmachen läßt oder eine Stelle vorhanden ist, auf der durch Druck eine testikuläre Sensation hervorgerufen werden kann.

Das Auftreten eines Tumors im Verlaufe des testikulären Deszensus, sei es innerhalb des Abdomens oder im Inguinalkanal, bei leerem Skrotum, sollte immer den Verdacht auf eine maligne Veränderung lenken. Das Risiko der malignen Entartung beim inkomplett deszendierten Hoden ist 50mal größer als beim normalen Deszensus. Selbst die Fixation des Testis im Skrotum (Orchidopexie) verringert das Risiko nicht.

Das Skrotum. Sind beide Testes nicht deszendiert, ist das Skrotum klein und hypoplastisch. Fehlt nur ein Testis, so ist es asymmetrisch.

Pendelhoden

Von einem inkomplett deszendierten oder ektopen Hoden sollte man nur dann reden, wenn man ihn in das Skrotum befördern kann.

Der Kremaster ist in der Kindheit ein stark entwickelter Muskel, und die Testes von vielen kleinen Kindern sind frei zwischen dem Skrotum und Analkanal beweglich. Kommt ein Patient zur Vorstellung, bei dem der Hoden retrahiert ist, so wird dies häufig als inkompletter Deszensus fehldiagnostiziert und eine chirurgische Behandlung empfohlen. Dies ist jedoch ein unnötiger Eingriff, da alle Pendelhoden schließlich an die richtige Stelle deszendieren.

Man sollte immer versuchen, den Testis in das Skrotum zu befördern. Ist der Hoden tastbar, so hält man ihn zart zwischen Daumen und Zeigefinger und versucht, ihn in das Skrotum herunterzuziehen. Handelt es sich um einen Pendelhoden, so gelingt dies leicht.

Kann man den Hoden nicht tasten, so sollte man versuchen, ob man ihn durch zartes Massieren entlang des Leistenkanales bis zum äußeren Leistenring befördern kann. Wird er hier palpabel, so versucht man, ihn nun mit Daumen und Zeigefinger in das Skrotum zu ziehen.

Jeder Hoden, der so in das Skrotum gebracht werden kann, ist als Pendelhoden zu bezeichnen und nicht als deszendierter Testis.

Beim Pendelhoden ist das Skrotum normal entwickelt.

Hydrozele

Bei der Hydrozele handelt es sich um eine vermehrte Flüssigkeitsansammlung in der Tunica vaginalis.

Es gibt zwei Varianten der Hydrozele:

Sekundär nach Trauma, Infektion oder Neoplasma; und

primär unbekannter Ätiologie.

Die meisten sekundären Hydrozelen entstehen rasch in Verbindung mit den verursachenden Symptomen, sie sind nicht prall. Primäre (idiopathische) Hydrozelen entwickeln sich langsam und werden groß und prall.

Anamnese

Alter. Primäre Hydrozelen treten in der Regel jenseits des 40. Lebensjahres auf, können jedoch auch bei Kindern vorkommen. Sekundäre Hydrozelen findet man gewöhnlich zwischen dem 20. und 40. Lebensjahr nach Trauma, Infektion und Neoplasma, die in diesem Alter am häufigsten vorkommen.

Symptome. Der Patient berichtet über eine Größenzunahme des Testis oder eine **Schwellung** im Skrotum. Handelt es sich um eine testikuläre Erkrankung, so besteht gleichzeitig Schmerz, wogegen die idiopathische Hydrozele eine beachtliche Größe ohne Schmerzsensationen erreichen kann. Der Patient leidet unter der sozialen Behinderung des großen Skrotums. Gelegentlich treten Symptome von seiten des Urogenitaltraktes auf, wie schmerzhaftes und häufiges Wasserlassen, wenn die Hydrozele sekundär nach einer Epididymoorchitis auftritt, oder allgemeines Krankheitsgefühl und Gewichtsverlust, wenn ein Tumor mit Fernmetastasen zugrunde liegt.

Lokale Untersuchung

Lokalisation. Die Schwellung füllt eine Seite des Skrotums aus, liegt aber innerhalb desselben, d.h. man kann den Samenstrang oberhalb des Tumors tasten.

Es gibt eine einzige Ausnahme von dieser Feststellung. Ist die Tunica vaginalis offen bis zum inneren Leistenring, so erstreckt sich die Hydrozele bis in den Leistenkanal. Hier handelt es sich um eine infantile Hydrozele, sie ist ungewöhnlich.

Hydrozelen sind häufig beidseits.

Farbe und Temperatur. Die Hautfarbe und Temperatur der Skrotalhaut sind normal.

Schmerz. Die idiopathische Hydrozele ist nicht schmerzhaft. Sekundäre Hydrozelen sind nur schmerzhaft, wenn der Hoden selbst schmerzhaft ist.

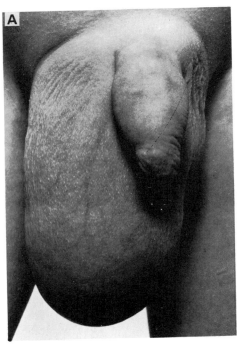

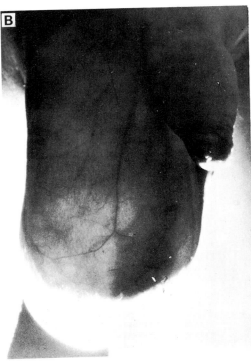

Aussehen und Größe. Wenn sich zuerst die Tunica vaginalis mit Flüssigkeit anfüllt, so ist die resultierende Hydrozele gerade ein wenig größer als der Testis, doch im Laufe der Zeit nimmt das Flüssigkeitsvolumen zu, und die Hydrozele kann 10–20 cm im Durchmesser mit einem Flüssigkeitsinhalt von 500 ml erreichen. Sie ist eiförmig.

Oberfläche. Die Oberfläche ist glatt und scharf begrenzt. Gelegentlich findet sich eine weiche Stelle in der Wand, die eine kleine, fluktuierende Vorwölbung bildet, eine Hernie der Hydrozele durch ihre Häute.

Zusammensetzung. Hydrozelen sind mit klarer Flüssigkeit gefüllt, deshalb sind sie **fluktuierend**; es läßt sich eine **Undulation** auslösen (wenn sie groß genug sind); sie sind **durchscheinend** und haben einen **verkürzten** Klopfschall. Sie pulsieren nicht und sind nicht zusammenpreßbar.

Sie können **prall** oder **schlaff** entsprechend dem Flüssigkeitsdruck sein.

Übersichtstabelle 14.**2**   **Die Ursachen der Hydrozele**

Primär
Idiopathisch
Sekundär
Trauma
Epididymoorchitis
Tumor
Lymphatische Obstruktion

Reponierbarkeit. Hydrozelen können nicht reponiert werden.

Umgebungsbeziehungen. Die Flüssigkeit der Hydrozele **umgibt den Hoden**, so daß dieser **nicht tastbar ist.** Dies ist die wichtigste Beziehung. Kann man den Hoden getrennt von der Skrotalschwellung tasten, handelt es sich nicht um eine Hydrozele. Ist die Hydrozele **schlaff**, so kann man die Oberfläche des Hodens durch die Flüssigkeit tasten. Dieses ungewöhnliche Verhalten ist leicht zu erkennen.

Der Hoden imponiert als undurchsichtiges Areal in einer sonst gut durchscheinenden Schwellung.

Der Samenstrang kann sehr gut entlang seines Verlaufes bis zu seinem Eintritt in die Schwellung getastet werden.

Die Skrotalhaut ist über der Schwellung frei verschieblich.

Lymphdrainage. Die paraaortalen Lymphknoten, die die Lymphe vom Hoden drainieren, sollten sorgfältig getastet werden, wenn man den Eindruck hat, daß es sich um eine sekundäre Hydrozele handelt. Sind sie vergrößert, so ist die Hydrozele durch einen testikulären Tumor verursacht.

Zustand des lokalen Gewebes. Dieses ist unauffällig.

Allgemeinuntersuchung

Die abdominale und **rektale** Untersuchung ist ausgesprochen wichtig, wenn es sich um eine sekundär bedingte Hydrozele handelt.

Abb. 14.4   (A) Eine große Hydrozele. Die Schwellung ist auf das Skrotum beschränkt, nicht schmerzhaft, fluktuierend und der Hoden nicht tastbar. (B) Die Schwellung ist durchscheinend, der dunkle Bezirk an der Medialseite ist der Hoden.

Nebenhodenzysten (Spermatozelen)

Epididymale Zysten sind flüssigkeitsgefüllte Schwellungen in Verbindung mit der Epididymis. Die Ätiologie ist nicht genügend geklärt. Man nimmt jedoch an, daß sie aus den Sammelrohren der Epididymis entstehen.

Eine Nebenhodenzyste enthält klare Flüssigkeit. Eine Spermatozele enthält leicht grau-opake, »gerstenschleimähnliche« Flüssigkeit und wenige Spermatozoen. Die Unterscheidung kann man jedoch nur nach Aspirationsbiopsie treffen. Eine klinische Unterscheidung zwischen den beiden Zystentypen kann man nicht treffen, es sei denn, die Flüssigkeit in der Spermatozele wird so trüb, daß keine Diaphanie möglich ist. Da die meisten Nebenhodenzysten klare Flüssigkeit enthalten, ist es besser, sie alle als epididymale Zysten zu bezeichnen und nicht den Ausdruck einer Spermatozele zu gebrauchen.

Anamnese

Alter. Die meisten Nebenhodenzysten treten bei Männern jenseits des 40. Lebensjahres auf.
Symptome. Das Hauptsymptom ist eine *Schwellung* im Skrotum. Einige Patienten glauben tatsächlich, daß ihnen ein dritter Hoden gewachsen sei.
Entwicklung. Epididymale Zysten werden nur sehr langsam größer, d. h. über viele Jahre.
Multilokuläres Auftreten. Sie sind häufig **multipel** und/oder **multilokulär** und häufig **bilateral**.

Untersuchung

Lokalisation. Die Schwellung liegt **im** Skrotum, gewöhnlich oberhalb und unmittelbar hinter dem Testis. Der Samenstrang kann oberhalb davon getastet werden.
Schmerz. Die epididymalen Zysten sind nicht schmerzhaft.
Aussehen. Da die Zysten gewöhnlich multilokulär sind, sind diese Schwellungen nur selten kugelig, gewöhnlich sind sie elongiert und höckrig, und die einzelnen Zysten können getastet werden.
Größe. Die Größe der Zysten variiert von wenigen Millimetern bis zu 5–10 cm im Durchmesser, jedoch erreichen sie selten die Größe einer Hydrozele.
Oberfläche. Die Oberfläche ist glatt, wobei jedoch die Konturen der einzelnen Lobuli getastet werden können.
Zusammensetzung. Die Schwellungen **fluktuieren**, es besteht eine **Undulation**, sie sind **durchscheinend**, wenn sie klare Flüssigkeit enthalten (wenn sie jedoch trübe Flüssigkeit enthalten, sind sie mit Sperma angefüllt), der Klopfschall ist **dumpf**. Epididymale Zysten können nicht reponiert werden.
Alle die oben erwähnten klinischen Zeichen sind identisch mit denen der Hydrozele. Die Differenzierung zwischen einer Hydrozele und einer epididymalen Zyste liegt in der Beziehung der Schwellung zum Testis.
Beziehungen. Epididymale Zysten sind getrennt vom Hoden, d. h. **der Hoden ist tastbar.**
Die meisten epididymalen Zysten sind in Verbindung mit dem Kopf des Nebenhodens, liegen oberhalb des Testis, und der Samenstrang deszendiert in oder hinter ihnen.
Lymphdrainage. Die regionalen Lymphknoten sind nicht tastbar.

Allgemeinuntersuchung

Es finden sich keine Auffälligkeiten.

Varikozele

Bei der Varikozele handelt es sich um ein Bündel erweiterter und geschlängelter Venen des Plexus pampiniformis. D. h. es handelt sich um Varizen im Samenstrang.

Kleine, symptomlose Varikozelen findet man bei 25% der normalen Männer, gewöhnlich auf der linken Seite. Kommt es zu einer zunehmenden Erweiterung der Venen, so treten vage, ziehende Sensationen und Schmerz im Skrotum oder der Leiste auf. **Beim liegenden Patienten kann eine Varikozele wegen der entleerten Venen nicht getastet werden.** Das ist einer der Gründe, warum man das Skrotum im Stehen untersuchen sollte. Die dilatierten, kompressiblen Venen oberhalb des Testis sind dann palpabel und oft sichtbar. Man spricht auch davon, daß sie sich wie ein »Sack von Würmern« anfühlen. Der Hoden unter der großen Varikozele ist gelegentlich ein bißchen kleiner und weicher als der normale Hoden der Gegenseite.
Beidseitige Varikozelen können eine Subfertilität verursachen.

Hämatozele

Unter einer Hämatozele versteht man eine Blutansammlung in der Tunica vaginalis. Die Blutung wird in der Regel durch ein Trauma oder durch eine maligne Erkrankung verursacht.
In der akuten Phase erscheint der Tumor mit denselben Merkmalen wie eine Hydrozele, mit Ausnahme einer fehlenden Diaphanie. Gelegentlich besteht Schmerzhaftigkeit. Wenn das Blut gerinnt und das Hämatom schrumpft, bildet sich ein kleiner, derber Tumor, der diagnostische Probleme aufwirft.

Akute Hämatozele

Der Patient erinnert sich genau an ein vorausgegangenes Trauma oder an vage Beschwerden des Hodens, gefolgt von Schmerz und einer plötzlichen Schwellung. Die Schwellung, die man auf einer Seite des Skrotums vorfindet, ist prall, schmerzhaft, fluktuierend und **undurchsichtig. Der Testis kann nicht getrennt** von der Schwellung **getastet werden.**

Chronische Hämatozele

Wird die akute Phase übergangen und nicht behandelt, oder tritt eine Blutung, ohne daß es der Patient bemerkt, auf, so kommt es zur Ausbildung eines geronnenen Hämatoms in der Tunica vaginalis. Im Laufe der

Zeit kontrahiert sich das Hämatom und wird hart. Das Ergebnis ist ein harter Tumor, der nicht schmerzhaft und nicht fluktuierend ist. Die normale testikuläre Sensation verliert sich, wenn durch die Kontraktion des Hämatoms eine ischämische Nekrose des Testis eintritt.

Eine chronische Hämatozele ist nicht von einem Hodentumor oder einer Gumma zu unterscheiden, und der Testis sollte zur Diagnosesicherung freigelegt werden.

Hodentorsion

Die Tunica vaginalis bedeckt die Seiten und die Vorderfläche des Hodens. An der Hinterfläche der Epididymis und des Hodens fehlt die Tunica vaginalis. Ein normaler Testis ist deshalb in der Tunica fixiert und kann sich nicht drehen.

Bedeckt jedoch die Tunica vaginalis den gesamten Hoden, so hängt dieser in der Tunika wie ein »Klöppel einer Glocke«, und er kann sich sehr leicht drehen, vor allen Dingen, wenn es gleichzeitig zur Kontraktion der spiralig angeordneten Fasern des M. cremaster kommt.

Ist der Hoden vom Nebenhoden durch ein langes Mesorchium getrennt, so kann die Drehung zwischen diesen beiden Gebilden stattfinden. In den meisten Lehrbüchern wird dies als die häufigste Lokalisation der Torsion angegeben. In meiner eigenen Erfahrung ist diese Variante jedoch sehr selten. **Die Mißbildung, die eine Torsion erlaubt, ist immer bilateral.**

Anamnese

Alter. Das häufigste Alter, in der eine Torsion auftritt, liegt zwischen 10 und 15 Jahren, da es sich jedoch um eine kongenitale Mißbildung handelt, kann es auch bei Kindern, Neugeborenen und evtl. auch in utero auftreten. Ungewöhnlich ist dieses Krankheitsbild bei Männern jenseits des 25. Lebensjahres.

Symptome. Das Leitsymptom ist der **Schmerz** im Hoden und in der Leiste. Der Hodenschmerz beginnt plötzlich, wobei jedoch gelegentlich ein vager, zentraler, abdominaler Schmerz vorausgehen kann. **Übelkeit und Erbrechen** sind häufig.

Beim Säugling fällt eine Ruhelosigkeit und die Verweigerung des Essens auf.

Vorausgehende Attacken. Der Patient berichtet über gelegentlich ähnliche, milde Schmerzattacken, die sich spontan zurückgebildet haben, oder eine schwere Attacke der anderen Seite, die eine Behandlung erforderte.

Ursache. Obwohl die Mehrzahl der Torsionen spontan auftritt, findet sich eine häufig in den frühen Morgenstunden, manchmal als Traumafolge, am häufigsten als Folge eines Schlages auf das Skrotum, wenn ein Junge auf das Fahrrad springt.

Untersuchung

Lokalisation. Die Schwellung ist auf das Skrotum begrenzt. Der betroffene Hoden liegt höher im Skrotum als der normale.

Farbe. Die Skrotalhaut ist entweder normal oder gerötet und ödematös. Obwohl letztere Veränderungen häufiger im Zusammenhang mit einer Epididymoorchitis auftreten, sollte einen das Vorliegen dieser Symptome nicht abhalten davon, an eine Torsion zu denken.

Temperatur. Die Haut fühlt sich heiß an, wenn sie gerötet und hyperämisch ist.

Schmerz. **Der Hoden ist extrem schmerzhaft**, so daß die Palpation häufig verwehrt wird.

Aussehen. Der gesamte Hoden ist geschwollen, und es ist in der Regel unmöglich, die Konturen des Nebenhodens vom Hoden zu unterscheiden.

Oberfläche. Die Oberfläche des Hodens ist glatt, ist jedoch häufig maskiert durch das testikuläre und skrotale Ödem.

Zusammensetzung. Es ist wegen der Schmerzhaftigkeit in der Regel unmöglich, die Zusammensetzung des skrotalen Tumors festzustellen. Es kann sich um den Testis oder um eine akute sekundäre Hydrozele um den Hoden herum handeln.

Reponierbarkeit. Die Schwellung ist nicht zu reponieren. Es ist ein Leitsymptom, wenn der Hoden hoch im Skrotum hängt oder inkomplett deszendiert ist, weil eine Unterscheidung gegenüber einer inkarzerierten Hernie nicht möglich ist.

Umgebendes Gewebe. Mit Ausnahme der Skrotalhaut, die gerötet und ödematös sein kann, sind die anderen benachbarten Strukturen einschießlich des kontralateralen Hodens unauffällig.

Differentialdiagnose

Eine Hodentorsion im Skrotum kann man nicht von einer **akuten Epididymoorchitis** unterscheiden, und eine Hodentorsion im Inguinalkanal oder im Bereich des äußeren Leistenringes kann man nicht von einer **inkarzerierten Inguinalhernie** unterscheiden. **Ist man im Zweifel, muß man die Diagnose einer Torsion stellen**, da das Versäumnis, den Hoden freizulegen und die Torsion zu reponieren, in einer Hodennekrose resultiert. Ist die Diagnose falsch, und der Patient hat eine Epididymoorchitis, fügt man dem Patienten durch die chirurgische Exploration keinen Schaden zu.

Gumma des Testis

In Europa ist es heutzutage eine sehr seltene Erkrankung. Die kongenitale Syphilis verursacht eine testikuläre Atrophie, wogegen eine aquirierte Syphilis im Erwachsenenleben eine interstitielle Entzündung des Hodens hervorruft mit dem Resultat eines runden, harten und schmerzlosen Tumors, dem »Billiardkugel«-Hoden.

Ein Gumma des Hodens ist schmerzlos, deshalb stellt sich der Patient vor mit einem Tumor, den man an der Oberfläche des Hodens tastet oder mit einem im gesamten vergrößerten Organ. Man kann es von einem malignen Tumor nicht unterscheiden.

Normal   **»Klöppel einer Glocke«**   **Langes Mesorchium**

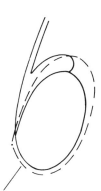   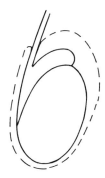   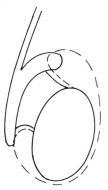

Die Tunika bedeckt den   Die Tunika bedeckt   Das Mesorchium ist
Hoden und einen Teil   Hoden, Nebenhoden   lang und schmal. Die
des Nebenhodens.   und einen Teil des   Tunika ist normal.
                               Samenstranges.

        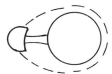

Der Hoden kann sich   Der Hoden hängt wie   Der Hoden kann sich
nicht drehen.   ein Klöppel einer   drehen, wobei die Epidi-
                               Glocke und kann sich   dymis fixiert bleibt.
                               leicht drehen.

Abb. 14.15   Die kongenitalen anatomischen Mißbildungen, die eine Torsion des gesamten Hodens und Nebenhodens oder nur des Hodens erlauben

Orchitis

Die akute Orchitis ohne Epididymitis tritt in verschiedener Ausprägung bei Virusinfektionen auf, am häufigsten bei der Mumps. Der virale Infekt kann eine Subfertilität bewirken. Die Mumpsorchitis kann ohne die Vergrößerung der Speicheldrüsen auftreten. Gewöhnlich wird in der Anamnese über einen Kontakt mit einer an Mumps erkrankten Person berichtet.

Akute Epididymoorchitis

Hier handelt es sich primär um einen Infekt des Nebenhodens, wobei die entzündlichen und ödematösen Veränderungen auf den Hoden übergreifen. Der Infekt kann in Verbindung mit einer Entzündung des Urogenitaltrakts auftreten. Die häufigste Ursache ist die Gonorrhoe und ein Infekt mit *Escherichia coli*.

Anamnese

Alter. Es können alle Altersgruppen befallen werden. Am häufigsten sind jedoch junge Männer und solche im mittleren Lebensalter betroffen.
Symptome. Der Patient berichtet über einen starken **Schmerz und Schwellung** auf einer Seite des Skrotums. Der Schmerz tritt in der Regel sehr rasch auf, innerhalb 30–60 Minuten. Er kann gelegentlich durch Anheben des Skrotums vermindert werden. Daneben finden sich allgemeine Zeichen einer Infektion: **allgemeines Krankheitsgefühl, Schweißausbruch und Appetitlosigkeit.**
Die Zeichen einer urogenitalen Infektion sind ebenfalls vorhanden: **häufiges und schmerzhaftes Wasserlassen.**

Untersuchung

Lokalisation. Die Schwellung ist auf eine Seite des Skrotums begrenzt.
Farbe. Die Skrotalhaut ist rot und glänzend. Nach einigen Tagen nimmt sie eine Bronzefarbe an, und die oberflächlichen Hautschichten schilfern ab.
Temperatur. Die Skrotalhaut ist heiß.
Schmerz. Die Skrotalhaut selbst ist nicht schmerzhaft, aber Hoden und Nebenhoden sind **sehr schmerzhaft.**
In vielen Fällen findet man bei sehr sorgfältiger und zarter Palpation, daß die **Schmerzhaftigkeit auf den Nebenhoden** begrenzt ist und der Testis selbst nicht schmerzhaft ist.
Aussehen und Größe. Der gesamte Testikel ist vergrößert und schmerzhaft, und man kann in der Regel den Nebenhoden vom Hoden nicht unterscheiden. Dies wird durch das Auftreten einer sekundären Hydrozele verursacht. Bildet sich diese nicht aus, so kann man den Hoden vom Nebenhoden abgrenzen; letzterer hat das Zwei- bis Dreifache der normalen Größe.
Bei leichten Infekten ist lediglich der Kopf oder Schwanz des Nebenhodens befallen.
Oberfläche. Die Oberfläche des Nebenhodens ist glatt.
Zusammensetzung. Liegt eine kleine Hydrozele vor,

findet man eine fluktuierende Schwellung, wobei der Hoden durch die Flüssigkeit tastbar ist.

Fehlt die Hydrozele, so tastet sich der Hoden etwas derber als normal an. Zunächst fühlt sich der Nebenhoden höckrig an, klingt die Entzündung ab, wird er hart und kleinhöckrig. **Die paraaortalen Lymphknoten** sind in der Regel nicht vergrößert.

Umgebungsbeziehungen und lokales Gewebe. Die Haut über dem befallenen Testikel ist ödematös und verschieblich, es sei denn, die Infektion hat den Nebenhoden durchbrochen und das umgebende Gewebe befallen. Unter diesen Umständen ist die Haut über dem Nebenhoden fixiert. Entwickelt sich ein Abszeß des Nebenhodens, so bildet sich eine Fistel aus, und er entleert sich über der fixierten Haut. Da der Nebenhoden normalerweise hinter dem Testis liegt, ist bei einer Nebenhodenerkrankung die Haut an der **Rückseite des Skrotums** befallen. Denken Sie also immer daran, die Rückseite des Skrotums zu untersuchen. Der Samenstrang kann ein wenig verdickt sein. Der kontralaterale Hoden ist unauffällig.

Allgemeinuntersuchung

Man muß auf den Urogenitaltrakt als ganzen achten, Niere, Blase, Prostata und **Samenblasen**, die vergrößert und schmerzhaft sein können.

Man findet auch Fieber und Tachykardie.

Tuberkulöse Epididymoorchitis

Die tuberkulöse Infektion des Nebenhodens geschieht hämatogen oder als Folge einer Urogenitaltuberkulose. Der Befall des Nebenhodens geschieht langsam und schleichend im Gegensatz zur akuten Epididymitis. Die tuberkulöse Epididymoorchitis kann unbemerkt verlaufen oder mit nur sehr geringen Symptomen.

Anamnese

Alter. Die tuberkulöse Epididymoorchitis tritt gewöhnlich zwischen dem 15. und 40. Lebensjahr auf.

Symptome. Die meisten Patienten leiden an einem **Tumor im Skrotum** verbunden mit einem **dumpfen Schmerz.**

Übersichtstabelle 14.3   Die Ursachen eines soliden singulären Tumors in einer Seite des Skrotums

Tumor
Orchitis (Mumps)
Hämatozele
Gumma
Epididymoorchitis (wenn der Nebenhoden groß und der Testis klein ist)

Leidet der Patient unter einer systemischen oder renalen Tuberkulose, so findet man Krankheitsgefühl, Gewichtsverlust, Husten, Hämoptysen und häufiges Wasserlassen.

Das erwähnenswerteste Merkmal der tuberkulösen Epididymitis ist das Fehlen des akuten Schmerzes.

Untersuchung

Lokalisation. Die Schwellung ist auf das Skrotum beschränkt.

Farbe. Die Skrotalhaut ist unauffällig. Gelegentlich ist sie ein bißchen gespannt und glänzend.

Schmerz. Es besteht nur eine geringgradige Schmerzempfindung.

Aussehen. Fehlt der Schmerz, so kann man leicht die Konturen von Hoden und Nebenhoden unterscheiden, und die Schwellung läßt sich auf die Epididymis begrenzen, die **hart und höckrig** ist und das Zwei- bis Dreifache der normalen Größe hat.

Liegt gleichzeitig eine Hydrozele vor, so kann man den Hoden weniger leicht tasten, jedoch ist die Schwellung des Nebenhodens in der Regel feststellbar.

Oberfläche. Die Oberfläche des Nebenhodens ist ein wenig rauh und unregelmäßig, jedoch gut abgrenzbar.

Zusammensetzung. Der Hoden ist **hart**, undurchsichtig und nicht fluktuierend. Kommt eine sekundäre Hydrozele hinzu, so kommt es zur Fluktuation, die Diaphanie fehlt, da die sekundäre Hydrozele nur klein ist.

Lokale Lymphknoten. Die paraaortalen Lymphknoten sind nicht vergrößert.

Beziehungen zur umgebenden Struktur. Der gesamte **Samenstrang** ist verdickt. Das Vas deferens ist oft irregulär und geschwollen und fühlt sich wie **ein Rosenkranz an.** Dieses Symptom ist ein Charakteristikum der Tuberkulose.

Die Haut an der Rückseite des Skrotums ist gelegentlich am Nebenhoden fixiert, und bei langbestehender, unbehandelter Erkrankung kommt es zur Ausbildung einer tuberkulösen Fistel.

Allgemeinuntersuchung

Man muß den Throrax und den Hals sorgfältig nach Anzeichen einer pulmonalen oder zervikalen Lymphknotentuberkulose untersuchen.

Man muß die Nieren palpieren und die Samenblasen tasten. Bei der rektalen Untersuchung erscheinen sie vergrößert und derb.

Hodentumoren

Es gibt zwei Hauptvarianten von Hodentumoren, Seminom (Karzinom der Tubuli seminiferi) und Teratom (maligne Entartung der pluripotenten Zellen). Viele Tumoren enthalten jedoch beide Zelltypen, und eine abschließende Differenzierung ist nur histologisch und nicht klinisch möglich. Es gibt jedoch einige klinische Merkmale, anhand derer man beide Typen unterscheiden kann, und zwar speziell, ob Lymphknotenmetastasen vorliegen oder fehlen.

Anamnese

Alter. Teratome treten gewöhnlich zwischen dem 20. und 30. Lebensjahr und Seminome zwischen dem 30. und 50. Lebensjahr auf.

Symptome. Das Leitsymptom (80%) ist die **schmerzlose Schwellung** des Hodens.

Akuter Schmerz, nicht zu unterscheiden von dem der

Epididymoorchitis, tritt in 20% der Fälle auf. Unter diesen Umständen ist die Diagnose sehr schwierig.

Dumpfer, ziehender Schmerz im Skrotum und in der Leiste tritt gewöhnlich dann auf, wenn der Hoden sehr groß wird.

Allgemeines Krankheitsgefühl, Abmagerung und Appetitlosigkeit und andere Symptome einer diffusen Metastasierung sind oftmals die ersten Anzeichen dafür, daß der Patient eine Erkrankung hat.

Sind die Lymphknoten vergrößert, so tritt **Abdominalschmerz** auf, und eine **Schwellung der Beine** wird verursacht durch eine lymphatische oder venöse Obstruktion.

Infertilität und Schwellung durch das Auftreten einer sekundären Hydrozele sind seltene Formen dieses Krankheitsbildes, sollten jedoch nicht vergessen werden.

Ursache. Viele Patienten geben an, daß sie ein Trauma erlitten hätten. Ingorieren sie dies, gehen Sie davon aus, daß die Symptome nicht im Zusammenhang mit dem Trauma stehen. Es ist besser, den Hoden freizulegen und eine exakte Diagnose zu stellen, als einen Tumor zu übersehen.

Die Inzidenz der malignen Entartung ist 50mal größer beim inkompletten Descensus testis. Ein fehlender Testis oder die Anamnese einer Orchidopexie sind hochsignifikante Symptome.

Systemische Effekte. Wenige Hodentumoren sezernieren weibliche Geschlechtshormone, die eine Gynäkomastie und andere milde Feminisierungssymptome hervorrufen.

Lokale Untersuchung

Lokalisation. Die Schwellung ist auf das Skrotum beschränkt.

Temperatur und Farbe. Hat der Tumor den Hoden durchbrochen und die darüberliegende Skrotalhaut befallen, ist diese heiß und verfärbt.

Schmerz. Hodentumoren sind nicht schmerzhaft, es sei denn, sie treten in Verbindung mit akuten Schmerzen auf.

Meistens kommt es zum Verlust der normalen testikulären Sensation.

Aussehen. Die Mehrzahl der Hodentumoren beginnt am unteren Hodenpol, um im Laufe der Zeit den gesamten Hoden zu befallen. Dieser wird unregelmäßig, wechselt im Aussehen, bleibt jedoch im großen und ganzen rund.

Größe. Einige Tumoren werden vom Patienten bemerkt, wenn sie nur wenige Millimeter im Durchmesser haben, andere erreichen eine ansehnliche Größe, bevor sie dem Patienten Beschwerden bereiten.

Oberfläche. Die Oberfläche ist gewöhnlich glatt, kann jedoch unregelmäßig und nodulär sein. An den Stellen, wo die Tumorinvasion in die fibröse Hodenkapsel (die Tunica albuginea) beginnt, ist die Oberfläche nicht mehr abzugrenzen.

Zusammensetzung. Hodentumoren sind solid, derb, mit gedämpftem Klopfschall, nicht fluktuierend und nicht durchscheinend. Areale einer zystischen Degeneration fühlen sich weich an.

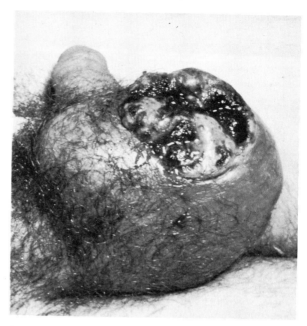

Abb. 14.**16**   Ein Hodentumor, der die Vorderfläche des Skrotums durchbrochen hat.

Beziehungen zum umgebenden Gewebe. Der andere Hoden ist normal, aber in 2% der Fälle treten die Tumoren jedoch bilateral auf. Der Samenstrang ist verdickt, wenn es zur Tumorinfiltration kommt, wobei das Vas deferens jedoch normal ist. Durchbricht der Tumor die Tunica albuginea, kommt es zur Infiltration der Skrotalhaut.

Lymphdrainage. Die Lymphe des Hodens drainiert zu den paraaortalen Lymphknoten. Erinnern Sie sich, daß diese Knoten in der Mitte des Abdomens **oberhalb** des Nabels liegen. Seminome metastasieren in der Regel in diese Lymphknoten. Die inguinalen Lymphknoten sind nur dann vergrößert, wenn der Tumor die Skrotalhaut infiltriert hat.

Allgemeinuntersuchung

Beachten Sie alle Lymphknotenstationen, vor allem die paraaortalen und supraklavikulären Gruppen.

Die Leber kann vergrößert sein, und es können pulmonale Metastasen auftreten (Atelektase, Lymphangiosis pulmonalis oder Pleuraerguß).

Differentialdiagnose

Hodenschwellungen können Tumoren einer akuten oder chronischen Epididymoorchitis, einer Hämatozele, von Gummata und seminalen Granulomen zugrunde liegen.

Zuerst muß man die Antworten für folgende vier Fragen parat haben:

1. Kann man den oberen Rand der Schwellung abgrenzen?
2. Kann man den Hoden und Nebenhoden identifizieren?

3. Ist die Schwellung durchscheinend?
4. Ist die Schwellung schmerzhaft?

Schwellungen, die nicht auf das Skrotum begrenzt sind.

Schwellungen auf das Skrotum begrenzt

Hustenstoß reponierbar tastbarer Hoden undurchsichtig

kein Hustenimpuls nicht reponierbar nicht tastbarer Hoden durchscheinend

Hoden und Nebenhoden nicht definierbar

Hoden und Nebenhoden definierbar

undurchsichtig

durchscheinend

durchscheinend   undurchsichtig

nicht schmerzhaft   schmerzhaft

Hernie

Infantile Hydrozele

Hämatozele Gumma Tumor

Torsion schwere Epididymorchitis

auh!

Vaginale Hydrozele

Nebenhodenzyste

nicht schmerzhaft   schmerzhaft

Tumor

Tuberkulöse Epididymitis

Akute Epididymitis

Übersichtstabelle 14.4   **Ein Schema zur Diagnose von Hodenschwellungen**

Weibliches äußeres Genitale

Die meisten Erkrankungen werden vom Gynäkologen behandelt und sind im Detail in gynäkologischen Lehrbüchern beschrieben. Drei sehr häufige Erkrankungen werden jedoch auch in chirurgischen Kliniken beobachtet.

Bartholinische Zysten

Bei den Bartholinischen Drüsen handelt es sich um ein paar kleine Drüsen, die beidseits am hinteren Ende der Vagina liegen und deren Ausführungsgänge an der hinteren Begrenzung der kleinen **Labien münden**. Sie können lediglich bei Vergrößerung und bei Retention, Infektion oder Tumor getastet werden. Sie entsprechen den Cowper-Drüsen beim Mann.

Sind die Drüsen mit Sekret oder Eiter angefüllt, kommt es zur zystischen Schwellung im hinteren Teil der **großen Labien**. Durch die Lokalisation steht die Diagnose.

Urethralkarunkel

Es handelt sich um ein glänzend rotes, polypoides Granulom, das in der Mukosa der Harnröhre bei Frauen in der Postmenopause auftritt.

Es ist sehr schmerzhaft, verursacht auch schmerzhaftes Wasserlassen, Schmerzen beim Koitus und gelegentlich Blutung. Differentialdiagnostisch muß man den Harnröhrenprolaps, der sich durch eine dunkelrote Farbe auszeichnet und nicht schmerzhaft ist sowie ein Karzinom abgrenzen.

Karzinom der Vulva

Karzinome der Vulva erscheinen in der Regel unter dem Bild chronischer Ulzerationen mit evertierten Rändern.

Die Patientin hat **Schmerzen**, eitrige oder blutige **Absonderung** und manchmal einen **Tumor der Labien**. Sehr kleine Karzinome können früh metastasieren und eine Vergrößerung der inguinalen Lymphknoten hervorrufen. Das Primärulkus kann sehr klein sein und in den Umschlagsfalten der Labien verborgen sein.

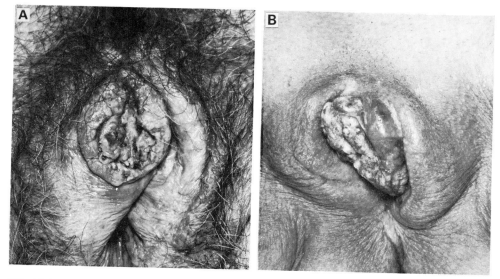

Abb. 14.**17** Zwei Beispiele eines Karzinoms der Vulva.

Venerische Warzen

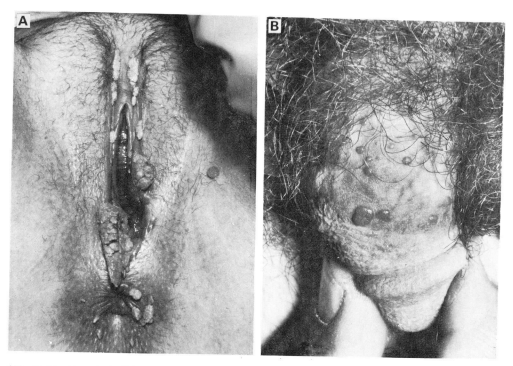

Abb. 14.**18** Venerische Warzen der Vulva und des Penis. Diese Warzen werden auch als Papillomata acuminata bezeichnet. Die Ursache ist eine Virusinfektion, sie sind kontagiös.

15 Bauchwand und Nabel

Bauchwand

Die Bauchwand wird von vielen der typischen Erkrankungen der Haut, des Subkutangewebes, der Faszien und Muskulatur betroffen, wie sie in den frühen Kapiteln dieses Buches beschrieben wurden. Die Diagnose ist auch nicht schwieriger wie an anderen Körperstellen.

Am meisten interessiert jedoch, ob ein abdominaler Tumor **in der Bauchwand oder in der Tiefe ist**. Um dies zu unterscheiden, palpiert man den Tumor einmal bei erschlaffter Bauchwand und einmal unter muskulärer Anspannung. Ein Tumor in der Tiefe der Abdominalwand wird untastbar bei Kontraktion der Bauchwandmuskulatur, wogegen ein oberflächlich liegender Tumor bei dieser Maßnahme deutlich hervortritt. Viele Medizinstudenten vergessen, diese simple Untersuchung bei Abdominaltumoren durchzuführen.

Kontraktion der abdominalen Muskeln

Man bittet den Patienten, Kopf und Schultern von der Untersuchungsliege anzuheben, dabei kommt es zur Anspannung der Bauchwandmuskulatur, vorausgesetzt, er stützt sich nicht mit seinen Ellbogen ab, wie es meistens die älteren Patienten tun. Am effektivsten ist es, den Patienten zu bitten, seine Beine gestreckt 30 cm von der Unterlage hochzuheben und sie in dieser Position zu halten. Dadurch wird der M. rectus abdominis steinhart, und jegliche Geschwulst in der Tiefe wird vollständig untastbar (Abb. 15.1).

Bei gebrechlichen, älteren Patienten wird weder das eine noch das andere funktionieren, d.h. in diesem Falle ist der Test nicht anzuwenden.

Rupturierte epigastrische Arterien

Die Aa. epigastrica inferior und superior liegen in der Tiefe oder innerhalb des M. rectus abdominis. Wird der Muskel plötzlich kontrahiert, kann es zu einem Abriß der epigastrischen Arterien kommen. Das dann entstehende Hämatom erzeugt einen heftigen Muskelschmerz und eine Schwellung.

Die Ruptur der **A. epigastrica inferior** findet man bei Athleten oder während eines Hustenanfalles bei älteren Patienten mit chronischer Bronchitis. Es erfolgt eine Blutung in die Muskeln, da jedoch unterhalb der Linea arcuata die hintere Rektusscheide fehlt (der untere Rand der Rektusscheide liegt in der Mitte zwischen dem Os pubis und dem Nabel), kommt es zur Blutung in das extraperitoneale Gewebe der Fossa iliaca.

Der Patient verspürt Schmerzen in der Fossa iliaca, die bei Muskelkontraktion der Abdominalmuskulatur zunehmen. Bei der Untersuchung findet man eine diffuse, schmerzhafte Geschwulst in der Fossa iliaca in der Tiefe der Abdominalwand. Gelegentlich kommt es zu einer Hautverfärbung 6–12 Stunden nach Schmerzbeginn. Kommt es zu keiner Schmerzzunahme unter Muskelkontraktion und fehlt die Blauverfärbung der Haut, so kann man eine akute Appendizitis differentialdiagnostisch nicht abgrenzen. Die Diagnose wird erst bei der Laparotomie gestellt.

Die **A. epigastrica superior** kann beim Husten zerreißen. Hier kommt es zu Schmerzen im Oberbauch. Eine

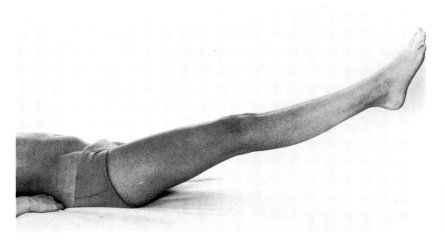

Abb. 15.**1** Um die Abdominalmuskulatur anzuspannen, bittet man den Patienten, die gestreckten Beine hochzuheben.

Schmerzzunahme ist bei Anspannung der Abdominalmuskulatur und bei tiefer Atmung zu verzeichnen, und eine Blauverfärbung der Haut erscheint etwa 12–24 Stunden später unter dem Rippenbogen. Liegt die Läsion auf der rechten Seite, so muß man differentialdiagnostisch eine akute Cholezystitis abgrenzen.

Obwohl die Hämatome in der Rektusscheide in der Regel durch Zerreißungen der epigastrischen Gefäße entstehen, können sie auch durch **Zerreißungen der Muskulatur** selbst entstehen mit Blutungen aus den ernährenden Gefäßen.

Nabel

Die häufigste Fehlbildung des Nabels ist die Umbilikalhernie. Die Variationen und das Erscheinungsbild der Nabelhernie wurden auf Seite 266 beschrieben.

Wichtige kongenitale Fehlbildungen des Nabels sind der Exomphalos und Fisteln, und häufige erworbene Erkrankungen (mit Ausnahme der Hernien) sind eine Infektion und Tumorinfiltration.

Exomphalos

Diese Erkrankung besteht **von Geburt an** und bezeichnet eine intrauterine Entwicklungshemmung des Gastrointestinaltraktes mit fehlender Retraktion in das Abdomen. Die intestinalen Organe treten **durch einen Defekt, der alle Schichten der Bauchwand umfaßt**, im Zentrum des Abdomens nach außen. Sie sind nur von

einer dünnen, transparenten Membran bedeckt, die ein Rest des Dottersackes ist. Ist diese Membran der Luft ausgesetzt, so verliert sie rasch ihr dünnes transparentes Aussehen. Sie verdickt sich und ist von einem undurchsichtigen fibrinösen Exsudat bedeckt. Kommt es zur Ruptur, stirbt das Kind an der Peritonitis.

Umbilikale Fisteln

Während der fetalen Entwicklung passieren vier Strukturen den Nabel: Die Umbilikalvene und Arterie, der Dottergang und der Urachus. Verschließt sich einer der letzteren beiden nicht, so entsteht entweder eine intestinale oder eine Harnfistel.

Einen offenen Dottergang erkennt man an einer intermittierenden Absonderung von Mukus und Fäzes aus dem Nabel, die man in der Regel in den ersten Lebenswochen oder Monaten bemerkt. Diese Mißbildung ist sehr selten.

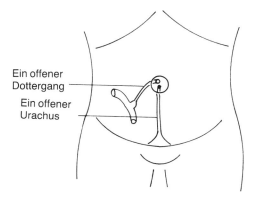

Ein offener
Dottergang

Ein offener
Urachus

Abb. 15.**3** Ein persistierender Dottergang oder ein offener Urachus führt zu einer intestinalen oder Harnfistel.

Einen offenen Urachus erkennt man durch Urinentleerungen aus dem Nabel. Diese Erkrankung wird häufig erst im **erwachsenen Leben** erkannt, da bei Kindern der hohe Blasentonus während des Wasserlassens die innere Fistelöffnung verschließt.

Der Patient bemerkt eine wäßrige Absonderung aus dem Nabel. Obwohl dieses Krankheitsbild nahezu im-

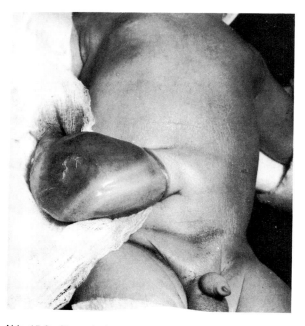

Abb. 15.**2** Exomphalos. Die dünne Membran, die die Gedärme bedeckt, ist noch intakt, aber nicht mehr transparent. In diesem Falle ist der Defekt der Abdominalwand nicht sehr groß.

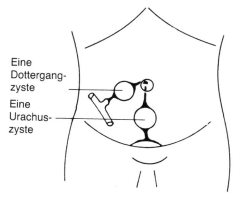

Eine
Dottergang-
zyste

Eine
Urachus-
zyste

Abb. 15.**4** Kommt es nicht zu einem vollständigen Verschluß des Dotterganges oder des Urachus, so entstehen Zysten.

mer durch eine Infektion, nicht durch eine Fistel hervorgerufen wird, so muß man doch immer wieder an die Möglichkeit einer Urachusfistel denken.

Gelegentlich kommt es auch nur zur teilweisen Obliteration dieser Gänge, so daß in den offengebliebenen Segmenten Zysten entstehen.

Eine Dottergangszyste ist eine kleine, sphärische bewegliche Schwellung in der Tiefe des Nabels, die am Nabel selbst und am Dünndarm fest fixiert ist.

Eine Urachuszyste ist eine unbewegliche Schwellung im Epigastrium in der Tiefe der Abdominalmuskulatur. Erreicht sie eine gewisse Größe, kann sie fluktuieren, und man kann eine Undulation auslösen. Hat sie eine offene Verbindung zur Blase, wechselt die Größe.

Umbilikales Granulom

Nach Durchtrennung und Unterbindung der Nabelschnur trocknet der verbleibende Rest aus und fällt ab. Der Bezirk der chronischen Entzündung an der Demarkationslinie wird rasch von gesundem Epithel bedeckt. Tritt jedoch ein florider entzündlicher Prozeß auf – gewöhnlich nach einer Infektion –, bildet sich überschüssiges Granulationsgewebe, das schließlich epithelisiert wird.

Neugeborene werden mit einem vorgewölbten Nabel vorgestellt, der von einer **leuchtend roten, feuchten, leicht verletzlichen, manchmal halbkugeligen Geschwulst von blutendem Granulationsgewebe bedeckt ist.**

Die Erkrankung ähnelt einem pyogenen Granulom, das an anderen Hautstellen auftritt.

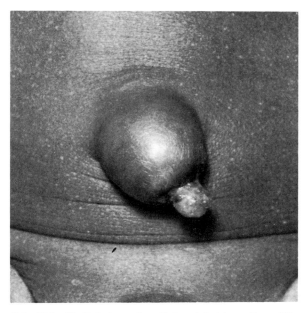

Abb. 15.**5**   Ein Nabelgranulom. Es handelt sich um übermäßig auftretendes Granulationsgewebe an der Durchtrennungsstelle der Nabelschnur. Häufig tritt es mit einer Nabelhernie auf.

Umbilikales Adenom

Diese Erkrankung kann man klinisch von einem umbilikalen Granulom nicht unterscheiden. Die Ätiologie ist jedoch vollkommen verschieden.

Beim umbilikalen Adenom handelt es sich um eine abgesprengte Insel von intestinalem Epithel, das nach Verschluß des Dotterganges verblieben ist. Es bildet sich ein tiefer Sinus am Grunde des Nabels, der in der Regel aus diesem wie eine Himbeere hervorquillt. Die Mutter bemerkt, daß das Neugeborene einen Nabeltumor hat, aus dem sich Schleim absondert.

Umbilikale Dermatitis (Omphalitis)

Nabelinfektionen sind häufig bei Erwachsenen. Sie treten vor allem bei ungenügender Hygiene auf oder bei tief eingezogenem Nabel bei Fettleibigkeit. Bei der Erkrankung handelt es sich in der Tat um eine **Dermatitis** analog zur Intertrigo, die man häufig zwischen Hautfalten findet. Obwohl es sich primär um eine »seborrhoische« Dermatitis handelt, kommt es häufig zum Sekundärinfekt mit Hautbakterien.

Der Patient klagt über **umbilikale Sekretion, Schmerz und Wundsein.**

Bei der Untersuchung ist die Haut in und um den Nabel **gerötet** und **schmerzhaft,** und man beobachtet eine meist stinkende **seropurulente Sekretion.**

Der ganze Nabel fühlt sich hart an, vor allem dann, wenn die Sekretion sekundär bei Erkrankungen wie einem Omphalithen oder einer Tumormetastase auftritt.

Zwar ist die primäre Hautinfektion bei weitem die häufigste Ursache einer Absonderung aus dem Nabel, man muß jedoch immer andere Ursachen ausschließen, wie sie in Übersichtstab. 15.1 niedergelegt sind.

Breitet sich die Infektion in das Subkutangewebe aus, und kommt es zu einer Verschmälerung des Nabels durch Ödem, so bildet sich unter Umständen ein Nabelabszeß aus. Die meisten Nabelabszesse treten in Verbindung mit Omphalithen auf.

Der Patient klagt über einen schmerzhaft geschwollenen Nabel, aus dem sich Pus entleert und wobei nachts klopfender Schmerz besteht. Die klinische Diagnose stützt sich auf eine gerötete, überwärmte, schmerzhafte Schwellung in und um den Nabel, aus dem sich Eiter entleert.

Die **echte Omphalitis** ist eine Infektion des **Nabelschnurstumpfes** als Folge einer ungenügenden Hygiene von seiten der Mutter.

Omphalithen

Kommt es zu einer Vermischung der Talgsekretion des Nabels mit Haaren und mit Kleiderflusen, die in die Tiefe des Nabels sinken, so kann daraus ein harter Tumor entstehen, den man zurecht als Nabelstein oder Omphalithen bezeichnet.

Ganz offensichtlich mangelt es bei dem Patienten an Hygiene. Das ist nicht so einfach, wie es klingt, da der Nabel sehr tief eingezogen sein kann und bei dicken

Leuten sehr eng ist. Kleine Konkremente sind häufig und problemlos. Nehmen sie an Größe zu, so reiben sie und beschädigen die Haut, die sich schließlich infiziert, wobei die Infektion nicht eher zum Stillstand kommt, als bis die Konkremente entfernt sind. Breitet sich die Infektion über die Haut aus, entsteht ein Nabelabszeß oder eine periumbilikale Zellulitis.

Die Diagnose wird gestellt, wenn man bei der Inspektion die grau-braune Oberfläche des Steines sieht. Bei der Palpation ist der gesamte Nabel geschwollen und **hart**.

In der Regel sind die Nabelkonkremente nicht steinhart und können mit einer Sonde sehr leicht entfernt werden.

Karzinommetastasen

Wölbt sich ein Knoten in den Nabel vor bei einem Patienten mit Gewichtsverlust und Krankheitsgefühl, so sollte man primär an eine Tumormetastase denken. Tritt diese auf, so ist das ein Hinweis, daß die Erkrankung weit fortgeschritten und generalisiert ist und der Primärtumor in der Regel im Abdomen zu suchen ist. Die Tumorzellen erreichen den Nabel über die Lymphgefäße, die am Rand des Lig. falciforme in Begleitung der obliterierten Umbilikalvene verlaufen, oder durch eine transperitoneale Aussaat. Umbilikale Metastasen treten gewöhnlich in Verbindung mit multiplen peritonealen Metastasen auf.

Die Metastasen ulzerieren in der Regel, bluten und sind superinfiziert.

Bei den Nabelmetastasen besteht häufig eine Verbindung und Infiltration mit dem darunterliegenden Darm. Bei einer Nekrose des Tumorgewebes kann eine erworbene **umbilikal-intestinale Fistel** auftreten.

Endometriose

Vergrößert sich der Nabel schmerzhaft und sezerniert zur gleichen Zeit Blut, wenn die Patientin menstruiert, so handelt es sich um eine Insel ektopischen Endometriums im Nabel.

Nabelverfärbungen

Die folgenden klinischen Zeichen sind *selten*, wobei die verursachenden Erkrankungen häufig und ernst sind.

Eine **blaue Verfärbung** aufgrund von dilatierten, geschlängelten Venen bezeichnet man als **Caput Medusae**. Bei diesen dilatierten Venen handelt es sich um einen Kollateralkreislauf, der sich entwickelt bei einer **Obstruktion der V. portae.**

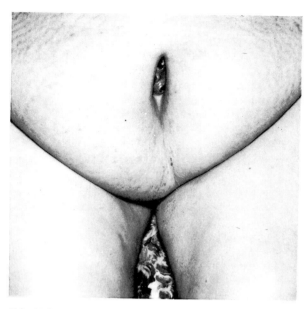

Abb. 15.**6** Ein Knoten einer Karzinommetastase, die sich in den Nabel vorwölbt, mit serosanguinöser Sekretion. Dieses Symptom ist auch unter dem Begriff des »Schwester-Joseph-Knoten« bekannt.

Gelbblaue Verfärbung (Cullens-Zeichen). Sie wird verursacht durch pankreatische Enzyme, die eine Straße entlang des Lig. falciforme ausbilden und das Subkutangewebe um den Nabel andauen. Es handelt sich um das Zeichen einer **schweren, akuten Pankreatitis.** Eine Verfärbung des Nabels kann auch durch ein ausgeprägtes, lange bestehendes Hämoperitoneum bestehen, wie es bei einer rupturierten Extrauterinschwangerschaft vorkommt.

Übersichtstabelle 15.1   **Die Ursachen der Nabelsekretion**

Kongenital
Intestinale Fisteln
Offener Urachus
Umbilikaladenom
Erworben
Umbilikalgranulom
Dermatitis (Intertrigo)
Omphalith (Nabelstein)
Fisteln (intestinal)
Karzinommetastasen
Endometriosis

16 Abdomen

Untersuchung des Abdomens

Das Abdomen enthält den Magen, das Duodenum, den Dickdarm, Leber, Pankreas, Nieren, Blase, Aorta, V. cava usw. Eine große Anzahl unterschiedlicher Strukturen in einer relativ kleinen Höhle, alle empfänglich für Erkrankungen oder Malfunktionen und in der Lage, Symptome zu verursachen. Es ist deshalb nicht überraschend, daß die Diagnose von Bauchschmerzen sehr schwierig ist.

Da die Abdominalorgane so dicht nebeneinander liegen, ist es dem zentralen Nervensystem nicht möglich, ganz exakt die Ursache des Schmerzes zu unterscheiden, d. h. daß die Anamnese häufig unspezifisch ist und die Diagnose von der klinischen Untersuchung abhängt. Dabei wird der Untersucher mit einem anderen Problem konfrontiert. Viele intraabdominale Organe sind der Palpation nicht zugänglich. Das Abdomen erstreckt sich von der Zwerchfellkuppel unmittelbar unter dem Niveau der Mamillen bis zum Beckenboden nur wenige Zentimeter oberhalb des Analkanales. Der obere Teil ist von den unteren Rippen bedeckt, der untere Anteil liegt im Becken, und die Rückwand des Abdomens ist überhaupt unzugänglich, da sie durch die Wirbelsäule geschützt ist.

Abb. 16.1 zeigt die Ausdehnung der Abdominalhöhle und die Gebiete, die der direkten Palpation zugänglich sind. Glücklicherweise kann man unter den Rippenbogen palpieren und andererseits intrapelvine Organe durch die rektale und vaginale Untersuchung erreichen. Trotz alledem sind viele Organe der Palpation nur schwer zugänglich, zumal der Patient diese reflektorisch durch Muskelanspannung schützt. Wegen dieser anatomischen Besonderheiten, sind die Position des Patienten und die Untersuchungstechnik außerordentlich wichtig, wenn man ein Maximum an Information bei der Untersuchung erzielen will.

Vorbereitung

Umgebung (persönlich, warm und bequem)

Der Untersuchungsraum muß **warm** und **intim** sein, wenn man den Patienten ausgezogen und entspannt im Liegen untersucht.

Eine kalte Liege in einem zugigen Raum, in dem der Patient den Blicken anderer ausgesetzt ist, macht eine angemessene Untersuchung unmöglich.

Eine gute Beleuchtung ist unabdingbar. Tageslicht, das schräg auf den Patienten fällt, so daß Schatten entstehen, ist die beste Beleuchtung.

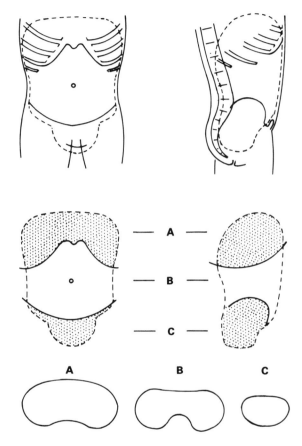

Abb. 16.1 Diese Schemazeichnungen zeigen das Ausmaß der Abdominalhöhle. Die gepunkteten Areale weisen auf die Teile des Abdomens hin, die durch die Rippen und das Becken geschützt sind. Das Niveau der drei Querschnitte bezieht sich auf die mittlere Zeichnung.

Nach Möglichkeit sollte man auf Kunstlicht verzichten. Liegt die Lichtquelle direkt über dem Patienten, so hat man keine Schattenfiguren, die einem oft den ersten Hinweis auf eine Asymmetrie geben. Handelt es sich dabei um Neonbeleuchtung, so kommt es zur Verfälschung der Farben, vor allen Dingen von gelb und blau.

Untersuchungsliege oder Bett

Man muß einen Kompromiß finden zwischen einer sehr harten flachen Liege, die, wenn der Patient absolut flach liegt, die Strecke zwischen dem Os pubis und dem Xyphoid vergrößert, wobei es zu einer Muskelanspannung der Abdominalmuskeln kommt, und einem weichen Bett, in dem die Wirbelsäule des Patienten einsinkt und somit das Gegenteil bewirkt wird, nämlich eine Verkürzung der Untersuchungsfläche zwischen Becken und Rippen.

Der beste Kompromiß bei der ambulanten Behandlung ist eine harte Liege mit einem Kopfteil, das man 15–20 Grad anheben kann. Dadurch nimmt der Patient seine lumbale Lordose ein, das Abdomen wird zugänglicher, und die zentral liegenden Organe werden nach vorne gedrückt. Gleichzeitig kommt es durch das Anheben des Brustkorbes zu einer Erschlaffung der vorderen Bauchwandmuskulatur.

Eine solche Untersuchungsliege ist deshalb auch notwendig, da einige Patienten mit Orthopnoe oder Deformierungen der Muskulatur und des Skelettsystemes nicht flach liegen können.

Entblößung

Man muß das ganze Abdomen betrachten können, d.h. der Patient muß sich von den **Mamillen bis zu den Knien** entkleiden.

Viele Patienten genieren sich, aber wenn sie sich nicht soweit entblößen, vergißt man sehr leicht die Gebiete, die von Kleidern bedeckt sind, zu untersuchen, wie z.B. das Genitale und die Bruchpforten.

Lassen Sie den Patienten entspannen

Ist der Patient angespannt, so kann man keine Veränderungen innerhalb des Abdomens palpieren. Es gibt eine Anzahl von Möglichkeiten, die eine Entspannung des Patienten herbeiführen können.

Bitten Sie den Patienten zunächst, den Kopf auf die Liege oder ein Kissen zu legen. Wenn er ihn hochhebt, spannt er automatisch den M. rectus abdominis an.

Bitten Sie ihn, die Arme an die Seite zu legen und nicht hinter den Kopf.

Achten Sie darauf, daß das Gesäß aufliegt.

Bitten Sie ihn, langsam und regelmäßig zu atmen und führen Sie die tiefe Palpation des Abdomens nur während der Exspiration durch, wenn die Abdominalmuskulatur entspannt ist.

Führen diese Manöver nicht zum Erfolg, dann beugt man die Hüftgelenke um 45 und die Knie um 90 Grad und legt ein zusätzliches Kissen unter den Kopf. Obwohl dadurch das Becken aufgerichtet wird und die Untersuchungsmöglichkeiten des Abdomens eingeschränkt werden, hat man in der Regel eine entspannte Abdominalmuskulatur.

Position des Untersuchers

Die Hände müssen sauber und warm und die Fingernägel kurz sein. Man kann eine tiefe Palpation mit langen Fingernägeln nicht durchführen, und es ist eine **Zumutung für den Patienten, ihn mit schmutzigen Händen zu untersuchen.**

Die ganze Hand muß auf dem Abdomen ruhen. Der einzige bequeme Weg, dies zu erreichen, ist, daß **die Hand und der Unterarm** horizontal in derselben Ebene wie die vordere Bauchwand sind, d.h. daß man in einer entsprechenden Position neben dem Patienten sitzen oder knien muß. Steht man dagegen, so ist der **Unterarm nicht horizontal,** das Handgelenk ist überstreckt, und eine zarte Palpation ist ausgesprochen schwierig. Setzen Sie sich so neben den Patienten, daß das Niveau der Unterarme und das des Abdomens in einer Ebene liegen und die Augenhöhe 50 cm über der Hand ist. Dies ist das ideale Untersuchungsniveau, da man die Tumoren und Vorwölbungen durch entstehende weiche Schatten erkennen kann.

Palpieren Sie **sanft, aber bewußt,** d.h. fest und mit

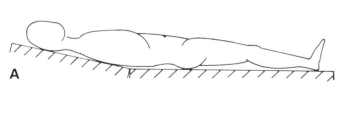
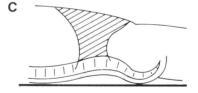
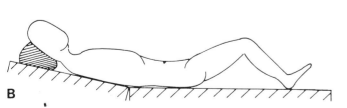
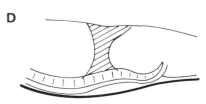

Abb. 16.2   (A) Untersuchen Sie das Abdomen, wenn der Patient auf einer harten Liege oder in einem Bett mit einer genügenden Unterstützung der Schulter und des Kopfes liegt, um eine übermäßige Streckung der Abdominalwand zu vermeiden. (B) Ist die Abdominalwand gespannt, heben Sie den Kopf an und beugen die Hüften. (C) und (D). Diese Zeichnungen zeigen, wie die Zugänglichkeit des Abdomens eingeschränkt ist, wenn der Patient in einem weichen Bett liegt mit aufgehobener Lumballordose.

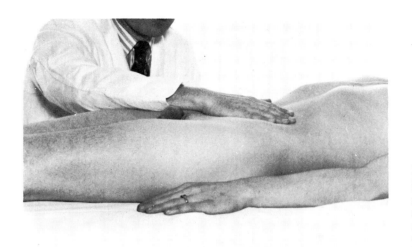

Abb. 16.**3** Wenn man das Abdomen palpiert, sitzen oder knien Sie so, daß Ihre Unterarme horizontal und in einer Ebene mit der vorderen Bauchwand sind und Ihre Augen ungefähr 50 cm oberhalb davon. Sitzt man höher, so ist das Handgelenk überstreckt, und man kann keine bequeme und feste Palpation ausführen.

Nachdruck. Plötzliche ruckartige und zirkulierende Bewegungen, so als wollte man einen Teig kneten, empfindet der Patient als unangenehm und lassen das Vertrauen in Ihre Fähigkeiten schwinden. Außerdem wird man keine Information erzielen. Man wird viel mehr herausholen können, wenn man **die Hand ruhig hält** und sie an verschiedenen Stellen des Abdomens plaziert.

Routinemäßige Untersuchung

Routinemäßig sollte man folgendermaßen vorgehen: Inspektion, Palpation, Perkussion und Auskultation.

Inspektion

Betrachten Sie den gesamten Patienten. Überblicksmäßig hat man das bereits getan, wenn man Kopf, Hals und Thorax untersucht. Man sollte dies wiederholt tun, um allgemeine Krankheitserscheinungen, vor allen Dingen bei intraabdominalen Erkrankungen, wie Kachexie, Blässe und Ikterus, zu erkennen.
Betrachten Sie das Abdomen. Eine Asymmetrie ist oft leichter zu entdecken, wenn man sich an das Fußende der Untersuchungsliege oder des Bettes stellt und an dem Patienten nach oben schaut.
Betrachten Sie das **Aussehen des Abdomens**. Ist es **symmetrisch** – schlaff, gebläht oder eingezogen (Kahnbauch) – oder **asymmetrisch**? Wenn es asymmetrisch ist, achten Sie auf die Lokalisation des Aussehens und die Größe jeglicher Vorwölbung, ob sich das Aussehen der Vorwölbung ändert, sich mit der Atmung bewegt oder Änderungen während des Hustens erfährt.
Suchen Sie nach **Narben, Sinus und Fisteln**.
Suchen Sie nach **erweiterten Venen**.

Palpation

Beginnen Sie mit der Palpation an den Stellen, die Sie sonst vergessen würden.
1. Palpieren Sie die **Supraklavikulargruben** nach Lymphknoten.

2. Untersuchen Sie die **Bruchpforten** in Ruhe und wenn der Patient hustet (äußerer Leistenring, Femoralkanal und Nabel).
3. Tasten Sie nach den **Femoralpulsen**.
4. Untersuchen Sie das **äußere Genitale** (im Detail in Kap. 14, S. 272 beschrieben).

(Zwei andere grundlegende Untersuchungsgänge werden leicht vergessen – **Auskultation** der Darmgeräusche und schwirrenden Gefäßgeräusche und die **rektale Untersuchung** – es ist jedoch vorteilhafter, diese später auszuführen.)

Allgemeine leichte Palpation nach Schmerzen

Man sollte dies mit locker auf dem Abdomen liegender Hand und leichtem Druck durchführen. Bewegen Sie Ihre Hände systematisch über alle Areale des Abdomens.
Leidet der Patient unter Schmerzen, so bitten Sie ihn, auf die Stelle zu deuten, so daß man die Palpation an einer nicht schmerzhaften Stelle beginnen kann, um die Schmerzzone allmählich einzukreisen.
Versuchen Sie das **schmerzhafte Areal** einzugrenzen, daß man es nötigenfalls in einer Schemazeichnung auf die Krankengeschichte übertragen kann (s. Abb. 16.4).
Versuchen Sie den **Grad der Schmerzhaftigkeit festzustellen**. Die Palpation über einem Gebiet mit einer **leichten Schmerzhaftigkeit** verursacht gerade eben einen Schmerz. Liegt eine **deutliche** Schmerzhaftigkeit vor, so wird der Patient während der Palpation dieser Stelle die Abdominalmuskeln anspannen. – Es handelt sich um einen **Schutzreflex. Hochgradige** Schmerzhaftigkeit geht mit einer Abwehrspannung einher, zusätzlich kommt es bei einem plötzlichen Nachlassen des manuellen Druckes zu einer heftigen Schmerzexazerbation; man nennt dies auch den **Loslaßschmerz**.
In letzterem Falle tritt auch bei Druck und beim Loslassen des Druckes an einer entfernten nicht schmerzhaften Stelle des Abdomens ein Schmerz in einem krankhaften Gebiet auf. Obwohl diese Zeichen auf eine hochgradige Schmerzhaftigkeit hinweisen, ist es bes-

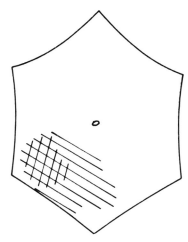

Abb. 16.4 Kennzeichnen Sie schmerzhafte Areale durch schräge Linien, wie oben und auf der Schemazeichnung angegeben. Tumoren kennzeichnet man durch das Einzeichnen ihrer Ränder.

ser, das Vorhandensein oder Fehlen zu beschreiben als den Grad der Schmerzhaftigkeit, da die Schmerzempfindlichkeit von Patient zu Patient sehr variiert.

Generelle tiefe Palpation nach Schmerzhaftigkeit

Kann bei der leichten Palpation am gesamten Abdomen kein Schmerz ausgelöst werden, wiederholt man den Vorgang, wobei man nun fest und in die Tiefe palpiert, um hier eine Schmerzhaftigkeit zu finden.

Palpation von Tumoren

Obwohl bereits die anfängliche Palpation nach Schmerzhaftigkeit Abnormitäten aufgedeckt hat, so muß man durch die tiefe Palpation über dem gesamten Abdomen speziell nach Tumoren suchen. Findet man einen, so muß man versuchen, die klinischen Zeichen herauszufinden: Lokalisation, Aussehen, Größe, Oberfläche, Ränder, Zusammensetzung (Konsistenz, Fluktuation, Undulation, Resonanz, Pulsation).
Schmerzhafte Tumoren des Abdomens sind sehr schwer zu entdecken, da es beim Patienten sofort zur Abwehrspannung in dem Bereich kommt. Läßt man die Hand locker über dem schmerzhaften Gebiet liegen und palpiert schrittweise immer tiefer während jeder Exspiration, so kann man unter Umständen die Abwehrspannung überwinden und einen schmerzhaften Tumor tasten und eine genügende Vorstellung über seine Oberfläche und seine Größe bekommen. Übt man einen starken Druck aus, so wird man nichts fühlen, da es zur eisenharten Abwehrspannung der Muskulatur kommt.

Palpieren Sie die normalen parenchymatösen Organe
(Leber, Milz und Nieren)

Leber. Die Hand ruht transversal und flach auf der rechten Seite des Abdomens in Höhe des Nabels, und man bittet nun den Patienten, tief einzuatmen. Ist die

Leber vergrößert, so wird sich der untere Rand nach unten bewegen und gegen die Radialseite des Zeigefingers anstoßen.

Kann man nichts Pathologisches tasten, so bewegt man die Hand schrittweise nach oben, bis man den Rippenbogen erreicht. Der Leberrand ist entweder gerade oder unregelmäßig, dünn und scharf oder dick und abgerundet.

Beginnt man die Palpation unmittelbar unter dem Rippenbogen, so wird man eine große Leber übersehen.

Milz. Eine vergrößerte Milz erscheint unter der Spitze der 10. Rippe entlang einer Linie in Verlängerung zum Nabel. Eine normale Milz ist nicht tastbar.

Beginnen Sie die Palpation der Milz, indem Ihre Fingerspitzen rechts neben dem Nabel liegen, und bitten Sie den Patienten, tief zu atmen. Tastet man nichts, so bewegt man die Hand schrittweise in Richtung der 10. linken Rippe. Wenn man mit der linken Hand unter den Rippenbogen faßt und diese während der Inspiration des Patienten nach vorn drückt, so kann man durch dieses Manöver gelegentlich eine eben vergrößerte Milz soweit nach vorne schieben, daß sie palpabel wird.

Die Milz erkennt man an ihrem Aussehen und an der Lokalisation und, wenn vorhanden, an der Kerbe, die durch den Margo crenatus an der Oberkante gebildet wird.

Die Nieren. Die Nieren sind sehr häufig nicht tastbar, trotzdem sollten beide Lumbalregionen immer sehr sorgfältig untersucht werden.

Um die rechte Niere zu tasten, drückt man mit der linken Hand hinter die rechte Lende des Patienten zwischen der 12. Rippe und den Beckenkamm und hebt die Niere nach vorn. Die rechte Hand ist rechtsseitig auf das Abdomen unmittelbar oberhalb der Spina iliaca anterior superior plaziert.

Während der In- und Exspiration des Patienten palpiert man tief in die Lende.

Auf diese Weise kann man sehr häufig den unteren Pol der normalen Niere am Gipfel der Inspiration fühlen. Ist die Niere sehr leicht zu tasten, ist sie entweder vergrößert oder liegt abnormal tief.

Um die linke Niere zu tasten, beugt man sich über den Patienten und macht dasselbe Manöver linksseitig.

Perkussion

Perkutieren Sie das gesamte Abdomen und vor allem über eventuellen Tumoren.

Man findet gelegentlich ein Gebiet mit verkürztem Klopfschall, und bei weiterer Palpation findet man einen Tumor, den man bislang übersehen hat. Insofern ist die Perkussion sehr wichtig.

Handelt es sich um eine umschriebene Geschwulst, so fixiert man sie auf der einen Seite, während man mit der anderen Seite palpiert, um festzustellen, ob eine Undulation vorhanden ist.

Jegliches Gebiet mit verkürztem Klopfschall sollte in der Weise perkutiert werden, daß man das Abdomen in zwei Positionen bringt, um zu sehen, ob sich der Tumor bewegt oder sein Aussehen ändert. Freie Flüssigkeit (Aszites) verändert das Aussehen und bewegt

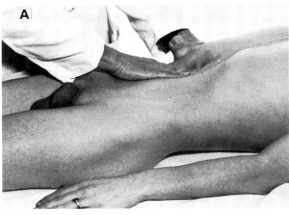

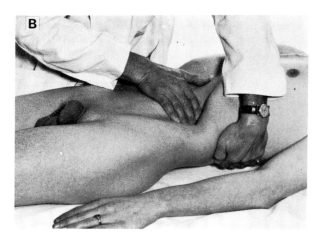

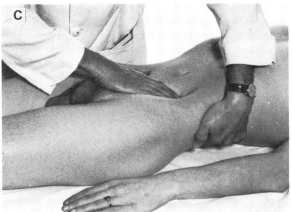

Abb. 16.5   (A) Palpation der Leber. Die Finger ruhen auf dem Abdomen parallel zum rechten Rippenbogen, und man bittet den Patienten, tief einzuatmen. Man kann den Leberrand besser tasten, wenn man die linke Hand unter die unteren Rippen legt und sie nach vorne drückt.
(B) Palpation der Milz. Die Finger liegen transversal über dem Abdomen, so daß die Fingerspitzen des Zeige- und Mittelfingers eben an die Milzspitze bei Inspiration des Patienten stoßen. Man kann dies verbessern, indem man mit der linken Hand unter die unteren Rippen greift und nach vorne drückt.
(C) Palpation der Nieren. Man palpiert tief in die Lumbalregion während der Inspiration, wobei die andere Hand in der Lende die Niere nach vorne drückt.

sich (**lageabhängige Dämpfung**), wenn sich der Patient auf die Seite dreht.

Auskultation

Zunächst auskultiert man die Darmgeräusche. Der Darm kann nur gurgelnde Geräusche produzieren, wenn der Inhalt aus einer Mischung aus Flüssigkeit und Gas besteht. Die Tonhöhe des Geräusches hängt ab von der Dehnung des Darmes und dem Verhältnis Gas zu Flüssigkeit. Normale Darmgeräusche haben ein niederfrequentes Gurgeln, das alle paar Sekunden zu hören ist. Sind keine Darmgeräusche vorhanden, so fehlt die Peristaltik. Es handelt sich dabei um ein primäres oder sekundäres Phänomen. Hört man die Herzschläge und Atemgeräusche und keine Darmgeräusche, so hat der Patient in der Regel einen paralytischen Ileus. Eine vermehrte Peristaltik zeichnet sich durch eine ansteigende Lautstärke und Frequenz der Darmgeräusche aus. Eine Dehnung des Darmes durch eine mechanische intestinale Obstruktion hat hochfrequente Geräusche, die am besten als »klingende Geräusche« beschrieben werden.
Auskultieren Sie den Aortenverlauf und den der Aa. iliacae nach systolischen Strömungsgeräuschen. Ist nur ein Teil oder das gesamte Abdomen gebläht, oder hat

man den Verdacht auf einen Verschluß des Pylorus, so hält man den Patienten an den Hüften und schaukelt das Abdomen von einer Seite zur anderen.
Plätschernde Geräusche sind ein Hinweis darauf, daß die Gedärme durch eine übermäßige Ansammlung von Flüssigkeit und Gas überdehnt sind.

Abdominaler Schmerz

Die Schmerzcharakteristika sind in extenso in Kapitel 1 diskutiert. Es ist jedoch sehr wichtig, daß diese Merkmale wiederholt werden (s. Übersichtstab. 16.2). Sehr viele abdominale Erkrankungen gehen mit Schmerz einher, so daß die Zeit, die man auf eine sehr sorgfältige Anamnese verwendet, um alle Charakteristika auszuschöpfen, niemals verloren ist.
Die signifikantesten Eigenheiten des abdominalen Schmerzes sind seine **Lokalisation** und seine **Natur**. Kennt man beides, so hat man eine gute Chance, die korrekte Diagnose zu stellen.

Bedeutung der Lokalisation des abdominalen Schmerzes

Das Abdomen kann man in drei horizontale Zonen unterteilen – in obere, mittlere und untere Zone –, und jede dieser Zonen wird in drei Regionen unterteilt – eine zentrale, rechte und linke laterale Region –. Die anatomischen Namen dieser neun Regionen sind: Epigastrium und rechtes und linkes Hypochondrium. Regio umbilicalis und rechte und linke Lumbalregion. Hypogastrium und rechte und linke Fossa iliaca.

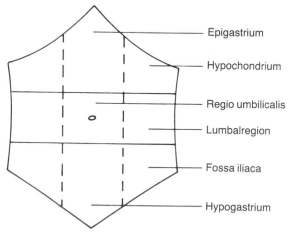

Epigastrium

Hypochondrium

Regio umbilicalis

Lumbalregion

Fossa iliaca

Hypogastrium

Abb. 16.**6**   Die Namen der Regionen des Abdomens.

Die Lokalisation des Schmerzes in die obere, mittlere und untere Zone ist oft signifikanter als die Lokalisation nach rechts oder links mit Ausnahme des rechten Hypochondriums und der rechten und linken Fossa iliaca.

Schmerz im Oberbauch. Der Oberbauchschmerz wird meistens von den Gallenwegen, dem Magen und Duodenum oder Pankreas ausgelöst.

Allgemein gesprochen und bedingt durch die enge Nachbarschaft der Organe liegt der Schmerz entsprechend der Strukturen auf der rechten Seite zentral und linksseitig. Der Schmerz in diesen drei Regionen **strahlt** in verschiedene Richtungen aus.

Übersichtstabelle 16.1   **Vergessen Sie niemals zu untersuchen**

Supraklavikuläre Lymphknoten
Bruchpforten
Femoralpulse
Genitale
Darmgeräusche
Rektum

Der Gallenblasenschmerz strahlt in den Rücken nach rechts aus, um schließlich bis zum **Schulterblatt** zu reichen.

Der Schmerz der vom Magen und Duodenum ausgeht, strahlt geradewegs in den **Rücken** aus.

Übersichtstabelle 16.2   **Die Merkmale der Schmerzanamnese, die man unbedingt erheben muß**

Lokalisation
Zeitlicher Ablauf und Natur des Beginns
Schweregrad
Natur
(brennend, klopfend, stechend, schnürend, kolikartig, schneidend)
Verlauf
Ende
Dauer
Schmerzdämpfende Faktoren
Exazerbierende Faktoren
Ausstrahlung
Ursache

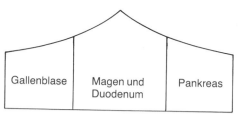

Gallenblase   Magen und Duodenum   Pankreas

Abb. 16.**7**   Die Organe, die einen Schmerz in den oberen drei Zonen verursachen.

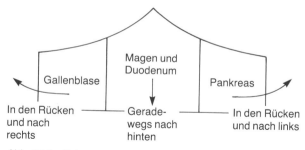

Magen und Duodenum

Gallenblase   Pankreas

In den Rücken und nach rechts   Geradewegs nach hinten   In den Rücken und nach links

Abb. 16.**8**   Schmerzausstrahlung in den oberen Zonen.

Der pankreatische Schmerz strahlt ebenfalls **nach hinten, aber nach links** aus.

Der zentrale abdominale Schmerz wird in der Regel vom Dünndarm und Zökum oder von den in der Mittellinie retroperitoneal gelegenen Strukturen wie der Aorta ausgelöst.

Schmerzen in den lateralen Zonen des zentralen Areales gehen in der Regel von den Nieren aus.

Schmerzen, die von der Niere ausgehen, werden in der Lende bemerkt und strahlen bis in die Leiste aus.

Niere	Dünndarm Zökum Retroperitoneale Strukturen	Niere

Abb. 16.**9**   Die Strukturen, die einen Schmerz in den zentralen drei Zonen auslösen.

Die Schmerzen des Dünndarmes strahlen in der Regel nicht aus, **folgen** aber sowohl den irritierten somatischen wie auch den viszeralen Nerven.

Der Unterbauchschmerz rührt von Appendix, Zökum, Kolon, Blase, Uterus, den Ovarien und den Tuben her. Schmerzen, die im Hypogastrium angegeben werden, beziehen sich in der Regel auf das Colon transversum und descendens, die Blase, Uterus und die Adnexe. Schmerzen in der rechten Fossa iliaca kommen von Zökum und Appendix und in der linken Fossa iliaca vom Sigma.

Unterbauchschmerzen strahlen selten aus. Der Schmerz von den tief im Becken liegenden Strukturen wird in das Gesäß oder Perineum lokalisiert.

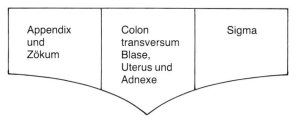

Abb. 16.**10**   Die Strukturen, die Schmerz in den unteren drei Zonen verursachen.

Bedeutung der Natur des Abdominalschmerzes

Es ist möglich, die meisten schmerzhaften Erkrankungen, die im Abdomen auftreten, in zwei große Kategorien zu unterteilen: Erkrankungen mit Entzündung und Erkrankungen, die mit einer Obstruktion der muskulären Hohlorgane, wie Darm und Ureter einhergehen.

Diese zwei Krankheitsbilder verursachen verschiedenartige Schmerzen.

Eine Entzündung, sei es, daß es sich um eine Umgebungsentzündung als Reaktion auf ein chronisches peptisches Ulkus oder um eine akute Reaktion auf eine perforierte Appendix handelt, verursachen einen konstanten Schmerz, der sich durch lokale oder allgemeine Störungen verschlimmert und solange besteht, bis die Entzündung abklingt. Der Patient beschreibt dies als »einen Schmerz«, der in der Schwere variiert. Eine intraabdominale Entzündung verursacht keinen klopfenden oder brennenden Schmerz, wie man ihn anderswo vorfindet.

Eine Obstruktion muskulärer Hohlorgane verursacht eine Kolik. Bei einer Kolik handelt es sich um einen Schmerz, der sich in seinem Schweregrad in kurzen Intervallen verändert und als »Krampf« beschrieben wird. Obwohl der Schmerzgipfel sehr kurz und intermittierend auftritt, verschwindet er nur selten vollständig zwischen den Exazerbationen.

Eine länger bestehende Obstruktion eines Hohlorganes verursacht schließlich eine Überdehnung desselben. Es kommt zu einem konstanten Dehnungs-

schmerz, der sich vom Entzündungsschmerz sehr unterscheidet. Er ist jedoch nicht mehr kolikartig.

Ähnliche Schmerzen können von retroperitonealen Erkrankungen ausgelöst werden.

Bedeutung der Schmerzausstrahlung

Eine Schmerzausstrahlung ist ein Hinweis auf die Beteiligung anderer Strukturen, z.B. wenn der Schmerz eines Duodenalulkus in den Rücken ausstrahlt, so beweist dies, daß die Entzündung das Duodenum überschritten hat und die Strukturen der hinteren Abdominalwand befallen sind, wie z.B. das Pankreas. Die Schmerzausstrahlung weist also nicht nur auf die Ursache des Schmerzes hin, sondern auch auf das Ausmaß der Erkrankung.

Erkrankungen, die mit Abdominalschmerzen einhergehen

Peptisches Ulkus

Das benigne Magen- und Duodenalulkus werden am besten zusammen als peptisches Ulkus klassifiziert, obwohl ihre Ätiologie verschieden ist, da die Substanz, die letztendlich die Mukosa andaut und das Ulkus auslöst, saures Pepsin ist. Das Duodenalulkus ist häufiger als das Magengeschwür.

Anamnese

Alter. Die Mehrzahl der Patienten mit Duodenalulkus sind zwischen 20 und 60 Jahre alt.

Die Hauptmasse der Patienten mit Magengeschwür sind zwischen 40 und 80 Jahre alt, also eine Altersverschiebung nach oben. Duodenalulzera sind bei Patienten unterhalb des 40. Lebensjahres häufiger als Magengeschwüre.

Geschlecht. Beide Formen sind bei Männern häufiger als bei Frauen. Bei Frauen dagegen ist die Inzidenz des Magen- oder Duodenalulkus in etwa die gleiche.

Ethnische Gruppierung. Die relative Inzidenz des Duodenal- zum Magengeschwür variiert weltweit. In Großbritannien z.B. ist das Verhältnis von Duodenalulkus zum Magengeschwür etwa 2:1, wogegen es auf dem indischen Subkontinent überschlagsmäßig 20:1 ist.

Beruf. Es besteht eine höhere Inzidenz des peptischen Ulkus bei berufstätigen Männern und in führenden Positionen, vielleicht weil sie höherem Streß ausgesetzt sind und eine höhere Verantwortung tragen.

Symptome. Das Leitsymptom ist der **epigastrische Schmerz,** bzw. **epigastrisches Unbehagen,** das der Patient gewöhnlich bei der Nahrungsaufnahme verspürt. Die Schmerzsymptomatik variiert von einem vagen Unbehagen, das der Patient ignoriert, bis hin zu schwerstem Schmerz, wodurch der Patient bettlägerig wird. Die Schmerzanamnese erlaubt es in etwa der Hälfte der Fälle, das Duodenalulkus vom Magengeschwür zu unterscheiden. In den anderen Fällen kann man lediglich die Diagnose eines peptischen Ulkus stellen (s. Übersichtstab. 16.3).

Die Patienten mit Magengeschwür haben **Angst**, etwas zu essen, da dies Schmerz verursacht, wogegen die Patienten mit Duodenalulkus einen guten Appetit haben. Der Patient mit Magengeschwür leidet unter **geringem Gewichtsverlust**, wogegen die Patienten mit Duodenalulkus ihr Gewicht halten.

Sodbrennen, saures Aufstoßen und Herzbrennen sind die Hauptsymptome für beide Arten des Ulkus, wobei jedoch das Duodenalulkus mit diesen Beschwerden leicht überwiegt.

Erbrechen mindert die Schmerzen des Magengeschwüres, und manche Patienten lösen das Erbrechen nach dem Essen selbst aus, um eine Schmerzlinderung zu haben. Beim Duodenalulkus ist es ein ungewöhnliches Symptom.

Hämatemesis und Meläna komplizieren alle Arten des peptischen Ulkus.

Medikamente. Erheben Sie eine sorgfältige Medikamentenanamnese, da viele Medikamente die Magenschleimhaut irritieren und das Ulkus dabei exazerbiert.

Sozialanamnese. Patienten mit einem Duodenalulkus gehören in der Mehrzahl der gehobenen Gesellschaftsschicht an, sind schwer beschäftigt und haben zu Hause Schwierigkeiten. Ein Großteil raucht.

Untersuchung

Die Allgemeinuntersuchung ist in der Regel unauffällig. Es besteht eigentlich nur ein mäßiger epigastrischer Schmerz.

Kommt es zu Komplikationen wie Blutung, Pylorusstenose oder einer malignen Entartung, bestehen Anämie, sichtbare Peristaltik oder Kräfteverfall.

Die klinische Diagnose wird aufgrund der Anamnese gestellt und durch Spezialuntersuchungen gesichert.

Perforiertes peptisches Ulkus

Erodiert das peptische Ulkus in Magen oder Duodenalwand bis zum peritonealen Überzug, so tritt eine Verbindung zur freien Bauchhöhle auf. Der dadurch bedingte Austritt von Magensäure oder alkalischem Duodenalsaft führt zur zunächst chemischen und später bakteriellen Peritonitis mit akutem Schmerz.

Anamnese

Alter. Am häufigsten findet sich das perforierte peptische Ulkus zwischen dem 40. und 60. Lebensjahr. Es kann jedoch auch bei sehr jungen und sehr alten Patienten auftreten. Alle Faktoren, die für die Inzidenz des peptischen Ulkus gelten, sind in gleicher Weise anwendbar auf die Inzidenz des perforierten Ulkus.

Symptome. Das einzige Symptom, an dem der Patient leidet, ist **Schmerz**. Dieser ist schwer und **konstant**. In der Regel beginnt er **plötzlich** im **Epigastrium**, erreicht sehr rasch seine maximale Intensität und bleibt für viele Stunden bestehen. Jede Bewegung, einschließlich der Atmung, verschlimmern den Schmerz, so daß der Patient regungslos im Bett liegt.

Andere gastrische Symptome wie Erbrechen und Übelkeit sind ungewöhnlich.

Frühere Anamnese. Die Mehrzahl der Patienten hat eine Anamnese von nahrungsabhängigem oder epigastrischem Schmerz, der typisch für ein Duodenal- oder gastrisches Ulkus ist. Allerdings haben einige Patienten keine Anamnese einer Dyspepsie. Es kann eine Perforation des akuten Ulkus auftreten, oder ein oberflächliches Ulkus kann exazerbieren durch Medikamententherapie, oder es kann einfach ein normales, symptomloses peptisches Ulkus durchbrechen.

Medikamentenanamnese. Es ist ausgesprochen wichtig, herauszubekommen, ob der Patient zu irgendeinem Zeitpunkt Steroide oder Schmerzmittel eingenommen hat, weil beide Medikamente Ulzera auslösen und bestehende Ulzera zur Perforation bringen können.

Untersuchung

Allgemeines Erscheinungsbild. Der Patient erscheint krank und leidet offensichtlich an Schmerzen, er liegt ungewöhnlich regungslos dar. Es besteht eine **Tachykardie** und eine oberflächliche flache Atmung, die Körpertemperatur ist normal.

Abdomen. Inspektion. Das Abdomen ist eingezogen und zeigt keine respiratorischen Atembewegungen. Bei dünnen Personen kann man die Muskelkontraktionen sehen.

Palpation. Das Abdomen ist sehr schmerzhaft, und es besteht eine hochgradige Abwehrspannung, häufig als **brettharte Abwehrspannung** bezeichnet. Die Intraabdominalorgane oder Tumoren können durch die Abwehrspannung nicht getastet werden. In den Frühstadien ist die Schmerzhaftigkeit und Abwehrspannung auf das Epigastrium und die rechte Seite begrenzt, ist jedoch die gesamte Peritonealhöhle kontaminiert, besteht das voll ausgeprägte klinische Bild einer diffusen, schnell auftretenden Peritonitis.

Perkussion. Ist Luft in die Peritonealhöhle ausgetreten, so **fehlt die typische Leberdämpfung** oder ist vermindert.

Die Perkussion ist ausgesprochen schmerzhaft.

Auskultation. Darmgeräusche sind solange vorhanden, solange keine allgemeine diffuse Peritonitis besteht, d. h. 6–12 Stunden nach Schmerzbeginn.

Rektale Untersuchung. Bewegungen des Fingers im Becken verursachen Schmerz.

Beachte: Die eben vorgestellte Beschreibung gilt nur für die Perforation, die innerhalb der ersten 6–12 Stunden zu sehen ist. Nach 4–6 Stunden wird die Säure in der Peritonealhöhle verdünnt, und der Schmerz und die Abwehrspannung **lassen nach**. Der Patient denkt, es geht ihm besser, aber ganz im Gegenteil ist der Krankheitszustand schlechter. Die Peritonitis schreitet fort und es kommt zur Hypovolämie.

Die auffälligsten Zeichen einer Verschlimmerung des Krankheitsbildes bestehen in **zunehmender Tachykardie und fehlenden Darmgeräuschen.**

Merkmale	Magengeschwür	Duodenalulkus
Lokalisation	Epigastrium	Epigastrium
Beginn	Unmittelbar nach dem Essen (15–30 Minuten)	2–3 Std. nach Nahrungsaufnahme. Häufig beschreibt der Patient den Schmerzbeginn unmittelbar *vor* der Mahlzeit. Er tritt auch mitten in der Nacht auf.
Schmerzlindernde Faktoren	Erbrechen	Essen. Der Patient stellt sich Milch und Biskuits neben das Bett.
Schmerzauslösende Faktoren	Essen	Fasten, Angst und Streß
Periodik	Es kommt und geht in einem Zyklus von 2–3 Monaten	4–6 monatiger Zyklus, Verschlimmerung der Beschwerden im Frühjahr und Herbst
Dauer der akuten Ereignisse	wenige Wochen	1 oder 2 Monate

Magenkarzinom

Das Magenkarzinom ist eine häufige Mortalitätsursache. Perniziöse Anämie, Magenpolypen und chronische Magengeschwüre sind bekannte prämaligne Erkrankungen, wobei jedoch die Mehrzahl der Magenkarzinome spontan entsteht. Es gibt eine Menge an Spekulationen, jedoch keinen Beweis für den Einfluß von Diät und Nahrungsmitteln bei der Entstehung dieser Erkrankung.

Anamnese

Alter. Die Inzidenz des Magenkarzinoms erreicht ihren Gipfel zwischen dem 50. und 70. Lebensjahr, wobei jedoch auch junge Erwachsene und alte Männer häufig befallen werden.

Geschlecht. Das Magenkarzinom tritt bei **Männern** zwei- bis dreimal häufiger auf.

Geographie. Es bestehen unerklärte Variationen in der Inzidenz der Erkrankung zwischen einzelnen Ländern und innerhalb der Länder selber.

Symptome. Der Beginn des **nahrungsabhängigen** oder **epigastrischen** Schmerzes bei Patienten jenseits des 40. Lebensjahres, auch wenn sie vage sind, sollte immer sehr ernst genommen werden. Die Schmerzen können so gering sein, daß sie der Patient ignoriert, oder daß er sich selbst Verdauungstabletten kauft, **aber Antazida führen nicht zur Schmerzlinderung.**

Viele Leute denken, sie haben lediglich Verdauungsbeschwerden; aber das ist es nicht.

Im Gegensatz zu Verdauungsbeschwerden und zum Schmerz beim peptischen Ulkus sind die Beschwerden des Magenkarzinoms nicht periodisch und werden nicht nur bei Nahrungsaufnahme ausgelöst. Sie exazerbieren sehr häufig beim Essen, können jedoch unabhängig zu jeder Zeit beginnen. Es ist sehr ungewöhnlich, daß sie beim Essen oder Erbrechen nachlassen.

Den Patienten, die über Jahre Symptome eines benignen Magenulkus haben, fällt auf, daß sich die **Natur des Schmerzes verändert hat.**

Appetitlosigkeit ist das Kardinalsymptom des Magenkarzinoms. Patienten mit einem benignen Ulkus haben zwar Angst davor zu essen, weil es dadurch zur Schmerzexazerbation kommt, aber sie haben trotzdem das Verlangen zu essen, wogegen Patienten mit dem Magenkarzinom an Appetitlosigkeit leiden.

Eine unvermeidliche Konsequenz der Appetitlosigkeit ist der **Gewichtsverlust.** Die Patienten verlieren unter Umständen 10 bis 20 kg in 1–2 Monaten. Die Appetitlosigkeit und der Gewichtsverlust können lange, bevor andere Symptome auftreten, die einen Hinweis auf die Lokalisation des Tumors geben, vorhanden sein.

Karzinome in Kardianähe können eine ösophagogastrische Obstruktion verursachen. Der Patient bemerkt **Schluckbeschwerden** und meint, daß das Essen in Höhe des mittleren Anteiles des Brustbeines stecken bliebe. Nimmt die Dysphagie zu, kommt es gelegentlich zur **Regurgitation** der Speise aus dem Ösophagus. Bei Karzinomen in Pylorusnähe kommt es zur Magenausgangsstenose oder zum vollständigen Verschluß. Der Patient leidet unter den Symptomen einer Pylorusstenose, Erbrechen von großen Mengen unverdauten Essens und einem epigastrischen Dehnungsschmerz mit Völlegefühl. Der Patient leidet unter häufigem und übelriechendem Aufstoßen.

Einige Karzinome wachsen bis zu einer ansehnlichen Größe ohne irgendwelche Symptome mit Ausnahme eines mäßigen Gewichtsverlustes. Beschwerdefreie Patienten bemerken gelegentlich einen **Tumor im Epigastrium** oder eine **vergrößerte Leber** und stellen sich lediglich mit diesen Symptomen vor.

Systematische Befragung. Eine systematische Untersuchung der anderen Organsysteme kann zur Aufdeckung von Fernmetastasen führen, wie z. B. Abgeschlagenheit und Müdigkeit, Dyspnoe und Thoraxschmerzen bei pulmonalen und pleuralen Metastasen, neurologische Auffälligkeiten bei Hirnmetastasen und eine **periphere Neuritis.**

Das Magenkarzinom ist einer der Tumoren, der häufig mit **rezidivierender oberflächlicher Thrombophlebitis** einhergeht.

Frühere Anamnese. Häufig haben die Patienten eine lange Anamnese eines benignen Magenulkus oder haben ein Ulkus viele Jahre vorher, das klinisch »ausgeheilt« wurde.

Gelegentlich wissen sie, daß sie unter perniziöser Anämie leiden und nehmen Vitamin B_{12} ein.

Untersuchung

Allgemeines Erscheinungsbild. Die hervorstechendsten Merkmale sind **Kachexie und Blässe.** Die Kachexie fällt im Gesicht und an den Händen auf, die Anämie besteht in der Regel durch chronische Karzinomblutung oder aufgrund eines Protein- und Eisenmangels in der Nahrung.

Viele Patienten stellen sich erst im fortgeschrittenen Stadium vor, wenn bereits multiple Lebermetastasen die Leberfunktion eingeschränkt haben oder wenn Lymphknotenmetastasen im Bereich der Leberpforte entstehen mit sekundärem Verschluß der Gallenwege. Der bestehende **Ikterus** ist nur mäßig und ist sehr schwer zu entdecken.

Der Hals. Palpieren Sie die Supraklavikulargruben mit großer Sorgfalt. Lymphknotenmetastasen sind hier sehr häufig. Ein palpabler supraklavikulärer linksseitiger Lymphknoten wird häufig als **Virchowsche Drüse** bezeichnet, oder man nennt sein Vorhandensein »Troisiersches« Zeichen.

Die Lunge. Bestehen Lungenmetastasen, findet man häufig Pleuraergüsse. Eine direkte Ausbreitung des Tumors in das linke Zwerchfell verursacht einen linksseitigen Pleuraerguß und eine basale Pneumonie.

Abdomen: Inspektion. Man findet einen **Kahnbauch**, und die Haut ist faltig und unelastisch.

Paradoxerweise findet sich bei Vorliegen von Aszites ein aufgetriebenes Abdomen.

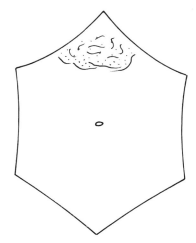

Abb. 16.11   Magenkarzinom.

Das Epigastrium kann aufgetrieben sein, und man kann sichtbare Peristaltik erkennen, wenn ein Pylorusverschluß vorliegt, oder man sieht einen unregelmäßigen Tumor im Epigastrium, der sich mit der Atmung bewegt.

Diese klinischen Zeichen kann man jedoch nur bei sehr dünnen Patienten erkennen; in der Mehrzahl liegt der Tumor zu hoch und zu tief, als daß man ihn erkennen könnte.

Palpation. Bei der Mehrzahl der Patienten ist das einzige klinische Zeichen ein **epigastrischer Schmerz**. Bei tiefer Palpation und voller Inspiration kann man gelegentlich einen **epigastrischen Tumor** palpieren.

Bei sehr dünnen Patienten mit fortgeschrittener Erkrankung kann man einen **derben, unregelmäßigen,**

soliden, epigastrischen Tumor tasten, der sich mit der Respiration bewegt. Die Leber ist **gelegentlich palpabel,** und der Rand und die Oberfläche sind höckrig und unregelmäßig.

Besteht ein Pylorusverschluß, ist das Epigastrium aufgetrieben, jedoch weich, und man kann **plätschernde Geräusche** auslösen.

Perkussion. Perkutieren Sie das gesamte Abdomen mit Sorgfalt und nicht nur die Tumorgrenzen, sondern suchen Sie nach **lageabhängiger Dämpfung** in den Flanken, wie man sie bei Aszites findet.

Auskultation. Die Darmgeräusche sind in der Regel normal.

Rektale Untersuchung. **Beckenmetastasen** kann man so **palpieren.** Die Ovarien können durch Metastasen vergrößert sein (Krukenberg-Tumor).

Extremitäten. Suchen Sie nach einer oberflächlichen Thrombophlebitis und einer peripheren Neuropathie.

Gallenwege

Chronische oder rezidivierende Infektionen der Gallenblase treten sehr häufig bei Gallensteinen auf. In der Tat gehen Gallensteine sehr häufig Infektionen voraus. Die Kombination von Infektion und Steinen tritt unter einer Vielzahl von klinischen Bildern auf: Verdauungsstörungen (Meteorismus, chronische Cholezystitis), akuter Schmerz (akute Cholezystitis), Gallenkoliken, Verschlußikterus und weniger häufige Symptome wie aszendierende Cholangitis, Pankreatitis und Ileus. All diese Krankheitsbilder sind mit Bauchschmerzen verbunden.

Chronische Cholezystitis

Anamnese

Alter. Gallensteine kommen in jedem Alter vor. Die Mehrzahl der Patienten mit Symptomen sind zwischen 30 und 60 Jahre alt, jedoch sieht man auch eine große Zahl jüngerer Frauen zwischen dem 15. und 25. Lebensjahr mit Gallensteinen.

Geschlecht. Gallensteine und ihre Komplikationen sind bei Frauen sehr viel häufiger.

Ethnische Gruppierung. Einige Rassen, wie z.B. die nordamerikanischen Indianer, zeigen eine hohe Inzidenz an Gallensteinen.

Symptome. Die häufigsten Symptome sind **Verdauungsstörungen** oder **Schmerzen** nach dem Essen, die jedoch keine feste Beziehung zur Nahrungsaufnahme zeigen, wie die Symptome des peptischen Ulkus. Der Schmerz beginnt in der Regel 15–30 Minuten nach der Mahlzeit und hält 30–90 Minuten an. Er wird durch nichts gelindert mit Ausnahme von schmerzstillenden Medikamenten.

Der Patient bemerkt sehr häufig, daß der Schmerz **nach der Aufnahme fetter Mahlzeiten** zunimmt.

Die Schmerzattacken sind unregelmäßig und dauern Wochen oder Monate mit schmerzfreien Intervallen von variierender Länge. Sehr häufig findet sich ein postprandiales **Aufstoßen**, das häufig als »Blähbauch« beschrieben wird.

Der Appetit des Patienten ist gut, und häufig besteht Übergewicht.

Übelkeit und Erbrechen sind ungewöhnlich, wogegen jedoch der Patient sehr häufig eine ausgeprägte Abneigung gegen fette Speisen entwickelt, die sehr häufig einer Übelkeit ähneln.

Vorausgehende Anamnese. Neben den früheren Episoden von Verdauungsbeschwerden berichtet der Patient gelegentlich über »Gelbsucht«, oder er bemerkte einen hellen, stinkenden und auf dem Wasser in der Toilette schwimmenden Stuhl.

Untersuchung

Allgemeines Erscheinungsbild. Es ist ein fester Glauben aller Medizinstudenten, daß die meisten Patienten mit Gallensteinen **blonde, dicke Frauen mit vielen Kindern und über 40 Jahre** sind. Viele Patienten dagegen sind Männer, dünn, dunkel und in jedem Alter, so daß man auf die oben erwähnten »typischen« Merkmale nicht allzuviel geben sollte.

Die Haut ist in der Regel normal gefärbt, und nur beim Verschlußikterus oder bei der chronischen Cholezystitis kommt es zu einer gelben Verfärbung.

Abdomen: Inspektion. Das Abdomen ist in der Regel unauffällig.

Palpation. Der Patient hat Schmerzen im rechten Hypochondrium, unmittelbar unterhalb der Spitze der 9. Rippe, wo der Rand des M. rectus abdominis den Rippenbogen kreuzt. Man muß sehr tief im Bereich des Rippenbogens palpieren, und zwar bei tiefer Inspiration des Patienten, um einen mäßigen Schmerz auszulösen. Bei akuter Schmerzhaftigkeit besteht eine umschriebene Abwehrspannung des rechten M. rectus abdominis.

Man tastet keine Tumoren im Abdomen mit Ausnahme der chronischen Entzündung, bei der es zur Entwicklung einer Mukozele, eines Empyems oder eines chronisch entzündlichen Tumors kommt.

Perkussion, Auskultation und rektale Untersuchung. Es finden sich keine Auffälligkeiten.

Die Diagnose einer chronischen Cholezystitis basiert in der Regel auf der Anamnese und speziellen Untersuchungen. Die klinischen Zeichen sind minimal und helfen in der Regel nicht weiter.

Akute Cholezystitis

Eine akute Entzündung der Gallenblase beruht in der Regel auf einem Steinverschluß des Ductus cysticus mit Überdehnung der Gallenblase, Cholestase und Sekundärinfekt.

Anamnese

Alter, Geschlecht und ethnische Gruppierung. Diese Faktoren sind denen, wie sie bei der chronischen Cholezystitis beschrieben wurden, ähnlich.

Symptome. Das Hauptsymptom ist **Schmerz**. Er entsteht plötzlich oder pflanzt sich auf den Schmerz der chronischen Cholezystitis auf. Er wird in das rechte **Hypochondrium** lokalisiert und strahlt häufig in die Tiefe des Abdomens bis zur **Spitze des rechten Schulterblattes** aus.

Der Schmerz ist anhaltend und wird **verstärkt durch Bewegung und Atmung.** Nur durch Verabreichung von Analgetika kommt es zur Linderung. Der Patient erkennt sehr häufig, daß es sich um eine akute Verschlimmerung einer chronischen Verdauungsstörung handelt.

Er leidet immer unter **Übelkeit** und **erbricht** häufig. Das Abdomen ist häufig **gebläht.**

Der Patient leidet unter einer vollständigen **Appetitlosigkeit** bei unverändertem Stuhlverhalten.

Vorausgehende Anamnese. Es wird häufig über eine Anamnese von Meteorismus oder bereits abgelaufenen akuten Attacken oder einen Ikterus berichtet.

Untersuchung

Allgemeines Erscheinungsbild. Der Patient ist durch seinen Schmerz gefesselt, liegt ruhig da und hat eine flache Atmung. Er schwitzt. Es bestehen **Tachykardie** (Pulsfrequenz bei 90–100) und **Fieber** 38–39 °C. Gelegentlich besteht **Schüttelfrost.**

Abdomen: Inspektion. Die Atemexkursionen des Abdomens sind eingeschränkt.

Palpation. Es bestehen **Schmerz** und **Abwehrspannung** im rechten Hypochondrium. In sehr schweren Fällen kann man den entzündlichen Tumor und die Gallenblase trotz der Abwehrspannung als eine nicht abgrenzbare Geschwulst unter dem Rand der Leber tasten. Sie ist ausgesprochen schmerzhaft und bewegt sich nur wenig mit der Atmung. Sie kann so groß werden, daß sie bis zum Nabel herunter reicht.

Der Schmerz strahlt bis zur Spitze der rechten Skapula aus, wobei das Hauptareal in diesem Bereich berührungsempfindlich ist. Man nennt dies das »Boas«-Zeichen.

Perkussion. Der entzündliche Tumor kann durch Perkussion bei bestehender Abwehrspannung entdeckt werden.

Auskultation. Die Darmgeräusche sind unauffällig. Es sei denn, die Infektion hat die Gallenblase überschritten, und es besteht eine generalisierte Peritonitis.

Rektale Untersuchung. Rektum und Beckenorgane sind unauffällig. Die Diagnose der akuten Cholezystitis basiert auf der Lokalisation und Natur des Schmerzes, Fieber, Tachykardie und Schmerz im rechten Hypochondrium.

Gallenkoliken

Bei den Gallenkoliken handelt es sich um einen schweren Schmerz, der durch einen Spasmus der Gallenblase ausgelöst wird, wobei diese versucht, die im Ductus cysticus vorhandenen Steine weiterzubewegen. Man nennt dies deswegen Koliken, weil der Schmerz intermittierend ist und der Patient selbst ihn als krampfartigen Schmerz beschreibt. Der Gallengang selbst hat nur eine geringe Zahl glatter Muskulatur in seiner Wand und kann nur in seltenen Fällen als Ursache einer schweren Kolik angesehen werden.

Etwa ⅕ der Patienten mit Gallenkoliken werden ikterisch.

Anamnese

Symptome. Gallenkoliken beginnen plötzlich im Oberbauch. Der Patient ist oft nicht in der Lage, eine genaue Lokalisation anzugeben. Es ist ein sehr **schwerer, konstanter Schmerz** mit massiver Exazerbation. Die Gallenkolik ist **keine echte Kolik.** Der Patient beschreibt es als schweren Schmerz, nicht krampfartig, der zwischen den Exazerbationen nicht aufhört. Trotzalledem wird der Schmerz in der Umgangssprache als Kolik bezeichnet, weil er sich von den Beschwerden der akuten und chronischen Cholezystitis unterscheidet. Der schwere Schmerzanfall dauert selten länger als 2 Stunden. Nichts außer stark wirkenden Analgetika lindert ihn. Es besteht sehr häufig **Übelkeit** und **gelegentlich Erbrechen.**
Frühere Anamnese. Viele Patienten geben in der Anamnese einen Meteorismus an, vorausgehende weniger schwere Episoden, Gallenkoliken und Ikterus.

Untersuchung

Allgemeines Erscheinungsbild. Der Patient erschrickt über die Schmerzintensität. Es besteht eine mäßige **Tachykardie,** und in den Frühstadien ist die Temperatur normal. Gelegentlich tritt ein Hauch von ikterischer Hautverfärbung auf.
Abdomen. Das Abdomen ist häufig so schmerzhaft, daß eine tiefe Palpation unmöglich ist. Selbst wenn der Patient ganz ruhig daliegt, entsteht eine massive Abwehrspannung im Oberbauch.
Rektum und Becken sind unauffällig.

Verschlußikterus

Die Differentialdiagnose des Ikterus ist in Kapitel 8, Seite 155 diskutiert, wird hier jedoch nochmals erwähnt, da es sich um ein wichtiges Symptom der Erkrankung der Gallenwege handelt. Die Hauptmerkmale des Ikterus durch Gallensteine sind folgende:

1. Eine Anamnese mit Verdauungsstörungen, Schmerz oder Gallenkoliken.
2. Keine vorausgehenden Krankheitszeichen und Gewichtsverlust.
3. Plötzlicher Beginn.
4. Gleichzeitiges Auftreten von farblosem Stuhl und dunklem Urin.
5. Hautjucken.

Diese Charakteristika sind hilfreich, um einen Verschlußikterus von einer hepatischen und prähepatischen Gelbsucht zu unterscheiden.

Akute Pankreatitis

Die akute Pankreatitis ist eine Erkrankung, bei der aktivierte Pankreasenzyme in das Pankreasgewebe eindringen und dadurch eine Selbstandauung der Drüse verursachen. Eine offensichtliche Ursache eines solchen Ereignisses ist ein Verschluß des Pankreasganges, am häufigsten geht jedoch die Pankreatitis mit übermäßigem Alkoholgenuß, Virusinfektionen und Unfall einher. Der Mechanismus, der die alkoholbedingte Pankreatitis auslöst, ist unbekannt, es ist jedoch ein sehr ernsthaftes Problem in den Ländern, in denen ein hoher Alkoholverbrauch vorliegt.
Ein Drittel der Fälle mit Pankreatitis entsteht ohne Einfluß von Alkohol oder Erkrankung der Gallenwege oder eines Verschlusses des Ductus pancreaticus. Diese Fälle werden als idiopathische Pankreatitis bezeichnet. Eines Tages wird man vielleicht ihre Ätiologie verstehen.
Die Pankreatitis variiert von einer leichten Entzündung bis zur akuten hämorrhagischen Zerstörung des ganzen Organes mit einer Letalität von 50%.

Anamnese

Geschlecht. Die Pankreatitis tritt in gleicher Weise bei Männern und Frauen auf, obwohl bei den Frauen sehr viel häufiger gleichzeitig Gallensteine bestehen.
Alter. Der Erkrankungsgipfel liegt in der 4. bis 5. Lebensdekade. Die Pankreatitis kann jedoch in jedem Alter auftreten.
Symptome. Das Leitsymptom ist der **Schmerz.** Er beginnt plötzlich hoch im Epigastrium und nimmt stetig an **Schwere** zu, bis er so exazerbiert, daß der Patient still daliegt und nur noch oberflächlich atmet.
Nichts lindert ihn. Bei Bewegungen kommt es zur Verschlimmerung. Er strahlt in den Rücken aus, ein wenig mehr zur linken Seite.
Häufiges Erbrechen und Würgen sind die typischen Symptome. Die meisten akuten abdominalen Erkrankungen verursachen Übelkeit und gelegentliches Erbrechen. Die Pankreatitis geht in der Regel mit häufigem Erbrechen und Würgen einher. Das ist sehr wichtig und ein Hinweis auf die mögliche Diagnose. In den Intervallen besteht eine persistierende **Übelkeit,** wobei der Patient vor Beginn des akuten Ereignisses diese nicht verspürt.
Viele Patienten haben ein ungewöhnlich großes Mahl eingenommen, oder dem Beginn der Schmerzattacke ging ein Alkoholexzeß voraus.
Bei schwerem Schmerz kommt es bei jeder Bewegung des unteren Brustkorbes und des Abdomens zur Zunahme. Aus diesem Grund bestehen eine Tachydyspnoe und flache Atmung.
Bei schweren und fortgeschrittenen Fällen von Pankreatitis kommt es zu **Muskelzucken, Krämpfen und Spasmen.** Diese auftretende Tetanie wird durch eine Hypokalzämie verursacht, die sich bei einer ausgeprägten intraabdominalen Fettgewebsnekrose entwickelt.
Vorausgehende Anamnese. In Großbritannien leidet etwa die Hälfte der Patienten mit akuter Pankreatitis an Erkrankungen der Gallenwege. Aus diesem Grunde geben die Patienten in der Anamnese Meteorismus und andere Gallenblasensymptome an.
Sozialanamnese. Nehmen Sie eine sorgfältige Anamnese des **Alkoholkonsums** des Patienten auf. Im Zweifelsfall fragen Sie Angehörige. Viele Alkoholiker geben

nicht das wahre Ausmaß ihrer Trinkgewohnheiten an. Fragen Sie nach **Mumps** in der näheren und weiteren Umgebung des Patienten.

Untersuchung

Allgemeines Erscheinungsbild. Wegen der Schwere des Schmerzes liegt der Patient still da, hat Angst und ist unruhig. Bei Fortschreiten des Erkrankungsbildes kommt es zur Hypovolämie. Der Patient wird blaß und schweißig. Beeinträchtigt der Schmerz die Atmung, so treten Dyspnoe und Zyanose auf, oder der Patient wird grau und verfällt.

Die Skleren werden subikterisch, wenn die Pankreatitis sekundär durch einen Steinverschluß im unteren Gallengang bedingt ist. Dies ist jedoch selten. Der Subikterus tritt gewöhnlich am zweiten oder dritten Krankheitstag auf, sobald es zum Verschluß des Gallenganges durch das Ödem im Pankreaskopf kommt.

Abdomen: Inspektion. Bei schwerem Schmerz kommt es zu einer Abwehrspannung der abdominalen Muskulatur und zu aufgehobener Atemexkursion des Abdomens.

Es entsteht ein paralytischer Ileus mit einem **mäßigen Blähbauch.** Bei schweren fortgeschrittenen Fällen entsteht ein Hämatom oder eine Verfärbung in der linken Flanke (graues Turner-Zeichen) und um den Nabel (Cullensches Zeichen). Dies sind jedoch seltene und **späte** Symptome einer massiven Destruktion des Pankreas.

Palpation. Aufgrund der Schilderung des Patienten sollte man eine bretthart Abwehrspannung des Patienten erwarten, aber tatsächlich findet man jedoch nur eine sehr leichte muskuläre Abwehrspannung, da die chemische Peritonitis kein starker Reiz ist.

Immer findet sich **Schmerz und Abwehrspannung** im Oberbauch, wobei letztere jedoch nicht sehr ausgeprägt ist. Deshalb denken Sie immer bei einem Patienten, der unter heftigem Schmerz leidet, aber einen überraschend weichen Bauch hat, an eine Pankreatitis. Kommt es zu einem Ausschwitzen entzündlichen Exsudates in die Bursa omentalis, dann tastet man eine **elastische Resistenz im Oberbauch**, die bei Ausbildung einer **Pseudozyste** oder eines **Abszesses** in der Bursa prall elastisch hervortritt.

Perkussion. Das Abdomen ist gebläht, und man perkutiert einen hypersonoren Klopfschall durch die Gasansammlung im Gastrointestinaltrakt infolge des paralytischen Ileus. Eine Pseudozyste im Epigastrium dagegen hat einen verkürzten Klopfschall.

Auskultation. Darmgeräusche hört man lediglich in den ersten 12–24 Stunden der Erkrankung, später, nach Eintritt des paralytischen Ileus, sind sie aufgehoben.

Die Diagnose der Pankreatitis wird aufgrund der Anamnese und Untersuchung gestellt. Messungen der Serumamylase können irreführen und sollten lediglich die klinische Verdachtsdiagnose stützen.

Die Pankreatitis kann extrem schwer zu diagnostizieren sein, da es keine typischen Leitsymptome gibt und sie deshalb häufig vergessen und eine Fehldiagnose gestellt wird. Deshalb denken Sie immer daran, wenn Sie ein akutes Abdomen sehen, ob es sich um eine Pankreatitis, einen Mesenterialarterienverschluß oder ein perforierendes Aneurysma handeln könnte.

Aneurysma der Aorta abdominalis[*]

Denken Sie daran, die Aorta liegt an der hinteren Abdominalwand in der oberen Hälfte des Abdomens und kann abdominale Schmerzen verursachen.

Der Schmerz kann von der Aortenwand bei rupturierendem fusiformen Aneurysma herrühren oder durch einen Einriß in der Aortenwand, eine Dissektion der Aorta. Fusiforme Aneurysmen beginnen in der Regel unterhalb des Abganges der Nierenarterien. Eine Aortendissektion beginnt im Arcus aortae und kann bis zu den Aufzweigungen der Femoralarterien reichen. Arteriosklerotische Aneurysmen verursachen selten eine Dissektion. Hier kommt es eher zur Ruptur.

Anamnese

Alter. Aneurysmen der Aorta abdominalis nehmen an Häufigkeit mit ansteigendem Lebensalter zu. Die Mehrzahl der Patienten ist älter als 60 Jahre.

Geschlecht. Aneurysmen sind bei Frauen ungewöhnlich.

Symptome. Das Hauptsymptom ist ein stechender Schmerz im Epigastrium und in der Mitte des Abdomens. Es handelt sich um einen Dauerschmerz, der Tag und Nacht vorhanden ist, jedoch in der Nacht weniger schlimm empfunden wird. Der Schmerzcharakter ändert sich nicht. Der Patient meint sehr häufig, an Verdauungsstörungen zu leiden, obwohl keine Beziehung des Schmerzes zur Nahrungsaufnahme besteht. Der abdominale Schmerz geht häufig mit **Rückenschmerzen** einher. Manchmal ist sogar der Rückenschmerz das einzige Symptom, wobei dieser in das Gesäß oder in die Beine ausstrahlt und als Ischialgie fehlinterpretiert wird. Bei einer Größenzunahme oder Ruptur des Aneurysmas verspürt der Patient einen **schwersten abdominalen Schmerz.** Dieser ist konstant in der Mitte des Abdomens lokalisiert und strahlt in den Rücken aus. Der Patient bemerkt einen **pulsierenden Tumor** im Abdomen.

Andere Symptome, bedingt durch Komplikationen, wie arterielle Embolie oder Thrombose, präsentieren sich wie die typischen Gefäßerkrankungen und sind in Kapitel 7 beschrieben.

Systematische Fragen. Die direkte Befragung fördert häufig das Vorliegen anderer kardiovaskulärer Symptome wie Angina pectoris, Claudicatio intermittens und stattgehabter Gehirnschlag zutage.

Frühere Anamnese. Der Patient wurde gelegentlich schon wegen anderer Aneurysmen behandelt, oder er gibt einen abgelaufenen Herzinfarkt oder apoplektischen Insult an.

Familienanamnese. Arterielle Erkrankungen sind häufig familiär.

Untersuchung

Allgemeines Erscheinungsbild. Es gibt keinen spezifischen Gesichtsausdruck, der im Zusammenhang mit arteriosklerotischen Gefäßerkrankungen beobachtet wird. Viele Patienten sind dick, jedoch ist ein Großteil dünn und leidet unter Xanthomen und einem Arcus senilis.

Hals. Man kann Strömungsgeräusche über den Karotiden hören.

Herz. Der Blutdruck ist häufig erhöht und das Herz mäßig erweitert.

Inspektion des Abdomens. Die Pulsation ist häufig im Epigastrium oder um den Nabel herum sichtbar. Handelt es sich um ein großes Aneurysma, so sieht man den pulsierenden Tumor.

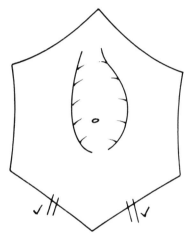

Abb. 16.**12**   Ein Aneurysma der Aorta abdominalis. Die Femoralpulse sind in der Regel palpabel.

Palpation. Ist das Aneurysma schmerzhaft, so tritt der Schmerz nur bei tiefer Palpation auf. Zur Abwehrspannung und zum diffusen Abdominalschmerz kommt es jedoch erst, wenn das Aneurysma rupturiert ist. Der Tumor ist in der Regel keulenförmig. Sind die Iliakalgefäße mit einbezogen, tastet man einen gegabelten Tumor.

Die Geschwulst zeichnet sich durch **Pulsationen** aus. Plazieren Sie Ihre Hände auf beide Seiten des Tumors, und versichern Sie sich, daß beide zur Seite hin pulsieren und nicht auf und nieder. Viele Karzinome mit vagem Bauchschmerz und einem Oberbauchtumor haben eine **fortgeleitete Gefäßpulsation**. Die Diagnose eines Aneurysmas kann man nur dann stellen, wenn man eine **deutliche pulssynchrone Pulsation** verspürt. Aneurysmen der Aorta abdominalis bestehen oberhalb und unterhalb der Nieren- und Iliakalarterien. Kommt es zur Gefäßerweiterung und Verlängerung, so weicht es nach den Seiten hin aus, d.h. daß das Aneurysma sehr häufig **von einer Seite zur anderen Seite** des Abdomens bewegt werden kann, jedoch nicht nach oben und unten.

Kann man das obere Ende des Aneurysmas tasten, so

muß es unterhalb des Abganges der Nierenarterien beginnen.

Die Femoralpulse und Fußpulse sind in der Regel tastbar. Häufig sind jedoch diese Gefäße ebenfalls aneurysmatisch erweitert.

Perkussion. Das Aneurysma hat dann einen verkürzten Klopfschall, wenn es so groß ist, daß Dünn- und Dickdarm seitlich verdrängt werden und es die vordere Abdominalwand erreicht.

Auskultation. Häufig kann man Strömungsgeräusche über dem Aneurysma auskultieren, die durch die Stenosen an den beiden Enden entstehen.

Rektale Untersuchung. Hier kann man Pulsationen tasten, wenn Aneurysmen der A. iliaca interna vorliegen.

Platzt das Aneurysma, zeigt der Patient das Erscheinungsbild massiven Blutverlustes, Blässe, Schweißausbruch, röchelnde Atmung, Tachykardie, Blutdruckabfall zusammen mit abdominaler Abwehrspannung. Das Aneurysma ist zwar palpabel, seine Ausmaße sind jedoch durch den niederen Blutdruck und das Hämatom nicht feststellbar. Eine große Menge der Geschwulst besteht aus Hämatom und pulsiert nicht.

Die Femoralpulse sind zwar vorhanden, aber sehr flach.

Nierenschmerz

Die Symptome und Zeichen der Erkrankungen des Urogenitaltraktes werden in Kapitel 17 diskutiert.

Schmerzen, die von der Niere ausgehen, werden hauptsächlich in den Lenden angegeben, sie strahlen jedoch nach vorne in die Leistengegend aus und verursachen abdominale Schmerzen. Ein Patient, der an Nierenschmerzen leidet, stützt gewöhnlich seine Hände in die Taille, den Daumen vorn und die Finger nach hinten zwischen der 12. Rippe und dem Beckenkamm. Diese Demonstration des Patienten auf der Seite des Schmerzes ist ein diagnostisches Charakteristikum von Nierenerkrankungen. Der Nierenschmerz ist konstant, stechend oder schneidend und kann nur durch Analgetika gelindert werden. Er exazerbiert durch Bewegungen.

Er strahlt in der Regel nicht aus, es sei denn, es liegt eine Ureterkolik vor (s. S. 329).

Es ist sehr wichtig, die exakte Seitenlokalisation des Schmerzes herauszufinden, indem man den Patienten bittet hinzudeuten und dann die schmerzhafte Region palpiert. Es ist leichter, den Nierenwinkel zu untersuchen, wenn man den Patienten leicht nach vorne geneigt aufsetzt. Handelt es sich um einen schweren Schmerz, so wird er dies nur sehr ungern tun, und man wird ihn auf die gesunde Seite rollen.

Die Palpation des Abdomens, vor allem der Nierenlager, ist unabdingbar. Die Nieren sind entweder schmerzhaft oder vergrößert.

Vergewissern Sie sich, daß die Blase nicht vergrößert ist. Die Untersuchung des äußeren Genitale und des Rektums ist eine Conditio sine qua non.

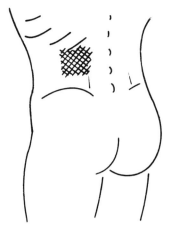

Abb. 16.**13** Der Nierenwinkel liegt zwischen der 12. Rippe und dem Rand des M. erector spinae.

Akute Appendizitis

Die akute Appendizitis ist die häufigste Ursache des akuten Abdomens in der westlichen Welt. In neun von zehn Fällen kommt es zur Appendizitis durch die Verlegung des Lumens durch einen Kotstein oder eine Erkrankung des Zökums, wie z.B. ein Karzinom.

Anamnese

Alter. Die Appendizitis kann in jedem Alter auftreten.
Geschlecht. Es gibt keine Geschlechtsunterschiede.
Rasse, Nahrung und Sozialstatus. Möglicherweise haben diese Faktoren einen Einfluß auf die Inzidenz der Appendizitis, aber dies ist nicht bewiesen.
Symptome. Das Hauptsymptom ist der **Schmerz.** Er beginnt in der Regel **vage** im **Mittelbauch** und wird gewöhnlich für eine Magenverstimmung gehalten und ignoriert. Nach verschieden langer Zeit, gewöhnlich wenige Stunden bis maximal 2–3 Tage, **wandert** der Schmerz in die **rechte Fossa iliaca und wird intensiv.**
Diese Anamnese ist meistens typisch für die Appendizitis, jedoch kann man sie nur in der Hälfte der Patienten erheben. Bei der anderen Hälfte findet man eine Vielzahl von Schmerzmustern. Er kann gleich in der rechten Fossa iliaca beginnen und bleiben, oder es besteht nur ein Schmerz im Mittelbauch, oder es bestehen gleichzeitig Schmerzen an beiden Stellen, und bei einigen Patienten geht die Erkrankung schmerzlos einher. Bei dem Mittelbauchschmerz handelt es sich um einen **projizierten** Schmerz. Die viszerale Innervation der Appendix kommt vom 10. thorakalen Spinalsegment. Das korrespondierende Dermatom verläuft im Bereich das Nabels. Liegt die viszerale Innervation höher, so ist der Mittellinienschmerz entsprechend höher gelegen. Einige Patienten geben retrosternale Schmerzen an, die dann zur rechten Fossa iliaca wandern. Deshalb ist das entscheidende Merkmal des Initialschmerzes seine **zentrale Lokalisation** und nicht das exakte Niveau.
Appetitlosigkeit geht dem Schmerz wenige Stunden voraus. Die meisten Patienten geben **Übelkeit** an. Häu-figes Erbrechen ist selten, jedoch haben sich viele Patienten ein- bis zweimal übergeben.
Die Mehrzahl der Patienten gibt an, daß seit einigen Tagen **Obstipation** bestünde, bevor der Schmerz aufgetreten sei. Nur wenige leiden unter Diarrhöen.
Ist der Beginn der Erkrankung schleichend, so kommen die Patienten mit den Symptomen einer allgemeinen Peritonitis zur Aufnahme, diffuser Bauchschmerz, Übelkeit und Erbrechen, Schweißausbruch und manchmal Schüttelfrost.

Untersuchung

Allgemeines Erscheinungsbild. Kinder mit Appendizitis sind oft blaß und haben rote Wangen. Die Haut fühlt sich heiß an, jedoch besteht **kein** Fieber bei der Appendizitis. Die Kerntemperatur ist selten höher als 38 °C.
Die Zunge ist **weiß** und **rissig,** und es besteht ein deutlicher Foetor ex ore.
Die Pulsfrequenz ist um 10–20 Schläge pro Minute erhöht, hat sie sich geändert, so weist dies auf eine Zunahme der Erkrankung hin.
Hals. Palpieren Sie die Halslymphknoten, und inspizieren Sie die Tonsillen. Sind diese vergrößert, so liegt eine Lymphadenitis mesenterialis vor und keine Appendizitis.
Thorax. Untersuchen Sie sehr sorgfältig die Lungen. Eine rechtsseitige basale Pneumonie kann einen rechtsseitigen Abdominalschmerz hervorrufen und eine Appendizitis vortäuschen, vor allem bei Kindern.
Abdomen: Inspektion. Das Abdomen ist unauffällig und bewegt sich leicht mit der Atmung. Liegt die Appendix nach oben umgeschlagen, kommt es zur Irritation des M. psoas major, so wird die rechte Hüfte in leichter Beugung gehalten. Husten und plötzliche Bewegungen verursachen Schmerzen.
Palpation. **Die rechte Fossa iliaca ist schmerzhaft,** und es besteht eine lokalisierte Abwehrspannung.
Palpieren Sie die schmerzhafte Region sehr sorgfältig, da ein entzündlicher Tumor vorliegen könnte.
Drei andere klinische Zeichen weisen auf die Schwere des Schmerzes und somit den Grad der Peritonitis hin.

1. Loslaßschmerz in der rechten Fossa iliaca.
2. Druck auf die linke Fossa iliaca verursacht rechtsseitige Schmerzen.
3. Plötzliches Auslassen des Druckes links verursacht einen rechtsseitigen Schmerz.

Alle diese Manöver verursachen Schmerzen, da die Appendix, die variabel in der rechten Fossa iliaca liegt, bewegt wird, und sie geben einen Hinweis auf das Ausmaß der Entzündung.
Liegt die Appendix retrozökal, so kann der Schmerz seitlich in der Flanke liegen.
Eine subhepatisch gelegene Appendix projiziert den Schmerz unter den rechten Rippenbogen.
Die Merkmale und Differentialdiagnose eines Appendixtumors und eines perityphlitischen Abszesses werden auf S. 323 beschrieben.
Perkussion. Bei sehr schmerzempfindlichen Patienten tritt dabei ebenfalls Schmerz auf, jedoch ist die Perkus-

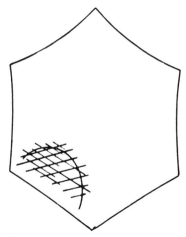

Abb. 16.14   Ein Appendixtumor oder Abszeß. Die durchgehende Linie markiert den Rand des Tumors, die schraffierte Linie den Schmerz.

sion hilfreich, um das Vorliegen und die Grenzen eines Tumors festzustellen, der durch die Abwehrspannung nicht nachweisbar ist. Überzeugen Sie sich davon, daß die Leberdämpfung vorhanden ist.

Auskultation. Die Darmgeräusche sind unauffällig, vorausgesetzt, die Infektion ist auf die rechte Fossa iliaca lokalisiert.

Rektale Untersuchung. Dabei wird in der Tiefe des Beckens ein Schmerz ausgelöst, wenn der Finger hoch nach rechts tastet. Liegt die Appendix im Becken, ist die rektale Untersuchung sehr schmerzhaft. Bewegungen der Cervix uteri sind gewöhnlich schmerzlos. Ist diese ebenfalls schmerzhaft, so sollte man differentialdiagnostisch an eine Salpingitis denken.

Bewegungen des Hüftgelenkes. Überstreckung der rechten Hüfte verursacht abdominalen Schmerz. Dieses Zeichen findet man häufig bei Kindern, da diese bei abdominalen Schmerzen hinken.

Divertikulitis/-osis

Erworbene Divertikel treten im Kolon, vor allen Dingen im Sigma, gewöhnlich als ein Ergebnis von Veränderungen in der Darmmotilität und in der Konsistenz der Fäzes auf. Viele glauben, daß diese Erkrankung durch die Nahrungsgewohnheiten der westlichen Welt bedingt ist, die einen geringen Anteil an Ballaststoffen enthält.

Divertikel treten häufig ohne Symptome auf. Verursachen sie einen vagen abdominalen Schmerz, so nennt man dieses Syndrom schmerzhafte Divertikulose. Kommt es zur akuten Entzündung der Divertikel, so liegt die Divertikulitis vor.

Schmerzhafte Divertikulose

Anamnese

Alter. Gewöhnlich treten Symptome von Divertikeln zwischen dem 50. und 70. Lebensjahr auf.

Geschlecht. Diese Erkrankung findet man bei Frauen häufiger.

Ethnische Gruppierungen. Bei den Eingeborenen Afrikas und Asiens ist die Erkrankung sehr selten.

Symptome. Das Hauptsymptom ist **Schmerz/Verdauungsstörung**. Diese können leicht oder so schwer sein, daß sie den Patienten bettlägerig machen. Der Schmerz persistiert mit kolikartigen Exazerbationen.

Der Schmerz wird in der Regel in den **linken Unterbauch** lokalisiert, kann sich jedoch über das **ganze Abdomen** erstrecken. Sehr selten wird er in der Mitte des Unterbauches angegeben. Er strahlt nicht aus und zeigt keinen Zusammenhang mit der Nahrungsaufnahme.

Obwohl kein direkter Zusammenhang zwischen der Nahrungsaufnahme und dem Auftreten des Schmerzes besteht, so beobachtet der Patient sehr häufig, daß bestimmte Nahrungsmittel die Schmerzattacken verschlimmern. Die Nahrungsmittel sind von Patient zu Patient sehr verschieden.

Bei Schmerzbeginn besteht häufig ein Blähbauch, Meteorismus und Aufstoßen. Dies hängt mit leichten Subileuserscheinungen durch die Hypertrophie der glatten Muskulatur der Darmwand zusammen.

Die meisten Patienten mit Divertikulose sind obstipiert, d.h. sie haben unregelmäßigen Stuhlgang und harten Stuhl. Gewicht und Appetit sind in der Regel normal.

Untersuchung

Man wird nichts Auffälliges bei der Untersuchung finden, und die Diagnose wird durch einen Bariumkontrasteinlauf gestellt. Bei den meisten Patienten ist das Sigma leicht **palpabel** und mäßig druckschmerzhaft. Während einer akuten Schmerzattacke ist die gesamte linke Fossa iliaca schmerzhaft.

Akute Divertikulitis

Anamnese

Alter, Geschlecht und ethnische Gruppierung. Diese Merkmale sind denen der schmerzlosen Divertikulose, wie sie oben beschrieben wurde, ähnlich.

Symptome. Manche Patienten leiden unter einem **starken Schmerz** in der linken Fossa iliaca oder im gesamten Unterbauch. Der Schmerz beginnt plötzlich, ist konstant und verschlimmert sich bei Bewegungen. Gelegentlich beginnt der Schmerz in der Mitte des Unterbauches und wandert dann zur linken Seite in ähnlicher Weise (und aus den gleichen Gründen) wie bei der Appendizitis.

In der Regel ist das Abdomen ein wenig **gebläht**. Breitet sich die Entzündung weiter aus, entsteht eine Peritonitis, und manchmal kommt es zum Ileus mit zunehmender Auftreibung des Leibes.

Der Patient leidet unter **Übelkeit, Appetitlosigkeit,** es kommt jedoch in der Regel nicht zum Erbrechen. Die meisten Patienten sind obstipiert, nur wenige leiden unter Diarrhöen.

Durch die Entzündung fühlt sich der Patient heiß an, er fiebert und schwitzt.

Liegt das infizierte Kolon der Blase auf, so kommt es zu einer erhöhten Frequenz beim Wasserlassen und zum schmerzhaften Wasserlassen.

Vorausgehende Anamnese. Der Patient berichtet häufig über eine lang andauernde Anamnese einer schmerzhaften Divertikulose, über Meteorismus und Beschwerden in der linken Fossa iliaca.

Untersuchung

Allgemeines Erscheinungsbild. Der Patient liegt wegen des Schmerzes ruhig im Bett. Die Haut ist gerötet und fieberhaft, die Temperatur beträgt häufig 38–39 °C, und die Pulsfrequenz liegt über 100.

Abdomen: Inspektion. Die Respirationsbewegungen des Abdomens sind vorhanden, da der entzündete Darmabschnitt auf den Unterbauch begrenzt ist, es ist lediglich leicht gebläht.

Palpation. Die linke Fossa iliaca ist schmerzhaft mit einer lokalisierten Abwehrspannung.

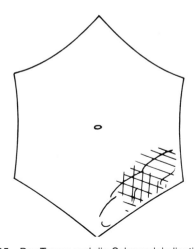

Abb. 16.**15**   Der Tumor und die Schmerzlokalisation bei akuter Divertikulitis.

Bei der sorgfältigen Palpation entdeckt man ein **schmerzhaftes walzenförmiges Gebilde** in der linken Fossa iliaca. Es besteht Loslaßschmerz, der sich rechts und links im Unterbauch auslösen läßt.

Perkussion. Findet man diesen palpablen Tumor in der linken Fossa iliaca, so zeichnet er sich durch einen dumpfen Klopfschall aus.

Auskultation. Die Darmgeräusche sind normal oder vermehrt, bis sich eine allgemeine Peritonitis entwikkelt mit einem konsekutiven paralytischen Ileus.

Rektale Untersuchung. Der Patient gibt Schmerzen an, wenn der Finger hoch nach links in das Becken eindringt. Liegt der entzündete Kolonabschnitt im Becken selbst, so ist bereits die rektale Untersuchung sehr schmerzhaft.

Die klinische Diagnose der Divertikulitis wird einzig und allein durch die Schmerzlokalisation und den Tumor, sofern vorhanden, gestellt.

Die Symptome und das klinische Bild von einigen Komplikationen der Divertikulitis – Abszeß, Ileus und allgemeine Peritonitis – werden später in diesen Kapiteln beschrieben.

Kolonkarzinom

Das Kolon ist ein langes Organ. Die Symptome des Kolonkarzinoms sind abhängig von der Lokalisation und dem Typ des Tumors. Der Schmerz ist ein Allgemeinsymptom aller Typen. Die Mehrzahl der Dickdarmkarzinome treten im Sigma und im Bereich des rektosigmoidalen Überganges auf. Diese Karzinome sind in der Regel klein, ringförmig und ulzeriert. Die nächsthäufige Lokalisation ist das Zökum. Hier tendieren die Tumoren zu massiven und papilliformem Wachstum.

Karzinom des linksseitigen Kolons

¾ aller Dickdarmkarzinome sind distal der Flexura lienalis.

Anamnese

Alter. Die Mehrzahl der Patienten ist über 50 Jahre. Der Dickdarmkrebs kann auch bei jungen Erwachsenen und Kindern auftreten als eine Komplikation der Colitis ulcerosa oder der familiären Polyposis coli.

Geschlecht. Es gibt keine Geschlechtsunterschiede.

Symptome. **Schmerz ist ein seltenes Symptom.** Wenn er auftritt, so handelt es sich gewöhnlich um einen milden, kolikartigen Schmerz im Unterbauch, der über Wochen und Monate anhält und gelegentlich im linken Unterbauch persistiert mit schweren kolikartigen Exazerbationen.

Das häufigste Symptom ist eine **Änderung der Stuhlgewohnheiten.**

Anfänglich kommt es zur **Obstipation,** d. h. es wird ein unregelmäßiger und harter Stuhl entleert. Plötzlich, häufig einer kolikartigen Episode folgend, entleert der Patient eine große Menge weichen Stuhles – **Diarrhoe** –, dann tritt wieder Obstipation auf. Der Wechsel zwischen Obstipation und Diarrhoen ist typisch für ein ringförmiges Karzinom im linken Kolon. Die Obstipation wird durch eine intestinale Obstruktion, die Diarrhoe durch die Verflüssigung des Stuhles oberhalb der Obstruktion hervorgerufen, unterstützt durch die Entzündung der Kolonmukosa mit dadurch überschießender Schleimsekretion.

Die Episoden kolikartigen Schmerzes treten im Zusammenhang mit den Blähungen auf.

Gewichts- und Appetitverlust sind nicht sehr häufige Symptome. Wenn sie auftreten, so geht der Gewichtsverlust häufig einer Anorexie voraus.

Viele Patienten bemerken eine **Geschwulst** in ihrem

Abdomen. Rektale Blutung ist nicht häufig bei Tumoren des Sigmas und Colon descendens, weil die Tumoren nur geringgradig bluten und sich diese geringgradigen Blutungen mit dem Stuhl mischen. Liegt der Tumor im Bereich des rektosigmoidalen Überganges, kann er in das Rektum prolabieren und krampfartige Schmerzen hervorrufen, jedoch ist dieses Symptom sehr viel häufiger beim Rektumkarzinom zu beobachten.

Schmerzhaftes und häufiges Wasserlassen weisen auf einen Befall der Blase hin.

Untersuchung

Allgemeines Erscheinungsbild. Der Gewichtsverlust kann offensichtlich sein. Die Patienten erscheinen blaß, wenn sie unter chronischem Blutverlust mit konsekutiver Anämie leiden.

Hals. Die linken supraklavikularen Lymphknoten können vergrößert sein.

Abdomen: Inspektion. Bei dünnen Patienten kann man eine Schwellung in der linken Fossa iliaca tasten, das Kolon, vor allen Dingen das Zökum können sichtbar durch Fäzes überdehnt sein.

Palpation. Ist der Tumor klein, liegt er in der Paravertebralgrube, palpiert man keine Auffälligkeiten im Abdomen; gelegentlich kann man eine Geschwulst linksseitig tasten, die in der Regel in der linken Fossa iliaca liegt. Dabei handelt es sich jedoch oft um harten **Stuhl** oberhalb des Tumors und nicht um den Tumor selbst. Ist dies der Fall, so ist diese Geschwulst **eindrückbar**. Schmerzhaftigkeit besteht nur dann, wenn eine Umgebungsentzündung vorliegt.

Bei Lebermetastasen sind die Leberoberfläche und der Rand unregelmäßig.

Perkussion. Der Tumor in der linken Fossa iliaca hat einen verkürzten Klopfschall.

Auskultation. Findet sich ein chronischer Subileus, so sind die Darmgeräusche vermehrt, während einer Kolikattacke kann man hochfrequente, laute, gurgelnde Geräusche hören.

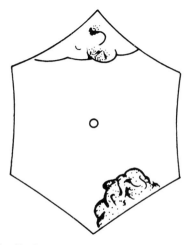

Abb. 16.**16**   Ein Sigmakarzinom mit Lebermetastasen.

Rektale Untersuchung. Ein Tumor in der Spitze der Sigmaschlinge, der bis in das Becken herabreicht, kann durch bimanuelle Untersuchung des Beckens getastet werden.

Beckenmetastasen kann man auf diese Weise ebenfalls nachweisen. Der Stuhl sollte auf **Blut** untersucht werden. Er ist häufig dunkelbraun und der Test ist positiv.

Zökumkarzinom

Die Zökumkarzinome haben den verhängnisvollen Ruf, daß sie »schleichend« heranwachsen und erst bei erheblicher Größe bemerkt werden. Die Mehrzahl der Patienten mit dieser Erkrankung stellen sich letztendlich mit Abdominalschmerzen vor, wobei sie jedoch in der Anamnese über sehr viel längere Zeit bereits Beschwerden haben, die sie ignorierten oder fehlinterpretierten.

Anamnese

Symptome. Das Leitsymptom ist ein dumpfer Schmerz in der rechten Fossa iliaca. Es handelt sich jedoch um ein Spätsymptom. Kommt es zum Tumorverschluß der Ileozökalklappe, so leidet der Patient unter **intestinalen Koliken** und einem mechanischen Ileus.

Gewichtsverlust bis hin zur Anorexie ist häufig.

Große Tumoren des Zökums bluten kontinuierlich, und der Patient wird anämisch. Er ist blaß, schwach und kurzatmig, und trotzdem ist der Blutverlust nicht so groß, daß sich der Stuhl verfärbt.

Eine Änderung im Stuhlverhalten ist nicht so beeindruckend wie bei linksseitigen Tumoren, kommt jedoch ebenfalls vor. Manchmal leidet der Patient unter Obstipation, manchmal unter Diarrhoen, jedoch kommt es nicht zu alternierender Symptomatik im Sinne des »falschen Durchfalls«.

Der Patient bemerkt **einen Tumor** in der rechten Fossa iliaca. Blockiert die Geschwulst die Basis der Appendix, so kommt es zur akuten Entzündung. Die Möglichkeit, daß eine akute Appendizitis die Folge eines Zökumkarzinoms sein könnte, sollte man bei Patienten über 40 Jahren, die unter der Diagnose der akuten Appendizitis zur stationären Aufnahme kommen, bedenken.

Untersuchung

Allgemeines Erscheinungsbild. Der Patient kann blaß und dünn sein.

Hals. Die supraklavikulären Lymphknoten können palpabel sein.

Abdomen: Inspektion. Entweder besteht ein allgemein geblähtes Abdomen, oder die rechte Fossa iliaca ist »ausgefüllt«.

Palpation. Der rechte Unterbauch ist häufig schmerzhaft mit einer mäßigen Abwehrspannung. Man kann eine derbe, irreguläre Geschwulst im rechten Unterbauch tasten, die entweder fixiert oder frei beweglich ist. Ist letzteres der Fall, so ist sie entweder in die Paravertebralgrube oder nach medial oder nach unten in das Becken verschieblich.

Bei Befall der Leber ist diese palpabel und irregulär.

Perkussion. Der Klopfschall ist verkürzt.

Auskultation. Die Darmgeräusche sind unauffällig, liegt jedoch eine Obstruktion der Ileozökalklappe vor, so findet sich eine Hyperperistaltik.

Rektale Untersuchung. Das Rektum ist unauffällig. Der Stuhl kann Blut enthalten.

Verursacht der Tumor eine **Appendizitis**, so ist die Symptomatik **nicht** von der einfachen akuten Appendizitis zu unterscheiden. Selbst wenn man einen Tumor tastet, so kann man ihn kaum sicher genug von einer entzündlichen Reaktion unterscheiden. Ist die Geschwulst jedoch sehr hart, abgrenzbar, knotig und sehr schmerzhaft, so sollte man eher **keine Entzündung** annehmen.

Akute Salpingitis

Hierbei handelt es sich um eine Infektion der Tuben. In der Regel ist sie beidseits, und die häufigsten Erreger sind Gonokokken und Streptokokken. Die Entzündung erfolgt entweder via aszendierender Infektion über die Vagina und den Uterus oder hämatogen.

Eine sekundäre Salpingitis wird gelegentlich bei akuter Appendizitis oder Sigmadivertikulitis als Begleiterkrankung mit einem Infektionsweg über die Peritonealhöhle beobachtet.

Anamnese

Alter. Prädisponiert sind Frauen zwischen dem 15. und 40. Lebensjahr, selten kommt sie auch bei Kindern vor.

Symptome. Die Patienten leiden unter einem allmählich zunehmenden (über wenige Stunden) **Unterbauchschmerz.** Er ist konstant und kann sehr heftig werden. Er ist unbeeinflußbar durch Bewegungen und kann lediglich durch Analgetika gelindert werden. Häufig strahlt er in das Gesäß aus. Gelegentlich ist auch ein Schmerz im Gesäß zuerst vorhanden.

Die Frauen beobachten sehr häufig eine eitrige, gelblich-weiße **vaginale Sekretion** einige Tage vor Schmerzbeginn.

Die Menstruation ist gelegentlich in den vorausgehenden Monaten unregelmäßig, so daß in der Anamnese Dysmenorrhoen angegeben werden.

Die Salpingitis ist eine bekannte Komplikation beim Puerperalfieber und Abort.

Trotz der geklagten Abdominalschmerzen bestehen in der Regel **keine** Übelkeit, Erbrechen oder Veränderungen in den Stuhlgewohnheiten.

Wogegen Symptome der Harnwege, **wie schmerzhafte, häufige Miktion** meist zusätzlich vorhanden sind, da es zur Begleitentzündung der Harnwege kommt.

Schweißausbruch und Schüttelfrost treten bei fiebrigen Infekten hinzu.

Vorausgehende Anamnese. Die Patienten hatten gelegentlich frühere Schübe einer Salpingitis, oder ihnen ist bekannt, daß sie Gonorrhoe hatten oder daß sie sich infiziert haben.

Untersuchung

Allgemeines Erscheinungsbild. Die Haut des Patienten ist gerötet und fiebrig, Foetor ex ore fehlt, die Kerntemperatur liegt zwischen 38 und 39,5 °C.

Abdomen: Inspektion. Die respiratorischen Bewegungen des Abdomens sind vorhanden, und es ist unauffällig.

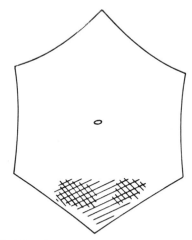

Abb. 16.**17**   Die schmerzhaften Areale bei Salpingitis.

Palpation. Es besteht ein Druckschmerz mit umschriebener Abwehrspannung im Unterbauch. Der Druckschmerz ist asymmetrisch, wenn es sich um eine einseitige Entzündung handelt. Der Schmerzpunkt liegt tiefer und näher an der Mittellinie als bei der Appendizitis.

Einen Tumor kann man nicht tasten.

Perkussion ist unauffällig.

Auskultation. Die Darmgeräusche sind normal. Gewöhnlich findet sich eine begrenzte Beckenbodenperitonitis und ganz selten ein konsekutiver paralytischer Ileus.

Rektale und vaginale Untersuchung. Auffällig ist eine gelblich-weiße vaginale Sekretion, von der ein bakteriologischer Abstrich entnommen werden sollte.

Zervix und Uterus sind von normaler Größe, bei bimanueller Palpation sind die Adnexe sehr schmerzhaft, und es besteht ein Portioschiebeschmerz.

Liegen eine Pyosalpinx oder ein tuboovarieller Abszeß vor, so findet sich an der befallenen Seite ein Tumor in der Nachbarschaft des Uterus.

Die rektale Untersuchung bestätigt den vaginalen Befund. Das Rektumlumen fühlt sich häufig heiß an.

Urinretention

Ein akuter Harnverhalt ist sehr schmerzhaft. Der Patient stellt sich mit einem Abdominalschmerz vor, wobei die Diagnose sehr leicht zu stellen ist, da er über einen zwanghaften Drang zum Wasserlassen klagt, wobei dies selbst unmöglich ist. Die verschiedensten

Ursachen des Harnverhaltens werden in Kapitel 17 (S. 334) diskutiert. Das signifikante Symptom ist eine palpable Blase, sobald man auf diese drückt, nimmt der Drang zum Wasserlassen zu.

Erkrankungen, die mit Dysphagie oder Erbrechen einhergehen

Einige schwere Erkrankungen des Verdauungstraktes gehen zwar ohne abdominale Beschwerden einher, rufen dagegen Schluckbeschwerden und Retrosternalschmerz hervor.

Das Ösophaguskarzinom geht selten mit klinischen Symptomen einher, mit Ausnahme einer Schwäche und möglicherweise einem palpablen supraklavikulären Lymphknoten. Die Verdachtsdiagnose stellt sich immer, wenn der Patient über eine **Dysphagie** klagt. Anfänglich kann er keine großen Nahrungsmittelstükke schlucken, bis er schließlich Flüssigkeit nicht mehr schlucken kann. Die Patienten können sehr häufig die Höhe der Obstruktion des Ösophagus exakt angeben. Ist das Karzinom z.B. im unteren Ösophagusdrittel, verursacht es einen Nahrungsmittelstopp, der vom Patienten hinter dem unteren Anteil des Sternums angegeben wird.

Die Refluxösophagitis verursacht einen retrosternalen brennenden Schmerz, der vom Patienten als **Sodbrennen** beschrieben wird. Kommt es zu einer hochgradigen Entzündung, so leidet der Patient ebenfalls unter Dysphagie. Neben der Schmerzcharakteristik stützt sich die Diagnose auf den lageabhängigen Schmerz. Bücken, Nachvornneigen, schweres Heben und enge Kleider führen zu einem Rückfluß der Magensäure in den Ösophagus und verursachen Sodbrennen. Die Refluxösophagitis ist manchmal das einzige Symptom einer **Hiatushernie**.

Chronisches peptisches Ulkus
  – idiopathisch
  – medikamentös
Akute Erosionen
  – Aspirin
  – Phenylbutazon
  – Steroide
  – Verbrennungen
Magenkarzinom
Ösophagusvarizen
Mallory-Weiss-Riß
Peptisches Ulkus an der Basis eines Meckelschen Divertikels
Purpura
Hämophilie

Übersichtstabelle 16.**5**   **Ursachen von abdominalen Schmerzen, die man häufig vergißt**

Pankreatitis
Aneurysma (Ruptur oder Dissektion)
Mesenterialinfarkt
Porphyrie
Diabetes
Tabes dorsalis

Pylorusstenosen treten bei Neugeborenen bei kongenitaler hypertrophischer Pylorusstenose und bei Erwachsenen durch Narbenbildung von benignen Ulzerationen am Pylorus oder am Duodenum oder beim **Antrumkarzinom** auf.

Die letzten beiden Erkrankungen gehen mit den Symptomen eines benignen peptischen Ulkus oder eines Magenkarzinoms, wie es in den vorherigen Kapiteln beschrieben wurde, einher. Ein Erwachsener, der eine Pylorusstenose hat, leidet unter **Erbrechen**. Er erbricht in der Regel große Volumina, die nicht gallegefärbt sind und bei lange bestehender Erkrankung nicht sauer sind, da es zu einer Reduktion der Magensäuresekretion kommt. Der Mageninhalt ist deshalb nicht angedaut, und der Patient erkennt die 24–48 Stunden vorher aufgenommene Nahrung. Neben der epigastrischen Überblähung sieht man die Magenperistaltik und hört **plätschernde Geräusche**, ansonsten finden sich keine pathologischen Symptome.

Neugeborene mit kongenitaler hypertrophischer Pylorusstenose erbrechen große Mengen von geronnener und übelriechender Milch. Das Erbrochene wird explosionsartig im Strahl entleert. Das Neugeborene nimmt ab und ist dehydriert bei auffällig gutem Appetit.

Eine sorgfältige Untersuchung ergibt einen überblähten Magen und eine **weiche, eiförmige Geschwulst unmittelbar unterhalb des rechten Rippenbogens.** Dies ist der hypertrophische Pylorus. Die klinische Diagnose kann nur dann mit genügender Sicherheit gestellt werden, wenn man den hypertrophischen Pylorus tatsächlich tasten kann.

Erkrankungen, die mit Diarrhoe einhergehen

Einige Krankheiten des Dickdarmes verursachen **nur Diarrhoe**. Die Natur dieser Diarrhoen führen einen manchmal auf die Diagnose. Erhärten läßt sie sich jedoch nur durch Sigmoidoskopie, Biopsien, Kolonkontrasteinlauf und Stuhlkulturen. Die häufigsten Ursachen von schweren Diarrhoen sind folgende (s. auch Übersichtstabelle 18.5, S. 351).

Nahrungsmittelkontamination wie Typhus und Staphylokokkenintoxikation. Sie werden häufig unter dem Sammelbegriff der »Lebensmittelvergiftung« zusammengefaßt.

Der Stuhl ist wäßrig-braun und wird häufig abgesetzt. Es bestehen abdominale Koliken, Übelkeit, Erbrechen und Durst. Ein Typhus ist unter Umständen eine chirurgische Problemerkrankung, da er mit Abdominalschmerzen einhergeht, die von der Perforation eines Dünndarmulkus herrühren.

In tropischen Ländern sind die häufigsten Ursachen der Diarrhoen eine Dysenterie durch Mikroorganismen oder Amöben, die maligne Malaria tertiana, Kala-Azar und Schistosomiasis.

Colitis ulcerosa und Morbus Crohn. Der Patient klagt über einen plötzlichen Beginn einer frequenten Diarrhoe. Der diarrhoische Stuhl ist entweder wäßrig-braun oder schleimig. Man findet immer dunkles geronnenes und frisches rotes Blut. Die Entleerungsrate kann 20–30 Stuhlentleerungen pro Tag betragen. Ein Bauchschmerz ist ungewöhnlich, es sei denn, es liegen Komplikationen, wie ein toxisches Megakolon und eine Perforation, vor.

Der Patient ist dehydriert, abgemagert, krank und hat Fieber.

Die Cholera geht mit Erbrechen, Bauchkrämpfen und schwerer Diarrhoe einher. Die Diarrhoe dauert 3–4 Tage. Der Patient entleert farblosen, opaken Stuhl, auch als **Reiswasserstuhl** bekannt, der aus entzündlichem Exsudat, Schleim, abgestoßenem Epithel, Darmzotten und Mikroorganismen besteht.

Rektale villöse Adenome. Die meisten linksseitig gelegenen Kolonkarzinome verursachen eine Veränderung des Stuhlverhaltens, Schmerz und Blutung. Eine persistierende voluminöse Diarrhoe ist kein kennzeichnendes Merkmal. Lediglich ein rektaler Tumor – das villöse Adenom – zeichnet sich durch eine exzessive Schleimsekretion und schleimigen Durchfall aus. Der Patient ist dehydriert und hat einen Kaliummangel. Es ist jedoch ein seltener Tumor.

Akute Peritonitis

Viele der in diesem Kapitel aufgeführten Erkrankungen verursachen eine generalisierte akute Peritonitis. Kennt man die Ursache der Peritonitis, so ist es sehr einfach, einen Behandlungsplan aufzustellen. Kann jedoch keine endgültige Diagnose gestellt werden, so steht der Chirurg vor dem Problem, ob der Patient laparotomiert werden muß. Unter zwei Bedingungen besteht die Indikation zur Laparotomie:

1. Liegt der Verdacht auf eine Ischämie des Darmes nahe (verursacht durch eine Strangulation oder durch einen Gefäßverschluß).
2. Handelt es sich um eine unerklärliche generalisierte Peritonitis, bei der nur durch die Laparotomie die Diagnose gestellt werden kann.

Beide Erkrankungen verursachen ähnliche klinische Symptome. Ein heftiger Schmerz ist noch kein Hinweis auf den Grad der Entzündung. Die Diagnose der Peritonitis basiert einzig und allein auf der klinischen Symptomatik.

Die klinischen Merkmale der Peritonitis sind:

1. **Eine zunehmende Tachykardie.** Steigt die Pulsfrequenz allmählich während eines Beobachtungszeitraumes von 1–2 Stunden an, so handelt es sich um eine sehr ernsthafte abdominale Erkrankung.
2. **Fieber.** Zu einem Temperaturanstieg kommt es nur, wenn es sich um eine schwere infektiöse Peritonitis handelt. Denken sie daran, daß Steroide eine Entzündung kupieren können. Patienten, die unter Steroidbehandlung stehen, haben eine normale Körpertemperatur trotz schwerster Peritonitis.
3. **Schmerz und Abwehrspannung.** Die Abwehrspannung ist ein ausgezeichneter Hinweis auf den Schweregrad des Schmerzes. Ist das gesamte Abdomen schmerzhaft, so handelt es sich um eine allgemeine Peritonitis.
4. **Loslaßschmerz.** Dies ist ein anderes Hinweiszeichen auf ein schmerzhaftes Abdomen. Dieses Symptom ist brauchbar, da der Patient keinen Schmerz erwartet, wenn man plötzlich die Hand vom Abdomen losläßt, wenn eine Schmerzwahrnehmung bei direkter Palpation nicht vorhanden ist.
5. **Lokalisierter Schmerz bei entfernter Palpation.** Wenn ein Schmerzpunkt durch Druck auf eine nicht schmerzhafte entfernte Stelle des Abdomens ausgelöst wird, so liegt in der Schmerzregion eine schwere Entzündung vor.
6. Das Fehlen von Darmgeräuschen per se ist noch kein Hinweis auf eine Peritonitis. Fehlen sie bei gleichzeitiger bestehender Abwehrspannung, so ist das hochverdächtig für eine generalisierte Peritonitis.

Darmverschluß

Es gibt unzählige Ursachen für einen Darmverschluß. Einige sind in Übersichtstabelle 16.7 aufgelistet. Der Kliniker muß vor allen Dingen zwei Fragen beantworten können:

1. Liegt ein Darmverschluß vor?
2. Liegt eine Strangulation vor?

Die klinischen Zeichen für eine Strangulation sind dieselben wie für eine lokale Peritonitis – Schmerz, Abwehrspannung und Loslaßschmerz – wie oben erwähnt.

Die Lokalsymptome eines Darmverschlusses sind Schmerz, Erbrechen, Meteorismus und **vollkommene** Obstipation.

Schmerz

Der Schmerz des Darmverschlusses sind typische Koliken. Es handelt sich um schwere Krämpfe, die von Perioden geringgradigen Schmerzes oder von Schmerzfreiheit unterbrochen sind. Die Koliken sind untypisch bei Obstruktion oberhalb des Pylorus. Dünndarmkoliken werden auf das Zentrum des Abdomens (paraumbilikal) lokalisiert, die Dickdarmkoliken dagegen in den Unterbauch.

Erbrechen

Ein Darmverschluß verursacht ein häufiges Erbrechen. Dies ist abhängig von der Höhe des Verschlusses. Bei einem Pylorusverschluß ist das Erbrochene wäßrig und sauer, ein hoher Dünndarmverschluß zeichnet sich durch grünlich-blaues, gallengefärbtes Erbrechen aus. Das Erbrochene aus tiefergelegenen Dünndarmabschnitten ist braun gefärbt und ist bei länger bestehendem Verschluß übelriechend. Es dickt schließlich so ein, wird braun und hat einen unangenehmen Geruch, daß es sehr häufig als »fäkulantes« Erbrechen (Miserere) bezeichnet wird. Es ist jedoch eine falsche Bezeichnung, denn es handelt sich nicht um Stuhl, sondern um den stagnierenden Inhalt der unteren Dünndarmabschnitte und des Zökums.

Geblähtes Abdomen

Je tiefer der Verschluß liegt, um so länger ist die Strecke des geblähten Darmes und um so ausgedehnter der Blähbauch. Je höher die Obstruktion, um so weniger findet sich ein Meteorismus, dagegen ist die Frequenz des Erbrechens häufiger. Bei einem Verschluß des linksseitigen Kolons kommt es zunächst zur Überblähung des proximal gelegenen Dickdarmes, schließlich kommt es zum Rückstau in den Dünndarm, wenn die Ileozökalklappe insuffizient ist.

Übersichtstabelle 16.6   Die Leitsymptome des Darmverschlusses

Erbrechen
Koliken
Blähbauch
Stuhl- und Windverhalten

Ist die Ileozökalklappe intakt, kommt es zur massiven Überblähung des rechtsseitigen Kolons und vor allen Dingen des Zökums mit einer sichtbaren Asymmetrie. Die rechte Fossa iliaca wölbt sich hervor und hat einen hypersonoren Klopfschall.

Komplettes Stuhl- und Windverhalten

Handelt es sich um einen kompletten Verschluß und hat sich das distale Darmteil vollständig entleert, so herrscht eine **absolute** Ostipation, d. h. *keine* Defäkation. Der Zeitraum bis zum Vollbild der Erkrankung ist verschieden lang, abhängig von der Höhe des Verschlusses. Es gibt vier Leitsymptome, die einen Hinweis auf die Höhe des Darmverschlusses ergeben. Ein hoher Verschluß des Dünndarmes beginnt mit Schmerz und Erbrechen, mäßigem Meteorismus, und die absolute Obstipation ist das letzte Symptom in der zeitlichen Reihenfolge. Ein Verschluß des linksseitigen Dickdarmes beginnt mit Schmerz und absolutem Stuhl- und Windverhalten, gefolgt von einem sich rasch entwickelnden Blähbauch, und das Erbrechen ist das zeitlich letzte Symptom.
Die Darmgeräusche beim mechanischen Darmverschluß sind zuerst **äußerst lebhaft**, laut und häufig.

Nimmt der Ileus zu, werden die Darmgeräusche **hypersonor** und **hochfrequent** und schließlich **klingend**.

Übersichtstabelle 16.7   Alter und die häufigsten Ursachen des Darmverschlusses

Geburt
Atresie (Duodenum, Ileum)
Mekoniumileus
Der Volvulus des Neugeborenen
3 Wochen
Kongenitale hypertrophische Pylorusstenose
6–9 Monate
Invagination
Erste Lebensdekade
Entzündliche Tumoren
(Appendizitis)
Invagination eines Meckelschen Divertikels oder Polypen
Junger Erwachsener
Hernie
Adhäsionen
Erwachsener
Hernie
Adhäsionen
Entzündungen (Appendizitis, Morbus Crohn)
Karzinom
Hohes Lebensalter
Karzinom
Entzündung (Divertikulitis)
Sigmavolvulus

Abdominale Tumoren

Die Techniken für die Leber-, Nieren- und Milzpalpation wurden auf S. 299 beschrieben.

Hepatomegalie

Die Ursachen einer Lebervergrößerung klassifiziert nach ihrem klinischen Erscheinungsbild sind im folgenden aufgelistet.

Glatte generalisierte Vergrößerung ohne Ikterus

Herzinsuffizienz
Zirrhose
Retikulosen
Verschluß der Lebervenen (Budd-Chiari-Syndrom)
Amyloidose

Glatte allgemeine Vergrößerung mit Ikterus

Infektiöse Hepatitis
Verschluß der Gallenwege (Gallensteine, Pankreaskarzinom)
Cholangitis
Portale Sepsis

Höckrige generalisierte Vergrößerung ohne Ikterus

Metastasen
Makronoduläre Zirrhose
Polyzystische Lebererkrankung
Primäres Leberkarzinom

Höckrige generalisierte Vergrößerung mit Ikterus

Ausgedehnte Metastasen
Zirrhose

Lokalisierte Schwellung

Riedelscher Lappen
Metastasen
Hydatide Zyste
Leberabszeß
Primäres Leberkarzinom

Das klinische Bild einer vergrößerten Leber ist:
1. Die Leber reicht unterhalb des rechten Rippenbogens.
2. Man gelangt palpatorisch nicht zwischen Leberoberfläche und Rippenbogen.
3. Atemverschieblichkeit.
4. Dumpfer Klopfschall bis über das Niveau der 8. Rippe in der mittleren Axillarlinie reichend.
5. Der Leberrand kann scharf oder abgerundet sein, und die Oberfläche ist glatt oder unregelmäßig.

Denken Sie an den Riedelschen Lappen. Dabei handelt es sich um eine Vergrößerung des rechten Leberlappens, der weit unterhalb des Rippenbogens reicht, entlang der vorderen Axillarlinie. Er wird oft für eine pathologische Vergrößerung der Leber oder Gallenblase gehalten. Es handelt sich um eine **normale anatomische Variante.**

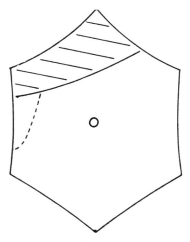

Abb. 16.**18** Hepatomegalie. Die gestrichelte Linie stellt die Lokalisation des Riedelschen Lappens dar, einer normalen anatomischen Variante.

Splenomegalie

Milzvergrößerungen betreffen in der Regel das gesamte Organ und erlauben keinen Rückschluß auf die Ursache. Die Ursachen eine Splenomegalie werden am besten gemäß den Grunderkrankungen klassifiziert.

Infektionen

Bakterielle
Salmonellose
Typhus
Tuberkulose
Allgemeine Septikämie
Durch Spirochäten bedingt
Syphilis
Leptospirose (Weilsche Erkrankung)
Viral
Drüsenfieber
Durch Protozoen bedingt
Malaria
Kala-Azar

Zelluläre Proliferationen

Myeloische und lymphatische Leukämie
Perniziöse Anämie
Polycythaemia rubra vera
Sphärozytose
Thrombozytopenische Purpura
Myelosklerose
Sichelzellanämie

Stauung

Portale Hypertension (Zirrhose, Thrombose der Pfortader)
Verschluß der Lebervenen
Herzinsuffizienz (Cor pulmonale, konstriktive Perikarditis)

Infarkt

Septische Embolien bei bakterieller Endokarditis, Embolien bei Vorhofflimmern im Zusammenhang mit Mitralstenosen, Embolien aus dem linken Ventrikel nach Myokardinfarkt.
Thrombose der Milzarterie oder -vene bei Polyzythämie und malignen Tumoren des Retroperitoneums.

Zelluläre Infiltration

Amyloidose
Morbus Gaucher

Kollagenerkrankungen

Felty-Syndrom
Still-Syndrom

Raumfordernde Läsionen

Echte solitäre Zysten
Polyzystische Erkrankungen

Hydatide Zysten
Angiom
Lymphosarkom
Lymphom

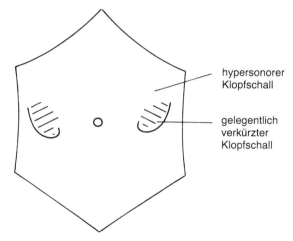

hypersonorer
Klopfschall

gelegentlich
verkürzter
Klopfschall

Abb. 16.**20**   Beidseitige Vergrößerung der Nieren.

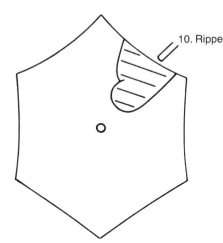

10. Rippe

Abb. 16.**19**   Splenomegalie. Der Margo crenatus ist nicht immer tastbar.

Das klinische Bild einer vergrößerten Milz ist:

1. Sie reicht bis unter die Spitze der 10. Rippe, und die Vergrößerung ist in einer Linie von der 10. Rippe zum Nabel hin gerichtet.
2. Der Tumor ist derb, weich und in der Regel gekerbt. Häufig kann man den **Margo crenatus** palpieren.
3. Die obere Begrenzung ist nicht tastbar.
4. Atemverschieblichkeit.
5. Verkürzter Klopfschall.
6. Obwohl man die Milz nach vorne drängen kann, wenn man von dorsal unter den unteren Rippenbogen links greift, kann man sie nicht bimanuell tasten oder ballottieren.

Nierenvergrößerung

Es können eine oder beide Nieren vergrößert sein.
Die häufigsten Ursachen einer Nierenvergrößerung sind:

Hydronephrose
Pyonephrose
Perinephritischer Abszeß
Maligne Erkrankung, Hypernephrom und Nephroblastom
Solitäre Zyste
Polyzystische Erkrankung
Hypertrophie

Eine Wanderniere oder tiefsitzende Niere kann leicht palpiert werden und täuscht eine Vergrößerung vor. Polyzystische Nierenerkrankungen betreffen häufig beide Nieren.

Eine beidseitige Hydronephrose besteht dann, wenn die Läsion in Höhe oder distal des Blasenhalses liegt. Nephroblastome sind gelegentlich bilateral.
Das klinische Erscheinungsbild vergrößerter Nieren ist:

1. Die Niere liegt in der parakolischen Grube und kann in diese zurückgedrängt werden, d.h., die Niere kann **in die Lende reponiert werden**.
2. In der Regel kann man den unteren Nierenpol fühlen, der weich und ovalär ist.
3. Es besteht Atemverschieblichkeit.
4. Es besteht **kein** verkürzter Klopfschall, da das Kolon über die Niere zieht. Lediglich wenn eine vergrößerte Niere bis an die vordere Abdominalwand reicht, hat man einen kleinen Bezirk mit einem verkürzten Klopfschall.
5. Eine **bimanuelle** Untersuchung ist möglich.
6. Ein **Ballottement** kann ausgelöst werden, d.h., man kann die Niere zwischen den beiden Händen, die eine an der vorderen Abdominalwand, die andere hinten im Nierenwinkel hin- und herbewegen, wie wenn man einen Ball zwischen den beiden Händen hin- und herwirft. Dieses Symptom ist diagnostisch für einen Nierentumor und hängt davon ab, ob die Geschwulst sich in der Lende bewegen läßt.

Pseudozyste des Pankreas

Dabei handelt es sich um eine Ansammlung von Pankreassekret aufgrund einer Pankreatitis an der Oberfläche des Pankreas oder in einem Teil oder der ganzen Bursa omentalis.
Der Patient gibt in der Regel eine Anamnese einer akuten Pankreatitis (s. S. 307) an, oder er kommt zur Vorstellung mit einem epigastrischen Völlegefühl, Schmerz, Übelkeit und manchmal Erbrechen.
Kommt es zur Infektion der Zyste, so entwickelt der Patient schwerste Schmerzen, Schweißausbruch und Schüttelfrost.

Die klinischen Charakteristika einer Pankreaspseudozyste sind:

1. Im Epigastrium fühlt man einen derben, manchmal schmerzhaften Tumor mit einem nicht abgrenzbaren unteren Rand.

Der Oberrand ist nicht palpabel.

2. Die Perkussion ist in der Regel hypersonor, da der Tumor vom Magen bedeckt ist.
3. Es besteht nur eine geringgradige Atemverschieblichkeit.
4. Es ist nicht möglich, eine Fluktuation durch das Auslösen einer Undulation nachzuweisen.

Diese Schwellungen können sehr schwierig zu tasten sein, da die Hauptmasse meistens unter dem Rippenbogen liegt.

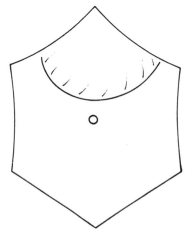

Abb. 16.**21**   Eine Pankreaspseudozyste in der Bursa omentalis.

Mesenteriale Zyste

Es handelt sich um Zysten mit klarem Inhalt, die im Mesenterium liegen. Sie entstehen aus Überresten einer doppelten Darmanlage.

Es sind Zufallsbefunde, wenn sie symptomlos sind, oder sie verursachen einen Blähbauch oder rezidivierende Koliken. Wie alle Zysten können sie rupturieren, sich drehen, und es können Einblutungen in das Lumen vorkommen. Eine Stieldrehung ist sehr selten, da sie im Mesenterium des Dünndarmes fixiert sind.

Die klinischen Charakteristika der mesenterialen Zyste sind:

1. Die Zyste erscheint als eine weiche, mobile, runde Schwellung im Zentrum des Abdomens.
2. Sie ist frei beweglich im rechten Winkel zur Mesenterialwurzel und nur geringgradig beweglich parallel zur Mesenterialwurzel.
3. Der Klopfschall ist verkürzt.
4. Sie kann fixiert sein, man kann eine **Fluktuation** tasten und eine **Undulation** auslösen.

Es ist sehr schwierig zwischen einer großen Zyste und einem Aszites zu unterscheiden.

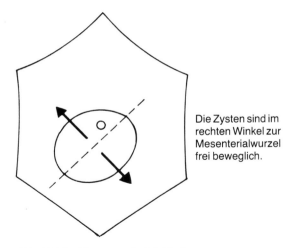

Die Zysten sind im rechten Winkel zur Mesenterialwurzel frei beweglich.

Abb. 16.**22**   Eine mesenteriale Zyste.

Retroperitoneale Tumoren

Retroperitoneale Tumoren sind selten. Die häufigsten Ursachen sind die Liposarkome. Sie wachsen langsam und stumm und erreichen in der Regel eine beträchtliche Größe, bevor sie vom Patienten bemerkt oder tastbar werden. Der Patient klagt über Meteorismus, einen unbestimmten Abdominalschmerz, gelegentlich über Anorexie und Gewichtsverlust.

Folgende Symptome treten auf:

1. Meteorismus.
2. Ein weicher oder höckriger Tumor mit unscharfem Rand und weicher bis derber Konsistenz.
3. Sind sie von Dünndarm bedeckt, so besteht ein hypersonorer Klopfschall, erreichen sie die vordere Abdominalwand und verdrängen das Intestinum in die Flanken, kommt es zum verkürzten Klopfschall.
4. Es besteht kaum Atemverschieblichkeit.
5. Man kann übertragene aortale Pulsationen tasten, oder es kann zum Verschluß der V. cava inferior kommen.

Magenkarzinom

Die Symptome des Magenkarzinoms sind auf Seite 304 beschrieben.

Obwohl die Magenkarzinome häufig große und derbe Tumoren sind, kann man sie in der Regel nur sehr schwer tasten, da sie sehr hoch im Abdomen unter dem Rippenbogen liegen. Ist die Geschwulst tastbar, so ist sie hart und unregelmäßig, reicht unter den Rippenbogen herab, wobei die obere Begrenzung nicht getastet werden kann, und es besteht eine Atemverschieblichkeit.

Die Symptome – Bauchschmerz oder Verdauungsstörung mit Appetit- und Gewichtsverlust – sind sehr viel zuverlässigere Symptome als die klinische Untersuchung. Der häufigste Befund bei einem Patienten mit Magenkarzinom ist ein unauffälliges oder geringgradig schmerzhaftes Epigastrium. Obwohl das Magenkarzinom mit einem großen abdominalen Tumor einhergehen kann, so gilt doch grundsätzlich: **Erwarten Sie nicht, bei einem Patienten mit einem Magenkarzinom einen Tumor tasten zu können.**

Gallenblase

Die Gallenblase ist in der Regel sehr leicht aufgrund ihres Aussehens und ihrer Lokalisation zu erkennen. Die Ursachen der Vergrößerung der Gallenblase sind:

1. **Verschluß des Ductus cysticus,** in der Regel ein Gallenstein, sehr selten durch ein Karzinom. Der Patient ist **nicht** ikterisch, und die Gallenblase enthält Galle, Schleim (Mukozele) oder Eiter (Empyem).
2. **Obstruktion des Ductus choledochus,** in der Regel durch einen Stein oder ein Karzinom im Pankreaskopfbereich. Der Patient ist ikterisch.

Das Courvoisiersche Zeichen hat die Bedeutung: sind die Gallenblase palpabel und der Patient ikterisch, ist der den Ikterus bewirkende Verschluß des Gallenganges nicht durch einen Stein bedingt, weil vorausgegangene Entzündungen zu einer Verdickung und aufgehobener Dehnungsfähigkeit der Gallenblase geführt haben.

Dies ist ein sehr wertvolles klinisches Zeichen, doch gibt es eine Menge Ausnahmen davon:

1. Steine können im Ductus choledochus entstehen und ihn verschließen, ohne daß pathologische Veränderungen bei normal dehnbarer Gallenblase vorliegen.
2. Es können zwei pathologische Veränderungen gleichzeitig auftreten:
   Ein Stein im Ductus cysticus, der für die Überdehnung der Gallenblase verantwortlich ist, und ein Karzinom oder eingeklemmter Stein im unteren Ende des Ductus choledochus.
3. Die Umkehrung des Gesetzes, ein Ikterus ohne palpable Gallenblase, bedeutet **nicht,** daß der Ikterus durch einen Stein verursacht ist. In diesen Fällen kann der Verschluß durch ein Karzinom des Pankreaskopfes bedingt sein bei nicht vergrößerter Gallenblase, so daß diese nicht palpabel ist, oder der Ikterus ist durch ein Karzinom in den galleableitenden Wegen oberhalb der Mündung des Ductus cysticus verursacht.

Die klinischen Symptome der vergrößerten Gallenblase sind:

1. Sie erscheint unterhalb der Spitze der 9. Rippe rechts.
2. Sie ist glatt und halbovalär.
3. Sie ist atemverschieblich.
4. Man kann den Zwischenraum zwischen Tumor und Leberrand tasten.
5. Es besteht ein verkürzter Klopfschall.

Bei einer akuten Gallenblasenentzündung kommt es zu Adhäsionen des umgebenden Omentum und des Dickdarmes, so daß das typische Bild maskiert sein kann. **Die Gallenblasengeschwulst** ist diffus, schmerzhaft

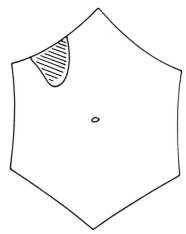

Abb. 16.**23**   Eine vergrößerte Gallenblase.

und liegt im rechten Hypochondrium und ist nicht atemverschieblich.
Bei Abklingen der Infektion wird der Tumor kleiner, beweglich und weniger schmerzhaft.

Fäzes

Das Kolon kann bei mechanischem Ileus oder chronischer Obstipation massiv mit Stuhl gefüllt sein. Der Patient klagt über Diarrhoen, dabei handelt es sich jedoch in Wahrheit um Schleim und geringe Mengen wäßrigen Stuhles, ohne daß sich geformter, massiver Stuhl entleert.

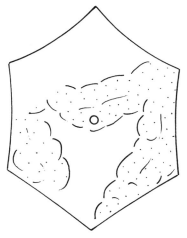

Abb. 16.**24** Ein mit Fäzes überfülltes Kolon. Man tastet eindrückbare Tumormassen. Die massive Stuhlretention beobachtet man häufig bei Hirschsprung-Erkrankung oder bei hartnäckiger Verstopfung.

Das klinische Erscheinungsbild ist charakterisiert durch:

1. Die Stuhlmassen sind entsprechend des Verlaufes des Kolons lokalisiert in den Flanken und quer im unteren Anteil des Epigastriums.
2. Der Stuhl tastet sich derb und hart an, ist jedoch **eindrückbar**, d.h. bei festem Fingerdruck kann man Dellen eindrücken, die bestehen bleiben.
3. Es finden sich multiple abgrenzbare Geschwulstmassen im Kolonverlauf, wobei bei hartnäckigen Fällen eine kompakte, kontinuierliche Stuhlsäule entsteht, die man leicht mit einem Tumor verwechseln kann.
4. Besteht keine mechanische Obstruktion, so findet man bei der rektalen Untersuchung Kotsteine im Rektum, liegt jedoch ein Tumor im distalen Kolon vor, so ist das Rektum leer.

Harnblase

Die Ursachen einer Urinretention sind auf Seite 334 aufgeführt. Die Blase ist ausgesprochen schmerzhaft und prall – akute Retention – oder vergrößert und schmerzlos – chronische Retention –.

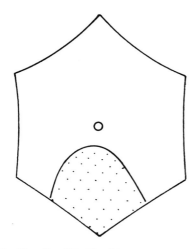

Abb. 16.**25**   Eine überfüllte Harnblase.

Die klinischen Symptome einer vergrößerten Harnblase sind:

1. Sie steigt aus dem Becken auf und hat keinen unteren Rand.
2. Sie ist halbovalär konfiguriert und weicht in der Regel von der Mittellinie ab.
3. Sie variiert in der Größe. Eine sehr große Blase kann bis zum Nabel hochreichen.
4. Sie ist nicht beweglich.
5. Es besteht verkürzter Klopfschall.
6. Ist sie groß genug, so kann man unter der Perkussion eine Undulation auslösen.
7. Ein direkter Druck auf die Schwellung ruft häufig einen Harndrang hervor.

8. Sie kann sich nicht in das Becken vorwölben und entzieht sich der bimanuellen Untersuchung (rektal und abdominal).

Ovarialzyste

Kleine Ovarialzysten sind ein häufiger Befund und nicht palpabel. Vergrößern sie sich, so überragen sie den Beckenkamm und werden im Unterbauch palpabel.

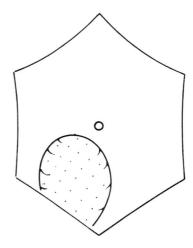

Abb. 16.**26**   Eine große Ovarialzyste.

Das klinische Bild einer großen Ovarialzyste ist:

1. Wie alle Zysten ist sie glatt und rund mit scharfem Rand.
2. Sie erhebt sich über den Beckenkamm, so daß der untere Rand nicht tastbar ist, d.h., man kann nicht an den Unterrand herankommen.
3. Sie ist von einer Seite zur anderen verschieblich, kann jedoch nicht nach oben und unten bewegt werden.
4. Es besteht ein verkürzter Klopfschall.
5. Es besteht eine Undulation.
6. Die untere Begrenzung ist bei der rektalen oder vaginalen Untersuchung im Becken tastbar, und Bewegungen der Zyste verursachen gelegentlich Mitbewegungen des Uterus.

Schwangerer Uterus

Vergessen Sie niemals, daß die **Schwangerschaft** die häufigste Ursache einer Vergrößerung des Uterus ist und die Ursache für eine Zunahme des Bauchumfanges.

In der 36. Woche der Schwangerschaft erreicht der Uterus das Xyphoid.

Zu diesem Zeitpunkt ist der Fetus palpabel, und er bewegt sich.

Die Diagnose der Schwangerschaft ist schwieriger in den ersten 20 Wochen, wenn der Uterus kleiner ist und die fetalen Bewegungen noch fehlen.

Ein schwangerer Uterus ist glatt, derb und steigt über den Beckenkamm hervor.

Die Diagnose kann man durch bimanuelle Untersuchung stellen, da der »Tumor« nicht ohne Mitbewegung der Zervix verschieblich ist und die Zervix weich und ödematös ist.

Üben Sie niemals einen Druck auf einen vergrößerten Uterus bei der bimanuellen Untersuchung aus, man könnte einen Abort verursachen.

Myome

Myome können eine enorme Größe erreichen und das gesamte Abdomen ausfüllen. Sie sind in der Regel multipel.

Sie können unregelmäßige und heftigste Schmerzattacken im Unterbauch mit Blasenentleerungsstörungen und Rückenschmerzen auslösen.

Das klinische Bild eines Uterus myomatosus ist:

1. Er steigt aus dem Becken empor und somit ist die untere Begrenzung nicht palpabel.
2. Er ist derb oder hart, grob oder feinhöckrig; jeder Höcker entspricht einem Myom.
3. Der Tumor ist mäßig in transversaler Richtung beweglich und bei jeder Bewegung des abdominalen Tumors geht die Zervix mit.
4. Es besteht verkürzter Klopfschall.
5. Er ist bimanuell tastbar. Ein mäßig vergrößerter Uterus kann in das Becken herabgedrückt werden.

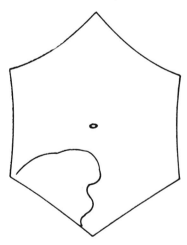

Abb. 16.**27**   Ein großer myomatöser Uterus.

Ursachen von Tumoren in der rechten Fossa iliaca

Tumoren in der rechten Fossa iliaca kommen häufig vor, und es gibt eine große Anzahl möglicher Differentialdiagnosen.

In diesem Kapitel werden die wichtigsten Merkmale

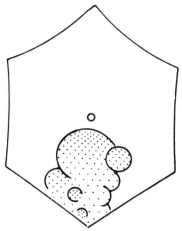

Abb. 16.**28**   Ein häufiges diagnostisches Problem: eine Geschwulst in der rechten Fossa iliaca.

der Anamnese und in der Untersuchung jeder einzelnen Ursache dargestellt.

Appendixtumor

Anamnese. Eine Periode eines zentralen abdominalen Schmerzes gefolgt von einem Schmerz in der rechten Fossa iliaca mit Krankheitsgefühl, Appetitlosigkeit und einer dezenten Veränderung im Stuhlverhalten.
Untersuchung. Man findet einen schmerzhaften, nicht abgrenzbaren Tumor mit gedämpftem Klopfschall, der in der Tiefe der Fossa iliaca fixiert ist. Der Patient leidet unter einer **Kontinua** und **Tachykardie**.

Übersichtstabelle 16.**8**   **Die Ursachen einer Geschwulst in der rechten Fossa iliaca**

Appendizitis
Tuberkulose
Zökumkarzinom
Morbus Crohn (Ileitis terminalis)
Iliakale Lymphadenopathie
Aneurysma der A. iliaca
Psoasabszeß
Chondrosarkom des Ileums
Tumor bei Hodenhochstand
Aktinomykose
Rupturierte epigastrische Arterie

Für die linke Fossa iliaca entfallen die ersten drei Ursachen, an diese Stelle treten die Divertikulitis und das Kolonkarzinom.

Perityphlitischer Abszeß

Anamnese. Wie bei der Appendizitis, zusätzliche Symptome eines Abszesses sind Fieber, Schüttelfrost, Schweißausbruch und zunehmender Lokalbefund.
Untersuchung. Schmerzhafte Geschwulst, die im Spätstadium fluktuieren kann und mit einem Ödem und einer Rötung der Bauchhaut einhergeht. Der Patient hat **septische Fieberzacken** und eine zunehmende Tachykardie.

Tuberkulose

In vielen Regionen der Welt ist die Tuberkulose sehr viel häufiger die Ursache einer Entzündung als die Appendizitis. Es handelt sich dabei um entzündete iliozäkale Lymphknoten und eine Entzündung des Zökums und des terminalen Ileums.

Anamnese. Der Patient klagt über vage Schmerzen im Mittelbauch, die über Monate bestehen bei allgemeinem Krankheitsgefühl und Gewichtsverlust sowie Änderung der Stuhlgewohnheiten. Der Schmerz nimmt an Intensität zu und ist in die rechte Fossa iliaca lokalisiert. Ein akuter Mittelbauchschmerz, der in die rechte Fossa iliaca wandert, ähnlich der Appendizitis, ist sehr ungewöhnlich.

Untersuchung. Der Tumor ist derb, schmerzhaft und unscharf begrenzt. Die Oberfläche und der Rand sind sehr schwierig zu definieren. Handelt es sich um eine tuberkulöse Peritonitis, so ist das Abdomen aufgetrieben und gespannt, sehr häufig als »teigiges« Abdomen bezeichnet.

Zökumkarzinom

Anamnese. Sehr häufig werden keine Schmerzen angegeben, sondern lediglich ein unbestimmtes Unbehagen in der rechten Fossa iliaca. Einige Patienten leiden unter Anämie, Diarrhoen oder Darmverschluß.

Untersuchung. Der Tumor ist derb und abgrenzbar. Gelegentlich ist er an die hintere Abdominalwand fixiert oder aber auch beweglich. Er ist nicht schmerzhaft und zeigt keine Rückbildungstendenz. Temperatur und Puls des Patienten sind unauffällig.

Morbus Crohn (Ileitis terminalis)

Anamnese. Der Patient berichtet über rezidivierende Schmerzattacken in der rechten Fossa iliaca, allgemeines Krankheitsgefühl, Gewichtsverlust und gelegentlich auch über Diarrhoen und Meläna.

Untersuchung. Das entzündlich geschwollene terminale Ileum imponiert als walzenförmiger Tumor von gummiartiger Konsistenz und ist schmerzhaft. Es liegt transversal im Abdomen und kann während der Untersuchung nach oben und unten bewegt werden.

Iliakale Lymphknoten

Anamnese. Die Symptome hängen von der Ursache der Lymphadenopathie ab. Es kann sich um eine generalisierte Systemerkrankung, um eine lokale Erkrankung des Beines, des Perineums oder des Genitales handeln.

Untersuchung. Vergrößerte iliakale Lymphknoten bilden einen nicht abgrenzbaren Tumor mit unscharfen Konturen, die dem Verlauf der Iliakalgefäße folgen. Der Tumor kann sich oberhalb des Leistenbandes hervorwölben, oder man kann lediglich bei der tiefen Palpation eine ausgefüllte Fossa iliaca tasten. Untersuchen Sie grundsätzlich alle anderen Lymphknotenstationen und das Bein, um die Ursache der Lymphadenopathie herauszufinden.

Aneurysma der A. iliaca

Anamnese. Der Patient bemerkt entweder einen pulsierenden Tumor oder einen schneidenden Schmerz in der rechten Fossa iliaca.

Untersuchung. Die A. iliaca communis neigt viel eher zur Aneurysmabildung als die A. iliaca externa. Der pulsierende Tumor ist deshalb in der Regel in der oberen inneren Ecke der Fossa iliaca tastbar.

Psoasabszeß

Anamnese. In der Regel fühlt sich der Patient über mehrere Monate krank, hat Nachtschweiß und Gewichtsverlust. Ebenso kann er über Rückenschmerzen und Bauchschmerzen klagen.

Untersuchung. Die Fossa iliaca ist mit einem weichen, schmerzhaften, eindrückbaren Tumor mit verkürztem Klopfschall ausgefüllt. Es besteht ein umschriebenes Völlegefühl in der Regio lumbalis, das bei Druck auf den Tumor in der Fossa iliaca verstärkt wird. Die Schwellung kann sich bis unterhalb der Leiste ausdehnen, und man kann den Inhalt des Tumors nach oben oder unten unter dem Leistenband verschieben.

Die Rückenbewegungen sind schmerzhaft und eingeschränkt.

Chondrom des Os ilium

Chondrome und Chondrosarkome gibt es auch an den Beckenknochen. Sie wachsen langsam und wölben sich in die Fossa iliaca vor. Sie sind groß, hart, nicht schmerzhaft und eindeutig am Skelett fixiert. Sie sind in der Regel lateral in der Fossa iliaca lokalisiert, im Gegensatz zu den intraabdominalen Tumoren, die im Inneren und in der Tiefe der rechten Fossa iliaca zu liegen kommen.

Aktinomykose

Diese Erkrankung entwickelt sich ausnahmslos als Komplikation einer Appendizitis oder *de novo* und erscheint als Tumor in der Fossa iliaca mit einer großen Zahl von sezernierenden Fisteln. Die Krankheit ist sehr selten.

Rupturierte A. epigastrica

Dies findet man nach großer Anstrengung oder Husten. Das Hämatom entwickelt sich in der Tiefe der Bauchwand extraperitoneal mit einer Geschwulstbildung durch Absacken in der Fossa iliaca. Hier erscheint eine diffuse Infiltration und eine Verfärbung der Haut. Dies ist der einzige Tumor in der rechten Fossa iliaca, der in der vorderen Bauchwand auftritt, wobei er in der Tiefe der Bauchwand liegt und bei Muskelkontraktion nicht mehr palpabel ist, so wie die anderen intraabdominalen Tumoren. Dabei ist die Kontraktion der Abdominalmuskulatur in der Regel schmerzhaft.

Maligne Entartung bei Hodenhochstand

Dies ist zwar selten, jedoch ist die Verdachtsdiagnose leicht zu stellen, wenn man immer daran denkt, das Skrotum bei der Untersuchung des Abdomens mit einzubeziehen.

Ursachen von Tumoren in der linken Fossa iliaca

Global gesehen handelt es sich um die gleichen Krankheitsbilder wie rechts mit Ausnahme einer Appendizitis, eines Zökumkarzinoms und der Tuberkulose, dagegen findet man hier die Divertikulitis und das Kolonkarzinom.

Divertikulitis

Das klinische Erscheinungsbild der Divertikulose ist vielfältig, bei einer hinzutretenden Infektion kann man einen entzündlichen Tumor tasten.
Anamnese. Anamnestisch berichtet der Patient über rezidivierende Schmerzen im Unterbauch und über Jahre bestehende Obstipation. Die akute Entzündung beginnt plötzlich mit schwerem linksseitigen Unterbauchschmerz, Übelkeit, Appetitlosigkeit und Obstipation.
Untersuchung. In der linken Fossa iliaca findet man einen schmerzhaften, unscharf begrenzten Tumor, dessen Achse parallel dem Leistenband verläuft. Daneben können eine allgemeine oder lokalisierte Peritonitis und ein Ileus auftreten. Die Diagnose stützt sich auf die Lokalisation des Schmerzes. Es gibt nur sehr wenige akut entzündliche Erkrankungen, die in der linken Fossa iliaca auftreten.

Sigmakarzinom

Anamnese. Der Patient berichtet über einen Unterbauchschmerz, abdominale Koliken, einen Ileus, eine Veränderung des Stuhlverhaltens, rektale Blutung und allgemeinen Gewichtsverlust.
Untersuchung. Man tastet eine derbe, leicht palpable, nicht schmerzhafte Geschwulst, die entweder beweglich oder fixiert ist. Das Kolon oberhalb derselben ist überbläht und mit Fäzes gefüllt.

Ursachen von Leistentumoren

Die Leistenregion ist ein Teil der Fossa iliaca, und hier auftretende Schwellungen, auch wenn sie unmittelbar unterhalb der Leiste liegen, können mit Tumoren der Fossa iliaca verwechselt werden.

Hernie (inguinal oder femoral)

Die Diagnose wird aufgrund der Lokalisation, des Aussehens sowie, wenn möglich, der Reposition und des Hervortretens beim Hustenstoß gestellt.

Lymphknoten

Inguinale Lymphknoten imponieren als derbe, einzeln abgrenzbare Tumoren oder als nicht abgrenzbare Geschwulst, die sich über die Leiste ausdehnt, bis auf den Oberschenkel entlang des Verlaufes der V. saphena magna und bis in die Fossa iliaca reichend.
Suchen Sie nach lokalen Ursachen der Lymphadenopathie und nach einer Vergrößerung der übrigen Lymphknotenstationen.

Varixknoten der V. saphena magna

Der Varixknoten der Saphena magna ist weich und kompressibel. Er tritt deutlich hervor beim Hustenstoß. Eine Undulation kann man auslösen, wenn man entlang des Verlaufes der V. saphena perkutiert.

Psoasabszeß

Ein Psoasabszeß wandert nach unten unter dem Leistenband hindurch und erscheint im oberen Anteil des femoralen Dreiecks. Er ist weich, fluktuierend und zusammendrückbar. Man kann eine Fluktuation zwischen den oberhalb und unterhalb des Leistenbandes bestehenden Abszeßanteilen auslösen, wobei man den einen Teil in den anderen entleeren kann.

Schleimbeutel des Psoas

Die Psoasbursa liegt zwischen der Sehne des M. psoas und dem Trochanter minor des Femurs. Kommt es zur Dilatation oder Entzündung, so wölbt sie sich in die obere äußere Ecke des Femoraldreiecks vor, und zwar lateral der Femoralgefäße, wobei eine diffuse Schwellung entsteht. Er liegt zu tief, als daß er einen abgrenzbaren Rand hätte oder fluktuieren würde. Die Bewegungen des Hüftgelenkes sind schmerzhaft.

Aneurysma der A. femoralis

Ein Aneurysma der A. femoralis imponiert durch eine **Pulsation** entlang des Verlaufes der Femoralarterie.

Hydrozele einer Femoralhernie

Hydrozele des Samenstranges oder des Nuckschen Kanales (s. S. 264)

Ektopischer Hoden (s. S. 281)

Das geblähte Abdomen

Die Ursachen des geblähten Abdomens kann man sich mit 6 »F« merken:
Fetus
Flatus
Fäzes
Fett
Flüssigkeit (frei oder abgekapselt)
Fibroide Tumoren und
noch andere solide Geschwülste.

Fetus

Schwangerschaft ist die häufigste Ursache eines geblähten Abdomens.
Das Erscheinungsbild eines schwangeren Uterus ist auf Seite 322 beschrieben.

Flatus (auch als Tympanitis bekannt)

Ein übermäßiger Gasgehalt im Verdauungstrakt kann die Ursache eines erheblichen Blähbauches sein.
Am Anfang ist die Überblähung auf den Teil des Abdomens lokalisiert, in dem die geblähte Darmschlinge liegt, z. B. im Epigastrium, wenn es sich um den Magen handelt, oder in der rechten Fossa iliaca, wenn das Zökum betroffen ist. Im Laufe der Zeit kommt es jedoch zu einer Überblähung des gesamten Darmes.
Die Distension bleibt nur dann lokalisiert, wenn es sich um einen Volvulus handelt. Dies ist eine häufige Komplikation beim elongierten Sigma.
Ein distendierter Darmabschnitt hat keine palpable Oberfläche oder Ränder. Das einzige diagnostische Charakteristikum ist eine **Hyperresonanz** oder gelegentlich sichtbare **Peristaltik**. Die Darmgeräusche sind sehr lebhaft. Schüttelt man den Patienten, kommt es zu plätschernden Darmgeräuschen, da eine dünne Flüssigkeitsansammlung in den überblähten Darmschlingen vorhanden ist, die das Plätschern verursacht. Man findet es vor allen Dingen bei einer übermäßigen Magenüberblähung, bei einer Pylorusstenose.
Andere Ursachen des Meteorismus sind Aerophagie, akute Magenerweiterung, mechanischer Darmverschluß und paralytischer Ileus.

Fäzes

Eine Stuhlsäule mit Obstipation kann entweder als Blähbauch oder als Abdominaltumor auftreten. Die Charakteristika einer Stuhlsäule im Abdomen wurden auf S. 321 beschrieben. Die Diagnose kann lediglich als Verdachtsdiagnose gestellt werden aufgrund der Anamnese der Stuhlgewohnheiten des Patienten. Die typischen Ursachen sind die Hirschsprung-Erkrankung, das erworbene Megakolon, eine chronische intestinale Obstruktion und chronische Obstipation.

Fett

Fett verursacht selten ein geblähtes Abdomen, jedoch läßt es den Patienten sehr häufig **dickleibig** erscheinen. Ein sehr fettes Abdomen entsteht entweder durch eine sehr dicke Schicht subkutanen Fettgewebes oder durch einen Überschuß an Fetteinlagerungen in das Omentum und Mesenterium. Diese beiden Lokalisationen der Fettablagerungen müssen nicht unbedingt gleichzeitig auftreten. Der vorgewölbte runde Leib weist häufig auf eine dünne subkutane Fettschicht, aber auf ein sehr dickes Omentum hin.

Flüssigkeit: Aszites

Freie Flüssigkeit in der Peritonealhöhle wird Aszites genannt. Er kann von einer Vielzahl von Erkrankungen herrühren, die man aber im großen und ganzen in vier Gruppen unterteilen kann:

1. Krankheiten, die mit einer portalen Hypertension einhergehen,
2. bei niedrigem Plasmaeiweiß,
3. bei Peritonitis und
4. durch direkten Austritt von Lymphe in die Peritonealhöhle.

Ursachen, die zur portalen Hypertension führen

Prähepatisch:
Pfortaderthrombose
Kompression der Pfortader von außen durch Lymphknoten
Hepatisch:
Zirrhose
Multiple Lebermetastasen
Posthepatisch:
Budd-Chiari-Syndrom
Kardial:
Konstriktive Perikarditis
Rechtsherzinsuffizienz
Mitralstenose
Pulmonal:
Pulmonale Hypertension

Ursachen der Hypoproteinämie

Nierenerkrankungen, die mit Albuminurie einhergehen,
Leberzirrhose
Kachexie durch konsumierende Erkrankungen, maligne Tumoren und Hunger
Exsudative Gastroenteropathie

Ursachen der chronischen Peritonitis

Physikalisch:
Bestrahlungsfolge
Talggranulome
Infektiös:
Tuberkulöse Peritonitis
Tumoren:
Peritoneale Karzinommetastasen
Schleimbildende Tumoren (Pseudomyxoma peritonei)

Ursachen des Chylaskos

Ein Chylaskos entsteht durch ein Leck in der Lymphdrainage, entweder aus den Sammelgefäßen oder der Cysterna chyli, aufgrund angeborener Mißbildungen, Trauma und primären lymphogenen Erkrankungen oder Lymphknotenmetastasen.
Der Aszites hat zwei diagnostische klinische Merkmale:
1. Undulation.
2. Wandernde Dämpfung.
Die Undulation ist dadurch gekennzeichnet, daß das Beklopfen einer Flanke mit dem Zeigefinger eine Druckwelle auslöst, die man an der anderen Flanke mit der flachen Hand palpieren kann.
Bevor man diesen Test jedoch ausführt, muß der Pa-

tient seine Hände auf den Leib in Nabelhöhe plazieren, um eine Fortleitung der Welle über die Bauchwand zu verhindern.

Diese Undulation existiert bei jedem flüssigkeitsgefüllten Hohlraum. Eine Differenzierung zwischen freier und abgekapselter Flüssigkeit ist abhängig, ob sich eine wandernde Dämpfung nachweisen läßt.

Unter einer **wandernden Dämpfung** versteht man ein Areal mit gedämpftem Klopfschall, das sein Aussehen oder seine Lage mit der wechselnden Position des Patienten ändert.

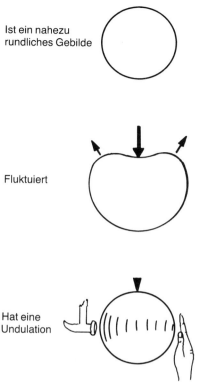

Ist ein nahezu rundliches Gebilde

Fluktuiert

Hat eine Undulation

Abb. 16.**30** Die Merkmale abgekapselter Flüssigkeit.

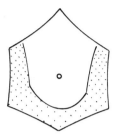

Die Verteilung der Dämpfung bei Aszites in **Rückenlage**

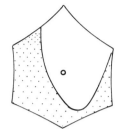

Die Umverteilung der Dämpfung beim Patienten mit **45-Grad-Seitneigung**

Abb. 16.**29** Die wandernde Dämpfung ist ein diagnostisches Merkmal freier intraperitonealer Flüssigkeit (Aszites).

Die Dämpfung durch den Aszites ist in die Flanken und den Unterbauch lokalisiert.

Perkutieren Sie die medialen Begrenzungen der Flankendämpfung sehr sorgfältig. Dann bitten Sie den Patienten, sich im rechten Winkel oder ungefähr 45 Grad zur Seite zu drehen. Man wartet ein paar Sekunden und beginnt die Perkussion von neuem. Verhält sich die Flüssigkeit entsprechend der Schwerkraft, so werden die Grenzen der Dämpfung an der abhängigen Seite mehr zur Mittellinie des Abdomens wandern bei hypersonorem Klopfschall oben.

Flüssigkeit: abgekapselt

In einer Zyste abgekapselte Flüssigkeit oder Flüssigkeit im Nierenbecken oder zwischen Adhäsionen hat ebenfalls eine Undulation, jedoch findet sich bei der Perkussion **keine wandernde Dämpfung.**

Die Lokalisation und die Charakteristika der Zyste sind von ihrer anatomischen Lokalisation abhängig. Folgende Zysten oder flüssigkeitsgefüllte Hohlräume können so groß werden, daß sie als geblähtes Abdomen imponieren:

Ovarialzyste
Hydronephrose
Polyzystische Niere
Harnblase
Pankreatische Zysten
Mesenteriale Zysten

Ein großes **Aortenaneurysma** kann ebenfalls das Abdomen hervorwölben und obwohl es ebenfalls mit Flüssigkeit gefüllt ist, zeigt es keine Undulation, sondern unterscheidet sich durch die systembedingte Pulsation.

Hier beruht die Diagnose auf der **tastbaren pulssynchronen Pulsation.**

Solide Tumoren

Solide Tumoren können ebenfalls eine solche Größe erreichen, daß sie ein geblähtes Abdomen hervorrufen, in fallender Häufigkeit sind die Ursachen:

Hepatomegalie
Myome
Splenomegalie
Große Kolonkarzinome
Pankreaskarzinome
Polyzystische Nieren
Retroperitoneale Lymphadenopathie
Nierenkarzinom
Perinephritischer Abszeß
Retroperitoneales Sarkom

Ganglioneurom ⎱
Nephroblastom ⎰ bei Kindern

Das klinische Bild dieser Tumoren wird in den folgenden Kapiteln beschrieben.

Übersichtstabelle 16.**9   Die Ursachen des geblähten Abdomens**

Fötus
Flatus
Fäzes
Fett
Flüssigkeit
– frei (Aszites)
– abgekapselt
Große solide Tumoren wie
    Myome
      vergrößerte Leber
      vergrößerte Milz
      polyzystische Nieren
      retroperitoneale Sarkome

A

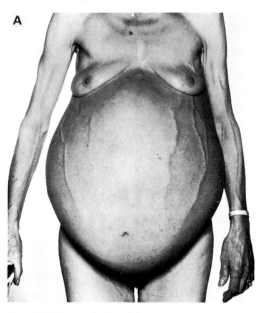

B

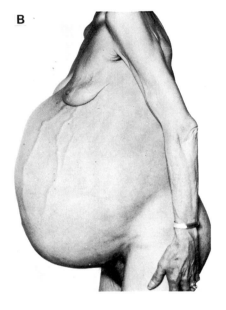

(A und B) Eine große Ovarialzyste.

(C) Ein sekundärer Aszites bei einem Magenkarzinom. Achten Sie auf die erworbene Nabelhernie und die schwere Kachexie.
(D) Die Nachwirkungen eines gespannten Abdomens nach einer Schwangerschaft. Striae gravidarum.

C

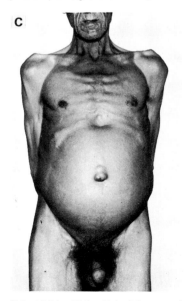

D

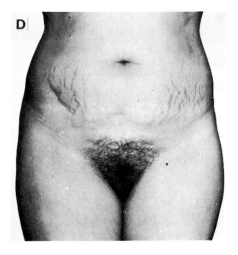

Abb. 16.**31**   Einige Beispiele von geblähtem Abdomen.

17 Nieren, ableitende Harnwege und Prostata

Symptome von Nierenerkrankungen und Erkrankungen des Harntraktes

Es ist sehr wichtig, eine exakte Anamnese der Symptome von Nieren- und Harntrakterkrankungen zu erheben, da weder Niere, noch Ureter und Blase einer direkten Untersuchung zugänglich sind.

Nierenschmerzen

Lokalisation. Von der Niere ausgehende Schmerzen werden in der **Flanke** bemerkt – das ist der Raum zwischen der 12. Rippe und dem Beckenkamm – und im **Nierendreieck** – das Dreieck zwischen der 12. Rippe und dem Rand des M. erector spinae –.

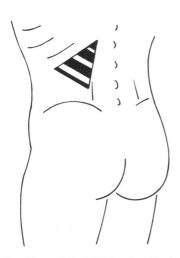

Abb. 17.**1** Das Nierendreieck ist das Areal in der Flanke zwischen der 12. Rippe und dem Rand des M. erector spinae.

Wenn man den Patienten mit Nierenschmerzen bittet, auf den Schmerzpunkt zu deuten, so wird er ausnahmslos seine Hand um die Taille legen und mit den Fingern auf das Nierendreieck deuten, mit dem Daumen auf der Spina iliaca anterior superior.
Schwere des Schmerzes. Der Nierenschmerz kann variieren von einem konstant dumpfen Schmerz bis hin zu schwersten Schmerzattacken.
Natur. Gebrauchen Sie nicht den Ausdruck »Nierenkolik«. Eine echte Kolik kann nur von einem muskulösen Hohlorgan ausgehen, wie dem Ureter. Da der Schweregrad des Nierenschmerzes häufig und rasch

wechselt, wird er Nierenkolik bezeichnet, er hat jedoch selten eine »krampfartige« Natur und verschwindet niemals vollständig zwischen seinen Schmerzgipfeln.

Ureterkolik

Lokalisation. Die Ureterkolik folgt dem Verlauf des Ureters. Die Stelle des Beginns entspricht in etwa der Höhe eines Verschlusses.
In den meisten Fällen beginnt der Schmerz in der Flanke und strahlt nach unten aus um die Taille, schräg über das Abdomen, bis hin zum Leistenband, zur Peniswurzel, in das Skrotum oder die Labien.
Schweregrad. Die Exazerbationen der Ureterkolik sind sehr schmerzhaft. Der Patient versucht selbst eine Schmerzlinderung dadurch zu erreichen, daß er sich im Bett wälzt oder herumgeht.
Natur. Bei der Ureterkolik handelt es sich um eine echte Kolik. Es sind **krampfartige** Schmerzen, die wellenförmig auftreten mit schmerzfreien Intervallen zwischen jeder Attacke.
Ursache. Sehr häufig gibt der Patient an, daß diese Koliken nach übermäßiger körperlicher Tätigkeit aufgetreten seien. Diese anamnestische Angabe läßt einen Stein im Ureter vermuten, der durch diese übermäßige körperliche Aktivität dahin befördert worden ist.

Hämaturie

Der Patient bemerkt Blut im Urin während oder nach der Miktion. Wenige Erythrozyten haben keinen sichtbaren Effekt auf die Farbe des Urins, andererseits sieht der Urin bei schweren Blutungen wie reines Blut aus.
Ist die Blutungsquelle im unteren Anteil der Blase, so ist der Urin erst am Ende der Miktion blutig.
Die Ursachen der Hämaturie sind in Übersichtstabelle 17.1 aufgelistet.
Versichern Sie sich, daß weibliche Patienten die Menstruationsblutung nicht mit einer Hämaturie verwechseln.

Forschen Sie nach anderen Ursachen einer Verfärbung des Urins, z.B.:
übermäßiger Genuß von roter Bete,
paroxysmale Hämoglobinurie,
Porphyrie.

Blasenschmerzen

Der Blasenschmerz ist in der Regel dumpf, suprapubisch und nimmt bei Miktion zu.
Ein schmerzhafter Harndrang, der von der Blase aus-

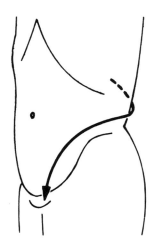

Abb. 17.**2**   Die Ureterkolik strahlt vom Nierendreieck entlang einer Linie parallel des Leistenbandes bis zu Peniswurzel, Skrotum und den großen Labien aus.

geht und in die Urethra ausstrahlt, wird als schmerzhafter **Harnzwang** bezeichnet.

Der Patient versucht Wasser zu lassen, obwohl er keinen Urin produzieren kann. Ebensowenig erreicht er eine Erleichterung seiner Schmerzen.

Frequenz des Wasserlassens

Eine Urinretention in der Blase gefolgt von einer inadäquaten Entleerung erhöht die Frequenz des Wasserlassens. Dies wird zunächst nachts bemerkt, so daß

niemand daran denkt, den Patienten über die Häufigkeit nächtlichen Wasserlassens zu befragen und die 24-Stunden-Frequenz mit dem Tag-/Nacht-Verhältnis aufzuzeichnen.

Dysurie

»Dysurie« ist ein bedeutungsloses und falsch gebrauchtes Wort, vermeiden Sie es. Beschreiben Sie jedes Detail des Wasserlassens, den Schmerz, den Urinstrahl und die Häufigkeit.

Prostataschmerzen

Ein von der Prostata ausgehender Schmerz wird in der Tiefe des Beckens und zwischen den Beinen im Perineum bemerkt. Er kann nicht klar definiert werden, und der Patient denkt sehr häufig, daß der Schmerz vom Rektum käme.

Hydronephrose

Unter einer Hydronephrose versteht man eine Erweiterung der Nierenkelche und des Nierenbeckens bedingt durch eine Obstruktion des Urinabflusses.

Die Ursachen der Hydronephrose sind in Übersichtstabelle 17.2 dargestellt.

Anamnese

Eine Hydronephrose kann symptomlos sein, oder sie tritt dann zutage, wenn eine Erkrankung, die eine Obstruktion hervorruft, Symptome in den harnableitenden Organen macht.

Alter. Die Hydronephrose tritt in jedem Alter auf.

Übersichtstabelle 17.**1**   **Die Ursachen der Hämaturie**

Niere	*Ureter*
Kongenital	Stein
– polyzystische Niere	Neoplasma
Traumatisch	*Blase*
– Nierenruptur	Traumatisch
– Stein	– Stein
Entzündlich	Entzündlich
– Tuberkulose	– unspezifische Zystitis oder Ulkus
Neoplastisch	– Tuberkulose
– Nierenkarzinom	– Bilharziose
– Karzinom des Nierenbeckens	
Gerinnungsstörungen	Neoplastisch
– Antikoagulantien	– Karzinom
– Purpura	*Prostata*
– Sichelzellanämie	Benigne und maligne Vergrößerung
– Hämophilie	*Urethra*
– Skorbut	Traumatisch
– Malaria	– Ruptur
Blutstau	– Stein
– Rechtsherzinsuffizienz	Entzündlich
– Nierenvenenthrombose	– akute Urethritis
Infarkt	*Neoplastisch*
– arterielle Embolie:	– Karzinom des Übergangsepithels
bei Myokardinfarkt	
oder	
subakuter bakterieller Endokarditis	

Symptome. Das Leitsymptom ist ein **Schmerz in der Flanke.** Dieser ist dumpf, persistierend und kann jedoch so leicht sein, daß ihn der Patient für einen mäßigen Rückenschmerz hält oder ihn ignoriert.

Entwickelt sich eine Hydronephrose schnell, so kann der Schmerz sehr schwer sein. Manchmal wird er auch in das Epigastrium lokalisiert und dann fälschlicherweise für den Schmerz eines Duodenalulkus gehalten. Gelegentlich ist der Schmerz sehr schwer und kolikartig. Der Schmerz nimmt durch das Trinken großer Mengen von Wasser oder Alkohol oder durch Einnahme von Diuretika massiv zu. Erreicht die Hydronephrose große Ausmaße, so kann das Bild eines aufgetriebenen Abdomens entstehen.

In der Regel gibt es keine Allgemeinsymptome, es sei denn, daß beide Nieren so geschädigt sind, daß sich eine **Urämie** entwickelt.

Untersuchung

Die Niere ist vergrößert und wird dadurch palpabel. Die Merkmale einer vergrößerten Niere sind im Detail im Kapitel 16, S. 319 beschrieben.

Eine Hydronephrose sollte folgende Merkmale haben:

1. Sie geht von der Flanke aus.
2. Der Tumor ist in die Flanke reponibel.
3. Die Niere ist bimanuell palpabel.
4. Es besteht ein Ballottement.

Akute Pyelitis (Pyelonephritis)

Eine akute Pyelonephritis oder Pyelitis ist eine bakterielle Infektion der oberen Harnwege, entweder hämatogen oder aszendierend über die Harnwege selbst. Die Pyelitis ist häufig bei Frauen wegen der kurzen Harnröhre, wodurch sehr leicht Bakterien in die Blase gelangen können.

Anamnese

Geschlecht. Die Pyelitis ist häufiger bei Frauen.
Alter. Man findet sie häufig bei Kindern oder bei Frauen kurz nach der Heirat als eine Komplikation einer »Flitterwochenzystitis« und während der Schwangerschaft.
Symptome. Der Patient berichtet über einen plötzlich aufgetretenen, **sehr schweren Schmerz in einer oder beiden Flanken.** Der Schmerz wird auch nach vorne projiziert, und wenn er rechtsseitig ist, so wird gelegentlich die Fehldiagnose einer Cholezystitis gestellt. Etwa gleichzeitig mit dem Schmerzbeginn **tritt eine häufige und schmerzhafte Miktion auf.** Obwohl ein vager suprapubischer Schmerz besteht, so folgen die Hauptbeschwerden beim Wasserlassen als eine brennende Sensation dem Verlauf der Urethra, wobei dieses Brennen nach dem Wasserlassen fortbesteht. Der Patient kann auch unter einem **schmerzhaften Harnzwang** stehen, d.h. einem schmerzhaften, aber fruchtlosen Harndrang.

Kopfschmerz, Übelkeit und Erbrechen treten oft wenige Stunden vor Schmerzbeginn auf.
Der Urin wird flockig und blutig. Der Patient fühlt sich krank, **heiß und schweißig** an, und in schweren Fällen leidet er unter **Schüttelfrost.**
Ursache. Die Patienten litten manchmal schon vorher unter ähnlichen Attacken und schildern gelegentlich Zusammenhänge mit Sexualverkehr oder Schwangerschaften.

Untersuchung

Allgemeines Erscheinungsbild. Der Patient schaut krank aus mit überwärmter, geröteter Haut und Schweiß. Die Zunge ist trocken und gefurcht. Die Temperatur liegt in der Regel zwischen 39 und 40 °C, und es besteht eine deutliche Tachykardie.
Abdomen. Eine der beiden Nieren ist schmerzhaft bei der transabdominalen Palpation, und es besteht ein heftiger Schmerz im Nierendreieck. Der Grad der Abwehrspannung hängt von der Schmerzhaftigkeit ab. Die Nieren sind nicht vergrößert, es sei denn, die Infektion hat sich einer vorbestehenden hydronephrotischen Niere aufgepfropft.

Gelegentlich bestehen mäßige suprapubische Schmerzen.
Urin. Der Urin sieht flockig und blutig aus. Die Erythrozyten und Eiterpartikel können im Sediment bei mikroskopischer Betrachtung gesehen werden.

Karzinom der Niere

Man nennt diesen Tumor auch Hypernephrom wegen seines makroskopischen Erscheinungsbildes und seiner typischen Lokalisation.

Anamnese

Alter. Das Nierenkarzinom wird selten vor dem 50. Lebensjahr beobachtet.
Geschlecht. Es ist bei Männern zweimal häufiger als bei Frauen.
Symptome. Es kann unter einer Vielzahl von Symptomen auftreten, jedoch gibt es vier Leitsymptome.

1. **Hämaturie** ist das häufigste Symptom. Sie ist in der Regel so stark, daß der Urin intermittierend hellrot gefärbt ist. Gelegentlich ist die Hämaturie profus, und der Patient berichtet über **Ureterkoliken,** wenn Blutklumpen den Ureter passieren.

2. **Allgemeine Schwäche.** Mehr als ein Viertel der Patienten mit einem Nierenkarzinom haben erst Symptome, wenn Metastasen aufgetreten sind oder die primäre Tumorausdehnung so massiv ist, daß **allgemeines Krankheitsgefühl, Leistungsabfall** und **Gewichtsverlust** verzeichnet werden. Einige Patienten leiden unter **Knochenschmerzen** und **pathologischen Frakturen.**

3. **Flankenschmerz** ist ebenfalls ein häufiges Symptom, vor allem, wenn der Tumor in die Nierenkapsel einbricht und in die benachbarten Strukturen.

4. **Die Geschwulst** kann bei der Routineuntersuchung rein zufällig entdeckt werden oder wird vom Patienten selbst bemerkt, oder es liegt bereits ein aufgetriebener Leib vor. Wegen der sehr ernsten Grunderkrankung ist es auch sehr wichtig, die seltenen Symptome zu kennen.

5. **Pyrexie unbekannten Ursprungs (PUO)**, oft mit Nachtschweiß einhergehend. Obwohl die bei weitem häufigste klinische Verdachtsdiagnose einer Pyrexie mit Nachtschweiß eine Tuberkulose oder ein Lymphom sind, sollte bei jedem Patienten mit einer Pyrexie unbekannten Ursprungs ein i.v. Pyelogramm durchgeführt werden.

6. **Erythrozythämie.** Einige Nierenerkrankungen gehen mit einer erhöhten Produktion von Erythropoetin und damit einer Erythrozythämie einher. Dies verursacht eine Plethora des Gesichtes, der Hände, Dyspnoe, Herzinsuffizienz, und der Patient neigt zu spontanen venösen und arteriellen Thrombosen.

7. Der Verschluß der linken Nieren- und Testikularvene durch direkte Tumorausbreitung entlang der Nierenvene verursacht eine **Varikozele**. Bricht der Tumor in die V. cava ein, so leidet der Patient unter **einem Ödem beider Beide** und der Bauchwand.

8. Ein plötzlicher schwerster Abdominalschmerz ist ein Hinweis auf eine Hämorrhagie in den Tumor, oder der Tumor rupturiert in die Bauchhöhle unter dem Bild des akuten Abdomens.

9. **Hochdruck.** Dieses ist ein sehr häufiges Symptom von anderen Nierenerkrankungen und selten ein Hinweis für ein Nierenkarzinom.

Untersuchung

Allgemeines Krankheitsbild. Die Patienten zeigen gewöhnlich einen **raschen Gewichtsverlust.** Hat die Hämaturie eine Anämie verursacht, so ist er blaß.

Abdomen. Große Tumoren sind palpabel und haben alle Zeichen einer vergrößerten Niere, wie sie in Kapitel 16, Seite 319 beschrieben wurden.
Kleine Tumoren am oberen Nierenpol können die ganze Niere nach unten drücken und den unteren Pol leichter tastbar machen.

Übersichtstabelle 17.**2   Die Ursachen der Hydronephrose**

Einseitige Hydronephrose

   Obstruktion des Nierenbeckens und Ureters:
   Kongenitale Stenose am Nierenbecken-Ureter-Übergang
   Druck von aberrierenden Arterien
   Steine und Tumoren im Nierenbecken
   Verschluß der Ureteröffnung

   Verschluß des Ureters:
   Steine
   Ein in den Ureter infiltrierender Tumor von der Cervix uteri, dem Rektum, Kolon oder der Prostata
   Tumoren des Ureters
   Ureterozele
   Blasentumor

Bilaterale Hydronephrose
   Retroperitonealfibrose
   Vergrößerung der Prostata – benigne oder maligne
   Blasenkarzinom
   Striktur der Urethra und Abknickungen
   Phimose

In der Regel bestehen weder Schmerz noch Abwehrspannung.
Skelett. Gelegentlich beobachtet man Schwellung

und Schmerzen an einzelnen Knochenabschnitten, die durch Metastasen verursacht sind. Die Metastasen eines hypernephroiden Karzinoms können sehr gefäßreich sein. Sie fühlen sich dann weich an, sind zusammendrückbar und man kann Strömungsgeräusche hören.

Thorax. Gelegentlich findet sich ein Pleuraerguß auf der Seite des Tumors, wenn dieser in das Zwerchfell eingebrochen ist.

Das hypernephroide Karzinom ist einer jener Tumoren, bei denen solitäre Lungenmetastasen auftreten, die man resezieren sollte.

Übergangszellkarzinom des Nierenbeckens

Diese Tumoren gehen mit **Hämaturie** einher. Der Urin ist entweder hellrosa oder rot, gelegentlich hat der Patient Hämatomkoliken, wobei im Urin »fadenförmige« Gebilde zu erkennen sind. Bei diesen Tumoren kommt es zur Obstruktion des pelviureteralen Überganges, und es bildet sich eine Hydronephrose aus. Der Patient gibt einen vagen **Flankenschmerz** an oder einen Tumor in der Flanke.

Die Ursachen des Übergangszellkarzinoms des Uroepithels werden im Folgenden diskutiert.

Die Symptome und die Klinik dieser Tumoren ist unspezifisch. Die Diagnose muß durch Zystoskopie und das intravenöse Pyelogramm gesichert werden.

Nieren- und Uretersteine

Steine im Nierenbecken können über Jahre stumm sein und sich erst durch Komplikationen, wie z.B. Infektion oder einen Nierenparenchymschaden, manifestieren. Uretersteine verursachen ausnahmslos Schmerzen.

Anamnese

Alter. Nieren- und Uretersteine treten am häufigsten zwischen dem 30. und 50. Lebensjahr auf.

Geschlecht. Sie sind bei den Männern etwas häufiger als bei den Frauen.

Symptome. Die Kardinalsymptome sind **Schmerzen und Hämaturie.**

Der **Schmerz** ist entweder konstant in der Flanke, oder es handelt sich um eine Ureterkolik. Der Patient gibt einen dumpfen Flankenschmerz an, der sich zu einer schweren Kolik entwickeln kann und entlang des Verlaufes des Ureters ausstrahlt. Dieser kann ihn so peinigen, daß er umhergeht und sich herumwälzt. Obwohl diese Aktivität die akute Kolik erleichtert, verstärkt sie andererseits dagegen sehr häufig den konstanten Flankenschmerz. Letzterer entsteht durch eine akute Hydronephrose, die der Ureterenobstruktion folgt.

Klemmt sich der Stein in den unteren Ureterabschnitt ein, so geht die Ureterkolik dem Flankenschmerz voraus.

Patienten mit Ureterkoliken haben ausnahmslos mikroskopisch Blut im Urin, jedoch sehr selten eine makroskopische Hämaturie. Gelegentlich kann es durch den Stein zu einem Druckulkus im Bereich des Uroepithels kommen, ohne daß ein Schmerz entsteht. Diese Komplikation zeichnet sich durch eine schwere Hämaturie aus.

Der erste Hinweis auf einen Stein können Symptome einer **akuten Pyelitis** – Fieber, Flankenschmerz und Brennen beim Wasserlassen – sein.

Große beidseitige Nierenbeckenausgußsteine und kleine beidseitige Steine, die die Ureteren blocken, können eine **Urämie** hervorrufen. Die Symptome der Urämie sind **Kopfschmerz, Unruhe, Zittern, Krämpfe, Eintrübung und Koma.**

Untersuchung

Abdomen. Während einer gerade ablaufenden Ureterkolik kann man den Patienten nicht richtig untersuchen, da er sich herumwälzt und eine allgemeine Muskelspannung hat. In den Intervallen ist das Abdomen unauffällig, es sei denn, es besteht eine sekundäre Pyelitis oder Hydronephrose mit Schmerz und/oder Nierenvergrößerung.

Die Diagnosesicherung geschieht durch Spezialuntersuchungen, mit denen der Steinnachweis gelingt.

Blasensteine

Echte Blasensteine treten auf bei einer Stase, Infektion oder Tumoren, oder es handelt sich um in die Blase gewanderte Nieren- oder Uretersteine.

Anamnese

Alter. Blasensteine sind am häufigsten bei Erwachsenen im mittleren Lebensalter, können aber genausogut bei schlecht ernährten Kindern in heißen und trockenen Landstrichen auftreten.

Geschlecht. Männer sind häufiger als Frauen betroffen.

Symptome. Das Leitsymptom besteht in **häufigem Wasserlassen** in Abhängigkeit von der Körperstellung. Steht der Patient, so liegt der Stein auf dem Trigonum und verursacht einen Harndrang. Nachts kommt er lageabhängig auf die Blasenwand zu liegen, und der Harndrang läßt nach.

Jede Bewegung des Steines in der Blase verursacht suprapubische schneidende **Schmerzen**, die **im Stehen und bei jeder plötzlichen ruckartigen Bewegung exazerbieren.**

Hämaturie am **Ende** des Wasserlassens ist ebenfalls ein häufiges Symptom, wobei dies bei körperlicher Betätigung zunimmt.

Komplikation der Blasensteine kann eine **Zystitis** sein, die sich durch Brennen und häufiges Wasserlassen und suprapubischen Schmerz auszeichnet.

Den Symptomen der Blasensteine gehen häufig die Symptome ihrer Ursache voraus, Prostatismus, Infektion und Blasentumoren.

Untersuchung

Außer einem leichten suprapubischen Schmerz finden sich selten weitere Symptome.

Sehr große Steine können gelegentlich durch eine bimanuelle Palpation des Beckens getastet werden.

Zystitis

Unter Zystitis versteht man eine Infektion des Urines in der Blase mit einer begleitenden entzündlichen Reaktion der Blasenwand. Die häufigsten Ursachen einer Zystitis sind eine inkomplette Blasenentleerung, Fehlbildungen der Blase und bei Frauen die aszendierende Infektion.

Anamnese

Alter. Zystitiden beobachtet man häufig bei jungen und Frauen mittleren Lebensalters, bei jungen Männern mit Urethritis und bei älteren Männern mit Prostatismus und Blasentumoren.

Symptome. Das Leitsymptom ist häufiges Wasserlassen. Dieses beginnt plötzlich und hält über Nacht und Tag in gleicher Weise an. Der Patient hat häufig einen alle paar Minuten auftretenden Harndrang.

Die Urinentleerung verursacht **brennende Schmerzen** in der Urethra, diese sind häufig so stark, daß es der Patient vermeidet, Wasser zu lassen. Es besteht auch ein leichter **suprapubischer Schmerz.**

Hämaturie ist häufig. Es handelt sich dabei in der Regel um wenige Tropfen Blut am Ende der Miktion, wodurch es zu einer mahagonibraunen Verfärbung des Urines kommt.

Der Urin ist in der Regel **flockig** und häufig übel riechend.

Untersuchung

Außer einem leichten suprapubischen Schmerz finden sich keine pathologischen Befunde.

Denken Sie immer daran, einen Urinstatus und ein Urinsediment machen zu lassen.

Blasenkarzinom

Das Blasenkarzinom kann aus dem Übergangsepithel oder aus Plattenepithelzellen bestehen. Es gibt keine typischen Symptome, so daß die Diagnose aus der Anamnese gestellt werden muß.

Anamnese

Alter. Blasenkarzinome entstehen im Erwachsenenleben mit einem Häufigkeitsgipfel zwischen dem 60. und 70. Lebensjahr.

Geschlecht. Es tritt bei Männern häufiger als bei Frauen auf.

Beruf. Verschiedene Chemikalien werden über den Urin ausgeschieden und können eine maligne Entartung im Uroepithel hervorrufen. Am besten sind diese Veränderungen bei α- und β-Naphthylamin, Benzidin und Xylenamin und bei künstlichen Süßstoffen wie den Zyklamaten untersucht. Die Industriezweige, in denen diese Chemikalien benutzt werden, sind Gummi und Kabel verarbeitende Industrien, außerdem Drucker und Färber.

Prädisponierende Erkrankungen. Das gemeinsame Vorkommen von Bilharziose und Plattenepithelkarzinom legt die Vermutung nahe, daß die chronische Irritation durch die Bilharzioseinfektion eine maligne Entartung induziert.

Symptome. In 95% der Blasenkarzinome besteht eine **Hämaturie.** Der Urin ist leuchtend rot gefärbt, wobei die Hämaturie gelegentlich oder konstant beobachtet wird. Das Entleeren von Hämatomklumpen verursacht **Schmerz** und **Schwierigkeiten** während des Wasserlassens.

Kommt es zur Superinfektion, so gibt der Patient suprapubische Schmerzen und Brennen beim Wasserlassen bei Harnzwang an.

Flankenschmerzen sind ein häufiges Symptom, da die Blasentumoren ihren Ausgang häufig in der Nähe der Uretermündungen nehmen und das untere Ende des Ureters verschließen. Becken- und Unterbauchschmerzen sowie Schmerzen der Nervenwurzel der Beine treten nur dann auf, wenn der Tumor die Blasenwand durchbrochen hat und das Becken infiltriert ist.

Untersuchung

Der klinische Untersuchungsbefund ist unauffällig. Ist der Tumor sehr groß, so kann man ihn bimanuell tasten, und hat er die Blase durchbrochen, kann der Beckenboden induriert sein.

Harnverhalten

Es gibt zwei Formen der Harnverhaltung – akut und chronisch –, und es ist in der Regel sehr einfach, diese beiden Formen zu unterscheiden. **Die akute Retention ist schmerzhaft, die chronische Retention ist schmerzlos.** Diese einfache Differenzierung versagt, wenn eine Superinfektion bei einer chronischen Retention eingetreten ist, da es hier zum Blasenschmerz kommt. In einigen Lehrbüchern wird dies als akut-chronische Retention bezeichnet. Dies ist allerdings ein schlechter Ausdruck. Die Bezeichnung »superinfizierte chronische Retention« ist besser.

Eine akute Retention bei normaler Blase ist selten und tritt nur nach chirurgischen Eingriffen, Anästhesie oder nach Urethraverletzungen auf. In allen anderen Fällen handelt es sich in der Regel um eine nur sehr leichte, symptomlose, chronische Retention, bevor es zur akuten Attacke kommt. Diese Fälle können natürlich als akut-chronisch bezeichnet werden, deshalb sollte man diesen Ausdruck vergessen. Ich schlage vor, Sie schließen sich den folgenden Definitionen an.

Die **akute Harnverhaltung** besteht in der plötzlichen Harnsperre mit einer **schmerzhaften Blase** (unabhängig von ihrer Größe).

Bei der **chronischen Retention** liegt eine **große schmerzlose Blase** vor, ohne daß der Patient Schwierigkeiten beim Wasserlassen haben muß.

Die Ursachen der Retention sind in Übersichtstabelle 17.3 zusammengefaßt. Es ist eine lange Liste. Die häufigsten Ursachen sind Schwangerschaft, Eingriffe am Becken und Unterbauch und eine Vergrößerung der Prostata. Obwohl andere Ursachen genauso wichtig sind, sind sie jedoch sehr viel seltener.

Akute Harnverhaltung

Anamnese

Symptome. Der Patient leidet unter einigen Symptomen, die unter den Krankheitsursachen in Übersichtstabelle 17.3 niedergelegt sind, und es besteht eine **akute schmerzhafte Harnsperre.** Der Patient steht unter einem massiven Harndrang, wobei er weiß, daß seine Blase maximal gefüllt und überspannt ist.

Untersuchung

Selbst wenn die Blase vor Beginn der Harnsperre vollkommen normal war, so ist sie soweit vergrößert, daß sie palpabel ist. Man tastet einen prallen, runden Tumor, der aus dem Becken hervorsteigt mit gedämpftem Klopfschall. Ein Druck auf diese Schwellung vergrößert den Harndrang des Patienten. Bei der rektalen Untersuchung findet sich die Prostata oder der Uterus nach hinten und unten verdrängt, und der zystische Blasentumor füllt die vordere Hälfte des Beckens aus. **Man kann die Größe der Prostata bei voller Blase nicht tasten.** Liegt bei einer chronischen Retention eine akute Harnsperre vor, so kann die Blase Nabelhöhe oder ein noch höheres Niveau erreichen. Das klinische Bild der Ursache der chronischen Retention ist voll ausgebildet.

Denken Sie immer daran, die Prostata, Urethra und die Beckenorgane, ebenso wie die sensible und motorische Innervation und die Reflexmuster des Perineums und die untere Extremität zu untersuchen.

Chronische Retention

Anamnese

Alter und Geschlecht. Die chronische Retention tritt am meisten bei älteren Männern auf.

Symptome. Der Patient ist sich seiner Krankheit in der Regel nicht bewußt, es sei denn, er leidet unter Symptomen, die als Ursache der Retention vorliegen, wie z.B. **häufiges Wasserlassen** und **Schwierigkeiten beim Wasserlassen,** d.h. zögernder Beginn, dünner Strahl und Harnträufeln am Ende der Miktion.

Bei einer Lähmung des urethralen Sphinkters wird der Patient inkontinent. Bei einer **Überlaufblase** kommt es zum unkontrollierten Harnträufeln aus der Urethra. Der Patient kann zwar ein normales Urinvolumen entleeren, hat jedoch das Gefühl, daß die Blase nicht vollständig leer ist und daß ein Harnträufeln besteht. **Die chronische Retention ist schmerzlos.**

Untersuchung

Die Blase ist palpabel. Sie reicht etwa in halber Höhe bis zum Nabel. Sie ist nicht prall oder schmerzhaft, und ein Druck auf den mittleren Unterbauch ruft keinen Harndrang hervor.

Die palpable Blase der chronischen Retention hat einen gedämpften Klopfschall, sie fluktuiert, und bei dünnen Patienten kann man eine Undulation auslösen. Suchen Sie nach den Ursachen der Retention im Bekken, an der Prostata, Urethra und am Nervensystem.

Prostata

Benigne Prostatahypertrophie

Der Mittellappen der Prostata hypertrophiert während des späten Erwachsenenlebens. Kommt es zur Wachstumszunahme, so werden die äußeren Prostataschichten komprimiert im Sinne einer falschen Kapsel, und der Mittellappen wölbt sich in die Urethra und Basis der Blase vor. Die Ursache dieser Hypertrophie ist unbekannt. Die populärste Theorie ist, daß es sich um eine Involutionshypertrophie als Antwort auf den sich ändernden Hormonhaushalt handelt.
Die Mehrzahl der Symptome ist durch das mechanische Hindernis bei der Miktion bedingt.

Anamnese

Alter. Die Prostata vergrößert sich im Alter von 40 Jahren, wobei die Symptome in der Regel erst zwischen dem 50. und 70. Lebensjahr auftreten.
Ethnische Gruppierung. Es gibt markante Unterschiede im Auftreten der Prostatahypertrophie. Sie ist bei der schwarzen Bevölkerung ungewöhnlich und sehr selten im fernen Osten.
Symptome. Das häufigste und Leitsymptom besteht in einer **zunehmenden Miktionsfrequenz**. Der Patient bemerkt dies erstmalig dann, wenn er nachts zum Wasserlassen aufstehen muß. Die Ursache liegt in einer inadäquaten Blasenentleerung. Zusätzlich bemerkt er,

daß er sofort, wenn Harndrang vorliegt, Wasser lassen muß. Dieser **Harndrang** tritt auf, sobald Urin in den prostatischen Anteil der Urethra eindringt.
Beschwerden beim Wasserlassen sind sehr häufig. Das Wasserlassen beginnt **verzögert, der Strahl ist dünn**, und es besteht am Ende der Miktion ein **langanhaltendes Harnträufeln**. Aktive Muskelanspannung verschlimmert die Symptome eher, als daß es hilft.
Hämaturie in Form von wenigen Bluttropfen am Ende der Miktion ist nicht ungewöhnlich.
Manche Patienten kommen unter dem Bild der **akuten Retention**, d. h. **schwerem suprapubischen Schmerz** und einer Harnsperre. Im Gegensatz dazu findet sich bei anderen eine **Überlaufblase**.
Es können Symptome der **Urämie** auftreten, Kopfschmerz, Anfälle und Somnolenz.

Untersuchung

Abdomen. Die Blase ist sowohl bei der akuten wie auch bei der chronischen Retention palpabel.
Rektale Untersuchung. Die normale Prostata wird auf Seite 338 beschrieben.
Eine benigne Hypertrophie verursacht eine diffuse Vergrößerung. Die Drüse wölbt sich in das Rektum mit glatter Oberfläche hervor, wobei die Vergrößerung sehr häufig leicht asymmetrisch und mit höckriger Oberfläche einhergeht. Die Konsistenz der Drüse ist derb, gummiartig und **homogen**. Der mediane Sulcus bleibt gewöhnlich tastbar, selbst wenn die Drüse massiv vergrößert ist, und die Rektummukosa ist frei über der Prostata verschieblich. Die Prostata ist nicht schmerzhaft.
Der Beckenboden ist unauffällig.
Denken Sie daran, daß eine volle Blase die Prostata nach unten drückt und sie dadurch größer erscheinen läßt.

Übersichtstabelle 17.3   Die Ursachen der Harnsperre

Mechanisch	*Außerhalb der Wand*
Im Lumen der Urethra oder ein Ventilmechanismus oberhalb des inneren Urethraorificium	Schwangerschaft (Retroversion des graviden Uterus)
Angeborene Klappen	Myome
Fremdkörper	Ovarialzysten
Tumoren	Stuhlsäule
Hämatom	Paraphimose
Steine	
In der Wand der Blase oder der Urethra	*Neurogen*
Phimose	Postoperative Retention
Trauma (Ruptur der	Verletzungen des Rückenmarkes
Urethra)	Rückenmarkserkrankungen
Urethrastriktur	– disseminierte Sklerose
Urethritis	– Tabes dorsalis
Ein Ulkus im Meatus	Hysterie
Tumor	Medikamente
Prostatahypertrophie (benigne und maligne)	– Anticholinergika, Antihistaminika, Muskelrelaxantien und Tranquilizer

Prostatakarzinom

Das Prostatakarzinom beginnt in den äußeren Schichten der Drüse. Es kommt nicht zur Ausbildung einer falschen Kapsel, und das Karzinom kann sich sehr leicht in den Beckenboden ausbreiten.

Anamnese

Alter. Prostatakarzinome treten in der Regel bei Männern zwischen dem 65. und 75. Lebensjahr auf.
Symptome. Die häufigsten Symptome sind denen bei benigner Prostatahypertrophie ähnlich, **häufiges, drängendes und schwieriges Wasserlassen**, das man mit dem Sammelbegriff des **Prostatismus** bezeichnet. Die einzige Differenz zwischen diesen Symptomen ist, daß sie plötzlich auftreten und sich rasch verschlechtern.
Nahezu die Hälfte aller Patienten mit einem Prostatakarzinom stellen sich mit irgendeiner Form der **Urinretention** vor – akut oder chronisch –, die Symptome wurden auf Seite 334 beschrieben.
Infiltriert der Tumor den Beckenboden, so verursacht er **Schmerzen** im Unterbauch und Perineum.
Allgemeine Schwäche und Gewichtsverlust werden sehr häufig beobachtet, weil der Tumor erst bei Generalisierung der Erkrankung bemerkt wird. Knochenmetastasen im Becken und am lumbosakralen Übergang verursachen sehr häufig Knochenschmerzen und pathologische Frakturen. Klagt ein älterer Patient über **Ischialgie**, so soll man immer differentialdiagnostisch an Knochenmetastasen eines malignen Prostataleidens denken.

Untersuchung

Liegt eine Urinretention vor, so ist die Blase tastbar.
Rektale Untersuchung. Die Prostata ist asymmetrisch vergrößert oder verformt, die Konturen sind **unregelmäßig**, und das Gewebe ist **inhomogen**. Es finden sich Areale mit derber und knotiger Konsistenz neben solchen mit weicher. Der mediane Sulcus fehlt und die Rektummukosa kann an der Drüse fixiert sein.
Das an der Prostata und dem Rektum benachbarte Beckengewebe kann durch den Tumor infiltriert sein. Dies wird auch als »Prostataflügel« bezeichnet. ⁹/₁₀ der Prostatakarzinome werden durch die rektale Untersuchung diagnostiziert.
Das übrige klinische Bild wird durch die Metastasen hervorgerufen. Gelegentlich treten auch Hautmetastasen auf.
Kommt es zu einer Tumoraussaat um das Rektum, so kommt es zu einem Befall der Lymphdrainage des Analkanales bis zu den inguinalen Lymphknoten.

Urethrastrikturen

Urethrastrikturen sind die Folgen einer Verletzung oder einer Zerstörung der Mukosa der Harnröhre. Die häufigsten Ursachen der Urethrastriktur sind in Übersichtstabelle 17.4 aufgelistet.

Anamnese

Alter. Urethrastrikturen kommen in jedem Alter vor. Die häufigste Ursache ist Gonorrhoe, eine Erkrankung im sexualaktiven Lebensabschnitt. Gonorrhoische Strikturen findet man deshalb häufig bei jungen und Männern mittleren Alters.
Symptome. Das Leitsymptom besteht in der **Schwierigkeit, Wasser zu lassen**, jedoch im Gegensatz zu dem Symptom, das man bei einer benignen Prostatahypertrophie findet, kann diese Schwierigkeit durch eine aktive Muskelanspannung überwunden werden. Der **Strahl ist dünn**, und es besteht terminales Harnträufeln. Attacken einer **Zystitis** und einer **akuten Retention** sind häufig.
Gelegentlich findet sich eine leicht **trübe Sekretion** aus der Urethra, die vor allen Dingen morgens auftritt.
Eine zunehmende Miktionsfrequenz ist ein Hinweis auf die Entwicklung einer Urinretention.

Untersuchung

Die Blase ist in der Regel palpabel. Bei lange bestehenden Fällen kommt es zur Hydronephrose beider Nieren, die dann tastbar werden.
Der Penis und die Urethra sind in der Regel unauffällig, da die häufigste Lokalisation der Striktur in der Pars perinealis beim Durchtritt der Urethra durch die Perinealmembran liegt. Handelt es sich um eine Striktur durch eine Penisnarbe, so kann im Bereich dieser Narbe eine Induration palpiert werden. Eine Striktur des Meatus ist sichtbar.

Übersichtstabelle 17.4   Die Ursachen der Urethrastriktur

Kongenital
    Nadelöhrmeatus
    Urethralklappen (keine echte Striktur)
Traumatisch
    Durch Instrumente bedingt (Katheter)
    Fremdkörper
    Prostatektomie
    Penisamputation
    Direktes Trauma
Entzündlich
    Gonorrhoe
    Ulkus am Meatus
Neoplastisch
    Primäre Neoplasien und Metastasen

18 Rektum und Analkanal

Die Leitsymptome der Erkrankungen von Rektum und Anus sind Blutung, Schmerz, Tenesmus, Veränderungen der Stuhlgewohnheiten, Sekretion und Pruritus. Sie wurden zwar in Kapitel 1 bereits erwähnt, bedürfen aber einer detaillierten Darstellung.

Symptome von anorektalen Erkrankungen

Blutung

Das peranal entleerte Blut kann entweder erkennbar sein oder hat Veränderungen erlitten. Ist das Blut enzymatisch und von Bakterien angedaut, so wird es **schwarz**. Schwarzen teerigen Stuhl nennt man **Meläna**. Dieses Blut muß aus höheren Darmabschnitten kommen, um diese Veränderungen durchzumachen, bevor es das Rektum erreicht. Unverändertes, sichtbares Blut kann auf vier verschiedenen Wegen erscheinen:

1. gemischt mit Stuhl,
2. auf der Oberfläche des Stuhles,
3. unabhängig vom Stuhl vor oder nach der Defäkation,
4. auf dem Toilettenpapier nach Reinigung des Anus.

Mit Stuhl vermischtes Blut muß von höheren Darmabschnitten als dem Sigma kommen, wenn der Stuhl noch weich ist und genügend Passagezeit vorhanden ist, daß der Mischungsvorgang stattfinden kann.

Blut auf der Oberfläche des Stuhles findet man in der Regel bei Erkrankungen des unteren Sigma-, Rektum- und Analkanales.

Die Blutentleerung unabhängig vom Stuhl. Kommt das Blut nach der Defäkation, so rührt es in der Regel von anorektalen Erkrankungen, wie z.B. Hämorrhoiden her. Kommt es zu einer isolierten Blutung mit genügend großer Blutmenge im Rektum, die den Stuhldrang auslöst, so handelt es sich z.B. um ein blutendes Karzinom, eine Colitis ulcerosa (wenn Schleim mit abgeht) oder um eine Divertikulitis, oder es handelt sich um eine Blutung von weiter oben, z.B. einem blutenden Meckelschen Divertikel oder einem peptischen Ulkus bei ganz massiver Blutung und damit schnellem Transport im Gastrointestinaltrakt.

Blut auf dem Toilettenpapier rührt in der Regel von kleineren Blutungen im Bereich der Analhaut aufgrund anorektaler Erkrankungen, wie z.B. Fissur oder Hämorrhoiden her.

Schmerz

Der Schmerz des Analkanales ist ziehend, krampfartig und peinigend. Sein Auftreten ist äußerst bedeutsam, da Hämorrhoiden und ein Rektumkarzinom in der Regel **nicht** schmerzhaft sind.

Eine zirkuläre Läsion hoch im Rektum kann das Dickdarmvolumen obstruieren und Unterbauchkoliken auslösen. Eine massive Überdehnung des Analkanales während der Defäkation verursacht einen scharfen, schneidenden Schmerz.

Tenesmus

Hierbei handelt es sich um einen intensiven, schmerzhaften, aber vergeblichen Defäkationsreiz. Das Rektum erscheint gefüllt, und der Patient versucht es zu entleeren, jedoch nichts passiert. Der Tenesmus entsteht durch raumfordernde Erkrankung im Lumen oder in der Wand des Rektums und löst Sensationen ähnlich wie das Stuhlgefühl im Rektum aus.

Stuhlverhalten

Vermeiden Sie den Ausdruck »Diarrhoe« und »Obstipation«. Versuchen Sie, genau herauszufinden, was der Patient unter diesen Begriffen versteht. Es ist besser, die Häufigkeit der Stuhlentleerung und das Aussehen des Stuhles niederzulegen, als diese Schlagwörter. Was heißt schon »Obstipation« bzw. »Diarrhoe« für einen Patienten.

Anorektale Untersuchung

In der Regel spricht man von einer rektalen Untersuchung, jedoch habe ich das Präfix »ano« vorgesetzt, um daran zu erinnern, daß man sowohl den Analkanal als auch das Rektum untersucht.

Position des Patienten

Beachten Sie die Intimsphäre des Patienten, und entkleiden Sie den Patienten von der Taille bis zu den Knien.

Der Patient soll in linker Seitenlage sein, einen Katzenbuckel bilden mit den Hüften in 90 Grad und mehr Beugung bei 90 Grad gebeugten Knien. Beugt er letztere mehr, sind die Füße des Patienten im Wege bei der Untersuchung.

Liegt der Patient im Bett, muß er soweit herausrücken, daß das Gesäß am Bettrand ist. Dies macht die Inspektion leichter, und die Abdominalorgane kommen unter einen leichten, nach vorne gerichteten Zug, so daß sie der bimanuellen Untersuchung leichter zugänglich sind.

Man sollte die rektale Untersuchung niemals bei der Routineuntersuchung auslassen. Haben Sie keinen Fingerling zur Hand, so seifen Sie den Zeigefinger ein und dichten den Nagelrand mit harter Seife ab. Stuhl am Finger ist unschädlich und ist leicht abzuwaschen.

Ausrüstung

Man benötigt einen Plastikhandschuh und einen Fingerling, eine nichtreizende Salbe und eine gute Beleuchtung.

Bei der ambulanten Untersuchung sollte ein Prokto- und Sigmoidoskop immer verfügbar sein, man sollte sich um die entsprechende Ausrüstung kümmern. (Untersuchungstechniken werden in diesem Kapitel nicht beschrieben.)

Sagen Sie dem Patienten immer, was Sie mit ihm vorhaben.

Erzählen Sie ihm, daß Sie den Finger in den Analkanal einführen, um diesen zu untersuchen. Sagen Sie ihm, daß es unangenehm ist, jedoch nicht schmerzhaft, und bitten Sie ihn, sich zu entspannen und ruhig zu atmen.

Inspektion

Ziehen Sie das Gesäß mit der linken Hand auseinander, daß man den Anus, die Perianalhaut und das Perineum klar übersehen kann. Suchen Sie nach:

1. Hautveränderungen und Kratzspuren.
2. Narben, Sinus, Warzen.
3. Stuhlverschmutzungen, blutige oder schleimige Sekretion.
4. Tumoren und Vorwölbungen, z.B. Polypen, Papillome, Kondylome, perianale Hämatome oder prolabierte Vorpostenfalten.
5. Ulkus.

Palpation

Legen Sie die **Fingerbeere** Ihres rechten Zeigefingers (nach Möglichkeit behandschuht) auf das Zentrum des Anus, wobei der Finger parallel zur Perinealhaut und in der Mittellinie liegt. Üben Sie einen sanften Druck auf den Analkanal aus, und üben Sie gleichzeitig einen Druck auf die Haut der Hinterwand des Analkanales und die Schlinge des Puborektalis aus. Damit überwinden Sie den Tonus des Sphinkters, und der gestreckte Finger kann leicht in das Rektum eingeführt werden. Machen Sie dieses Manöver niemals gewaltsam.

Analkanal. Wenn der Finger in den Analkanal eindringt, achten Sie auf:

1. den Sphinktertonus,
2. auf Schmerzäußerungen,
3. auf Verdickungen oder Tumoren.

Patienten mit einer Fissur haben einen solchen Sphinkterspasmus und Schmerz, daß die rektale Untersuchung unter Umständen unmöglich ist.

Rektum. Palpieren Sie die gesamte Zirkumferenz des Rektums so hoch als möglich. Bei dicken Patienten muß man stark drücken. Achten Sie auf die Textur der Rektumwand und auf das Vorhandensein von Tumoren oder Ulzerationen. Tasten Sie einen Tumor, versuchen Sie zu entscheiden, ob er innerhalb oder außerhalb der Rektumwand liegt, indem Sie die Verschieblichkeit der Mukosa überprüfen.

Achten Sie auf den Inhalt des Rektums. Dieses kann mit Stuhl angefüllt sein (hart oder weich), leer und kollabiert oder voll und »aufgebläht« sein.

Tasten Sie mit der Spitze des Fingers einen Tumor, so bitten Sie den Patienten, fest zu pressen. Dadurch kommt er Ihnen häufig bis zu 2 cm entgegen und dadurch in eine genügende Reichweite.

»Der Douglas«. Drehen Sie ihren Finger nach vorne, so daß Sie mit der Fingerspitze Tumoren an der Außenseite des Rektums, im Douglas zwischen Rektum und Blase oder Uterus fühlen können.

Bimanuelle Untersuchung. Die Untersuchung der Beckenorgane kann dadurch unterstützt werden, daß man mit der linken Hand von abdominal her entgegen drückt. Auf diese Weise kann man die Größe, das Aussehen und die Natur eines Beckentumors besser abschätzen.

Zervix und Uterus. Diese Strukturen sind rektal leicht zu palpieren, und mit Hilfe der bimanuellen Untersuchung sollte man leicht das Aussehen und die Größe des Uterus und eines möglichen Ovarialtumores definieren können. Stellen Sie niemals bei Palpation einer harten Geschwulst an der Rektumvorderwand die Diagnose eines Karzinoms, bis Sie nicht sicher sind, daß es sich um die Zervix oder lediglich um einen Tampon handelt.

Prostata und Samenblasen. Die normale Prostata ist derb, gummiartig, gelappt und etwa 2–3 cm im Durchmesser. Die Oberfläche sollte glatt sein mit einem schmalen zentralen Sulkus und die Rektummukosa über ihr frei beweglich. Die Samenblasen sind unmittelbar am oberen Rand und seitlich der Prostata palpabel.

Die benigne Hypertrophie der Prostata ist eine Vergrößerung der ganzen Drüse, wobei jedoch immer der zentrale Sulkus nachweisbar ist. Die Hypertrophie betrifft das gesamte Organ, das sich dann nach rückwärts in das Rektum vorwölbt, die Drüse bleibt gelappt tastbar.

Die Rektummukosa bleibt bei der benignen Hypertrophie über der Prostata frei verschieblich.

Das Prostatakarzinom imponiert als unregelmäßige, **harte** Vergrößerung, die häufig einseitig ist. Die Ränder des vergrößerten Areals sind unscharf.

Hat sich der Tumor in den Beckenboden ausgebreitet, tastet man beidseits der Drüse eine Verdickung, die gelegentlich das gesamte Rektum zirkulär umgibt. Diese seitlichen Verdickungen werden als »Flügel« der Prostata bezeichnet.

Der zentrale Sulkus ist entweder verzogen oder nicht

mehr nachweisbar schon bei Frühstadien der Erkrankung, und die Rektummukosa ist an der Drüse fixiert. **Betrachten Sie Ihren Finger**, wenn Sie ihn aus dem

Rektum herausnehmen, und achten Sie auf die Farbe des Stuhles und darauf, ob Blut oder Schleim daran ist.

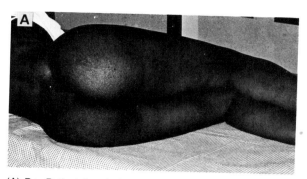

(A) Der Patient liegt in Linksseitenlage, die Hüften und Knie 90 Grad flektiert.

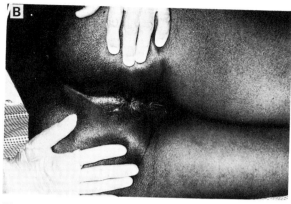

(B) Ziehen Sie das Gesäß auseinander, und inspizieren Sie den Anus und das Perineum.

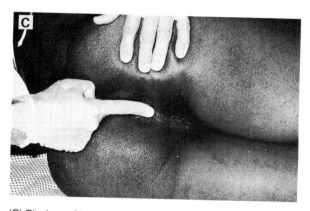

(C) Plazieren Sie die Fingerspitze auf den Anus.

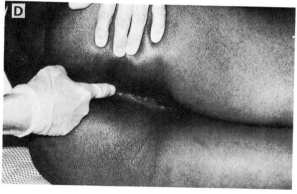

(D) Wenn Sie den Finger einführen, ziehen Sie gleichzeitig nach hinten, um den Tonus des Puborektalis zu überwinden.

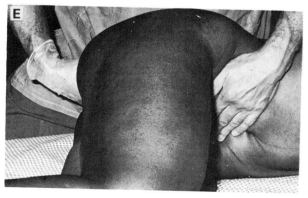

(E) Nach Untersuchung des Analkanales und Rektums plazieren Sie die linke Hand auf das Abdomen, und untersuchen Sie die Beckenorgane bimanuell.

Abb. 18.1 **Die Technik der anorektalen Untersuchung**

Die Puborektalisschlinge

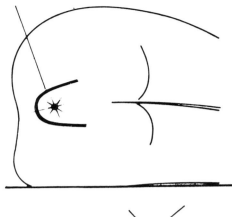

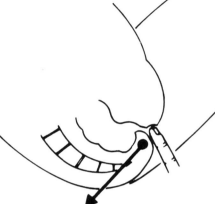

Sie ziehen sie bei Einführen des
Fingers in den Anus nach hinten,
um den Widerstand des Puborektalis zu überwinden.

Abb. 18.**2**   Der Puborektalis bildet eine Schlinge als zusätzlichen Sphinkterapparat des Analkanales. Wenn man den Zeigefinger in den Analkanal einführt, überwindet man den Tonus
dadurch, daß man mit dem Finger nach hinten zieht.

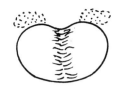

Normal
glatt
symmetrisch
medianer Sulkus
gummiartig
mobile Mukosa

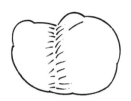

Hypertroph
glatt
asymmetrisch
groß
medianer Sulkus
gummiartig
verschiebliche Mukosa

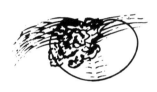

Maligne
unregelmäßig
asymmetrisch
Verlust des medianen Sulkus
derb
fixierte Mukosa
laterale Ausbreitung

Abb. 18.**3**   Die Prostata

Erkrankungen, die mit rektaler Blutung einhergehen

Hämorrhoiden

Die Hämorrhoiden, in der Regel auch »Piles« genannt,
sind vergrößerte, blutgefüllte Mukosa- und Submuko-
sapolster, die sich an der Nahtstelle zwischen Rektum
und anorektaler Haut ausbilden.
Die Piles werden oft als variköse Venen der rektalen
Submukosa beschrieben, wobei dies jedoch im strenge-
ren Sinne falsch ist, es sei denn, es handelt sich um
sekundäre Varizen aufgrund einer vaskulären Mißbildung. Normalerweise handelt es sich um einen vaskulären Plexus in der Submukosa an der anorektalen
Nahtstelle, und wenn dieser Plexus und die darüberliegende Mukosa hypertrophieren, können sie prolabieren, traumatisiert werden und bluten, und schließlich

werden sie gestielt, und dies nennt man Hämorrhoiden.

Anamnese

Alter. Hämorrhoiden treten in jedem Alter auf. Erworbene Hämorrhoiden sind ungewöhnlich unterhalb des
20. Lebensjahres, treten jedoch bei Kindern als Komplikationen bei Gefäßmißbildungen des Beckens auf.
Symptome. **Unkomplizierte Hämorrhoiden schmerzen nicht.** Die zwei Leitsymptome der Hämorrhoiden
sind **Blutung** und ein palpabler **Tumor** nach der Defäkation.
Die Blutung tritt nach der Defäkation auf. Handelt es
sich nur um wenige Tropfen, so wird lediglich das
Toilettenpapier angefärbt, oder man findet einige Blut-
fasern auf dem Stuhl. Handelt es sich um eine größere
Blutmenge, so verfäbt sich die **Toilettenschüssel**, und
es kommt letzendlich zur **Anämie.**

Der Patient bemerkt diese Geschwulst, wenn er sich nach der Defäkation reinigt. Entweder kommt es zur spontanen Reposition, oder der Patient reponiert die Hämorrhoiden in den Anus.

Man unterteilt die Hämorrhoiden in drei Grade aufgrund ihrer Anamnese:

Erstgradige Hämorrhoiden bluten zwar, prolabieren aber nicht.

Zweitgradige Hämorrhoiden prolabieren, die Reposition ist spontan.

Drittgradige Hämorrhoiden prolabieren und müssen manuell reponiert werden.

Für die Klinik ist diese Klassifizierung sehr wertvoll, da sie über die Behandlung entscheidet, auch wenn diese Klassifizierung nur artifiziell ist.

Alle Hämorrhoiden prolabieren **während** der Defäkation, und das ist immer dann, wenn sie bluten. Kommt es zur Spontanreposition beim Schluß des Sphinkters, so bemerkt sie der Patient nicht, und man nennt sie deshalb erstgradige Hämorrhoiden. Zweitgradige Hämorrhoiden sind vaskuläre Polster, die auch bei geschlossenem Sphinkter prolabiert sind und sich nur sehr langsam reponieren, während drittgradige Hämorrhoiden so groß und gestielt sind, daß sie nur noch manuell reponiert werden können.

Ursache. Die meisten Patienten mit Hämorrhoiden sind obstipiert. Deshalb meinen sie, dies sei die Ursache ihrer Hämorrhoiden, und sie haben in der Regel recht.

Untersuchung

Erst- und zweitgradige Hämorrhoiden. Hämorrhoiden, die nicht prolabiert sind, **kann man mit dem Finger nicht tasten.** Sie sind nicht von der normalen Mukosa zu unterscheiden und können lediglich **proktoskopisch** diagnostiziert werden.

Zieht man das Proktoskop durch den normalen Analkanal zurück, so kollabiert die rotbraune Mukosa über dem Ende des Proktoskops. Hämorrhoiden sind dunkelblau und wölben sich vor, so daß sie in das Lumen des Proktoskops prolabieren. Die multiplen longitudinalen Schleimhautfalten sind nicht nachweisbar, sondern es finden sich dagegen drei tiefe Spalten zwischen den sich hervorwölbenden Hämorrhoiden.

Die typischen primären Hämorrhoiden liegen bei 3.00, 7.00 und 11.00 Uhr (wenn sich der Patient in Steinschnittlage befindet).

Vergessen Sie nicht, **Hämorrhoiden sind mit dem Finger nicht zu diagnostizieren.**

Drittgradige Hämorrhoiden. Wenn Sie Glück haben (und der Patient Pech!), so kann man die prolabierten Hämorrhoiden sehen. Es handelt sich um dunkelblaue Schleimhautschwellungen, gewöhnlich von 0,5 bis 1 cm im Durchmesser bei 3.00, 7.00 und 11.00 Uhr in Steinschnittlage. Entscheidend und als diagnostisches Merkmal ist der Mukosaüberzug, den man an der weichen, samtartigen, schleimproduzierenden Oberfläche erkennt.

Ein weiteres typisches Merkmal einer lokalisierten perianalen Schwellung ist das perianale Hämatom. Diese Läsion ist immer von **Haut** bedeckt, was es von den

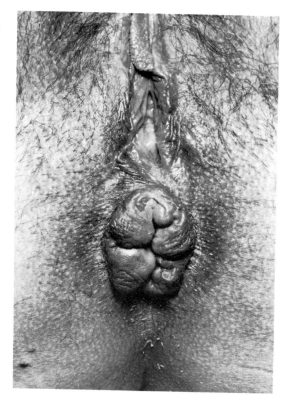

Abb. 18.4 Drittgradige (prolabierte) Hämorrhoiden. Die Schwellung bei 3.00 Uhr ist in zwei Anteile geteilt.

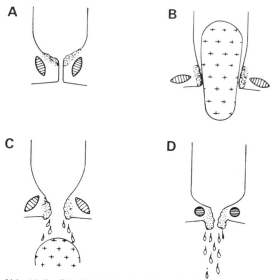

Abb. 18.5 Die Möglichkeiten hämorrhoidaler Blutungen. (A) Die Gefäßpolster, aus denen die Hämorrhoiden entstehen, liegen an der anorektalen Nahtstelle. (B) Während der Defäkation relaxiert der Sphinkter, der Analkanal evertiert, und die Hämorrhoiden werden durch den Stuhl komprimiert. Der Stuhl verletzt die Mukosa. (C) Nachdem die Stuhlsäule passiert hat, kommt es zu tropfender Blutung aus den Hämorrhoiden auf die Stuhlsäule. (D) Wenn es nicht zur Spontanreposition kommt, kommt es bei Schluß des Sphinkters zur Obstruktion der venösen Drainage, und die Blutung nimmt zu, so daß sich massiv Blut entleert.

Mukosa-überzogenen prolabierten Hämorrhoiden unterscheidet.

Bleiben die Hämorrhoiden prolabiert, ulzerieren und bluten sie. Kommt es zur Thrombose der submukösen Venen, so wird der Hämorrhoidalknoten prall, derb und ödematös. Die Palpation und rektale Untersuchung ist unter diesen Umständen sehr schwierig.

Die Hämorrhoiden sind nur dann sehr schmerzhaft, wenn diese Komplikationen eingetreten sind.

Rektumkarzinom

Das Rektumkarzinom wird durch die Anamnese, den Befund der rektalen Untersuchung und der Sigmoidoskopie mit Biopsie diagnostiziert.

75% der Rektumkarzinome finden sich im unteren Anteil der Rektumampulle. Sie neigen zu einem keulenförmigen oder einem ulzerativen Wachstum mit evertierten Rändern. Die übrigen 25% verteilen sich auf die oberen Rektumanteile und wachsen sehr häufig zirkulär (»Garnhaspel«).

Ungefähr 90% der rektalen Karzinome sind für den Finger palpabel.

Jeder Patient mit rektalen Beschwerden muß rektal untersucht werden.

Es ist unverantwortlich, Beschwerden zu negieren und bei einem Patienten mit einer rektalen Blutung die rektale Untersuchung zu unterlassen

Übersichtstabelle 18.1   Diagnose von Erkrankungen, die mit rektaler Blutung einhergehen

Schmerzlose Blutung!

1. Blut mit Stuhl gemischt	=	Kolonkarzinom
2. Blut auf der Stuhlsäule	=	Rektumkarzinom
3. Blut nach der Defäktion	=	Hämorrhoiden
4. Blut und Schleim	=	Kolitis
5. Blut alleine	=	Divertikulose/-itis
6. Meläna	=	peptisches Ulkus

Blutung und Schmerz = Fissur (oder Karzinom des Analkanales)

Anamnese

Alter. Das Rektumkarzinom ist eine Erkrankung des mittleren und hohen Lebensalters, kann jedoch auch bei jungen Erwachsenen auftreten.

Geschlecht. Es ist bei beiden Geschlechtern gleich häufig.

Symptome. Das Leitsymptom ist die rektale Blutung. In der Regel findet man **geringe Blutspuren auf dem Stuhl**. Nur manchmal ist die Blutung so stark, daß sich reines Blut entleert. Bei sehr tief sitzenden Rektumkarzinomen kommt es zu vagen **Änderungen** des Stuhlverhaltens, gewöhnlich im Sinne einer Obstipation.

Hochsitzende, ringförmig wachsende Karzinome verursachen einen Subileus, und es kommt zu einem **Wechsel zwischen »Diarrhoen und Obstipation«**. Die Obstipation ist durch die Obstruktion bedingt. Die Diarrhoen sind Folge einer Irritation der Kolonmuko-

sa durch die sich oberhalb des Hindernisses bildende Stuhlsäule, es kommt zu einer vermehrten Schleimsekretion und damit Verflüssigung des Stuhles, daß dieser die Stenose passieren kann unter dem Bild einer »Diarrhö«. Ein **Tenesmus** tritt auf, wenn der Tumor im unteren Rektumdrittel eine solche Größe erreicht, daß durch die Dehnungsrezeptoren des Rektums der Stuhlgang ausgelöst wird. Der Patient hat einen persistierenden, schmerzhaften Stuhldrang, ohne daß er Stuhl entleert. Selbst kleine symptomlose Primärtumoren können mit generalisierter Metastasierung einhergehen und eine **allgemeine Schwäche und Krankheitsgefühl** hervorrufen. Die paraaortalen Lymphknoten und die Leber sind die ersten Metastasierungsstationen.

Schmerz ist ein ungewöhnliches Symptom eines Rektumkarzinoms. Er kann in dreierlei Gestalt auftreten:

1. **Koliken mit Meteorismus und Erbrechen**, verursacht durch eine vollständige zirkuläre Tumorstenose des Kolons.
2. **Lokaler Schmerz** im Rektum, Perineum oder Unterbauch, bedingt durch eine direkte Tumorausbreitung in den Beckenboden.
3. **Defäkationsschmerz**. Dies ist ungewöhnlich, kann jedoch bei Tumoren auftreten, die nach unten wachsen und die sensible Innervation des Analkanales befallen.

Frühere Anamnese. Eine lange bestehende Colitis ulcerosa erhöht die Gefahr der malignen Entartung im Kolon und Rektum um das **20fache**. Fragen Sie immer nach lange Zeit bestehenden Symptomen des Dickdarms, vor allen Dingen nach Episoden mit Durchfall, bei denen gleichzeitig Schleim und Blut abgegangen ist. Die Tatsache, daß die Colitis ulcerosa über viele Jahre unverändert verlaufen kann, reduziert das Risiko der malignen Entartung nicht.

Familienanamnese. Die Polyposis coli ist selten, gilt jedoch definitiv als prämaligne Erkrankung. Bei der Familienanamnese kommt es an den Tag, ob die Eltern oder Verwandten des Patienten unter rektalen Blutungen, Bauchschmerzen durch ihre Polypen litten oder ob sie sich einer chirurgischen Therapie wegen eines Kolonkarzinomes unterziehen mußten.

Rektale Untersuchung

In der Regel sieht man keine pathologischen Veränderungen des Anus, dagegen gelingt es in ca. 90% der Fälle bei der rektalen Untersuchung, das Karzinom zu diagnostizieren. Was man im einzelnen fühlt, hängt ab von der Lokalisation der Läsion. Liegt der Tumor tief in der Ampulle, kann man mit dem Finger die gesamte Geschwulst palpieren. Papilliforme Tumoren fühlen sich weich und wie Farnkraut an und haben einen schmalen Stiel. Sessile, weiche Läsionen wie z.B. villöse Karzinome können untastbar sein.

Ein karzinomatöses Ulkus fühlt sich derb an und wölbt sich in das Rektumlumen vor. Die Ränder sind in der Regel evertiert, und der Ulkusgrund ist unregelmäßig und leicht verletzlich. Man sollte versuchen zu unterscheiden, ob der Tumor fixiert oder beweglich ist und ob irgendeine lokale Ausbreitung vorliegt. Ist der Tumor im oberen Rektumanteil, so kann man lediglich den unteren Rand tasten. Unter diesen Umständen ist es sehr schwierig zu entscheiden, ob die Läsion innerhalb oder außerhalb des Rektumlumens liegt. Diese Frage kann man jedoch durch eine Sigmoidoskopie beantworten.

Allgemeine Untersuchung

Die Lymphdrainage des Rektums geht entlang der paraaortalen Lymphknoten. Diese Lymphknoten sind nur selten tastbar.

Die inguinalen Lymphknoten sind dann vergrößert, wenn sich der Tumor entlang der Lymphdrainage des Analkanales oder der Ischiorektalgrube ausbreitet.

Es ist sehr wichtig, alle Lymphknotenstationen zu untersuchen, da sie Metastasen enthalten können, im einzelnen auch die supraklavikulären Lymphknoten, die Lunge, Leber und die Haut.

Divertikulose/-itis

Bei der Divertikulose/-itis treten in der Regel chronische linksseitige Abdominalschmerzen und Obstipation auf, oder es findet sich eine akute abdominale Symptomatik. Das klinische Bild wurde im einzelnen im Kapitel 16 vorgestellt.

Die Divertikulose geht gelegentlich auch mit rektaler Blutung einher, deshalb wird sie in diesem Kapitel erwähnt. Diese Blutungen sind typischerweise **akut, massiv** und **frisch**. Der Patient fühlt sich ein wenig matt, hat Unterbauchschmerzen und Stuhldrang. Dabei werden in der Regel zwischen 100 und 500 ml frischen Blutes entleert.

Dieser Blutungstyp ist bei anderen rektalen Erkrankungen ungewöhnlich mit Ausnahme bei Polypen und Angiomen. Ein erfahrener Kliniker stellt die Diagnose einer Divertikulose, sobald sich ein Patient mit rektaler Blutung vorstellt, erst dann, wenn er alle anderen Blutungsursachen ausgeschlossen hat.

Erkrankungen, die mit Analschmerzen einhergehen

Perianales Hämatom

Hierbei handelt es sich um ein kleines Hämatom in der Analhaut. Es tritt durch die Ruptur kleiner subkutaner Blutgefäße auf, in der Regel von Venen. Diese Gefäßruptur wird durch eine massive Überdehnung des Anus z. B. bei Absetzen eines sehr harten, voluminösen Stuhles oder durch eine plötzliche Änderung im Sphinktertonus oder durch einen rektalen Druck, der während einer starken diarrhoischen Erkrankung auftritt, verursacht.

Perianale Hämatome findet man gewöhnlich nach Geburten bei Zug und Druck auf das Perineum während der zweiten Phase des Geburtsvorganges.

Anamnese

Alter. Perianale Hämatome sieht man in allen Altersgruppen.

Geschlecht. Mit Ausnahme des postpartalen Hämatomes treten sie gleich häufig bei Männern und Frauen auf.

Symptome. Das Leitsymptom ist der **Schmerz**, der plötzlich beginnt und 4–5 Tage anhält. Er ist kontinuierlich und verschlimmert sich beim Sitzen, bei Bewegung und bei der Defäkation.

Die Schmerzlokalisation entspricht exakt der Hämatomausdehnung.

Die Geschwulst tritt zur gleichen Zeit wie der Schmerz auf. Zunächst ist sie sehr klein und rund, um sich allmählich unter Schmerzzunahme zu vergrößern.

Eine Blutung tritt dann auf, wenn es mit dem Hämatom zu Hautverletzungen oder zu Ulzerationen kommt.

Der Patient bemerkt sehr häufig, daß die perianale Haut feucht und schmerzhaft ist. Diese ist durch die Sekretionszunahme der Analdrüsen der umgebenden Haut bedingt.

Perianale Hämatome sind häufig multipel, und der Patient gibt oftmals frühere Episoden an.

Ursache. Gelegentlich erinnert sich der Patient daran, daß die Symptome nach einer schmerzhaften Defäkation auftraten. Tritt das Hämatom jedoch erst Stunden später auf, so ist der Zusammenhang nicht immer offensichtlich.

Die Patienten denken immer, daß sie Hämorrhoiden haben. Lassen Sie sich durch das Kausalitätsbedürfnis nicht irreführen. Perianale Hämatome sind **keine** Hämorrhoiden.

Untersuchung

Lokalisation. Die Tumoren liegen immer in der Umgebung des Analringes. Häufig finden sich mehrere gleichzeitig.

Farbe. Liegen sie unmittelbar unter der Haut, und ist diese nicht ödematös, so hat der Tumor eine tiefrote Farbe. Verändert sich die Haut ödematös, so ist die typische Hämatomfarbe nicht sichtbar.

Schmerz. Trotz der hochgradigen Schmerzempfindung des Patienten ist die Geschwulst nicht sehr schmerzhaft, es sei denn, es besteht ein Hautödem und eine Ulzeration.

Aussehen und Größe. Zunächst ist das Hämatom sphärisch mit einem Durchmesser von 0,3–1 cm. Handelt es sich um eine schlaffe Analhaut, so ist er mehr polypoid geformt. Dieses Symptom findet sich beim Ödem ausnahmslos.

Oberfläche. Die perianalen Hämatome sind mit **Haut** bedeckt. Diese ist entweder unauffällig oder ödematös, jedoch immer als solche erkennbar. Durch die Lokalisation der Hämatome können sich diese durch die Bewegungen des Gesäßes wundreiben. Ihre Oberfläche ist glatt.

Zusammensetzung. Im Zentrum fühlen sich die Hämatome derb und rund an. Eine Ansammlung mehrerer kleiner Hämatome fühlt sich wie eine Perlenkette an. Eine Fluktuation ist durch ihre kleine Ausdehnung in der Regel nicht palpabel.

Beziehungen zur Umgebung. Die subkutanen Hämatome des Anus liegen außerhalb des Sphincter externus. Eine Fixation von der Haut oder den tieferen Strukturen liegt nicht vor.

Zustand des lokalen Gewebes. Der übrige perianale Bereich ist in der Regel unauffällig. Eine Verhärtung kann lediglich entlang des Verlaufes des Hämatomes getastet werden. Diese ist meistens durch eine Thrombose der rupturierten Vene verursacht.

Lymphdrainage. Die inguinalen Lymphknoten sind unauffällig.

Analfissur

Eine Analfissur ist ein longitudinaler Riß in der Haut des Analkanales. Im engeren Sinn des Wortes handelt es sich um ein Ulkus, dessen Ulkusgrund sich jedoch nur dann öffnet, wenn die Haut des Analkanales durch die Stuhlpassage gedehnt wird.

Ein akuter Zug ist das in der Regel auslösende Moment, und gewöhnlich heilt dieser Riß schnell spontan ab. Wiederholter Zug bei jeder Stuhlentleerung zusammen mit Obstipation und hohem Spinktertonus führt zu einer nicht heilenden Fibrose an der Basis des Risses.

Anamnese

Alter. Akute Fissuren treten sehr häufig bei Kindern auf, die einen voluminösen Stuhl entleeren. Chronische Fissuren findet man sehr häufig bei Patienten zwischen dem 30. und 50. Lebensjahr.

Geschlecht. Analfissuren sind bei Männern ein wenig häufiger als bei Frauen.

Symptome. Beide, die akute wie die chronische Fissur, sind **sehr schmerzhaft.** Der Schmerz beginnt während der Defäkation und **hält über Minuten bis Stunden an.** Der Schmerz der chronischen Fissur kann so schlimm werden, daß der Patient Angst vor dem Stuhlgang hat. Dies verstärkt die Obstipation noch mehr, so daß sich der Defäkationsschmerz weiter verstärkt. So entsteht ein Circulus vitiosus.

Bei der akuten Fissur kommt es zur **blutigen Verfärbung des Stuhles** und des Toilettenpapiers, im Gegensatz zur chronischen Fissur, die kaum eine Blutungsneigung hat.

Am distalen Ende der Fissur bildet sich im Laufe der Zeit eine **kleine Hauttasche** aus, die der Patient tasten kann. Der Patient leidet an **Obstipation** und weiß, daß der harte, voluminöse Stuhl die Ursache seiner Schmerzen ist.

Persistenz. Die Symptome einer Fissur entwickeln sich langsam und bestehen lange. Selten einmal besteht vollständige Schmerzfreiheit. In der Regel sucht der Patient erst bei monatelangen Beschwerden den Arzt auf.

Ursache. Patienten glauben, daß die Symptome entweder durch die Obstipation bedingt sind, oder denken, daß der massive Schmerz ein Hinweis auf eine schwere inkurable Krankheit sei.

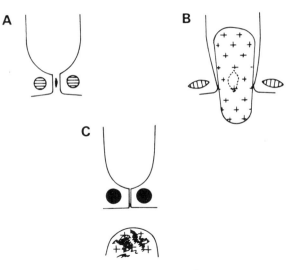

Abb. 18.6   Mögliche Blutungsarten der Fissur. (A) Der Riß im Analkanal schließt sich, wenn der Analkanal verschlossen ist. (B) Die Stuhlsäule erweitert den Riß, es kommt zur Blutung. Auf dem Stuhl sind Blutspuren. (C) Die Fissur ist so schmerzhaft, daß es zu einem erhöhten Spinktertonus kommt. Das restliche Blut auf der perianalen Haut wird mit dem Toilettenpapier abgewischt.

Lokale Untersuchung

Lokalisation. Die Mehrzahl der Fissuren liegt in der hinteren Mittellinie. Findet man keine Hauttasche am distalen Ende der Fissur, so muß man die Analhaut zart auseinanderziehen, um den Riß darin zu erkennen. Das ist alles, was der Patient mit sich tun läßt, da jede weitere Untersuchung sehr häufig einen massiven Schmerz auslöst.

Schmerz. In der Regel besteht ein Spasmus des Sphinkterorganes und jeder Versuch, den Sphinkter durch kräftigen Zug am Gesäß zu öffnen oder den Finger in das Rektum einzuführen, ist ausgesprochen schmerzhaft. Unter diesem Umständen ist eine rektale Untersuchung kontraindiziert.

Rektale Untersuchung. Hält der Patient den Schmerz der rektalen Untersuchung aus, so kann man den Defekt in der Analhaut tasten und die häufig in der Umgebung bestehende Gewebsinduration. Auf dem untersuchenden Finger zeigt sich eine Blutspur.

Proktoskopie. Diese ist nahezu unmöglich, ist sie jedoch durchführbar, so sieht man beim Zurückziehen des Instrumentes die offene, rauhe Basis der Fissur im Analkanal.

Fistula in ano

Bei einer Fistel handelt es sich um einen mit Epithel oder Granulationsgewebe überzogenen Kanal, der die Epitheloberflächen, z. B. zwischen zwei Körperhöhlen oder einer Körperhöhle und der Körperoberfläche verbindet.

Eine Analfistel verbindet das Lumen des Rektums oder Analkanales mit der Hautoberfläche. Sie ist in der

Regel mit Granulationsgewebe ausgekleidet. In den meisten Fällen ist der Ausgangspunkt ein Abszeß in der Submukosa oder im Ischiorektalraum, der sich nach zwei Richtungen entleert, nach innen in das Rektum oder in den Analkanal und nach außen zur Hautoberfläche.

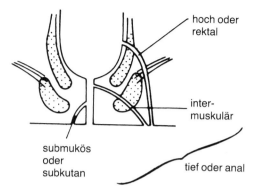

Abb. 18.**7**   Die Typisierung der Analfisteln.

Gelegentlich sind die Abszesse Sekundärerscheinungen anderer rektaler entzündlicher Erkrankungen, wie z.B. Colitis ulcerosa oder Morbus Crohn.
Manche Fisteln treten bei einer direkten Infiltration und Tumornekrose auf. Das Rektumkarzinom, das am meisten mit einer Analfistel einhergeht, ist das Kolloidkarzinom. Die Analfisteln können sich in verschiedene anatomische Strukturen ausbreiten, subkutan, submukös, zwischen den Muskeln des Sphinkterapparates und oberhalb des Sphinkterapparates.
In der Regel ist es nicht möglich, die exakte Höhe des Ausgangspunktes der Fistel bei der klinischen Untersuchung festzustellen.

Anamnese

Alter. Analfisteln können zu jeder Zeit während des gesamten Erwachsenenlebens auftreten. Sekundäre Fisteln haben eine höhere Inzidenz im jungen Erwachsenenleben, da die prädisponierenden Erkrankungen in diesem Alter eher auftreten.
Symptome. Das Leitsymptom ist eine wäßrige oder purulente **Sekretion** aus der äußeren Fistelöffnung.
Wenn sich das Zentrum der Fistel mit Eiter anfüllt, kommt es zu rezidivierenden **Schmerzepisoden**. Kann sich der Eiter nicht entleeren, so kommt es zu einem massiven und klopfenden Schmerz in der Fistel.
Durch die Sekretion ist die Perianalhaut feucht und mazeriert, und es kommt zum **Pruritus ani**.
In der Regel bestehen keine Stuhlschwierigkeiten oder rektale Blutungen.
Persistenz. Die Symptome können intervallartig je nach dem Grad der Fistelinfektion variieren. Es kommt jedoch sehr selten zu einer Spontanheilung, da die äußere Öffnung meistens zu klein ist, daß eine ausreichende Drainage besteht.
Andere Symptome (direkte Befragung). Hohe Fisteln sind meist Sekundärfolgen einer Colitis ulcerosa oder

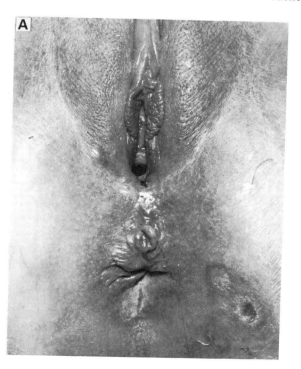

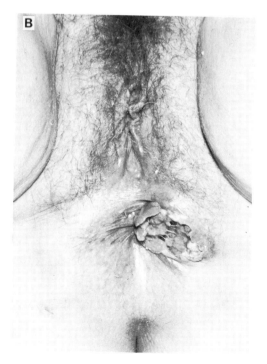

Abb. 18.**8**   (A) Eine Öffnung 2 cm rechts hinter dem Anus. Obwohl die Öffnung geschlossen erscheint, so besteht ein intersphinkterer Fistelgang zum Analkanal. Die Fistel ist Folge eines ischiorektalen Abszesses. (B) Eine große Fistelöffnung, die einen ischiorektalen Abszeß drainiert und durch den Beckenboden in das Rektum führt. Diese hohe, rektale Fistel ist sekundär bei einem Morbus Crohn des Rektums entstanden.

eines Morbus Crohn, einer Tuberkulose oder eines Rektumkarzinoms oder eines Lymphogranuloms. Neben den lokalen Symptomen findet sich das klinische Bild der systemischen Erkrankung, so daß man hier eine sehr sorgfältige Allgemeinanamnese erheben muß.

Lokale Untersuchung

Lokalisation. Die Fistelöffnung ist in der Regel sichtbar als eine eingezogene Narbe oder als punktförmiges Granulationsgewebe in einer Entfernung von 2–4 cm vom Analkanal.
Die äußere Fistelöffnung kann rings um den Anus liegen, jedoch findet sich die Mehrzahl im posterolateralen Segment. Es können auch mehrere Öffnungen vorhanden sein.
Schmerz. Die äußere Fistelöffnung ist nicht schmerzhaft. Das Gewebe in der Tiefe ist häufig induriert und schmerzhaft, vor allen Dingen, wenn sich im Zentrum der Fistel ein Abszeß ausgebildet hat.
Sekretion. Die Sekretion, die serös oder eitrig sein kann, ist an der Haut sichtbar und quillt bei starkem Druck auf das tiefe Gewebe aus der Öffnung heraus.
Rektale Untersuchung. Diese ist nicht schmerzhaft. Die innere Öffnung der Fistel ist manchmal durch einen kleinen Knoten im oder oberhalb des Analkanales gekennzeichnet, jedoch ist sie in den meisten Fällen nicht palpabel.
Der Verlauf des Fistelganges kann zwischen dem palpierenden, im Rektum eingeführten Zeigefinger und dem Daumen an der Außenseite des Anus sehr häufig getastet werden. Gewebsindurationen, Schmerzen und Tumoren im Ischiorektalraum können so leicht getastet werden.
Führen Sie sehr sorgfältig eine rektale Untersuchung durch. Suchen Sie nach anderen Erkrankungen, z.B. Karzinom, die die Ursache der Fistel sein können.
Die Proktoskopie und Sigmoidoskopie sind ganz entscheidend, nicht nur, um die Anatomie der Fistel festzustellen, sondern auch um andere Erkrankungen wie Colitis ulcerosa, Morbus Crohn, Karzinom und Tuberkulose auszuschließen.
Die Studenten sollten sich hüten, den Fistelgang zu sondieren, dies ist die Sache des erfahrenen Spezialisten.
Lokale Lymphknoten. Die den Analkanal drainierenden Lymphknoten in der Leiste sind nicht vergrößert, es sei denn, die Fistel ist akut entzündet oder es handelt sich um Metastasen eines Karzinomes. Eine inguinale Lymphadenopathie im Zusammenhang mit einer Fistel ist ein Charakteristikum beim Lymphogranulom.
Zustand des lokalen Gewebes. Es kann nicht oft genug wiederholt werden, daß Anus und Rektum sehr sorgfältig untersucht werden müssen, um ernsthafte Ursachen der Fisteln auszuschließen. Ist die Fistel lediglich durch einen einfachen submukösen oder ischiorektalen Abszeß entstanden, so sind der übrige Anus und das Rektum unauffällig.

Allgemeinuntersuchung

Viele der oben erwähnten Erkrankungen treten zusammen mit einer abdominalen oder allgemeinen Symptomatik auf.
Beschränken Sie deshalb **niemals** Ihre Untersuchung nur auf das Perineum des Patienten.

Ischiorektaler Abszeß

Die Ischiorektalgrube ist ein mit Fett angefüllter Raum rund um Rektum und Anus unterhalb des Beckenbodens. Die Grenzen sind deshalb die Seitenwände des Beckens, bedeckt vom M. obturator internus, seitlich dem Levator ani und den Analsphinkteren oben und in der Mitte, dem Lig. sacrotuberosum hinten und dem urogenitalen Perineum vorne. Die unteren Grenzen sind die Haut zwischen Anus und Tuber ischiadicum.
Die beiden Gruben sind hinter dem Anus miteinander verbunden, so daß eine Infektion der einen Seite leicht auf die andere Seite übergehen kann.
Infektionen in diesem Areal gehen entweder den direkten Weg aufgrund einer perianalen oder rektalen Verletzung oder sind hämatogen bedingt.

Anamnese

Alter. Ischiorektale Abszesse sind häufig zwischen dem 20. und 50. Lebensjahr.
Geschlecht. Sie treten häufiger bei Männern als bei Frauen auf.
Symptome. Das Leitsymptom ist ein schwerer, klopfender **Schmerz**, der beim Sitzen, Bewegen und bei der Defäkation Beschwerden macht und exazerbiert.
Der Patient fühlt eine Schwellung dicht neben dem Anus.
Systemische Effekte. Die Allgemeinsymptome eines Abszesses, wie allgemeines Krankheitsgefühl, Appetitlosigkeit, Schwitzen und gelegentlich Schüttelfrost, können vorhanden sein.

Lokale Untersuchung

Lokalisation. Das schmerzhafte Gebiet liegt seitlich neben dem Anus in dem weichen Gewebe zwischen Anus und der Tuberositas ischii oder erstreckt sich über die ganze hintere Begrenzung des Anus.
Schmerz. Das gesamte Gebiet ist **sehr** schmerzhaft.
Farbe und Temperatur. Die Haut kann sehr heiß und rot sein. Treten diese Veränderungen auf, muß der Abszeß jedoch eine beträchtliche Größe erreicht haben.
Aussehen, Größe und Zusammensetzung. Es ist nicht möglich, die Merkmale des Tumors genau festzustellen, da der Hauptanteil in der Tiefe der Fossa ischiorectalis liegt. Die Oberfläche ist nicht abgrenzbar, die Größe kann man nur grob bei bimanueller Palpation abmessen, in der Regel ist der Abszeß 4–5 cm im Durchmesser. Wegen der starken Schmerzhaftigkeit ist eine Fluktuation in der Regel nicht nachweisbar.
Rektale Untersuchung. Sie ist zwar möglich, aber sehr, sehr schmerzhaft. Der Abszeß wölbt sich in das Lumen

des unteren Teiles des Rektums vor, und die befallene Seite des Rektums fühlt sich **heiß** an.

Lymphdrainage. Die inguinalen Lymphknoten sind selten vergrößert, es sei denn, der Abszeß ist so groß und prall gefüllt, daß die Haut mit befallen ist.

Lokales Gewebe. Die benachbarten Strukturen – Anus, Rektum und Beckeninhalt – sind unauffällig.

Allgemeinuntersuchung

Sehr häufig findet sich Tachykardie, Fieber, Schwitzen, eine trockene gefurchte Zunge und Foetor ex ore.

Pilonidalsinus

Unter dem Wort »Pilonidal«-Sinus versteht man eine Ansammlung von Haaren. Ein Pilonidalsinus umschließt einen tiefgelegenen Haarbüschel. Diese Sinus findet man in der Regel im Bereich des Os sacrum und Os coccygis, sie können jedoch auch zwischen den Fingern auftreten, vor allen Dingen bei Haarschneidern und auch am Nabel.

Es besteht eine anhaltende Diskussion über die Quelle der Haare. Ein Pilonidalsinus ist nicht mit Haut ausgekleidet, und es wachsen auch keine Haare in ihm. Tatsache ist, daß die Haare im Sinus kurz sind, es handelt sich um abgebrochene Haarfragmente, die sich entweder in einer vorexistierenden Hautvertiefung ansammeln oder sich durch die normale Haut in der Analspalte hindurchbohren, dann als Fremdkörper wirken und damit eine chronische Infektion hervorrufen. Das Ergebnis ist ein chronischer Abszeß, in dem sich Haare finden und bei dem es zu rezidivierenden akuten Episoden kommt.

Anamnese

Alter. Ein Pilonidalsinus ist selten bei Leuten über dem 40. Lebensjahr. Man nimmt deshalb an, daß es eine selbstausheilende Erkrankung ist. Vielleicht hängt es damit zusammen, daß die Haarstärke und damit die Möglichkeit, die Haut zu verletzen, im Laufe der Jahre abnimmt.

Geschlecht. Man findet den Pilonidalsinus sehr viel häufiger bei Männern als bei Frauen.

Ethnische Gruppierung. Die Erkrankung wird häufiger bei schwarzhaarigen, leicht schwitzenden Männern beobachtet. Eine eindeutige ethnische Gruppierung ist damit nicht möglich.

Beruf. Kurze Haare sind sehr kräftig und können leicht die Haut durchbohren. Friseure entwickeln gelegentlich in den Schwimmhäuten der Finger einen Pilonidalsinus.

Symptome. Die Leitsymptome sind **Schmerz und Sekretion.** Sie treten nur dann auf, wenn der Sinus infiziert ist. Die Schmerzskala reicht von einem dumpfen bis zum klopfenden Schmerz, und die Sekretion variiert von serösem bis eitrigem Exsudat.

Im Intervall ist der Patient beschwerdefrei.

Die akuten Phasen treten in unregelmäßigen Abständen auf. Handelt es sich um einen chronisch-infizierten Sinus, besteht eine Dauersekretion.

Lokale Untersuchung

Lokalisation. Wegen der Nähe zum Anus wird sehr häufig die Fehldiagnose einer Analfistel gestellt. Dies kann man jedoch vermeiden, weil der Pilonidalsinus **immer in der Mitte der Analspalte über dem untersten Anteil des Os sacrum und coccygis liegt.** Nur äußerst selten findet man ihn an der Spitze des Kreuzbeines und am Anus oder in der Ischiorektalgrube. Dies sind Prädilektionsstellen der Fisteln.

Gelegentlich können mehrere Pilonidalsinus vorhanden sein. Sie sind entweder mit normalem Epithel überzogen oder haben an den Rändern Narben oder ein überschießendes Granulationsgewebe. Letzteres findet man in der Regel bei einem Sinus mit eitriger Sekretion, wobei die Öffnungen Hinweise auf Abszesse sind.

Temperatur und Schmerz. Die umgebende Haut ist in der Regel unauffällig, es sei denn, der Sinus ist infiziert, dann ist sie gerötet und schmerzhaft.

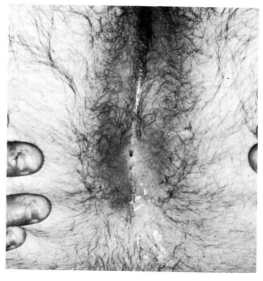

Abb. 18.**9** Pilonidalsinus. Der Patient ist in Steinschnittlage mit gespreiztem Gesäß, man sieht auf den Grund der Gesäßspalte. Der Sinus, der schwer zu sehen ist, hat eine kleine zentrale Öffnung. Ein dichter Haarwuchs in der Analfalte ist ein prädisponierendes Merkmal.

Der Sinus. Der akute Sinus ist in der Regel sehr leicht zu sehen. Es handelt sich um eine kleine, in der Mittellinie gelegene Grube, die mit normalem Epithel überzogen ist. Bei leichtem Druck entleert sich eine kleine Menge seröser Sekretion, und es erscheinen Haarspitzen in der Öffnung.

Bei einer Infektion ist die Unterscheidung von anderen subkutan gelegenen Abszessen nicht möglich.

Die Palpation der Haut und des Subkutangewebes in der Umgebung des Sinus zeigt die Verzweigungen an. Es können sowohl Narben neben der Mittellinie bis in die Höhe des ersten Sakralwirbels bestehen, die ein Hinweis darauf sind, daß sich hier bereits Abszesse abgespielt oder Inzisionen stattgefunden haben.

Lymphdrainage. Die inguinalen Lymphknoten sind nicht vergrößert, da es sich meistens um subakute und chronische Infektionen handelt.

Lokales Gewebe. Das Sakrum, die perineale Haut, der Analkanal und die Ischiorektalgruben sind unauffällig.

Perianale Warzen und Condylomata

Perianale Warzen sind multiple, gestielte, papilliforme Läsionen, die leicht zu erkennen sind. Sie sehen wie Papillome aus und gleichen nicht den viralen Warzen, die man gewöhnlich an den Fingern findet. Sie breiten sich häufig über das gesamte Perineum, einschließlich der großen Labien und der Hinterseite des Skrotums aus.

Es handelt sich um eine Virusinfektion, die durch sexuellen Kontakt übertragen werden kann.

Sehr häufig treten sie zusammen mit der Gonorrhoe auf, werden jedoch durch diese nicht verursacht.

Man findet sie auch bei Patienten mit verminderter Immunitätslage, z.B. langbestehende Steroidmedikation oder Chemotherapie.

Kondylome treten auch als Manifestation der Syphilis im Stadium II auf. Die syphilitischen Kondylome sind hypertrophische, breitbasige, flache Papeln und **höchst kontagiös**.

Alle Kondylome irritieren die Haut, die wund wird, und verursachen durch Reibung Schmerzen. Sie können ulzerieren und sich infizieren.

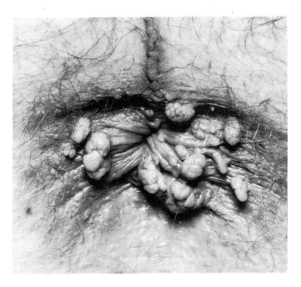

Abb. 8.10   Multiple perianale Warzen (Condylomata).

Proctalgia fugax

Es handelt sich um eine seltene Erkrankung. Man muß sie jedoch erwähnen, weil die Patienten den Arzt wegen schwerer rektaler Schmerzen aufsuchen.

Der Schmerz tritt plötzlich auf, häufig während der Nacht, ist krampfartig und in der Tiefe des Analkanales.

Er kann mit nichts gelindert werden und verschwindet ebenso plötzlich nach Minuten oder Stunden, wie er entstanden ist.

Die allgemeine und rektale Untersuchung sind unauffällig. Die Ursache ist unbekannt.

Erkrankungen, die mit einem Analtumor mit oder ohne Schmerzen einhergehen

Eine große Zahl von Erkrankungen, die mit Schmerz und Tumoren einhergehen, wurden bereits beschrieben. In der Mehrzahl ist der Schmerz das Kardinalsymptom. Bei den folgenden Erkrankungen ist der Schmerz nicht unbedingt vorhanden, sondern hier ist das Leitsymptom der Tumor.

Prolabierte Hämorrhoiden

Die Symptome der Hämorrhoiden wurden bereits beschrieben, weil das Leitsymptom die rektale Blutung ist. Einige Hämorrhoiden bluten jedoch nicht (oder der Patient bemerkt die Blutung nicht), und sie werden vom Patienten nicht wahrgenommen, er bemerkt sie erst beim Reinigen des Afters nach der Defäkation. Er beobachtet, daß sie sich sehr häufig spontan retrahieren oder, daß er sie in den Analkanal reponieren kann. Hämorrhoiden, die nur während des Stuhlganges prolabieren, sind **nicht schmerzhaft**. Sind sie jedoch permanent prolabiert, kommt es zur Strangulation, Thrombose oder Ulzeration, so daß sie schmerzhaft werden.

Bei der Untersuchung findet man 2–3 derbe, schmerzhafte, dunkelrote, **Mukosa**-bedeckte Schwellungen, die aus dem Analkanal hervortreten. Die typische Lokalisation bei 3.00, 7.00 und 11.00 Uhr macht die Diagnose leicht.

Sind die Hämorrhoiden über längere Zeit prolabiert und thrombosiert, so kommt es zu Ulzerationen und zum Infekt, so daß man sie gelegentlich nur sehr schwierig vom prolabierenden Karzinom unterscheiden kann.

Hauttaschen

Kleine, weiche Hautzipfel mit dünnen Stielen findet man häufig bei einer schlaffen Perianalhaut. Sie treten im Gefolge von Mikrotraumen oder kleinen perianalen Hämatomen auf und sind in der Regel schmerzlos. Kommt es zum Scheuern oder zur Infektion, so sind die Beschwerden doch so groß, daß sie entfernt werden. Gelegentlich enthalten sie fibröses Gewebe, und es handelt sich tatsächlich um Polypen.

Die Haut am distalen Ende einer Analfissur kann ebenfalls durch die wiederholte Traumatisierung zu solchen Hautfetzen hypertrophieren; manchmal werden sie fälschlicherweise als »Vorpostenfalten« bezeichnet.

Karzinom

Sowohl Rektum- als auch Analkarzinome können durch den Analkanal prolabieren oder die perianale Haut und den Analkanal direkt infiltrieren.

Ist der Analkanal vom Tumor befallen, so hat der Patient in der Regel neben dem Tumor Defäkationsschmerzen. Es ist einer der wenigen Umstände, in denen ein tiefsitzendes Rektumkarzinom Schmerzen bereitet.

Plattenepithelkarzinome des Analkanales sind selten. Sie treten zusammen mit Defäkationsschmerz und Blutungen auf dem Stuhl und dem Toilettenpapier auf, letztendlich besteht ein palpabler Tumor.

Rektumprolaps

Hier handelt es sich um eine Eversion des gesamten Rektums und Anus. Diese Erkrankung tritt dann auf, wenn die Beckenbodenstrukturen, die normalerweise das Rektum am Sakrum fixieren, brüchig und schlaff werden.

Anamnese

Alter. Der Rektumprolaps ist eine Erkrankung des hohen Lebensalters. Die Mehrzahl der Patienten, die behandelt werden, sind älter als 65 Jahre, viele sind im 80. bis 90. Lebensjahr.

Geschlecht. Der Prolaps tritt häufiger bei Frauen auf, da das weibliche Perineum durch die Vagina nicht so widerstandsfähig ist.
Symptome. Der Patient leidet an einem **großen Tumor,** der nach der Defäkation aus dem Anus heraustritt oder der gelegentlich spontan beim Stehen, Gehen oder Husten erscheint.

Übersichtstabelle 18.2 Diagnose von schmerzhaften analen Erkrankungen

Schmerz allein
- nach der Defäkation
  Fissur
- spontan nachts
  Proctalgia fugax
Schmerz und Blutung
  Fissur
Schmerz und Tumor
  Perianales Hämatom
Schmerz, Tumor und Blutung
  Prolabierte Hämorrhoiden
  Karzinom des Analkanales
  Prolabierte Rektumpolypen oder Karzinom
  Rektumprolaps

Übersichtstabelle 18.3 Diagnose von Analerkrankungen mit Tumor

Tumor und kein anderes Symptom
  Analwarzen
  Hautfalten
Tumor und Schmerz
  Perianales Hämatom
Tumor mit Schmerz und Blutung
  Prolabierte Hämorrhoiden
  Karzinom des Analkanales
  Prolabierter Rektumpolyp oder Karzinom
  Rektumprolaps

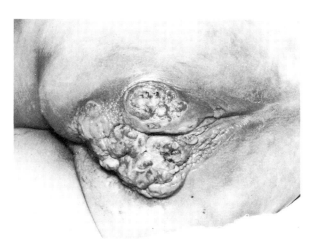

Abb. 18.11   Ein Rektumkarzinom mit direktem Befall der Perinealhaut und des Gesäßes. Der Patient hat noch Stuhlgang. Er liegt in Rechtsseitenlage.

Der Tumor kann in der Regel in das Rektum reponiert werden, oder das Rektum retrahiert sich spontan, wenn der Patient liegt.

Ein prolabiertes Rektum ist **unangenehm,** oft leicht **schmerzhaft,** und es besteht ein dauernder Stuhldrang. Die prolabierte Rektummukosa sezerniert Schleim, und falls ein dauernder Prolaps vorliegt, kommt es zur Ulzeration und Blutung.

Lokale Untersuchung

Farbe und Aussehen. Das prolabierte Rektum ähnelt einem Schlauch, der aus dem Anus heraushängt. Die Mukosa ist rot und zeichnet sich durch **konzentrische** Falten um das zentrale Loch aus, das das Lumen des Rektums darstellt. Der Prolaps kann von 2–3 bis zu 20 cm Länge betragen. Der prolabierte Darm ist nicht schmerzhaft und kann, ohne daß der Patient unangenehm berührt ist, untersucht werden.

Sehr wichtig ist es, die Verbindung des Tumors mit dem Analkanal zu untersuchen. Handelt es sich um einen Rektumprolaps, so geht die Schleimhaut kontinuierlich in die Analhaut über, handelt es sich um eine Invagination, so findet sich eine Stufe zwischen der Mukosa-bedeckten Geschwulst und der Analhaut. Führt man den Finger in diesen Spalt ein, so gelangt

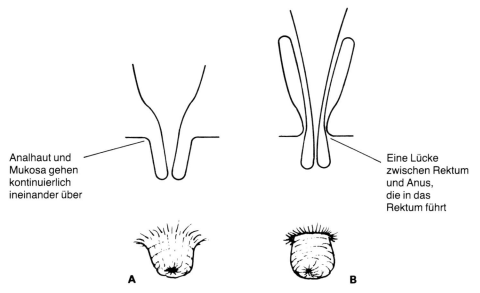

Analhaut und
Mukosa gehen
kontinuierlich
ineinander über

Eine Lücke
zwischen Rektum
und Anus,
die in das
Rektum führt

A

B

Abb. 18.12   Der Unterschied zwischen einem Rektumprolaps (A) und einer Invagination, die durch den Anus nach außen tritt (B).

man zwischen Rektum und Analkanal in die Invagination.

Repositionsmöglichkeit. Durch zarte Kompression und Druck nach oben kann man den Prolaps in der Regel reponieren.

Lokales Gewebe. Rektum und Analkanal sind unauffällig, wogegen der Sphincter ani sehr schlaff ist.

Allgemeinuntersuchung

Es handelt sich in der Regel um dünne, kleine, ältere Frauen mit sehr schlaffem Gewebe. Sie haben sehr häufig noch andere Hernien.

Invagination

Es ist sehr selten, daß eine ileokolische oder zökokolische Invagination im Kindesalter am Anus austritt, kommt dies jedoch vor, so findet man eine schlauchförmige Geschwulst, die mit dunkelroter Mukosa bedeckt ist, einen Rektumprolaps. Die einzige Möglichkeit, beide Krankheitsbilder zu unterscheiden, besteht in der rektalen Untersuchung. Bei Invagination ist der Analkanal normal, und der eingeführte Finger gleitet entlang der Invagination.

Die Anamnese ergibt einen Hinweis auf die Diagnose. Die Invagination ist häufig bei Kinder zwischen dem 9. Lebensmonat und 2. Lebensjahr und tritt mit kolikartigen Schmerzen, Meteorismus, Erbrechen und blutgefärbtem Schleimabgang auf – »Johannisbeergelee« –. Eine Invagination des Sigmas und oberen Rektums findet man bei Erwachsenen, wobei die Leitstruktur der Invagination ein Polyp oder ein Karzinom sind. Die verursachende Läsion ist an der Spitze der Invagination sichtbar.

Übersichtstabelle 18.4   **Die Ursachen des Pruritus ani**

Schleimsekretion aus dem Anus bedingt durch:
    Hämorrhoiden
    Polypen
    Hautfalten
    Kondylome
    Fissuren und Fisteln
    Analkarzinom
Vaginale Sekretion verursacht durch:
    Trichomonaden
    Moniliasis
    Zervizitis
    Gonorrhoe
Hauterkrankungen
    Tinea cruris
    Pilzinfektionen, vor allen Dingen Moniliasis
    Diabetische Infektionen
Parasitosen
    Fadenwürmer
Mangelnde Hygiene, Einnahme von flüssigem Paraffin
Psychoneurosen

Übersichtstabelle 18.5   Einige Ursachen von Diarrhöen

Intestinal
   Enteritis:
     unspezifisch
     Staphylokokken
     Typhus
     Amöben
     Cholera
   Würmer
   Colitis ulcerosa
   Morbus Crohn
   Karzinom
   Irritables Colon
   Stuhlretention (falsche Diarrhöen)
Gastrisch
   Postgastrektomiesyndrom
   Postvagotomiesyndrom
   Gastrokolische Fisteln
Pankreatisch
   Pankreatitis
   Karzinom
Beckenabszeß
Medikamente
   Digitalis
   Antibiotika
Endokrin
   Urämie
   Thyreotoxikose
   Karzinoid
   Zollinger-Ellison-Syndrom
   Medulläres Schilddrüsenkarzinom
   Hypoparathyreoidismus

Übersichtstabelle 18.6   Ursachen perikokzygealer Schwellungen

Posterior
   Pilonidalsinus
   Postanale Dermoidzyste
Anterior
   Sakrokokzygeales Teratom

Sachverzeichnis

Die halbfetten Seitenzahlen weisen auf wichtige Abbildungen hin.